— 全国高等职业教育康复治疗技术专业新形态规划教材 —

康复评定技术

（供康复治疗技术、中医康复技术、体育保健与康复等专业使用）

主　编　耿姣姣　张永静

中国协和医科大学出版社
北　京

内容提要

本教材是"全国高等职业教育康复治疗技术专业新形态规划教材"之一，系根据本套教材的编写指导思想和原则要求，结合专业培养目标和本课程要求的教学目标编写而成，内容涵盖了人体形态评定、关节活动度评定、肌力评定等。此外，本教材还增加了丰富的数字资源，包括教学视频、微课、课件、思维导图、岗位对标考试等知识点总结、能力测试等，丰富了教材内容，增强了线上和线下教学的联动性，以提升学生学习的主动性和积极性。

本教材主要供康复治疗技术、中医康复技术、体育保健与康复等专业使用，还可作为康复医学工作者的参考书。

图书在版编目（CIP）数据

康复评定技术 / 耿姣姣, 张永静主编. -- 北京：中国协和医科大学出版社, 2025. 7. -- (全国高等职业教育康复治疗技术专业新形态规划教材). -- ISBN 978-7-5679-2641-7

Ⅰ. R49

中国国家版本馆CIP数据核字第2025LS0179号

主　　编　耿姣姣　张永静
策划编辑　魏亚萌
责任编辑　魏亚萌　张仟姗
封面设计　邱晓俐
责任校对　张　麓
责任印制　黄艳霞
出版发行　**中国协和医科大学出版社**
（北京市东城区东单三条9号　邮编100730　电话010-65260431）
网　　址　www.pumcp.com
印　　刷　三河市龙大印装有限公司
开　　本　889mm×1194mm　1/16
印　　张　26.25
字　　数　680千字
版　　次　2025年7月第1版
印　　次　2025年7月第1次印刷
定　　价　82.00元

全国高等职业教育康复治疗技术专业
新形态规划教材建设指导委员会

全国高等职业教育康复治疗技术专业
新形态规划教材数字教材建设指导委员会

编者名单

主　　编　耿姣姣　张永静

副 主 编　袁清强　邵　康

编　　者（按姓氏笔画排序）

于文强（广州医科大学附属脑科医院）

田　晔（山东药品食品职业学院）

江　毅（广州华夏职业学院）

李　乐（江苏医药职业学院）

李　旭（红河卫生职业学院）

杨　杰（潍坊护理职业学院）

张永静（濮阳医学高等专科学校）

邵　康（菏泽医学专科学校）

金　冉（齐鲁医药学院）

袁清强（齐鲁医药学院）

耿姣姣（江苏医药职业学院）

彭丽丽（盐城市第一人民医院）

数字教材编者名单

主　　编　耿姣姣　张永静

编　　者（按姓氏笔画排序）

边旭昭（濮阳医学高等专科学校）

吕　柳（沧州医学高等专科学校）

张　漪（濮阳医学高等专科学校）

张永静（濮阳医学高等专科学校）

周　迪（潍坊护理职业学院）

施虹求（江苏医药职业学院）

耿姣姣（江苏医药职业学院）

管庆阳（濮阳医学高等专科学校）

颜　斌（江苏医药职业学院）

出版说明

随着我国人口老龄化加速、慢性病患病率上升及全民健康意识增强，康复治疗技术已成为现代医疗体系的重要支柱。《“健康中国2030”规划纲要》提出，要加强康复等急需紧缺专业人才培养培训，加大康复治疗师等健康人才培养培训力度。当前，我国康复治疗师缺口高达数十万人，专业人才培养迫在眉睫。同时，智能康复设备、数字疗法等新技术的应用，要求从业者兼具传统康复技能与数字化工具操作能力。在此背景下，职业教育作为技术技能人才培养的主阵地，亟需建设适应产业升级、符合岗位需求的新型教材体系，为培养高层次、专业化人才奠定基础。

本套教材以实践科学发展观为指导思想，以服务教学、指导教学、规范教学、适应我国医学教育改革为宗旨，立足高等职业教育教学实际，以胜任能力培养为目标，使课程设置与理论实践紧密衔接，突出教材内容的实用性、先进性、科学性和通用性。本套教材为新形态教材，具体体现为：体现教育改革精神与职业教育特色；注重产教融合，突出实践教学；以实际操作技能为导向，融入新技术、新方法；融合思政，强化价值引领；以学生为中心，丰富模块设计；纸质教材与数字教材融合；教材编写在贯彻职业教育理念的同时，亦充分体现现代化的教育思想和方法，以全面提升学生的创新精神、人文素养、胜任能力等综合素质，培养适应医疗卫生体制改革的复合型和应用型人才。

同时，本套教材的编写遵循教材编写的基本规律，秉持“三基、五性、三特定”的原则，注重基础理论、基本知识和基本技能的培养，内容深度和广度适应全国高等职业教育的需求。教材编写以康复治疗技术专业的培养目标为导向，着重培养学生的职业技能，满足职业岗位需求、学生学习需求和社会需求。教材内容涵盖了康复治疗领域工作岗位所需的知识、技能和素质，帮助学生全面理解工作岗位，培养学生科学的临床思维和学习方法，以满足社会对学生知识和技能的要求，强调培养学生的创新能力、信息获取技能和终身学习能力，确保教材的启发性。在编写过程中，我们充分考虑到高等职业教育的多样性，确保教材既能适应不同院校的需求，又能满足学生毕业时的知识和技能要求。

本套教材涵盖康复评定技术、运动疗法技术、作业治疗技术等17门课程，定位清晰、特色鲜明，具有以下特点。

一、构建高质量、互动性强的创新形态教材体系

本系列教材为创新形态教材，教材所有内容，均实现数字化呈现；同时，为纸质教材提供配套教

学视频、微课、思维导图、教学课件、在线练习等丰富教学资源，学生可直接获取与教材内容相关联的课程资源；支持多媒体资源嵌入与实时更新；配套的数字教材平台，支持在线教学、资源共享、数据分析等功能，实现教学全流程数字化管理，满足多样化教学需求。这种创新的学习方式，不仅提高了教学效果，也丰富了学习体验，使学习更加便捷，提升了学生的学习积极性和主动性。

二、强化价值引领，助推专业教育与思政教育相融合

本套教材以专业知识为载体，以思政教育为引领，深度挖掘专业课程蕴含的思政资源，巧妙融入教材内容，全方位助推专业教育与思政教育深度交融，培育德技兼修人才。在教材编写中，我们注重以康复案例为切入点，将社会主义核心价值观、医者仁心的职业精神、中华优秀传统文化等思政元素自然融入专业知识点。引导学生树立正确的职业价值观，具备社会责任感，在实践教学环节强化人文关怀培养，使学生在掌握专业技能的同时，自觉践行“健康所系，性命相托”的医者担当。

三、体现教育改革精神与职业教育特色

本套教材深入贯彻国家职业教育改革精神，坚持以人为本、能力为重，强调实践操作和技能培训，注重培养学生的职业素养和实际工作能力。内容贴近职业实践，力求使学生能够顺利进入职业领域，成为胜任基层医疗机构或康复治疗相关岗位的高级技术型专业人才。编写过程中，我们注重教材内容与实际工作岗位匹配，确保教材内容符合基层实际工作的需求。

四、注重产教融合，突出实践教学

高等职业教育强调产教深度融合，创新培养模式，这是职业教育的重要发展方向。本套教材的建设始终把提高人才培养质量放在首位，密切联系实际，突出实践教学，将专业内容设置与行业需求对接；推动教学与行业技术发展同步，使课程内容与职业标准对接；完善职业教育教学过程机制，使教学过程与实际工作过程对接。

五、贴合考试，对接行业需求

本教材严格遵循《国家职业教育改革实施方案》及职业教育规划教材建设要求，以康复治疗师职业标准为核心，将岗位技能、职业技能竞赛、职业资格考试内容有机融入教材，实现“岗课赛证”融通，助力学生无缝对接行业需求。

六、以学生为中心，丰富模块设计

考虑到职业教育学生的年龄和学习特点，本套教材的模块设置丰富多样，包括案例导入、思维导图、考试知识点总结、习题等模块。这种结构不仅有助于学生理解和记忆知识点，还能提高学生的学习兴趣和学习效果。每个模块设计精细，既有理论讲解，又有实践应用，旨在全面提升学生的综合素质。

希望本套教材的出版，能够推动高质量康复治疗技术专业人才的培养，促进我国康复治疗专业领域的教材建设与教育发展，为促进我国康复事业的发展和保障人民健康作出积极贡献。

前　言

随着康复医学迅速发展，对专业人才的能力和标准提出了更高的要求。康复评定不仅能对患者功能状态进行全面了解，更是制订个性化康复治疗方案的基础。本教材编写以物理治疗、言语治疗、作业治疗等职业岗位能力标准为目标，将内容进行梳理、优化和整合，突出实用性和操作性，使学生能够在学习过程中快速掌握康复评定的关键要点，并能够将其应用于实际的临床工作中，为患者提供精准、有效的康复服务。

本教材共分为十六章，内容涵盖总论、人体形态评定、心肺功能评定、肌力评定、肌张力评定、关节活动度评定、感觉功能评定、认知功能评定、神经功能评定、平衡和协调功能评定、步态分析、日常生活活动能力和生活质量评定、情绪和心理功能评定、环境评定、言语和吞咽功能评定、电诊断。每一章都从基础理论入手，详细阐述了评定的方法、步骤、注意事项及临床意义，使学生能够在理解评定原理的基础上，熟练掌握评定技能。

在编写过程中，我们遵循了“三基、五性、三特定”的基本原则。基础理论和基本知识内容以“必要且充分”为准则，适度扩展，同时注重培养基本技能。教材内容的深度和广度适应全国高等职业教育的需求，反映学科的最新发展。我们注重教材的学科思想性和科学性，同时也强调实用性和前沿性，以满足不同院校学生的需求，确保教材的适用性。我们紧密结合康复治疗技术专业的特定培养目标，突出职业能力导向，针对高等职业院校学生群体的学习特点，强化实践技能训练和临床思维培养。在编写过程中，我们积极吸收新兴的知识、技术和方法，培养学生的创新能力、信息获取技能和终身学习能力。本教材将纸质教材与电子教材进行了深度融合。我们提供了丰富的数字资源，包括教学视频、微课、课件、思维导图、岗位对标考试等知识点总结、能力测试等。这些数字资源不仅方便教师教学，也便于学生自主学习和复习。本教材主要供康复治疗技术、中医康复技术、体育保健与康复等专业使用，还可作为康复工作者的参考书。

本教材的编写团队由一线康复治疗技术专业教师和临床经验丰富的康复医师组成，编写团队成员分工明确，各司其职，经过多次研讨和修改，力求使教材内容准确、规范、精练。我们充分考虑了职业教育的特点，强调实际操作和技能培训，注重职业素养和实际工作能力。在编写本书的过程中，我们得到了诸多院校和专家的支持与帮助。在此，我们向所有为本教材编写提供帮助的个人和单位表示

衷心的感谢。同时，我们也深知教材编写是一项复杂而艰巨的任务，尽管我们已经尽力做到最好，仍可能存在一些不足之处。我们真诚地希望广大读者能够提出宝贵的意见和建议，帮助我们不断改进和完善教材。对于可能存在的错误和不足，我们在此向读者表示深深的歉意，并承诺将在后续的修订中予以纠正。

本教材的编写是我们对康复治疗技术专业教育的一次探索和尝试。我们希望通过这本教材，能够为培养更多优秀的康复治疗技术专业人才贡献一份力量，为康复医学事业的发展添砖加瓦。让我们携手共进，为患者的康复之路点亮更多的希望之光。

编　者

2025 年 4 月

目 录

第一章　总　　论

教学课件

学习目标

素质目标

（1）具备严谨细致、实事求是的工作态度。

（2）具备规范操作意识。

（3）具备安全操作意识。

知识目标

（1）掌握：康复计划的制订；康复医嘱的解读。

（2）熟悉：康复评定内容；残疾划分标准。

（3）了解：临床评定内容；康复治疗常用手段；康复疗效评定的指标变化。

能力目标

（1）具备探究学习、终身学习的能力。

（2）具备分析问题和解决问题的能力。

（3）具备团队协作能力。

（4）具备对康复计划的组成识别、康复计划制订及实施康复转介服务的能力。

案例导入

【案例】

患者，女性，68岁，退休教师。患膝关节骨关节炎30余年，日常活动受极大影响，在医生建议下行右侧膝关节置换手术，过程顺利，现术后第3周。康复评定：右膝疼痛静息时2分，活动时6分；右膝关节屈膝70°，有10°左右伸膝受限；股四头肌肌力3级，腘绳肌肌力3^+级；可睁眼静站30秒，闭眼静站10秒；向患侧转移重心时，需要借助辅助器具才能避免摔倒；行走时右侧支撑相缩短，摆动相膝关节屈伸活动不自然，步幅明显减小，速度缓慢，需借助单拐辅助行走；很难独立完成穿脱裤子；坐下和起身困难，需借助扶手完成坐便的过程；上楼时，需先迈健侧腿，再借助拐杖和上肢力量带动患侧腿；下楼基本依靠旁人辅助或扶着扶手。

微课：康复评定概述

【问题】

1. 该患者接诊的流程是什么？

2. 患者做了哪些评定项目？还需要做哪些评定项目？

· 核心知识拆解 ·

康复评定技术是研究患者有关身体、心理、社会及其所处环境的状况的一门学科。康复评定技术是康复治疗类专业主要的专业基础课之一。康复评定技术课程的任务是通过多种形式的教学，特别是操作性指导，使学生掌握识别、分析和判断功能障碍和潜能的方法和技能，在此基础上确定能够满足各种需求的康复目标、制订相应的康复计划并评估康复效果，是康复临床学习的基础。

第一节　概　　述

随着社会的发展和人们对健康需求的提高，人们更加关注生活质量的提高和功能的改善，对康复医学提出了更高的要求，对精准康复、快速康复、成立加速康复外科的呼声变高。不论对于物理治疗师（physiotherapist，PT）、作业治疗师（occupational therapist，OT），还是言语治疗师（speech therapist，ST），康复评定技术都是基础性技能要求，无评定不康复。而在保证患者安全的同时，如何获得精准可靠的评估数据并做出障碍学诊断，始终是康复医师在康复评定中必须努力的方向。同时，随着康复医学的发展，康复评定的理念和内容也有很大变化，由关注疾病后遗症或功能障碍，发展为关注完整的人，关注患者回归家庭与社会的能力。康复疗效的评定标准也发生了质的改变，如重症疑难患者，以救治生命体征的相关指标来衡量康复疗效；急性期患者的康复，以原发疾病的控制、并发症防治的相关指标来衡量康复疗效；老年人这些功能低下人群，则以日常生活依赖程度、个人幸福感、社会参与度等相关指标衡量康复疗效。

康复评定尚无统一的定义，目前比较公认的描述是，康复评定是对病、伤、残者的功能状况及其水平进行定性和/或定量描述，并对其结果做出合理解释的过程。它是通过收集患者的病史和相关信息，使用客观的方法有效、准确地评定功能障碍的种类、性质、部位、范围、严重程度、预后，以及制订康复计划和评定疗效的过程。在康复医学领域中，康复评定是一项基本的专业技能，是康复医学的基石，只有通过全面、系统和详细的康复评定，才有可能明确患者的具体问题，确定康复目标、制订康复计划、评定康复效果。

一、康复评定的内涵

1. 临床评定　由康复医师完成，主要评定患者健康状况、预测疾病转归、指导临床综合处理

等。对疾病的认识水平决定了对病情及其预后的判断，康复临床评定精准，才有可能进行正确的功能评定和康复治疗。如对于脑卒中患者，需要明确是出血还是梗死、发病原因、出血或梗死位置、范围等，以及有无高血压、糖尿病、冠心病等合并症，有无肺部感染、压疮等并发症等。

2. 功能评定 由康复医师或康复治疗师完成，主要评定各种功能，确定当前障碍或评估康复效果。临床评定是康复治疗的基础，为康复治疗提供安全保障，功能评定是临床评定的延续，是取得良好的康复治疗效果的前提。因此，评定不同于诊断，远比诊断细致而详尽。临床一旦确定了医学诊断，康复医师就需要确定疾病的功能性结局。疾病处置得当，可以不遗留功能障碍，否则会出现残损、残疾或残障。一旦出现功能障碍，则需要进行功能评定与康复治疗，如肌力下降可通过肌力训练改善或恢复，听力受损可通过佩戴电子助听器获得听力。此外，对残存功能和功能潜力的识别也是康复评定的重要内容，激发潜能或残存功能，可提高患者的功能独立性程度。

3. 综合评定 康复的最终目标是使患者的生理、心理、社会等功能得到全面的恢复，康复评定所关注的是患者整体，不仅仅是功能障碍。因此，康复评定包括患者的疾病、功能、心理、家庭、社会、环境、职业、爱好、愿望等评定。

4. 多专业评定 康复的全面康复特点注定需要多专业参与，如康复医师（内、外、妇、儿各科）做临床评定，是康复治疗的基础。物理治疗师、作业治疗师、言语治疗师、心理治疗师、康复护士、社会工作者等还需要做进一步评定。如康复心理学家对心理状态进行评定，康复护士对病房的安全性进行评定，社会工作者了解患者社会支持系统和经济资源方面的信息等。

二、康复评定与临床检查的区别

临床检查是康复评定的基础，没有详细、准确的临床检查就不可能有正确的康复评定。临床检查多偏重疾病本身，而疾病所导致的功能障碍并不是其关注的主要内容。如跛行患者，临床检查重点在于了解跛行是由神经系统疾患引起，还是由肌肉骨骼疾患引起，而康复评定则还需要进行步态分析、测量关节活动度、评定肌力、评定肌张力等，为行走功能的改善获得依据。康复评定与临床检查的区别见表1-1。

表1-1 康复评定与临床检查的区别

项目	临床检查	康复评定
对象	一切急性、慢性疾病及重症、危重症患者	病、伤、残者
病情	病情复杂、多变	生命体征平稳，病情相对稳定、波动小
目的	寻找病因（定性、定位），了解病理过程（性质、部位、范围、程度），治疗疾病本身	了解有无功能障碍及其程度、残存的功能状况，挖掘潜力，改善功能，提高日常生活活动能力，提高生存质量
检查手段	以实验室或仪器为主，局限在个体，即按照器官→组织→细胞→分子的顺序，花费多	以测量（如关节活动度、肌力）、询问（如日常生活活动、心理）和实地测试（环境评定）为主，由个体外延，即按照个人→家庭一社会的顺序进行，花费少
处理原则	药物和手术	功能训练、代偿环境改造或功能适应

三、康复评定的对象

（一）按国际残损、残疾和残障分类

康复评定的对象是病伤残者，主要内容是功能障碍。根据1980年世界卫生组织（World Health Organization，WHO）国际残损、残疾和残障分类（international classification of impairments、disabilities and handicaps，ICIDH）标准，将功能障碍分为残损、残疾、残障三个层次。

1. 残损 ICIDH对残损（impairment）的定义是"不论何种病因，心理上、生理上或解剖的结构或功能上的任何丧失或异常"，如疼痛、忧虑、活动受限、共济失调、呼吸困难等。残损是有关器官结构和系统功能异常的生物医学概念，被认为是一种在器官水平上的障碍。可以分为：①智力残损。②其他心理残损。③语言残损。④听力残损。⑤视力残损。⑥内脏（心肺、消化、生殖器官）残损。⑦骨骼（姿势、体格、运动）残损。⑧畸形。⑨多种综合残损。在每一类残损中还可以再分类。

2. 残疾 ICIDH对残疾（disability）的定义是"由于残损的原因使人的能力受限或缺乏，以至于不能在正常范围内和以正常方式进行活动"，如运动不能、日常生活活动障碍、心理障碍等。残疾是以功能为导向的概念，被认为是一种在个体水平上的障碍。可以分为：①行为残疾。②交流残疾。③生活自理残疾。④运动残疾。⑤身体姿势和活动残疾。⑥技能活动残疾。⑦环境适应残疾。⑧特殊技能残疾。⑨其他活动残疾。在每一类残疾中还可以再分类。

3. 残障 ICIDH对残障（handicap）的定义是"由于残损或残疾，限制或阻碍一个人充当正常社会角色（按照年龄、性别、社会和文化因素），并使之处于不利的地位"，如一位左手腕部截肢的患者有能力驾驶一辆小汽车，但相关法律、法规不允许他考驾照，就无法开车，即出现了残障。残障是一个社会概念，反映个人参与状况，被认为是一种环境和社会水平上的障碍。可以分为：①定向识别（时间、地点和人）残障。②身体自主残障（生活不能自理）。③行动残障。④就业残障。⑤社会活动残障。⑥经济自立残障。⑦其他残障。在每一类残障中还可以再分类。

（二）按国际功能、残疾和健康分类

第54届世界卫生大会于2001年5月22日通过了《国际功能、残疾和健康分类》（*International Classification of Functioning，Disability and Health*，ICF）。ICF为健康和残疾的定义和衡量提供了标准语言和概念基础，开创了以患者为导向的临床实践、研究和教学的新时代。

ICF是以活动和参与为主线来进行功能、残疾和健康分类的，强调环境与个人因素的影响，以及各部分之间的双向作用，其运行模式见图1-1。在该标准中，"残疾"不再被分成残损、残疾、残障三个层次，而是被定义为"对损伤、活动受限和参与限制的一个概括性术语"。ICF将"残损"定义为"身体功能或结构问题，有显著差异或丧失。身体功能是身体各系统的生理功能（包括心理）。身体结构是身体的解剖部位如器官、肢体及其组成。""活动受限"（activity limitation）定义为"个体在进行活动时可能遇到的困难，活动指个体执行一项任务或行动"。"参与限制"（participation restriction）定义为"个体在生活情景中可能经历到的问题。参与是个体投入生活情景中"。

在ICF中，分为功能和残疾、情景性因素两部分。在功能和残疾部分，除身体功能和结构成分外，活动和参与是另一个成分，活动和参与是通过能力和活动表现来描述的。情景性因素，包括环

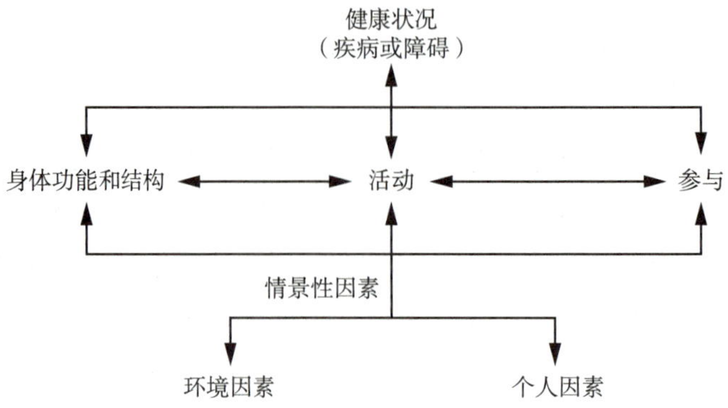

图1-1 ICF运行模式

境因素和个人因素，这些因素可能会对个体的健康和与健康有关的问题产生影响。在评定时，能力是描述个体完成任务或行动的潜力，即个体在某一时刻在既定的功能领域中可能达到的最高功能水平，而活动表现是描述个体在现实环境中实际做了什么，现实环境会有社会性情景。因此，活动表现可以理解为在现实生活中的表现。

▶知识拓展

ICF成分的定义

身体功能：身体各系统的生理功能，包括心理功能。

身体结构：身体的解剖部位，如器官、四肢及其组成部分。

活动：个体执行一项任务或行动，代表了功能的个体方面。

参与：指一个人在日常生活和社会中的参与，代表了功能的社会方面。

背景性因素：指一个人的生活和生活状况的整个背景。

环境因素：构成了人们生活的物质、社会和态度环境。这些因素对人来说是外部的，可以产生积极或消极的影响，即它们可以是一个人的功能的促进因素或障碍因素。

个人因素：是一个人的生活和生活状况的特定背景，可能包括但不限于性别、年龄、种族、健康、生活方式、习惯和社会背景等。它们可以被视为将人定义为独特个体的因素。个人因素可以对一个人的身体功能和结构、活动和参与产生积极或消极的影响。

四、康复评定的目的

康复评定贯穿康复治疗始终，康复始于评定，又以评定结束，不同时期评定有不同的目的，可以归纳为以下几点：①发现和确定功能障碍的情况，如功能障碍的性质、种类、范围和程度。②寻找和确定功能障碍发生的原因、影响因素。③指导制订和调整康复治疗计划，选择合适康复治疗项目。④评价康复疗效。⑤帮助判断预后。⑥为残疾等级的划分提供依据。⑦分析卫生资源的使用效率。

五、康复评定的意义

1. 患者角度 康复评定有助于患者更清楚地知晓自身疾病情况与活动能力，利于制订适宜的治疗目标，增强信心，提升治疗积极性，使患者更主动地投入治疗。对于慢性病患者而言，这能促使他们及时向康复医师或康复治疗师反馈情况，预防和减缓病情恶化与功能衰退。

2. 康复医师和康复治疗师角度 全面、系统且精准的评定，能弥补病史与一般临床检查的缺陷，尽早发现问题，明确患者功能障碍或功能低下情况，指导康复医疗工作，进而制订更完善的康复方案，选择更合适的康复治疗技术，及时掌握患者病情与功能变化，通过评定结果把控康复治疗质量。

3. 社会角度 康复评定能发现康复中存在的社会问题，如社会在资助、服务质量、环境状况及政策法规方面的待改进之处，为社会帮扶残障人士提供依据，同时也能为政府相关部门提供临床资料。

微课：康复评定的方法

第二节 康复评定的方法

由于功能障碍复杂，很难完全用数据表示所有的残损、残疾或残障情况，故在不同的阶段或情境下，我们就需要选择不同的康复评定方法。

一、分类

按照评定方法中数据的性质，康复评定分为定性评定、定量评定和半定量评定。

（一）定性评定

定性评定主要关注事物的性质、特征、类别等，用文字来描述现象、观点和关系，不涉及具体数字，即是从整体上分析评定对象特征的描述性分析，主要解决评定对象“有没有”“是不是”的问题，适用于个案研究和比较研究中的差异描述。定性评定主要通过观察、调查、访谈等方式获得一手资料，然后运用归纳和演绎、分析和综合、抽象和概括方法进行处理，得出结论。观察、调查、访谈等对评定的地点没有严格的要求，不需要昂贵的仪器设备，方便操作，常作为一种筛查手段进行大面积初筛，为进一步评定限定范围，节省人力、物力和财力。但是评定结果容易受评定者、被评定者主观因素的影响，有一定的不确定性，很可能漏诊或误诊。

（二）定量评定

定量评定是用数字和统计方法来衡量，常通过测量获得，并以数量化的方式说明其分析结果，一般用标准化数值或单位表示。定量评定通常采用特定的工具或仪器进行检查测量，如测量残肢长度、围度用的卷尺，测量关节活动度的通用量角器，等速运动肌力测定系统，静态与动态平衡功能

评定仪，步态分析系统等。定量分析的目的在于更精确地定性，该方法可以更清晰地表达功能障碍的性质、范围和程度，通过定量分析可以使人们对研究对象的认识进一步精确化，以便更加科学地揭示规律，把握本质。其突出的优点是量化的结果便于比较康复治疗前后的效果。定量评定是监测和提高康复医疗质量、判断康复疗效的最主要的科学手段。

（三）半定量评定

半定量评定介于定性和定量评定之间，它会包含一些数量的估计，但不像定量评定那么精确，是将定性评定中所描述的内容分为等级或将等级赋予值。半定量评定所产生的结果要比定性评定更加明确、突出，但分值并不能精确地反映实际情况或结果。临床上通常采用标准化的量表评定法，如徒手肌力检查法、日常生活活动能力的Barthel指数（Barthel Index，BI）、功能独立性测量（functional independence measure，FIM）等。半定量评定能够发现问题所在，并能够根据评定标准大致判断障碍的程度，其评定标准统一且操作简单，因而易于推广，是临床康复中最常用的评定方法。

二、常用方法

1. 访谈 通过与患者及其家属的交流访谈，可以了解患者功能障碍发生的时间、过程，以及功能障碍对日常生活、工作、学习的影响等第一手资料，也可以从同事、朋友等关系人那里了解其他有关的信息，这些信息就是定性评定的基本资料。通过访谈，还可以与患者及其家属交流治疗方案和注意事项，赢得信赖，争取积极支持和配合。

2. 问卷调查 通过问卷调查能迅速地收集多个人、多方面的资料。其优点是省时省力，可以大范围筛查。缺点是填表人可能对某些项目难以准确理解或某些内容不能准确表达，进而造成信息量的丢失或错漏，导致结果出现偏差。

3. 观察 包括外部观察（即身体观察）和内部观察（包括心理、精神、性格、情绪、智力等方面的观察）。内部观察通过观察患者言语、活动、生活、工作状态等进行。外部观察包括局部观察（主要是障碍部位、特殊部位）、全身观察（主要是疾病或障碍对全身的影响，如畸形影响体态，步态甚至日常活动等）、静态观察（形态观察，如畸形、异常肢位等）和动态观察（功能观察，如步态、日常生活活动等）。

4. 量表评定 即通过运用标准化的量表对患者的功能进行评定，常用的量表评定分类如下。

（1）按照评定方式分类：分为自评量表和他评量表。①自评量表：又称客观量表，由被评定对象自己对照量表的项目及其要求，选择符合自己情况的答案，包括各类问卷和调查表，如90项症状自评量表（symptom checklist 90，SCL-90）、自评抑郁量表（self-rating depression scale，SDS）、生活满意度指数（life satisfaction index，LSI）。②他评量表：是由评定者（一般为专业人员）作为填表人，评定者根据自己的观察和测量结果填表，如关节活动度（range of motion，ROM）测量、徒手肌力评定（manual muscle test，MMT）；也可以询问知情者，如Barthel指数、功能独立性评定量表等。由于他评量表是评定者对受试者所进行的主观评价，因此，他评量表又称为主观量表。

（2）按照量表的编排方式分类：分为等级量表和总结性量表。①等级量表（ordinal scale）：是将功能按某种标志排成顺序，采用数字或字母将功能状况进行定性分级，也就是将某一种功能状况

的评定结果按“A、B、C、D、E”“1、2、3、4、5”“Ⅰ、Ⅱ、Ⅲ、Ⅳ、Ⅴ”进行分级，如标准的徒手肌力检查。②总结性量表（summary scale）：是由一系列技能或功能活动组成，根据受试者完成活动时的表现进行评分，最后将小分相加得出总分，从而归纳出某种结论。总结性量表尽管可以量化地反映受试者的功能状况，但是评分不能确切地反映实际功能水平，这一缺陷可以从功能水平不同的患者取得相同的积分现象中看出来。

（3）按照量表的内容分类：分为以下5类功能量表。①运动功能评定量表：如Fugl-Meyer运动功能评估量表、Rivermead运动指数等。②言语功能评定量表：如波士顿诊断性失语检查、Frenchay构音障碍评定等。③心理功能评定量表：如汉密尔顿抑郁量表（Hamilton Depression Scale，HAMD），焦虑自评量表（self-rating anxiety scale，SAS）等。④日常生活活动能力评定量表：如BI、FIM等。⑤社会功能评定量表：如家庭功能评定量表（Family Assessment Device，FAD），生活满意度评定量表（Life Satisfaction Rating Scales，LSR），总体幸福感量表（general well-being schedule scale，GWB）等。

5. 设备检测 是指借助于仪器设备对受试者的某一功能性变量进行直接测量，通过采集数据反映患者的功能状况，如足底压力测试系统、运动心肺测试系统、平衡功能测试与训练仪、表面肌电检测仪等。其最突出的优点是可以将功能状况精确地量化，获得客观的数据。其缺点是有些检测需要昂贵的仪器设备，可能还需要特殊的空间。

三、康复评定方法的选择与评估

康复评定的方法与设备很多，如何选择合适的评定方法与设备是关键问题。信度、效度、灵敏度和特异性是考察测量工具和方法优劣的重要指标。

（一）信度

信度（reliability）又称可靠性，是不同评定者使用同一测量工具或方法的一致性水平，也就是其稳定性、可重复性和精确性。如果某种功能评定方法、测量工具（如评定量表、电子关节角度计）或分析方法（如步态分析系统）的重复性不好，或稳定性差，则表明该方法的信度较低，也就是其评定结果可信度低。因此，在使用一种新评定方法之前，要首先进行信度检验，包括组内信度和组间信度。

1. 组内信度 是对同一测试对象在不同时期反复测定的一致性，即在间隔一定时间后重复同样的测量来检验测量结果的可信程度。这是检验时间间隔对评定结果稳定性的影响，因此，重复测量时，要注意两次测量的时间间隔不要过长，一般病情稳定的患者，时间间隔通常为1～2周，如果病情不稳定，时间间隔应相对缩短。

2. 组间信度 是多个评定者对同一测试对象测量结果的一致性。在测量工具的标准化程度较低时，尤其要进行该检验。组间信度检测多数情况下是让受试对象进行活动，由多人进行评分，或将受试对象的活动情况录制为视频，重放后让多人评分，结果存在较大差异即组间信度低，提示该测量方法的使用将受到质疑或限制。

要使一个评定工具或方法达到高稳定性、高重复性和高精确性，设计和使用时必须做到：①评分标准要明确。②工具适用范围明确。③评定项目定义严谨、操作方法标准。④测试者应定期接受

应用技术的培训，以确保操作熟练和一致。

（二）效度

效度（validity）又称有效性，即测量、评定结果在多大程度上反映测量目的。它是评定量表的第二个重要指标，对每一个量表都进行效度研究同样重要。临床上评定量表效度的指标有多种，不同的指标得出的结果反映了量表效度的不同方面。

1. 内容效度 是指评定内容是否能够反映评定的要素。如对于触觉的测试，测试内容应该包括触觉敏感度（两点辨别觉、触觉阈值）、触觉定位测试、触觉质地辨识（材料、形状）、触觉空间分辨（间隙、大小），但不能有声音辨识、动作模仿等内容。用听觉、前庭觉测试来评定触觉就是内容失效。在康复评定量表中，只有当组成量表的内容包括了想要评定的所有方面，并且所评定的主要内容的各方面有一定的平衡性，才完成了量表的内容效度。

2. 标准效度 是测量结果与标准测量之间的接近程度。常用的统计方法为相关分析，而相关系数又被称为效度系数。标准效度的评定方法是选择一个与本量表直接有关系的独立标准，然后在研究人群中同时进行量表和标准的测量，比较两者的结果，分析它们之间的相关性。相关系数0.7以上比较理想。

3. 结构效度 是指所设计量表的评定结果与预期的假设是否一致。为了测试结构有效性，需要列出一些预期的假设，并观察所设计的量表或方法是否支持这些假设。如某个测量创造力的心理测试。创造力是很复杂的结构，包含流畅性（能够快速产生大量想法）、灵活性（从不同角度思考问题）和独创性（产生新颖独特的想法）等多个维度。如果这个测试能够通过不同类型的题目，如让被试者在规定时间内列举某一物品的多种用途（流畅性）、对一个故事给出多种不同结局（灵活性）、创造一个前所未有的产品设计（独创性）来全面衡量这些维度，并且经过因素分析等统计方法验证这些维度确实存在，并且和理论结构一致，那么这个创造力测试就有较高的结构效度。

（三）灵敏度

灵敏度（sensitivity），应用一种评定方法评定有某种功能障碍的人群时，可能出现真阳性（有功能障碍且评定结果已证实）和假阴性（有功能障碍但评定结果未能证实此结论）两种情况。灵敏度是指在有功能障碍或异常的人群中，真阳性者的数量占有功能障碍总人数（真阳性与假阴性之和）的百分比。灵敏度是检验效度的一种有效指标。在临床上，如果一个评定方法或技术检测不出患者出现的细微、有临床意义的变化，就不能算是一个有效的评定技术或方法。因此，信度和效度反映的是在不变状况下评定的准确性和精确性，那么敏感度则反映在变化状况下评定的敏感程度。在实际应用中，如果受试对象经过康复治疗有所进步，评定结果能及时地反映出来，这说明该评定技术或方法具有较好的应用价值。

（四）特异性

特异性是指评定对某一种异常的识别度，也是效度的有效验证指标之一。面对无某种功能障碍的群体时，某种评定方法的评定结果可能出现真阴性（无功能障碍且评定结果亦证实这一结论）和假阳性（无功能障碍但评定结果显示有功能障碍）两种情况。特异性是指真阴性者的数量占无功能障碍总人数（真阴性与假阳性之和）的百分比。

▶**知识拓展**

康复评定的发展趋势

康复评定最经典的方法是访谈、观察和测量。随着医学的发展、社会意识提升和科技进步等，康复评定的技术与方法也在不断变化。如随着医学发展，医学研究提供了更科学、便捷的评定指标和工具，评定结果更加精准；随着社会意识提升，人们更加重视残疾者的康复需求，更加包容和关爱残疾者，康复评定逐渐向个性化、全方位的评定方法转变，逐渐成为帮助残疾者融入社会的一种途径。如对于失明患者，传统康复关注视力评估与纠正，当下更关注盲人生活和工作需求。盲人导航系统和盲人教育辅助工具等的研究，也促进了康复评定发展，随着科技创新，康复评定也产生了巨大变化，如通过虚拟现实，患者可以在模拟的环境中进行康复评估与训练，评定更加真实、精准和个性化；智能康复设备等，可以实时获取患者的各种数据，并通过云端分析和评定。远程的康复评定方式不仅提高了评定效率，也极大方便了患者，评定变得更加智能化、精准化、个性化。

微课：康复评定的内容

第三节　康复评定的内容

康复评定过程包括搜集主观资料、客观资料，进行功能评定并制订康复计划。康复评定目前普遍采用的是SOAP法，内容如下。①主观资料（subjective data，S）：主要指患者详细的病史，包括患者个人的主诉及其他临床症状。②客观资料（objective data，O）：体格检查发现的客观体征和功能表现。③功能评定（assessment，A）：对上述资料进行整理和分析并得出结论。④制订康复计划（plan，P）：包括进一步检查、会诊、诊断、康复治疗和处理等的计划。

一、病史

一般通过与患者或其家属、照顾者面谈来获得病史。病史内容包括主诉、现病史、功能史、既往史、系统回顾、个人史、社会史、职业史、家族史等。

（一）主诉

主诉是患者通过语言表达的最主要的问题，常是以症状为表现的损伤，也可能是残疾或残障的前期表现，预示着某种或某一组疾病。若患者诉说“活动时出现胸痛”，则提示可能有心脏病；若患者诉说“在睡醒后、伏案工作时有颈痛、手麻”，则提示可能患有颈椎病。

（二）现病史

现病史是病史的主体部分，记录患者生病后的全过程，即疾病的发生、发展、演变和诊治过程。应尽可能让患者充分地陈述和强调他认为重要的情况和感受。一般可按照以下顺序进行询问。

1. 发病时间和起病情况　每种疾病的起病或发作都有各自的特点，诸如发病的缓急、加重或缓

解因素、发病时的状态表现等。如脑卒中等疾病起病急，类风湿关节炎引起的功能障碍则起病缓慢，脑血栓形成常发生于睡眠时，脑出血则多发生于情绪激动或紧张时。

2. 主症特点 包括症状出现的部位、性质、持续时间和程度，以及症状缓解或加重的因素，了解这些有助于疾病和功能的评定。

3. 病因和诱因 询问时应尽可能了解与本次疾病和功能障碍有关的病因（如外伤、中毒、感染等）和诱因（如气候变化、环境改变、情绪波动、起居饮食失调等）。

4. 病情的发展和演变 包括患病过程中主要症状的变化、新症状的出现，并发症和合并症的出现等。

5. 诊治的经过 要询问患者做过哪些检查、接受过哪些康复治疗，以及检查和治疗结果。还要全面了解药物的使用情况，如药物名称、剂量、使用时间，以及使用后效果和不良反应等。

6. 一般情况 应记录患病后精神状况、体力状态、食欲及食量改变、睡眠和大小便情况等，还应记录患者的惯用手（左利手或右利手）。

（三）功能史

功能是康复的核心内容，在康复临床中有非常重要地位，通过了解功能史，可以了解疾病所导致功能障碍的状况和类型，并可确定其残存能力。

1. 日常生活活动能力

（1）基本生活自理能力：包括穿衣、进食、洗漱、如厕等活动能力。如脑卒中患者可能因一侧肢体偏瘫，无法独立完成穿衣动作，无法如厕，因吞咽障碍、面瘫和上肢偏瘫无法进食。

（2）功能性活动：翻身、从卧位到坐位的转移、坐位平衡对日常生活活动是必需的基本技能。从床转移到轮椅、上下楼梯、社区内步行等活动对维持日常生活活动范围和独立性至关重要。在当今社会，对于年轻人，驾驶、操作手机、电脑障碍等，也会影响日常生活。

2. 心肺功能

（1）心脏功能：主要表现为运动耐力下降，稍微活动就会出现心悸、气短。如心脏病患者在步行较短距离后就感觉心脏负担过重。

（2）呼吸功能：体现为呼吸急促、呼吸困难，通气功能和换气功能异常。如慢性阻塞性肺疾病患者，在日常活动甚至休息时也会感觉呼吸不畅。

3. 言语语言功能

（1）言语：是口语交流的机械过程。言语障碍主要表现在口语的表达和交流方面的异常。如构音障碍，是因为畸形或神经肌肉病变导致发音器官（如唇、舌、腭等）的运动异常，使得发出的声音含混不清；口吃属于言语流畅性障碍，患者在说话时会出现重复某些音节、单词，或者延长某些发音的现象。

（2）语言：包括对书面语言和口头语言的理解、组织句子、运用词汇等多个方面。语言障碍涉及的范围更广，主要是指在语言的理解和生成方面出现问题。如失语症，可能在听、说、读、写等一个或多个环节出现故障。如感觉性失语症患者能听到声音，但难以理解话语的意思；而运动性失语症患者能理解语言，但很难组织语言来表达自己的想法。

4. 认知功能

（1）注意力：注意是处理和积累信息的基本条件，它具有指向性和集中性。注意力障碍表现为

注意力分散（很容易被无关事情吸引走神），像在阅读或与人交谈时经常走神；孤独症患儿有选择性注意（过度关注某些特定细节，忽略其他重要信息，并长时间沉浸其中）等。

（2）记忆力：包括长时记忆、短时记忆和瞬时记忆。记忆力障碍是指在识记、保存、认知和再现任何一个或一个以上环节的功能减退或丧失的状态。如阿尔茨海默病患者可能刚做过的事或说过的话很快就忘记，不认识亲人朋友；颅脑外伤患者失忆症。

（3）执行功能：执行功能障碍体现在计划、组织、决策等方面能力下降。如患者难以规划一天的活动，或者在面对多种选择时无法做出合适的决定。

5. 感觉功能

（1）浅感觉：浅感觉包括触觉、痛觉、温度觉、压觉。如触觉减退，对触摸物体的感知不灵敏；痛觉异常，可能出现痛觉过敏或迟钝，比如糖尿病性周围神经病变患者，对疼痛刺激的感受会发生改变；温度觉异常，患者对于冷热等的感知减退、倒错、过敏或自觉冷热感等。

（2）深感觉：深感觉包括关节觉、振动觉、深部触觉，又称本体觉。本体觉异常，导致身体协调性差，步态不稳，如脊髓后索病变患者在闭眼时难以确定肢体位置。

（3）复合感觉：复合感觉又称皮质感觉，包括皮肤定位觉、两点辨别觉、体表图形觉、实体觉、重量觉。

6. 运动功能

（1）肌力：肌力是肌肉主动收缩时产生的力量，是完成各种动作的基础。如肌肉萎缩患者力量不足，不能提起重物，甚至不能站立。

（2）肌张力：肌张力是肌肉在静止状态下维持的紧张度，是维持身体姿势和动作协调的重要因素。肌张力增高时肢体僵硬，活动受限；肌张力降低则肢体松软，无法维持正常姿势，如脑血管意外后的肢体痉挛或脊髓损伤后的软瘫。

（3）关节活动度：由于关节本身病变（如关节炎）或周围软组织问题（如瘢痕挛缩），关节无法正常屈、伸、收、展和旋转，影响肢体的正常运动。

7. 社会参与功能 主要是在社会层面，像人际交往出现障碍，患者可能会难以理解他人的意图、表达自己的想法，从而在社交场合感到困难。还有工作能力障碍，如因手部受伤而无法正常操作工具进行工作。

（四）既往史

既往史即患者过去的疾病、外伤等健康状况病史。当前的功能状况可能与某些过去的疾病有关，识别这些疾病可使康复医师、治疗师更好地了解患者发病前的基础功能水平。应重点记录关于神经系统、循环系统、肌肉骨骼系统疾病、心理和精神疾病的既往史。

1. 神经系统疾病 神经系统疾病最常见于老年人群，也可见于其他年龄组，其导致的认知障碍会对康复干预。如有感知觉异常会妨碍患者获得新的功能性技巧和行为执行。运动缺陷导致的痉挛、无力或耐力减弱会限制新的运动学习。

2. 心肺疾病 因为运动耐力下降、能量消耗增加而出现新的功能缺陷，这类患者也可伴有多种血液、肾和肝功能障碍。要收集尽可能多的心肺功能方面的资料以正确地评定心脏储备，才有可能依据患者的能力确定康复治疗计划，使心肺储备最大化。

3. 肌肉骨骼系统疾病 由于截肢、存在既往的损伤、关节炎及其他肌肉骨骼功能障碍导致的无

力、关节僵硬或不稳均可对运动功能产生不良的影响。

4. 心理和精神疾病 要收集患者既往精神病住院治疗史、影响精神活动的药物干预史或精神心理治疗史。筛查患者既往和现在有无焦虑、抑郁和其他心理改变，有无睡眠障碍、妄想、幻觉、强迫感和恐怖感，以及既往有无严重的和轻微的精神疾病。若经筛查提示精神心理方面有异常，可进一步进行临床心理学测试，区别心理症状或人格障碍的情况。

（五）系统回顾

对现病史和既往史中可能未被识别的疾患，可通过全面、彻底地系统回顾来寻找线索。

1. 全身情况 ①一般健康状态，记录患者是否容易疲劳、近期体重的明显变化、睡眠质量。②生命体征，记录包括体温（是否有发热、低热等）、呼吸（有无呼吸急促、呼吸困难等）、心率（是否存在心动过速、过缓等）和血压（是否有高血压、低血压等）的状况。③注意有无感染和营养不良的征兆。

2. 头和颈部 确定有无视力、听力、吞咽及构音器官的障碍。

3. 呼吸系统 回顾是否有慢性阻塞性肺疾病（chronic obstructive pulmonary diseases，COPD）、哮喘、肺炎、肺癌等疾病。询问有无咳嗽、喘息、气短、胸痛、呼吸困难等。了解是否接受过肺部手术、胸腔穿刺等治疗，是否使用吸入剂（如支气管扩张剂）、抗生素等药物。关注吸烟史（包括二手烟暴露情况）、职业环境中是否接触有害气体或粉尘。

4. 心脑血管系统 了解患者是否患过冠心病、心肌梗死、心律失常（如房颤、室性早搏等）、风湿性心脏病、先天性心脏病等。询问是否有胸痛、呼吸困难、心悸、水肿。了解是否做过心脏手术，了解是否正在服用药物、药物的剂量和使用时间。了解患者生活习惯，包括吸烟情况、饮酒情况、运动习惯。

5. 消化系统 几乎所有的消化系统疾病都可导致营养障碍，影响康复的效果。询问是否有胃炎、胃溃疡、十二指肠溃疡、肠炎、肝炎、肝硬化、胰腺炎等。了解有无腹痛、腹胀、恶心、呕吐、腹泻或便秘、吞咽困难等情况。回顾是否进行过胃肠道手术、内镜检查及相关治疗，是否正在服用抗酸药、胃黏膜保护药、助消化药等。关注饮食习惯、饮酒情况。

6. 泌尿生殖系统 回顾是否有泌尿系统感染、肾小球肾炎、肾病综合征、前列腺炎、前列腺增生、女性生殖系统炎症、子宫肌瘤等。询问有无尿频、尿急、尿痛、排尿困难、血尿、蛋白尿、水肿（部位、程度），以及女性月经周期及经量变化、男性性功能情况等。了解是否进行过泌尿系统手术、妇科手术，是否使用抗生素、利尿药等药物。关注饮水习惯、性生活卫生情况。

7. 神经系统 在临床康复中，神经系统障碍的发生率很高，应进行有条理的系统回顾。询问是否有脑血管疾病、脑外伤、癫痫、帕金森病、阿尔茨海默病、神经炎等。了解有无头痛、头晕、眩晕、肢体麻木或无力、感觉异常（如烧灼感、刺痛感）、共济失调、言语障碍（如失语、构音障碍）、记忆力减退、认知障碍、意识障碍（昏迷、嗜睡）、抽搐发作等。回顾是否接受过脑部手术、神经修复手术，是否服用抗癫痫药、抗帕金森药、改善认知功能药等。关注睡眠质量、精神压力情况。

8. 肌肉骨骼系统 在康复过程中，患者出现肌肉骨骼功能障碍的概率很高，因此，肌肉骨骼系统的回顾必须全面。询问是否有骨折、脱位、软组织损伤（如肌肉拉伤、韧带撕裂）、关节炎（如骨关节炎、类风湿关节炎）、骨质疏松、脊柱炎、颈椎病、腰椎间盘突出症等。了解有无疼痛、肿胀、畸形、活动受限、肌肉萎缩、肢体无力等。回顾是否进行过骨折复位固定手术、关节置换手术，是

否使用镇痛药、抗风湿药物、钙剂等。关注运动习惯（运动类型、强度、频率）、工作姿势。

（六）个人史

1. 生活方式 了解患者工作性质与环境、休闲和娱乐习惯，有利于制订帮助患者独立地重返社会的康复计划。

2. 饮食 需了解患者准备食物的能力、进食方式、饮食习惯和特殊饮食需要。饮食障碍可造成营养不良，进而限制康复治疗的实施和影响康复效果。

3. 酒精和药物 必须了解患者药物、酒精的使用情况。药物和酒精的滥用是造成神经损伤、脊髓损伤的常见原因。有认知、感知和运动障碍的患者可能会因滥用药物而加重原有功能障碍，并使病情恶化。

（七）社会史

1. 家庭 要了解患者的婚姻史和婚姻状况，记录同住家庭成员的姓名、年龄、角色，确定是否有其他家庭成员住在患者家附近。询问家庭成员是否愿意和参与照顾患者，确定其康复支持程度。

2. 家居 考察患者的家居设计有无建筑障碍物，确定患者是自有还是租住，了解患者住址（城市、城郊或乡村）、住宅与康复机构的距离、进家的阶梯数量、住宅门前或房间入口是否有坡道、患者可否独立进入厨房、浴室、起居室。

（八）职业史

1. 教育水平 了解患者接受教育的年龄、是高中还是本科或研究生毕业，以及学业情况。了解患者的教育水平，可提示患者在康复过程中所能获得的智能技巧。此外，结合临床功能评定和教育背景可了解患者将来的教育和培训需求。注意所获得的特殊技能证书和相关执照，这有助于对患者进行职业指导，对青年患者重新融入社会特别有意义。

2. 工作经历 详细了解患者的工作经历能确定患者是否有进一步教育和培训的必要。应记录过去的工作时间、工作类型，以及工作变更的原因，包括工作名称、工作职责及工作场所的建筑障碍等。

3. 经济情况 医师应对患者的经济收入（家庭）、保险资源及债务情况有一个基本的了解。

（九）家族史

了解患者家族遗传病史、家庭支持系统的人员（配偶与核心家庭成员）健康状况，对制订患者的康复计划是非常有帮助的。

二、体格检查

康复医疗的体格检查除帮助建立医学诊断外，还有两个主要任务：①获得体检结果，确定是何病引发的残疾或残障。②确定残存功能，以此作为重建功能独立性的基础。

值得关注的是，严重的运动、认知和交流障碍可使一些患者很难或不可能配合医师的指令。这限制了某些传统的体格检查项目的实施，所以就需要专业人员具备特殊的专业检查技巧。

（一）生命体征和一般情况

记录血压、脉搏、呼吸、体温、疼痛、体重和患者的一般情况。确认高血压的有无对脑卒中和心肌梗死的二级预防具有临床意义。心动过速可能是高位截瘫患者的最初表现，也可能提示长期制动患者的肺部栓塞；体重记录有利于确定和追踪患者营养不良、肥胖，以及水、电解质紊乱的情况；患者如果有敌对、紧张、焦虑、不配合、行为不当、心不在焉等情绪均应注意并做记录。

（二）皮肤和全身浅表淋巴结

1. 皮肤 外周血管疾病、感觉障碍、意识障碍及制动的患者，常发生压疮。使用假肢、矫形器和其他装置的患者易发生皮肤损伤和感染。观察皮肤应在明亮的自然光线下进行，需完全暴露观察部位，还应注意征得患者或家属同意。骨性突起部位的皮肤、假肢和矫形器接触的皮肤，需注意有无苔藓样变、水肿或损伤。检查擦伤部位的渗出和溃疡，观察血管疾病的患者下肢末端有无色素沉着、毛发脱失及损伤，以及观察痴呆患者的手、足上有无未被发现的损伤。对于皮肤水肿表，可触压水肿区，观察表面皮肤是否有凹陷。

2. 全身浅表淋巴结 触诊浅表淋巴结，了解其数量，是否存在肿大、质地改变、活动度受限及压痛等。注意了解癌症患者淋巴结清扫、放疗后肢体淋巴水肿的有关情况。

（三）头部和五官

1. 头部 检查头部是否存在陈旧性或新近损伤。触诊评估损伤区域、手术切口、分流装置（如脑室腹腔分流泵）及其他异常结构。如怀疑存在血管畸形，应通过听诊检查是否存在血管杂音。

2. 眼 视力障碍可影响康复效果，尤其是在需要良好的视力弥补其他感觉障碍时。可采用标准视力表测量患者的远、近视力，在条件许可的情况下，还应进行屈光度检查和检眼镜检查。同时需注意有无结膜红斑和结膜炎。对昏睡患者需观察是否有眼睑闭合不全。

3. 耳 听力障碍会影响康复效果。可用表声测验、耳语测试等来了解是否有听力障碍。如果确诊有听力障碍，还应进一步确定是神经性耳聋还是传导性耳聋。如果头部外伤的患者出现耳道溢液，应检测是否为脑脊液。

4. 鼻 鼻内镜、鼻咽镜、鼻部X线、鼻窦CT、鼻部磁共振等常规检查一般能满足临床的需要。如果头部外伤患者出现清或血性的鼻腔溢液，则应明确是否为脑脊液鼻漏。

5. 口腔和咽喉 观察口腔和咽部黏膜卫生情况，有无牙齿缺损和牙龈炎症或肥大，并检查义齿是否合适和维护情况。对于关节炎或关节损伤的患者，应检查颞颌关节是否有弹响、柔软度、肿胀或活动受限的情况。这些问题的存在均可影响食物的摄入并导致营养不良。

（四）颈部

动脉粥样硬化和脑血管意外的患者，应注意听诊颈部血管杂音。颈部肌肉骨骼疾病患者，要测量其颈椎关节活动度，检查是否有压痛及放射痛；颈部新近损伤的患者应通过影像学检查排除骨折或颈椎失稳等情况。

（五）胸部

观察胸部，记录呼吸频率、幅度和节奏，记录有无咳嗽、呃逆、呼吸困难、辅助肌的活动及胸廓畸形，如桶状胸可提示阻塞性肺部疾病。嘱患者咳嗽，观察其咳嗽的力度和频率。如果咳嗽无力，可嘱患者将手放在腹部配合咳嗽以观察效果。触诊胸壁的柔软度、外形和声音传导，注意有无肋骨骨折情况。叩诊确定膈肌水平和运动，听诊鉴别呼吸音、哮鸣音、摩擦音、干啰音和湿啰音。对气管切开术后患者，应检查切口周围的皮肤状况，记录套管类型，是否存在套管漏气。乳腺检查触诊患者有无肿块等表现。

（六）周围循环

周围循环功能的检查通常在检查四肢时进行。配备支具前，应检查是否有动脉闭塞性疾病所致的皮肤苍白、皮温降低和肌肉萎缩，不合适的装置可导致皮肤损伤、感染，甚至截肢。深静脉血栓是长期制动患者的一个危险并发症，尤其在伴有静脉淤血和静脉回流不足时风险更高，可用多普勒检查以了解动、静脉情况。

（七）腹部

腹壁检查常导致局部张力增高，增加腹部检查的时间、难度，甚至导致不能完成检查。对某些中枢神经系统疾病伴肠蠕动障碍的患者，腹部触诊可引发胃内容物反流，注意在半卧位轻柔地进行检查。

（八）泌尿生殖系统和直肠

泌尿生殖系统的检查，应了解是否有二便控制障碍、排尿障碍和性功能障碍。检查尿道口及会阴周围有无渗出和溃疡。对留置导尿管的男性患者，应触诊阴囊及其内容物（包括睾丸、附睾及精索），以评估是否存在睾丸炎或附睾炎。触诊时应注意睾丸或附睾有无肿大、变硬、压痛明显，精索是否增粗，阴囊皮肤有无红肿、发热等炎症表现。应注意神经源性膀胱，不能忽视膀胱膨出或其他可矫治原因所致的尿失禁情况。应检查长期留置导尿管的患者是否存在尿道外口溃疡及阴茎部尿道瘘（男性患者）。如怀疑有尿潴留，则应插管测量残余尿量。

直肠指检、肛门括约肌功能及会阴部感觉评估是康复评定的重要内容。对于疑似存在中枢神经系统、自主神经或盆腔疾病的患者，还应进行球海绵体反射检查，以评估骶髓反射弧功能。

（九）肌肉骨骼系统

临床康复中肌肉骨骼系统的检查内容常有视诊、触诊、关节活动度评定、关节稳定性检测和肌力评定。

1. 视诊 通过视诊观察局部的异常，如脊柱侧弯、后凸、前凸；关节畸形、截肢、躯体缺损和肢体长度不对称；软组织肿胀、肥大、瘢痕和缺损；肌肉颤动、萎缩、肥大和断裂。

2. 触诊 通过触诊评估躯体结构性器官的形态、质地、紧张度、压痛等。对于发现的任何异常，应首先确定是否为异常的解剖结构，是软组织还是骨骼。对软组织异常，要进一步判断异常的组织类型是肌肉还是韧带，其病变性质是囊肿、水肿、滑膜炎，还是肿块。

3. 关节活动度 正常人的关节活动度有相当大的个体差异，受年龄、性别、身体状况、肥胖和遗传等因素的影响。测量时需分别测主动关节活动度、被动关节活动度，注意确定轴心位置、运动平面、移动臂，活动臂等。

4. 关节稳定性 关节稳定性是关节的结构成分抵抗不适当外力作用的能力，由骨骼的一致性、软骨和关节的完整性、韧带和肌力及关节所需承受的力量等因素决定。四肢关节和脊柱不稳定常见于外伤和神经源性疾病。

5. 肌力 肌力检查结果受多种因素影响，包括年龄、性别、疼痛、疲劳、恐惧及患者配合程度等。下运动神经元病变所致的运动功能丧失或减退范围与病变部位密切相关；上运动神经元病变常引起肌痉挛，可能干扰肌力检查的准确性，需谨慎评估。

（十）神经系统

在康复评定中，除肌肉骨骼系统检查外，神经系统检查同样具有关键意义。该检查不仅用于疾病诊断，对康复医师和治疗师评估神经损伤部位、残存功能及制订康复计划也具有重要价值。神经系统检查通常包括精神状态、言语与语言功能、脑神经、反射、运动功能、感觉和知觉的评估。

三、功能评定

精神（心理）、言语、躯体功能、日常生活活动能力和社会功能等方面。评定项目通常根据功能的不同方面和障碍的不同层次进行分类，具体评定方法参见第二章至第十六章。

（一）功能的五个方面

1. 精神（心理）功能评定 一般包括情绪评定、残疾后心理状态评定、痴呆评定、非痴呆性认知障碍（注意力、记忆、思维）评定等，了解患者的认知能力和心理状况。

2. 言语功能评定 一般包括失语症评定、构音障碍评定、痴呆性言语评定、言语发育迟缓评定、听力测定和发音功能的仪器评定等，了解患者的沟通和交流能力。

3. 躯体功能评定 包括姿势反射与原始反射评定、关节功能评定、感觉与知觉评定、肌力与肌张力评定、脊柱功能评定、步态分析、神经电生理评定、协调与平衡评定，上、下肢穿戴假肢或矫形器后功能评定，脊柱矫形器评定等，了解患者的运动功能。

4. 日常生活活动能力评定 日常生活活动（activities of daily living，ADL）包括穿衣、吃饭、修饰、大小便等。ADL能力评定了解患者生活是否可以自理，以及在达到自理的层面上需要给予的帮助。

5. 社会功能评定 一般包括日常生活活动能力评定、生活质量评定、就业能力的医学评定等，了解患者回归家庭和社会的能力。

（二）障碍的三个层次

通过对功能障碍、活动受限和参与限制三个层次全面的评定，制订出个性化、整体性的康复计划。

1. 功能障碍的评定 包括评定人体形态、关节功能（活动度、灵活性和稳定性）、肌肉功能（肌力、耐力）、运动功能的发育、运动控制（肌张力、反射、姿势、平衡与协调、运动模式、步态）、感觉、循环和呼吸功能、认知、语言、情绪、行为等。

2. 活动受限的评定 包括评定日常生活活动能力、生产性活动（工作、家务管理、学生学习和发育期婴幼儿玩耍）能力、休闲活动能力等。

3. 参与限制的评定 包括评定居住环境、社区环境、社会人文环境、生活质量等。

四、制订康复计划

康复计划是康复医师向康复治疗人员明确下达的、详细的、指令性的、有关治疗的医疗文件，拟定准确、完善、详细、具体的康复计划非常重要。

（一）康复计划的内容

一个完整的康复计划应包括六大要素：一般信息、临床诊断、功能障碍、康复目标、康复措施（治疗部位、方法、时间、频率）、注意事项。

具体康复方案的制订由康复医师（有时是康复治疗师）主持，带领康复协作组共同商议后制订的，由康复医师发布与协调实施。康复计划使康复协作组成员康复目标一致，明确康复治疗使用的技术，但治疗过程中允许治疗师发挥技术优势，以达到更好效果。康复计划也是患者、家属、治疗师及其他专业人员检验预后和预期结果的工具，也不是一成不变的，应根据康复目标的完成情况进行动态的调整，在治疗过程中可制订新的目标，也可调整难以实现的目标。

（二）康复计划的制订方法

1. 制订康复目标 应在进行全面准确的评定基础上，根据患者的具体情况制订个性化的康复目标，包括长期目标和短期目标。长期目标是在康复治疗结束或出院时所期望的功能活动水平，短期目标是实现远期目标过程中的一个又一个阶段性目标，常是在治疗中1～2周可达到的目标。随着康复治疗的进展，不断出现实现短期目标，逐步接近并最终实现长期目标。康复目标的制订应遵循SMART原则。

2. 制订康复方案 根据对患者的全面精准的评定结果，掌握其功能障碍情况，了解其康复要求，制订切实可行的康复目标之后，就开始安排治疗和书写医嘱。

（1）选择康复手段：康复治疗的手段有很多，康复方案应明确选择的康复技术的名称，以及实施的强度、时长、频率。常用的康复治疗和训练方法包括物理治疗（运动治疗、物理因子治疗）、作业治疗（日常生活活动、职业训练、认知训练、辅具训练）、言语治疗（听、说、读、写）、心理治疗（支持疗法、催眠疗法、行为疗法、松弛疗法、音乐疗法、心理咨询等）、康复辅助器具、中国传统康复治疗（针灸、推拿、导引、拔罐等）和药物治疗等。

（2）安排康复治疗：康复治疗由康复医师带领的康复团队进行，涉及康复医师、护士、治疗师、心理医师，甚至志愿者、家属、社会工作者等，治疗安排通常以康复计划单、医嘱、康复转介单等形式表达。

1）康复计划单：无论计划单是表格形式还是处方形式，一般应包括以下内容：一般情况（姓

名、性别、年龄、病区、住院号、床号）、诊断、病历摘要、主要康复问题、康复目标、治疗安排（治疗项目、部位、剂量、时长、频率、疗程）、签名、日期等（表1-2）。

表1-2　康复治疗计划单（示例）

康复治疗计划单
姓名　　　　性别　　年龄　　职业　　　　病程　　　　床号
诊断：
病史摘要和存在的主要功能障碍：
康复目标：
治疗安排（治疗种类、治疗部位、治疗方法和所用设备、治疗剂量和参数、治疗持续时间、频度等）：
注意事项：
医师签名　　　　治疗师签名　　　　日期

2）康复转介单：康复团队对超出团队工作范围的需求，转至其他康复专业人员实施的过程，称为康复转介服务，既可以是书面表达，也可以通过电子媒体的方式实现。康复转介单应包括患者的一般情况、临床诊断、主要的功能障碍、康复目标、医嘱和注意事项等内容。

3）医嘱：康复医学科的医嘱有别于其他专业的医嘱，它不仅反映疾病治疗的特点，还要显示功能障碍的康复治疗、康复护理、营养和健康教育等内容。因此，一份高质量的康复医嘱应该是全面的、系统的、条理清晰的、有序的康复指令。①根据医嘱的性质，可分为一般性医嘱和专科性医嘱。一般性医嘱是指临床科室医师在医嘱中所包含的内容，如检查项目、药物治疗、护理等级、饮食要求等。专科性医嘱是指康复医学科所特有的康复医嘱，如脑外伤后认知障碍，医嘱中需要有针对认知障碍的评定、治疗的相关康复医嘱；脑卒中后失语症，医嘱中需要有针对失语症的评定、治疗的相关康复医嘱，这些一般科室没有，它需要特定的场地、设备及康复专业技术人员支持。②根据医嘱的有效时间，医嘱可分为长期医嘱和临时医嘱。康复专科性医嘱需要根据患者的病情变化而调整，通过调整能及时反映康复治疗计划的改变和完善，一般为临时医嘱。疾病、合并症临床治疗所需要的医嘱常都是长期医嘱，如高血压患者所需要的口服降压药物、高脂血症患者所需要的口服调脂药物、糖尿病患者所需要的降糖药物。

3. 质量控制　康复治疗质量控制关注的是康复治疗的安全性、有效性、规范性和患者满意度。康复是全面的康复，需要多学科小组模式下的团队合作方式才能完成，康复小组会议、治疗安排、医嘱是联系各专业康复人员的纽带，可明确康复目标、治疗内容、注意事项及预期结果，并为信息反馈与质量控制提供途径。信息反馈及其运行机制是质量控制的关键环节。中期评定、末期评定和

随访评价康复治疗的效果，从而及时调整康复计划，保证康复治疗的质量，达到最佳康复效果。

▶ **知识拓展**

SMART原则

SMART原则包括五个要素：具体性（specific）、可衡量性（measurable）、可实现性（attainable）、相关性（relevant）和时限性（time-bound）。这些要素确保了康复目标的明确性、可操作性和有效性。

具体性（specific）代表具体的，康复目标应当明确、清晰，不能模糊。如“提高上肢力量”比较模糊，而“用患侧上肢提起2kg的重物保持1分钟”就很具体。

可衡量性（measurable）指可衡量的，即目标可以通过数据或者具体行为来衡量，如“关节活动范围从现在的30° 提高到60° ”。

可实现性（attainable）即可达成的，目标要在患者能力和实际情况允许的范围内，如为T_{10}脊髓完全损伤患者设定“在一个月内恢复正常行走能力”的目标，这就不是一个可达实现的目标。

相关性（relevant）表示相关的，康复目标要与患者的整体康复和生活需求相关，如为手部受伤想恢复日常生活活动的患者，设计“手部精细动作”的目标，就与恢复生活自理能力无关。

时限性（time-bound），目标要有明确的时间限制，比如“患者在三个月内恢复到可以独立上下楼梯”。

微课：康复评定的实施

第四节　康复评定的实施

康复评定原则上由康复协作组共同完成，或者由个别康复医师进行局限性评定（评定某些功能或某一项功能），评定场所根据实际情况，可以在康复科、康复中心、社区、养老机构或家庭居住地完成，具体实施评定时应选择恰当的评定方法，选择适当的时机。

一、选择康复评定的方法

通过交谈、观察等手段，了解患者的主诉、现病史、既往史；通过实验室检查、特殊检查和功能评定，进行诊断和鉴别诊断。用恰当的评定量表和检查手段进行评定，评定工具须满足信度、效度、灵敏度方面的要求。如日常临床康复中，尽量选择容易理解、方便使用、费时较少的评定方法。在进行科研工作时，尽量选择全面的、清晰的、灵敏度高的评定方法；在选择检查手段时，要考虑地点和患者的一般健康状况及经济承受能力。比如在基层社区，应尽可能不用仪器评定，降低医疗

费用支出；若患者的一般健康状况不容许使用耗时长的检查手段，应选择简单、耗时短的方法进行评定。

二、选择康复评定的恰当时机

康复评定何时开始？间隔多久？何时结束？这是实施康复评定时需要掌握的时间要素。初诊时，一般由康复医师召集物理治疗师、作业治疗师、言语治疗师、心理治疗师、假肢和矫形器制作师、康复护师、社会工作者等举行评定会议，综合各方面评定结果，做出全面的综合性评定，即初期评定列出问题表，并据此制订相应的康复计划，再由各相关专业人员分头执行。在康复计划实施过程中，还应根据治疗和训练的进展情况，定期（一般每2周1次）进行再评定，即中期评定检验康复计划的执行情况和康复治疗效果，并对康复计划做必要的修订和补充。治疗过程结束时，还要进行总结性评定，即比较末期评定与初期评定结果以判定康复效果，做出院总结，作为随访计划的依据。康复始于评定，止于评定。

近年来，由于各种原因导致原来的“三期评定”（初期评定、中期评定、末期评定）发生了很大的变化，现多由科主任带领的团队查房制度所取代。

三、康复评定的流程

康复始于评定，终于评定，康复评定贯穿康复始终，有“无评定不康复”的说法。康复评定流程见图1-2。

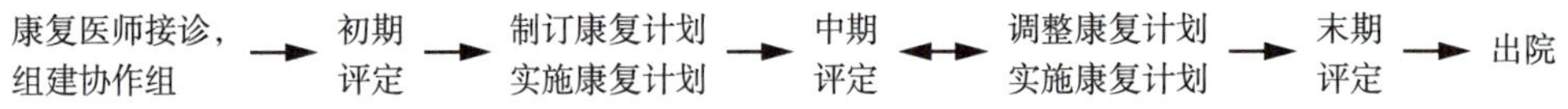

图1-2 康复评定流程

康复评定也应该做到全面评定，应明确患者的功能障碍和残存功能。从广义上说，每一次实施康复评定的过程应包括下面四个部分。

1. 采集病史 病史是制订康复计划的基础，不仅可为康复评定提供依据，还能为社会和职业相关问题提供线索。

（1）功能史：应详细、充分了解身体伤病部位及其所造成的障碍部位、障碍产生的时间、内容、性质、程度、演变过程、治疗情况，还需了解障碍对患者日常生活和社会生活参与所造成的影响。

（2）个人生活史：除解患者的性格、志趣、习惯、嗜好等内容外，还应详细了解学历、专业、特殊技能、工作经历、收入、人事关系等。

（3）家族史：应了解家庭成员的构成及其健康情况，了解家庭生活方式、经济情况、对患者的接受态度，了解患者在家庭中所承担的责任、可能的代替者及其相互协作关系等情况；了解住房状况、卫生设施、周围环境、邻里关系、社区情况等。

2. 功能评定 用于康复医学的检查和测定手段包括一般的临床检查和测定的全部项目，但由于康复对象的特殊性，通常是以神经科和骨科检查最为重要。检查时应注意以下事项：①根据需要有

目的选择检查和测定项目。②要取得患者的充分信任和合作。③手法应准确、迅速和方便。④不应引起疲劳和疼痛。⑤应尽可能由同一位检查者连续进行。⑥条件（如姿势、肢位、运动基点、运动平面和轴线等）应当明确。

3. 记录结果 记录应遵循准确性、一贯性、客观性和完整性四项原则。还应注意以下事项。①运用统一的、标准化的记录格式。②记录应简洁、明了、方便。③检查记录表应备有多行空格，以便能用同一张表格记录多次评定结果，方便比较。④检查和测定条件应加以说明。⑤正确地运用医学术语。

4. 分析处理 将病史和观察所得，结合检测结果进行科学的综合、比较、分析和解释，这也是评定过程中不可忽视的重要内容。

（1）全面地掌握功能障碍：对于患者的功能障碍不仅应了解其种类，还应判断其程度，分清主次，有针对性地决定采取何种康复治疗措施。

（2）判断患者代偿能力：了解患者的功能障碍情况，还残存什么功能、其代偿能力如何、怎样利用这些残存的功能去发挥代偿作用，从而提高患者的生活和社会适应能力。如对截瘫患者，不仅应了解其下肢瘫痪情况，也应了解其上肢代偿能力情况，以便制订出训练计划，利用上肢功能去代偿下肢的功能障碍。

（3）确定康复目标：对功能障碍的种类、严重程度、代偿及家庭支持等有了正确全面的认识以后，即可确定康复治疗目标，预期患者的功能障碍恢复到何种水平。最基本的目标是患者的生活自理能力的恢复，其次是对家庭和社会的适应能力的恢复。随着全院康复一体化的推进和康复理念的更新，仅以生活自理能力、日常生活依赖程度来评估康复效果已难以完全满足康复医学发展的需求。对于康复疗效的评定也增加了以下内容。

1）生命体征是否平稳：在ICU和其他重症病区康复介入，患者常难以在短时间内有功能改变，但有利于患者生命体征的平稳，如肺部感染患者康复早期介入有利于肺部感染的控制，心脏术后患者早期康复介入有利于心功能的恢复等。患者的生命体征，如体温、脉搏、呼吸、血压等指标的好转是康复早期介入疗效的重要体现。

2）原发病和并发症是否得到控制：如脑卒中后患者的血糖控制、血压控制、压疮治疗也十分重要，若通过康复介入控制了患者的这些原发病和并发症，也是康复效果的重要体现。

3）能否就业：多数老人已经没有就业的需求。但对于就业年龄段的成年人，再就业是十分重要的内容，也是回归社会的重要标志。对于学龄段患者，常用就读指标来替代就业评定。

4）用康复效率来描述康复结果：康复效率的评定可用公式表达，康复效率＝（治疗后ADL评分－治疗前ADL评分）/治疗天数。数值越大，康复效率越高。

（4）决定康复措施：通过康复评定会议或团队查房等形式综合各专业人员的评定结果和意见，根据功能障碍的主次，制订康复计划并对康复治疗的顺序做出合理的安排。影响患者生活自理能力最严重的和患者感到最痛苦、最迫切的和最希望解决的问题，应该优先治疗。

（5）分配团队成员任务分工：根据患者功能障碍的种类和严重程度，结合康复协作组各成员的专长，将治疗和功能训练的各方面任务恰如其分地分配给能胜任的成员，充分发挥康复协作组成员各自的专业特长，分工协作，共同完成康复目标。

（6）判断效果，调整计划：康复治疗工作中，可根据需要随时对患者状况进行评定，修改康复计划，调整康复治疗措施，以期取得更好的康复治疗效果。

四、康复评定的注意事项

1. 选择合适的方法 评定方法、工具众多，但目的各有侧重，注意选择。

2. 注意恰当时机 康复评定入院、接诊即进行初期评定，之后根据情况做多次中期评定，出院时做末期评定，评定贯穿始终。

3. 争取患者、家属配合 功能需要观察或测试，必须获得患者的配合，否则结果失真没有参考价值，失去了评估的意义。

4. 注意安全 安全是底线，评定或治疗中，如果出现不适或其他并发症，应立即停止评定，积极查找原因并及时处理，千万不可大意。

▶知识拓展

人口老龄化社会对康复评定技术的影响

随着人口老龄化的进展，社会对康复人才的需求日益增长，基层康复从业人员的理论及技能水平仍然有待提高。在临床应用中康复评定技术面临以下问题。

1. 操作专业化，实用性不足 各种康复评定技术多较为专业，有较高操作和数据分析门槛，对操作人员的专业水平有要求，更无法辅助患者进行自主评定，无法保证临床广泛应用。

2. 评价未统一，难以推广 当前临床实践中的康复评定多依赖医师（康复医师）的经验，少数用设备辅助评定，操作门槛较高；对康复评定有效性评价体系的研究也较少，评价指标不够全面，尚未形成统一的标准体系。

3. 人才紧缺，配置不均衡 特别是基层医院康复治疗技术从业人员的理论及技能水平仍然有待提高，实操时广泛存在临床诊疗思维不开阔、技能操作不规范等问题，在较大范围内将康复治疗技术的应用及培训覆盖整个医疗三级网络仍是一个巨大的挑战。

面对这些问题，未来如何应对呢？

1. 5G网络技术支撑远程康复指导、培训 5G网络技术具有低延迟、大带宽、高效能（数据传输及处理速率）等特征，能高质量地传输高清图像、实时视频、语音通话等，可以为康复技术的推广应用和康复从业人员的理论、技能远程培训提供技术支持，能够提升康复评定技术在三级医疗网络的覆盖率。

2. 可穿戴设备获取精准数据 可穿戴设备用于康复评定有穿戴方便、结构简单、体积较小、受限制少、获取的数据更接近人体真实状态等明显优点，可简化评定流程和操作，并且评定结果客观、量化，降低评定的工作强度和成本，甚至患者可自主评定。

3. 人工智能降低执行门槛 人工智能是当前计算机科学的重要组成部分和应用场景，包含了机器学习、智能搜索、机器视觉等多个发展方向。人工智能可对获取的数据自动学习、识别，提高了康复评定的效率和效果，降低成本和劳动强度。

4. 大数据促进评价体系统一 大数据分析具有数据真实性强、数据类型复杂、潜在数据量大、处理速度快等特点，已在临床康复医疗工作中得到应用。如用于在大量原始数据中提

取少量的有效信息，促进康复信息数字化，丰富康复评定指标，协助精准评定；通过大范围、跨区域的康复诊疗数据共享，形成康复评定方法科学、统一的体系和标准，促进康复评定和诊疗技术朝着更加高效、规范、可靠的方向发展。

—• 考试知识点总结 •—

—• 本章小结 •—

—• 协和云课堂······ 拓展练习及参考答案 •—

（张永静）

第二章　人体形态评定

教学课件

学习目标

素质目标

（1）具备形态与功能相联系、理论与实践相结合、基础与临床相联系的融会贯通的思维能力。

（2）具备对医学专业的热爱，学习康复医学的兴趣，坚定学习好康复评定的信念，以及评定疾病的信心。

知识目标

（1）掌握：姿势的观察方法；体表标志、身体长度和围度的测量方法；身高和体重测量方法。

（2）熟悉：截肢残端长度和围度测量方法；常见的异常姿势及其评定。

（3）了解：数字化肢体姿势测量方法。

能力目标

（1）能与患者进行有效沟通。

（2）能选择合适的方法对相关患者进行姿势评定和人体测量。

（3）能规范、准确记录检查结果并进行障碍学诊断。

（4）具备分析、解决临床问题的能力。

（5）具备康复团队协作能力。

案例导入

【案例】

患者，女性，32岁，办公室职员，长期伏案工作。近半年来频繁感到腰部酸痛，伴有轻度脊柱侧弯，影响日常生活和工作。经X线检查和初步体检，明确张女士存在轻度脊柱侧弯，并伴有腰部肌肉紧张与不平衡。

【问题】

1．该患者进行的人体形态评定应包含哪些内容？如何操作？

2．为该患者进行姿势检查时还需要注意什么？

· 核心知识拆解 ·

人体形态评定主要是评定身体整体与局部的长度、周长、距离和容积，内容包括身长、体重、坐高、胸围、腹围、头围、指距、四肢长度和周径、皮下脂肪厚度及人体姿势等。

因年龄、性别、发育状况的不同，人的形态各有差异，并受遗传、疾病的影响而不断变化。为了了解因发育、伤病所致的身体形态方面的变化，客观地评定形态障碍如截肢、肢体水肿或下肢不等长等对于功能状态的影响程度。临床上有必要进行准确、客观的测量和记录，以协助疾病的诊断和为制订康复治疗方案、判断康复效果提供依据。

第一节　姿势评定

身体姿势（body posture）是指身体各部分在空间的相对位置，它反映人体骨骼、肌肉、内脏器官、神经系统等各组织间的位置和力学关系。正常的姿势有赖于肌肉、韧带、骨骼、关节、筋膜等组织的支持和良好的姿势习惯及正常的平衡功能。良好的身体姿势需满足以下几点。一是具备维持机体稳定的力学基础。二是肌肉在保持正常姿势时所承受的负担较轻。三是不影响内脏器官的正常功能。四是能够展现出人体的美感及良好的精神状态。

在临床评估与治疗实践中，通过观察受试者各种身体姿势并对其进行评定，可以帮助康复医师初步判断受试者功能障碍的部位和程度。

一、人体正常姿势

身体姿势包含静态与动态两种形式。①静态姿势：是指站姿、坐姿、跪姿、卧姿等相对固定、不发生位移的姿势。②动态姿势：是在运动过程中呈现的各类姿态，如行走时的姿势、参与体育运动时的姿势、进行劳动操作时的姿势及舞蹈表演中的姿势等。

姿势的表现受到性别、年龄、身体状况、文化背景及性格等因素的影响，同时也受到各种病理因素的影响。理想的姿势应满足以下几点：很好地分散重力压力进而平衡肌肉功能；允许关节在中央范围运动，减少对韧带和关节面的压力；有效地进行个人的日常生活；满足个体躲避受伤的能力。

二、直立姿势的评定

人体形态评定中，通常用直立姿势作为身体姿势评定（posture assessment）的基本姿势。直立姿势评定要求被检测者两足跟靠拢，两臂自然下垂，挺胸收颌，两眼平视前方，使头部保持眼眶下缘与耳屏点成水平的耳眼平面姿势。耳眼平面是国际上通用的标准平面，已被各国人体测量工作者广为采用。采用这种方法测量的优点是，所需测量器械相对比较简单轻便，测量所需的时间也较短，

适用于大面积或流动性测量工作。但是，在直立姿势下进行测量，被测者的稳定性较差，也难以根据测量的要求，对姿势做精确的矫正。

人体处于直立位的标准姿势时，从各个不同方向进行观察，要符合以下条件。

1. 前面观　从前面看，双眼应平视前方，两侧耳屏上缘和眶下缘中点应处同一水平面上，左、右髂前上棘应处同一水平面上。

2. 后面观　从后面看，头后枕部、脊柱和两足跟中缝线都应处于一条垂直线上；与脊柱相邻的两肩和两侧髂对称地处于垂直脊柱的水平线上（图2-1）。

3. 侧面观　从侧向看，耳屏、肩峰、股骨大转子、膝外侧髁、外踝应五点一线，位于一条垂直线上。同时可见脊柱的4个正常生理弯曲，即向前凸的颈曲；向后凸的胸曲；向前凸的腰曲和向后凸的骶曲。颈曲和腰曲最大，胸曲次之，骶曲最小（图2-1）。

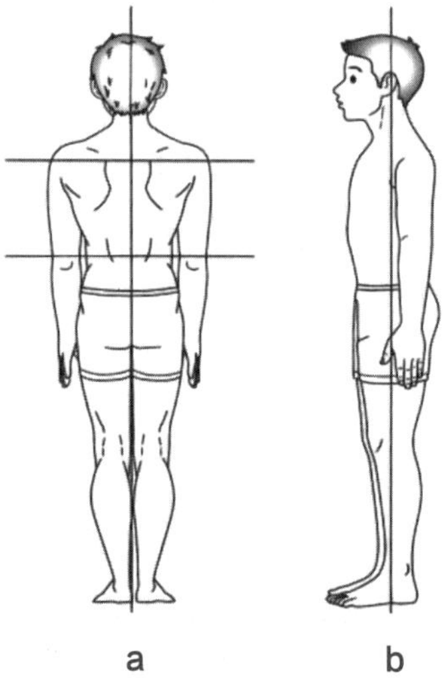

图2-1　标准直立姿势
a.后面观；b.侧面观。

三、常见的异常姿势及其评定

影响姿势的因素通常有过度使用、神经问题、疼痛和不平衡等。对异常姿势的评定主要是通过对被评估者前面、后面和侧面三个方向的观察来判断是否有姿势异常。

（一）侧面观

从侧面观察，正常颈椎和腰椎的生理弯曲弧度为3～5cm。

1. 头前倾　可见下颈段和上胸段的屈曲增加，上颈段的伸展增加，常伴有圆肩，外耳道位于重心线之前，颈椎前凸并且头向前增加，颈椎体位于重心线之前（图2-2）。颈部伸肌紧张，颈部屈曲拉长。产生这种情况与长期身体向前的职业姿势有关。

2. 胸椎后凸　胸椎后凸是胸椎椎体后凸曲度增大，重心线位于椎体之前。在肌肉方面，可见胸部屈肌（如胸大肌、胸小肌）过度紧张和力量增强，背部伸肌（如背阔肌、竖脊肌）可能会因为长期的牵拉而力量减弱。出现这种状况或许与长期保持前倾姿势导致的疲劳、过度侧重屈肌锻炼、椎间盘前部受到压迫等因素相关联（图2-2）。

3. 平背 亦称直背，是指脊柱失去正常的生理曲线。从侧面观察时，矢状轴与垂直方向的对齐超过5mm，导致身体重心前移。正常情况下，人体脊柱在各个节段含有特定生理曲线，形成“S”形，帮助保持正确的姿势和平衡。平背综合征患者在站立或行走时身体会更倾向于向前倾斜，还可能导致背部和腿部持续疼痛，甚至引发颈部、上背部和肩部劳损及慢性头痛。

4. 腰椎前凸 它是腰椎过伸、前凸加大的表现。腹肌薄弱、被拉长，腰部伸肌和屈髋肌紧张。产生这种情况通常与腰骶角增大、骨盆前倾和髋关节屈曲、椎体后部受压等因素有关。此外，还与妊娠、肥胖症、不良习惯有关（图2-2）。

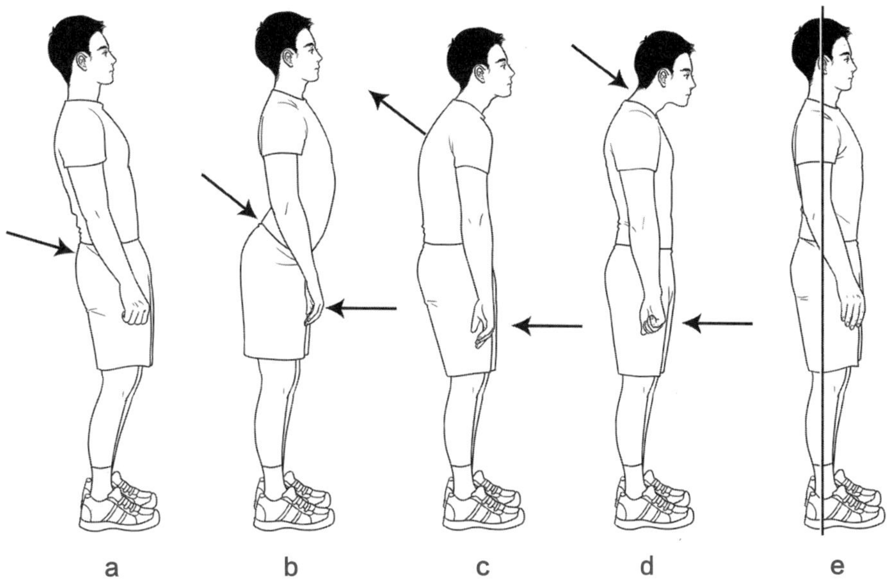

图2-2 常见异常体态

a. 骨盆后倾；b. 腰椎前凸；c. 驼背；d. 头前倾；e. 标准姿势。

5. 胸部畸形 正常胸廓呈圆锥形，上方略小，下方稍宽，横径与前后径之比为4∶3。

（1）扁平胸：胸部呈扁平状，前后径较小，横径明显大于前后径。

（2）圆柱胸：胸廓的前后径与横径的比例近似1∶1，胸廓呈圆柱形。

（3）鸡胸：胸骨处明显隆突，胸廓前后径大于横径。

（4）漏斗胸：胸前部呈凹陷状。

（5）不对称胸：左右胸廓歪斜，大小高低不一，明显呈不对称状。此情况在重度脊柱侧凸患者中常可见到。

6. 骨盆后倾 耻骨联合位于髂前上棘之前，髂前上棘位于中心线的后方（图2-2）。

7. 骨盆前倾 耻骨联合位于髂前上棘之后，髂前上棘位于中心线的前方。

8. 膝过伸 踝关节常呈跖屈位，膝关节位于重心线的后方，股四头肌、腓肠肌紧张。

9. 膝屈曲 伴踝关节背屈位、髋关节屈曲，膝关节位于重心线的前方，股四头肌被拉长。

（二）后面观

1. 头部倾斜 与同侧椎体受压有关，一侧颈部屈肌紧张，对侧颈部屈肌被牵拉，头部在冠状面上向一侧倾斜。这种姿势可能是暂时性的，也可能是长期形成的不良姿势。长期头部倾斜可能会导致颈部肌肉紧张、疼痛，甚至影响颈椎的正常生理曲度和功能。有时和长期优势上肢的运动有关，

如有些专业的乒乓球运动员有功能性的头部倾斜现象。

2. 肩下垂 两肩在冠状面上不在同一水平，一侧的肩关节下垂，另一侧的肩关节可以抬高和内收，伴随菱形肌和背阔肌紧张。

3. 肩内旋、外旋 肩内旋与肩关节屈曲、外旋受限有关，常见于长期使用腋杖的截瘫患者；肩外旋少见。

4. 脊柱侧弯 脊椎的棘突在冠状面上向外偏离重心线，为了保持身体的平衡，可引起肩和骨盆的倾斜。通常还伴有脊柱的旋转和矢状面上后突或前突的增加或减少，同时还有肋骨左右高低不平等，骨盆的旋转倾斜畸形及椎旁的韧带和肌肉异常，它是一种症状或X线体征。功能性胸腰段侧弯可能与长期不对称姿势、优势手、下肢不等长有关。还可见凹侧软组织紧张、凸侧软组织薄弱、被牵拉（图2-3）。

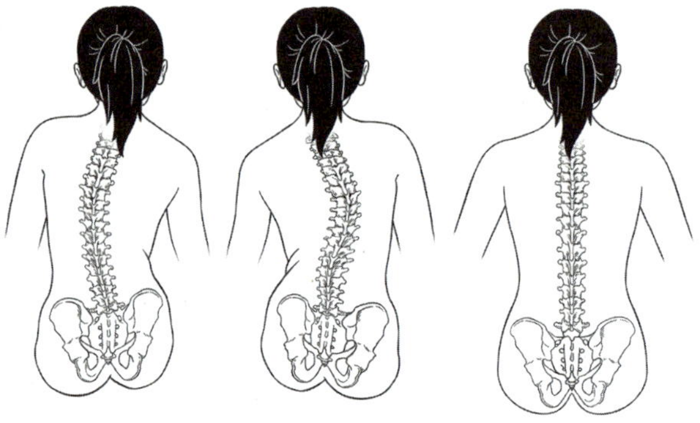

图2-3 脊柱侧弯常见情况

a. C型；b. S型；c.正常脊柱。

临床上曾经采用悬垂法测量脊柱侧弯程度，现在临床上对怀疑有脊柱侧弯的患者，通常做X线检查，拍摄直立位脊柱正侧位片，测量脊柱侧弯角度Cobb角（图2-4）。方法是在原发侧凸段中找出上顶椎和下尾椎（侧弯中向脊柱侧弯凹侧倾斜度最大的椎体），在上顶椎的椎体上缘画一横线，在下尾椎的椎体下缘画另一横线，以此两横线作标准合作一垂直线，这两条垂直线的交叉角就为Cobb角。

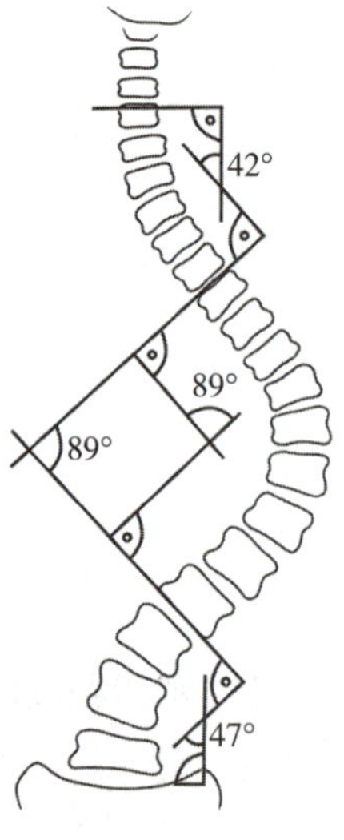

图2-4 Cobb角测量

5. 骨盆向侧方倾斜 骨盆侧方倾斜时，骨盆在冠状面偏向一侧。如骨盆向右侧方倾斜时，伴有左侧髋关节内收和右侧髋关节外展。还表现为右侧腰方肌紧张，髋关节外展时，对侧髋内收肌紧，对侧髋外展肌力减弱。

6. 骨盆旋转 重心线落在臀裂的一侧，可见内旋肌和屈曲肌软弱，常见于偏瘫患者。

7. 足弓异常 足弓（arch of foot）是由跗骨与跖骨借韧带和关节连结而成。足弓可分为内、外侧纵弓和一个横弓。①内侧纵弓：由跟骨、距骨、足舟骨、3块楔骨和内侧3块跖骨构成。内侧纵弓活动性大，富有弹性，为足弓的主要运动部分，使足可适应不同的路面，并把来自胫骨的身体负荷传至足的前、中、后部。②外侧纵弓：由跟骨、骰骨和第4、5跖骨构成，较低较短，整个外侧纵弓常接触地面，且与地面的接触面积比内侧纵弓大，为足弓

的负重部分。外侧纵弓活动度较小，比较稳定，并支持内侧纵弓。足弓结构的损伤可破坏足弓稳定性，引起足弓异常，主要表现为扁平足和高弓足等，进而导致疼痛、压痛、步态异常、行走受限等。足弓不同情况见图2-5。

在足印内缘前后最突出的部位划一直线，并由此线向足内侧凹缘中点引一垂线，该线与足印内外缘分别交于a、b、c三点，根据$\frac{ab}{bc}$比值将足印分为不同类型，见图2-5。

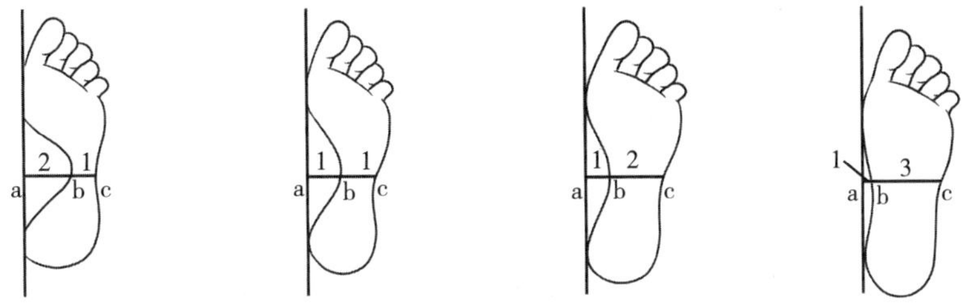

图2-5　足弓不同情况

（1）扁平足：又称平足症，是一种足弓低平或缺失的状况，可能是先天性或由姿势不当引起的。特点是患者的脚在站立和行走时会外翻，足弓下陷，容易导致疲劳或疼痛。由于足弓的缓冲功能减弱，扁平足的人在行走时动作较为僵硬，不太适合进行跑步等运动。

（2）高弓足：又称空凹足，是一种足部内侧纵弓异常高起的状况，通常伴随着跟骨的后旋、胫前肌和胫后肌的短缩，以及腓骨长短肌和外侧韧带的拉长。这种足型的人在行走时稳定性较差，不适合进行跑步和跳跃等运动。

在临床诊断中，医生经常使用足印法来辅助诊断足部问题，包括划线法和Staheli足弓指数（Staheli Arch Index，SAI）等方法，有助于评估足部结构的异常，并为治疗提供依据。

（三）前面观

1. 上、下颌骨不对称　可以是发育性的，也可以由外伤引起（图2-6）。

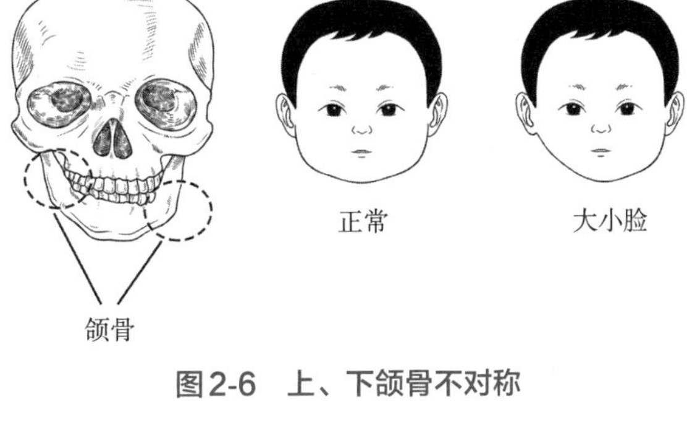

图2-6　上、下颌骨不对称

2. 锁骨和其他关节不对称　一般由外伤引起。

3. 髋外旋、髋内旋　髋内旋时髌骨转向腿内侧，髋外旋时髌骨转向腿外侧。

4. 膝外翻　可以是单侧或双侧。在膝外翻时，膝关节的中心在大腿和小腿中线的内侧，两腿呈X形（图2-7c）。膝关节外侧的肌肉及其他软组织紧张，膝关节内侧的组织被拉长。

5. 膝内翻　可以是单侧或双侧下肢，其特点是在膝内翻时，膝关节的中心在大腿和小腿中线的外侧，两腿呈O形（图2-7b）。在肌肉方面，髋内旋紧张，膝关节过伸，髋外侧旋转肌、胫后肌腘绳肌被拉长。

6. 胫骨外旋　髌骨向前，足趾向外，髂胫束紧张。胫骨外旋常与股骨后倾，后交叉韧带撕裂、胫骨结构畸形（骨折或发育问题）等因素有关。

7. 胫骨内旋　髌骨向前，足趾向内，内侧腘绳肌和股薄肌紧张。胫骨外旋常与股骨前倾，前交叉韧带撕裂、胫骨结构畸形（骨折或发育问题）、足内翻和外翻等因素有关。

8. 蹞趾外翻　第1足趾的跖趾关节向外侧偏斜。一般是由跖骨头内侧过度生长、跖趾关节脱位、蹞趾滑膜囊肿引起的。

9. 爪形趾　表现为跖趾关节过伸，与近侧趾间关节屈曲、趾长伸肌紧张和缩短有关。

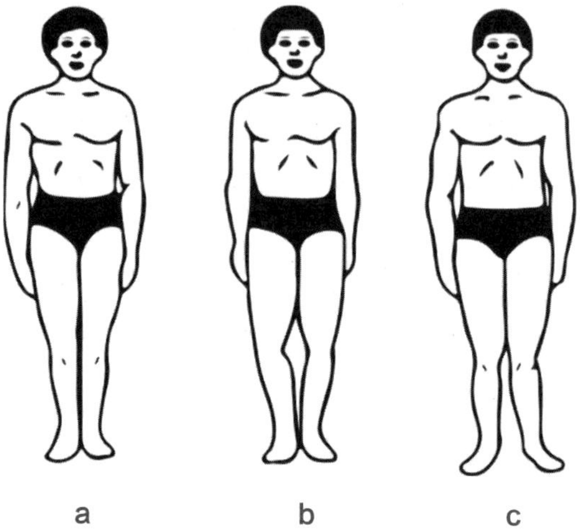

图2-7　腿的形状

a.正常腿形；b. O型腿；c. X型腿。

四、异常姿势的影响

人体长时间处于异常姿势状态，会导致身体组织结构变化，进而影响人体的正常功能，出现一系列的临床问题。

（一）肌肉和韧带失平衡

肌肉长时间被牵拉，将变得薄弱。肌肉长时间处于收缩（痉挛或挛缩）状态，则肌肉收缩的随意性和灵活性降低。韧带长期牵拉而变得薄弱和松弛，从而支持和保护关节的功能降低。关节一侧的肌肉和韧带支持减弱，导致关节稳定性降低，甚至出现关节半脱位或脱位。

（二）关节负重增加和压力分布异常

关节长期的异常负重压力可以引起关节软骨的异常，导致关节过早发生退行性变。如膝内翻引起内侧膝关节面异常受压，增加了下肢外侧韧带的牵拉。

（三）继发性功能障碍

当人体在直立状态下时，身体的承重部位如果出现异常，可能会引发一系列连锁反应，影响到其他相关部位。在一个闭合的运动链系统中，任何一个环节的异常都会导致整个运动链中的各个部分发生相应的代偿性变化。如果腰部的负担增加，身体可能会通过增加胸椎和颈椎的负担来进行代偿，这不仅会加速胸椎和颈椎的退行性变，还可能引起其他问题。同样，膝关节如果出现屈曲畸形，不仅会增加股四头肌的负担，还会增加髋关节的压力，而且为了保持直立姿势和身体重心的稳定，还可能需要增加髋关节和踝关节的屈曲度，这反过来又会增加腰部的负担，长期可能会导致腰部出现退行性变化。

（四）诱发疼痛

过度的压力和牵拉会引起疼痛反应，导致关节和周围组织出现慢性无菌性炎症，称为疼痛综合征，通常见于以下两种情况。

1. 原发性姿势异常 在日常生活和工作中，不正确姿势的维持可引起姿势性疼痛，如长时间过度弯腰工作、伸颈看电脑屏幕会引起腰部和颈部的疼痛，通过腰、颈部的适当活动可以减轻疼痛。

2. 继发性姿势异常 长期不良姿势导致肌肉、骨骼或关节的炎症、损伤和退行性病变后，可继发性加重原有的姿势障碍，并导致新的姿势障碍，同时诱发或加重相关部位的疼痛。

五、结果记录和分析

将检查结果记录在姿势评定记录单中，见表2-1。

表2-1 姿势评定记录单

	观察内容	观察结果描述	反映可能的问题
侧面观	1.足底		
	2.足舟骨结节		
	3.膝关节		
	4.髋		
	5.骨盆		
	6.脊柱		
	7.肩		
后面观	1.跟骨中点连线与跟腱角度		
	2.足		

续　表

	观察内容	观察结果描述	反映可能的问题
后面观	3.双内踝		
	4.腓肠肌		
	5.胫骨、腓骨头		
	6.腘窝等高		
	7.双膝		
	8.大转子及臀皱襞		
	9.双骨盆、髂后上棘水平		
	10.脊柱		
	11.双侧肩胛骨		
	12.头颈		
前面观	1.足尖		
	2.足内侧纵弓		
	3.舟骨位置		
	4.胫骨		
	5.膝关节		
	6.腓骨头		
	7.双髂前上棘		
	8.胸廓对称		
	9.双肩		
	10.双臂		
	11.头和颈		
	12.颌骨		
其他	其他		

▶**知识拓展**

姿势评定的未来发展

随着计算机辅助技术在平衡功能评估领域的应用，平衡功能的评定和训练有了新的发展。虚拟现实（virtual reality，VR）技术在姿势评定中的应用将不断拓展和深化，能够更真实地模拟各种复杂环境和任务，为评估功能性姿势行为提供更丰富的场景和更精确的数据。如通过VR可以模拟不同的地面条件、视觉干扰等因素，全面评估个体在各种情况下的姿势控制能力。

多模态数据融合是将多种传感器数据进行融合，如加速度传感器、压力传感器、肌电传感器等，以获取更全面、准确的姿势评定信息。基于多模态数据的智慧化平衡功能评估系统就是一个典型例子，通过佩戴在身体不同部位的传感器，实时采集和处理站立和动态行走时的下肢信号，提供多种平衡功能评估结果。

第二节　人体测量

一、概述

人体测量（measurement of the human body）是对人体整体的量度和各部位的长度、围度及宽度等进行测量。身高、体重、胸围、肢体长度和围度等指标是体格评定的常用指标。由于个人年龄、性别和发育状况的不同，人体形态各有差异，且人体形态受遗传、疾病等因素的影响而不断发生变化。为了解因发育、疾病所致的人体形态方面的改变，客观地表现形态障碍对于功能状态的影响程度，如截肢、肢体水肿或下肢不等长等，治疗师必须对患者形态进行准确、客观的测量和记录，协助功能状态的评定，为制订康复治疗方案、观察康复效果及判断预后提供依据。

二、测量前准备

1. 选择评定检查项目时要有针对性，评估过程中需依据患者病情及功能障碍情况，对相应指标进行细致记录。如对脊柱侧弯患者，应详细测量其身高、体重、侧弯部位、角度及程度等。

2. 测量应按规定的方法进行，测量方法不正确会直接影响测量结果的精确性。为了使评定准确、客观，必须熟悉各人体解剖的体表标志，严格按照测量的方法进行操作。

3. 向被测量者解释说明测量目的和方法，以取得对方的充分配合。

4. 使用仪器测量时，每次测量前应对仪器进行校准。使用软皮尺进行测量时，应选择无伸缩弹性的皮尺。

5. 被测量者穿着宽松、舒适的服装，被测量身体部位应充分暴露。

6. 在测量肢体周径或长度时，应做左、右双侧相同部位的对比以保证测量结果可靠。重复测

量时，测量点应固定不变。

7. 评定表格设计科学，记录方法严格统一。应对不同障碍诊断设计出不同的评定表格，如对运动功能障碍的患者进行身体重心线的测量与记录；对截肢的患者应详细填写截肢残端评定表，注意左、右两侧肢体的对比。并且逐项认真填写评定表，以便动态观察患者指标的变化，为调整康复治疗方案提供依据。

三、体表标志

在进行体格评定时，将体表的凸起和凹陷作为标志点。标志点是人体形态评定中的客观参照标志。参照标志应具有相对固定和易于触及的特点，常用的标志点，往往是骨缝、骨的起止点、骨的会合点或者皮肤体表的特征处和肌性标志。

（一）头及躯干常用标志点

1. **头顶点**　位于头顶的最高点。
2. **颈椎点**　第七颈椎棘突后端的中心点。
3. **胸中点**　左右第四胸肋关节连线与胸骨中心线相交的一点。
4. **肩胛骨下角点**　肩胛骨下角最下缘点，测量胸围时，作为背面的固定点。
5. **脐点**　脐的中心点。
6. **腰点**　第五腰椎棘突后端的中心点。

（二）上肢常用标志点

1. **肩峰**　肩胛冈最外侧的中心点。
2. **肱骨内上髁、外上髁**　肱骨远端两侧突起。
3. **鹰嘴**　尺骨上端膨大突起，屈肘时形成明显隆起。
4. **桡骨茎突**　桡骨远端手腕外侧最尖端点。
5. **尺骨茎突**　尺骨远端手腕内侧最尖端点。
6. **桡尺茎突中间点**　桡骨茎突与尺骨茎突连线中点。
7. **指尖点**　手指指尖顶端点。

（三）下肢常用标志点

1. **髂嵴**　髂骨最高突出。
2. **髂前上棘**　髂嵴前端圆形突起。
3. **股骨大转子**　髂嵴下一掌宽浅凹中，活动下肢可摸到其在皮下转动。
4. **股骨内上髁**　股骨远端内侧明显突起。
5. **股骨外上髁**　股骨远端外侧明显突起。
6. **膝关节外侧关节间隙**　股骨外上下缘膝关节线。
7. **内踝**　胫骨远端内侧隆凸。
8. **外踝**　腓骨远端外侧隆凸。

9. 趾尖 足趾尖的顶点。

四、肢体长度测量

视频：肢体长度测量

测量工具可选用普通软尺，在测量前应将两侧肢体放置在对称的位置上，利用体表的骨性标志来测量肢体或残肢的长度，将两侧肢体测量的结果进行比较。

（一）上肢长度测量

1. 上肢整体长 ①测量体位：坐位或站位，上肢在体侧自然下垂，肘关节伸展，前臂旋后，腕关节中立位。②测量点：从肩峰外侧端到桡骨茎突或中指尖的距离（图2-8）。

2. 上臂长 ①测量体位：坐位或站位，上肢在体侧自然下垂，肘关节伸展，前臂旋后，腕关节中立位。②测量点：从肩峰外侧端到肱骨外上端的距离（图2-9）。

3. 前臂长 正常人前臂长约等于足的长度。①测量体位：坐位或站位，上肢在身体两侧自然下垂，肘关节伸展，前臂旋后，腕关节中立位。②测量点：从肱骨外上髁到桡骨茎突。（图2-10）。

4. 手长 ①测量体位：手指伸展位。②测量点：从桡骨茎突与尺骨茎突连线的中点到中指尖的距离（图2-11）。

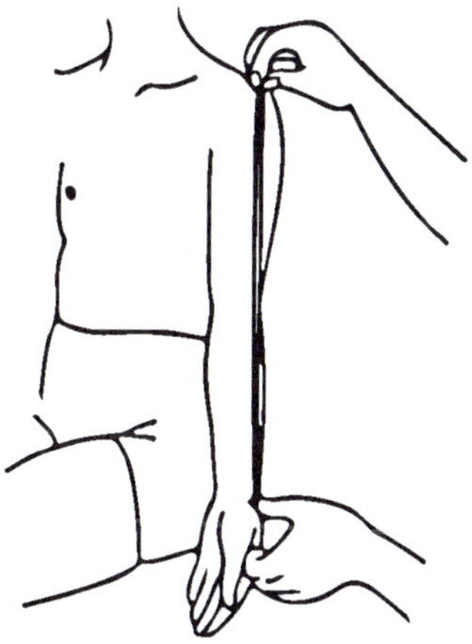

图2-8 上肢整体长度测量

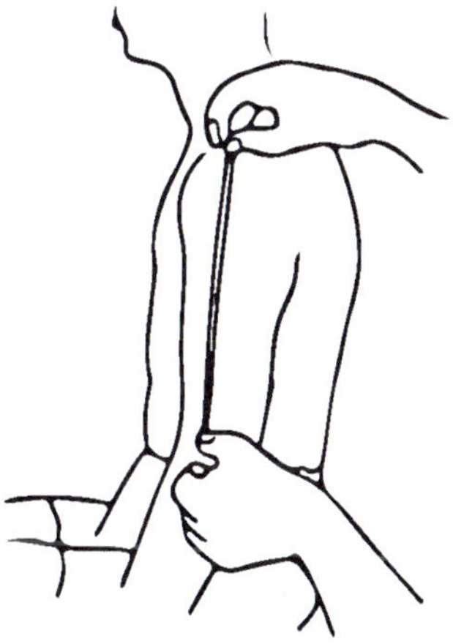

图2-9 上臂长度测量

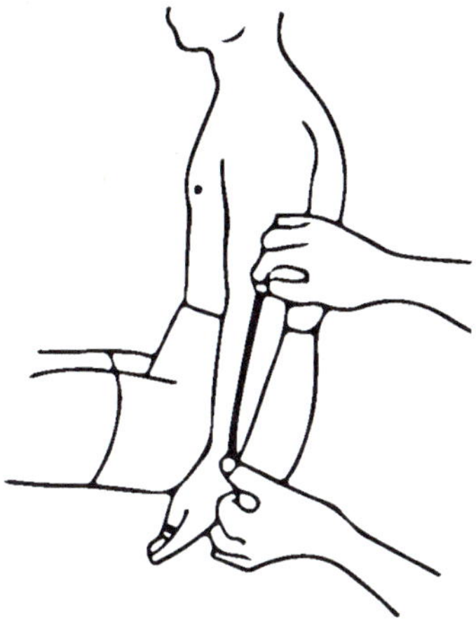

图2-10 前臂长度测量

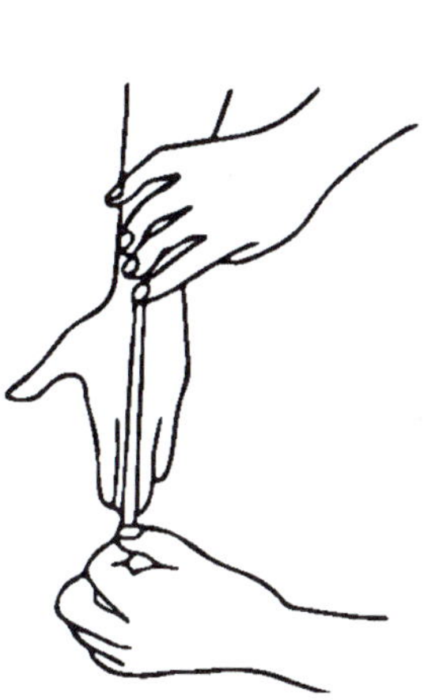

图2-11 手长度测量

（二）下肢长度测量

1. 下肢整体长　①测量体位：患者仰卧位，骨盆水平位，下肢伸展，髋关节中立位。②测量点：从髂前上棘到内踝的最短距离，或从股骨的大转子到外踝的距离（图2-12）。

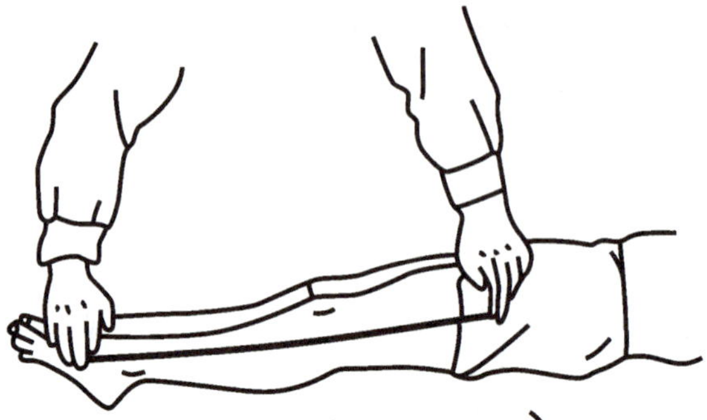

a

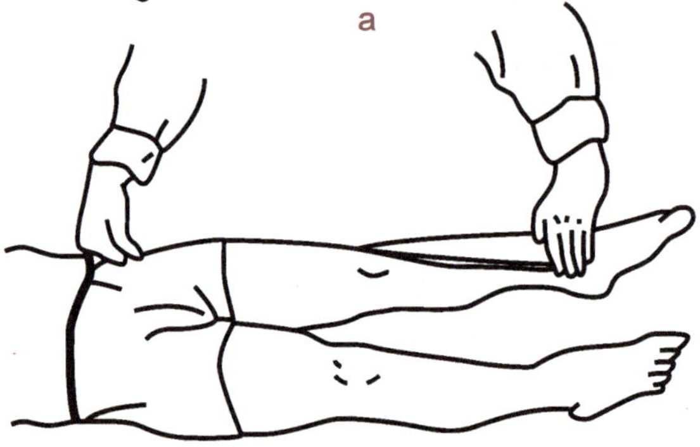

b

图2-12　下肢整体长度测量

a.从股骨从大转子到外踝；b.从髂前上棘到内踝。

2. 大腿长　①测量体位：患者仰卧位，骨盆水平位，下肢伸展，髋关节中立位。②测量点：从股骨大转子到膝关节外侧关节间隙距离（图2-13）。

3. 小腿长　①测量体位：患者仰卧位，骨盆水平位，下肢伸展，髋关节中立位。②测量点：从膝关节外侧关节间隙到外踝的距离（图2-14）。

4. 足长　①测量体位：踝关节呈中立位。②测量点：从足跟末端到最长趾末端的距离。

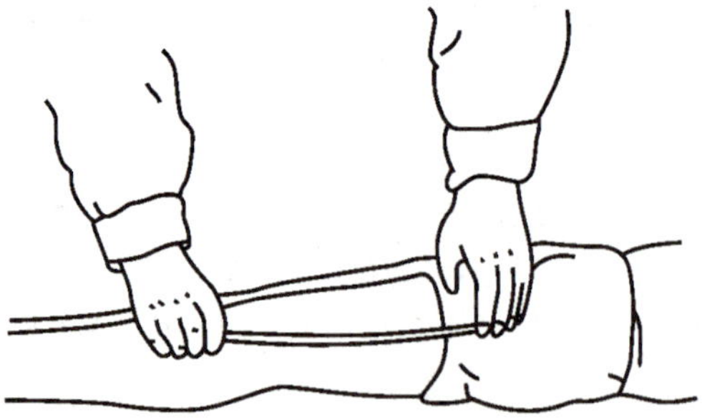

图2-13　大腿长度测量

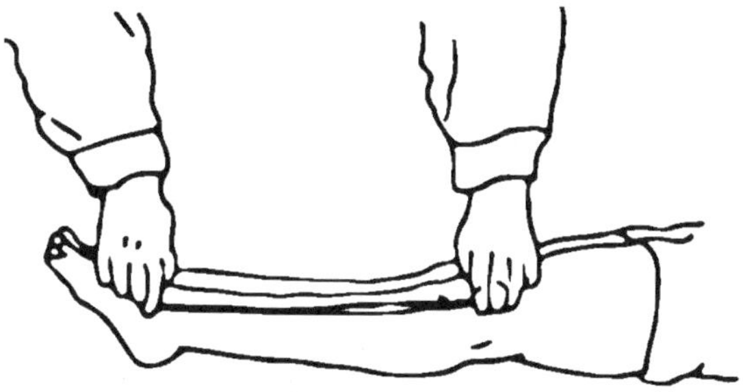

图2-14　小腿长度测量

视频：截肢残端长度测量

（三）截肢残端长度测量

截肢者上肢或下肢残端长度的测量是设计假肢时不可缺少的数值。其测量时采用的标志点与非截肢者的测量点不同。

1. 上臂残端长度　①测量体位：患者坐位或站位，上臂残肢自然下垂。②测量点：从腋窝前缘到残肢末端的距离（图2-15a）。

2. 前臂残端长度　①测量体位：坐位或站位，上臂残肢自然下垂。②测量点：从尺骨鹰嘴沿尺骨到残肢末端的距离（图2-15c）。

3. 大腿残端长度　①测量体位：仰卧位或用双侧腋杖支撑站立，健侧下肢伸展。②测量点：从坐骨结节沿大腿后面到残肢末端的距离（图2-16）。

4. 小腿残端长度　①测量体位：仰卧位或用双侧腋杖支撑站立，健侧下肢伸展。②测量点：从膝关节外侧关节间隙到残肢末端的距离（图2-17）。

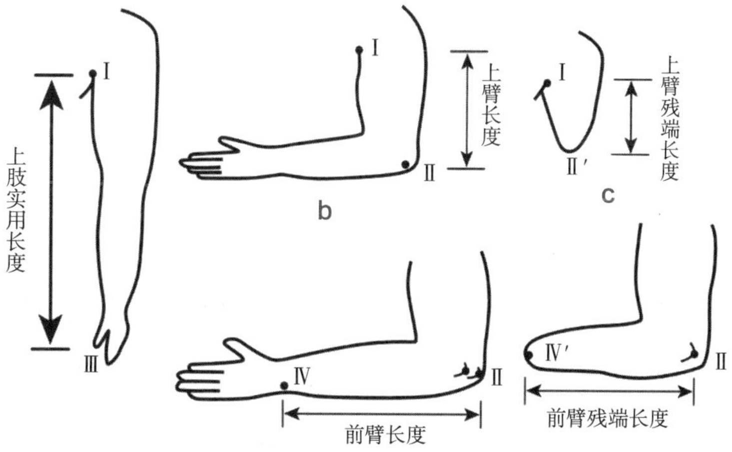

Ⅰ：腋窝前缘；Ⅱ：尺骨鹰嘴；Ⅱ′：上臂残肢末端；Ⅲ：桡骨茎突；Ⅳ：尺骨茎突；Ⅳ′：前臂残肢末端。

图2-15　上肢残端长度测量

a. 上肢实用长度；b. 上臂长度；c. 上肢残端长度；d. 前臂长度；e. 前臂残端长度。

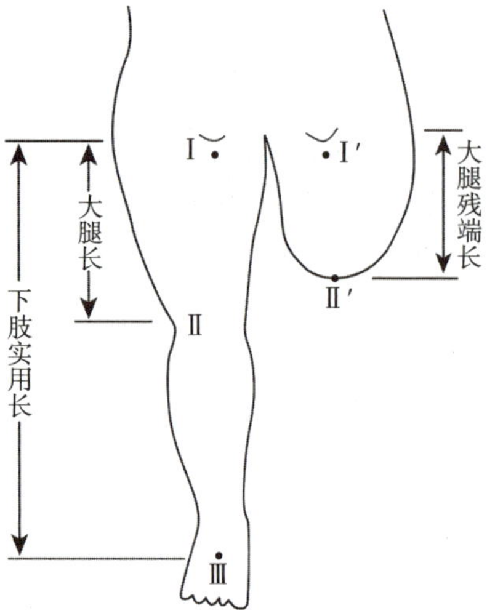

Ⅰ、Ⅰ′：坐骨结节；Ⅱ：膝关节外侧关节间隙；Ⅱ′：大腿残肢末端；Ⅲ：外踝。

图2-16 大腿残端长度测量

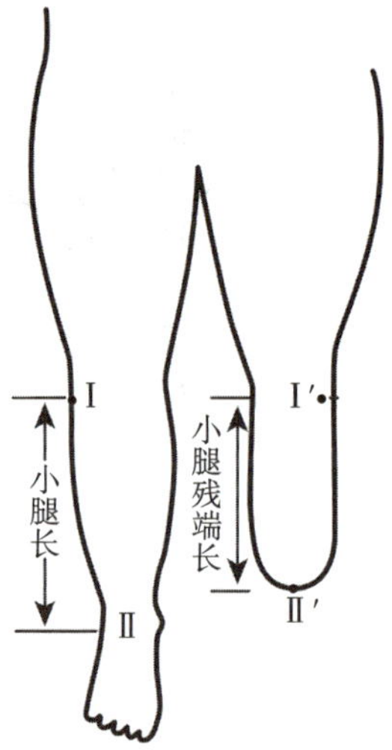

Ⅰ、Ⅰ′：膝关节外侧间隙；Ⅱ：外踝；Ⅱ′：小腿残肢末端。

图2-17 小腿残端长度测

五、肢体围度（周径）测量

视频：肢体围度测量

常用软尺测量肢体围度（周径），通过测量肢体的围度可以了解被测肢体的肌肉有无萎缩、肥大和肿胀。

在进行肢体测量时，首先要确保受测者放松受测肢体的肌肉。对于较长的肢体，可以采取分节测量的方法，以软尺能在皮肤上轻微移动的松紧度进行测量，确保上下移动范围不超过1cm。软尺的放置必须与肢体的长轴保持垂直，避免倾斜，确保测量点位于肌肉最发达的部位。此外，为了比较两侧肢体的围度，需要采用相同的方法在同一水平位置测量健康侧肢体的围度，并对比两侧的测量结果。这样的测量方法有助于获得准确的数据，以便进行有效的比较和分析。

（一）四肢围度测量

1. 上臂围度

（1）肘屈曲位：①测量体位，上臂垂于体侧，肘关节屈曲。②测量点，在上臂的中部肱二头肌最膨隆部测量围度（图2-18a）。

（2）肘伸展位：①测量体位，上肢在体侧自然下垂，肘关节伸展。②测量点，在上臂的中部肱二头肌最膨隆部测量围度（图2-18b）。

2. 前臂围度

（1）前臂最大围度：①测量体位，前臂在体侧自然下垂。②测量点，在前臂近端最膨隆部测量围度（图2-19）。

（2）前臂最小围度：①测量体位，前臂在体侧自然下垂。②测量点，在前臂远端最细部位测量围度（图2-19）。

3. 大腿围度 ①测量体位，下肢稍外展，膝关节伸展位。②测量点，分别从髌骨上缘起向大腿中段每隔6cm、8cm、10cm、12cm处测量围度，在记录测量结果时应注明测量的部位（图2-20）。

4. 小腿围度 ①测量体位，下肢稍外展，膝关节伸展位。②测量点，可以分为最大围度和最小围度，分别在小腿最粗的部位和内、外踝最细的部位（图2-21）。

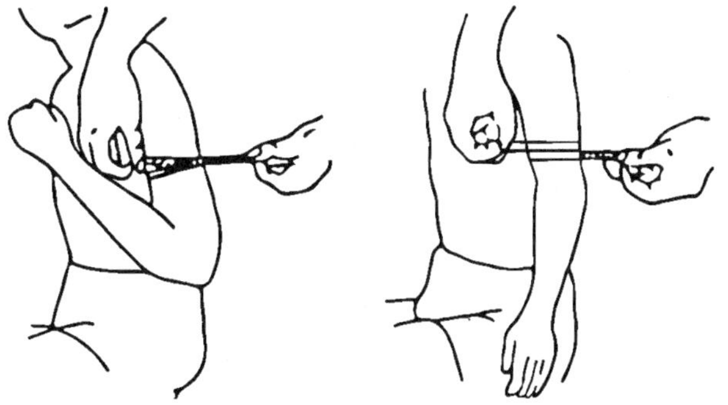

a　　　　b

图2-18　上臂围度测量

a.肘屈曲位；b.肘伸展位。

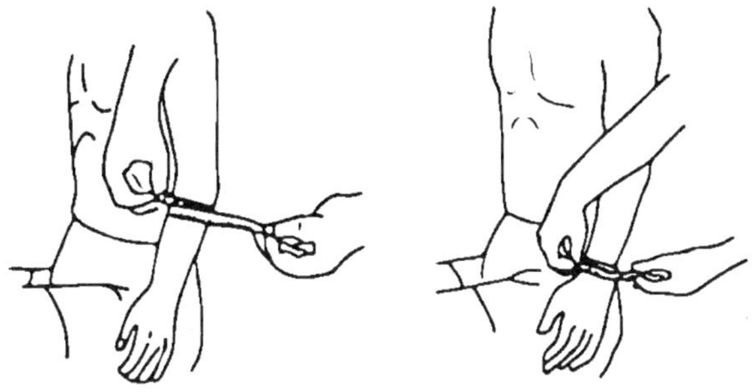

a　　　　b

图2-19　前臂围度测量

a.前臂最大围度；b.前臂最小围度。

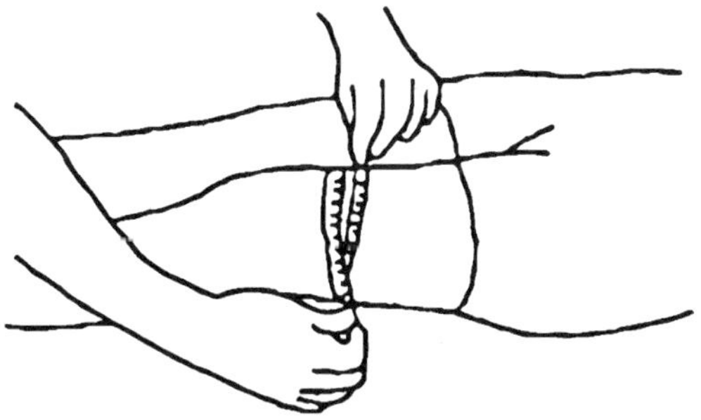

图2-20　大腿围度测量

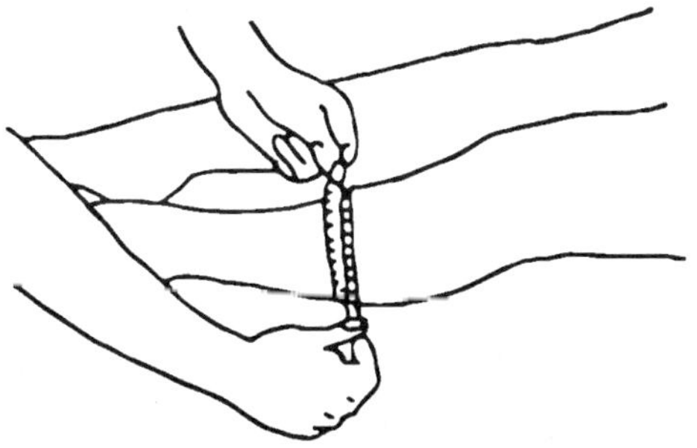

图2-21　小腿围度测量

（二）截肢残端围度测量

视频：截肢残端围度测量

测量截肢残端围度是为了判断残端的水肿状态和残端与义肢接受腔的适合程度，截肢术前及术后均应在相同的标志点测量。由于接受腔的适合程度与残端周径有密切的关系，因此测量时要尽量减少误差。由于一天当中大腿周径可有5～10mm的变化，小腿周径可有10～15mm的变化，应注意记录评定时间（上午、下午）。为了提高准确性，应尽量做到每周测量一次。

1. **上臂残端围度**　从腋窝直到残端末端，每隔2.5cm测量一次围度（图2-22a）。
2. **前臂残端围度**　从尺骨鹰嘴直到残端末端，每隔2.5cm测量一次围度（图2-22b）。
3. **大腿残端围度**　从坐骨结节直到残端末端，每隔5cm测量一次围度（图2-23a）。
4. **小腿残端围度**　从膝关节外侧间隙起直到残端末端，每隔5cm测量一次围度（图2-23b）。

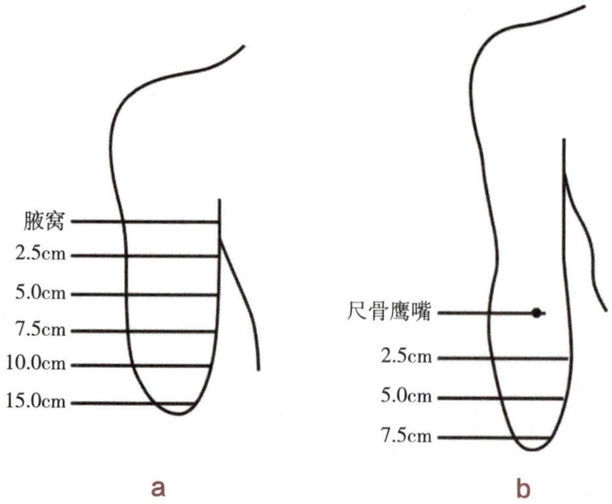

图2-22　上肢残端围度测量

a.上臂残端围度测量；b.前臂残端围度测量。

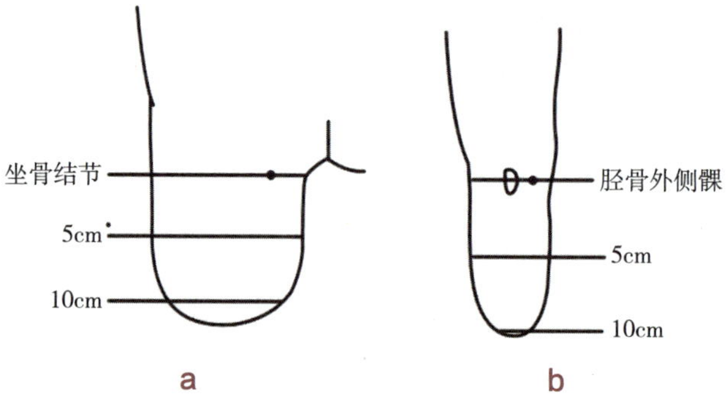

图2-23　大腿残端长度测量

a.大腿残端围度测量；b.小腿残端围度测量。

（三）躯干围度测量

视频：躯干围度测量

1. 头围　小儿常测。①测量体位：坐位或站立位或平卧位。②测量点：用软卷尺齐双眉上缘，后经枕骨结节，左右对称环绕一周。正常成人头围为54～58cm，胎儿头围为32～34cm。

2. 颈围　①测量体位：坐位或站立位，上肢在体侧自然下垂。②测量点：通过喉结处测量颈部的围度，应注意软尺与地面平行。

3. 胸围　①测量体位：坐位或站立位，上肢在体侧自然下垂。②测量点：通过胸中点和肩胛骨下角点，绕胸一周。测量应分别在被测者平静呼气末和吸气末时进行，正常人胸围约等于身高的一半（图2-24）。

4. 腹围　①测量体位：坐位或站立位，上肢在体侧自然下垂。②测量点：通过脐或第12肋骨的下缘和髂前上棘连线中点的水平线。测量腹围时，应考虑消化器官和膀胱内容物充盈程度对腹围测量结果的影响，男性＞85cm提示肥胖，女性＞80cm提示肥胖（图2-25）。

5. 臀围　①测量体位：站立位，上肢在体侧自然下垂。②测量点：测量大转子与髂前上棘连线中间上臀部的最粗部分。

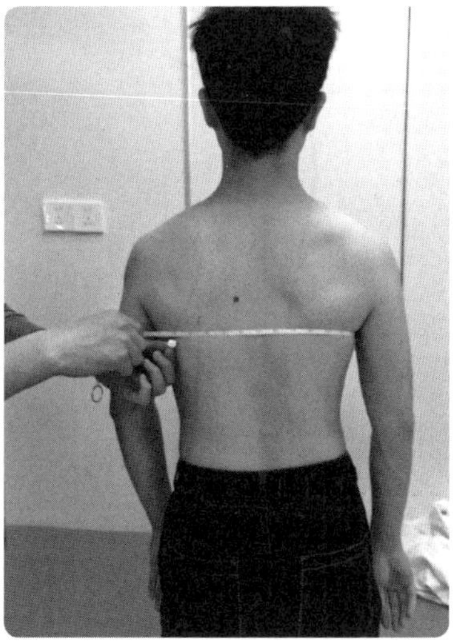

图2-24　胸围测量

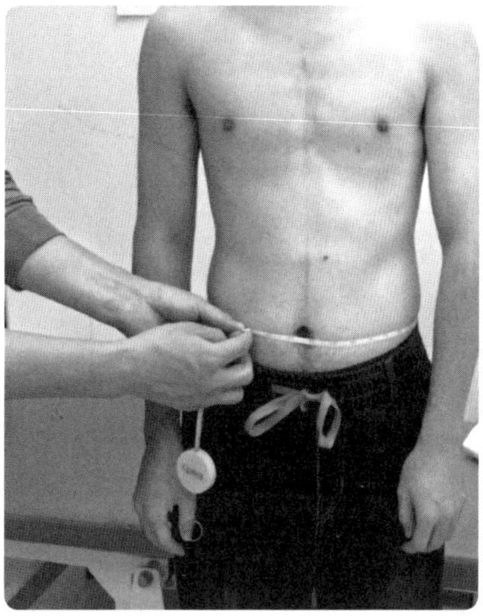

图2-25　腹围测量

6. 腰臀比　腰臀比（waist-to-hip ratio，WHR）是一个重要的健康指标，用于衡量人体脂肪分布，特别是腹部脂肪的多少。腰臀比是腰围和臀围的比值，计算公式：腰臀比＝腰围（cm）/臀围（cm），腰臀比较高的人往往属于“苹果型身材”，腹部脂肪囤积过多，下肢肌肉含量较低，属于一种“隐性肥胖”。腹部脂肪，尤其是内脏脂肪与心血管系统疾病密切相关，会显著增加发生糖尿病、胰岛素抵抗、脑卒中等疾病的风险。根据世界卫生组织的建议，健康的腰臀比为男性≤0.90，女性≤0.85。亚洲人群腰臀比的健康范围，男性一般为0.85～0.90，女性一般为0.67～0.80。腰臀比是判定向心型肥胖的重要指标，腰臀比超标的风险甚至比体重超标还要严重。腰臀比每增加0.1，男性早亡概率增加34%，女性增加23%。

六、身高与体重的测量

身高和体重是衡量人体发育和营养状况的基本指标，受性别、年龄、遗传、饮食、劳动、运动状况、生活条件及健康状况等因素的影响。

（一）身高

身高是指身体的总高度，即人体直立时，由头顶点到地面的垂直距离。它是反映人体纵向发育的重要指标，也是判断骨骼生长发育状况的重要依据。与体重、胸围等指标配合分析，可作为评定人体形态的重要内容。正常人的指距等于身高。人体的身高受年龄、性别、种族、地区、生活条件、体育锻炼及疾病等因素的影响。在人的一生中，身高是变化最大的指标之一。在青少年生长发育时期，身高随年龄增长而逐年递增。就个体而言，在同一天中，一个人的身高也存在着规律性的变化，早晨起床时最高，傍晚时最低，一般可相差2cm左右。身高测量方法：被测者应脱鞋赤足，背靠立柱，使足跟、骶正中嵴和两肩胛骨间三处与立柱贴紧，足尖分开60°呈立正姿势。并按测量者的指导，将头调整到眼耳平面，直至测量完成。测量者应站于被测者侧方，轻移滑动游标板贴近被测者顶点，读数记录后，上推游标板，令被测者离去。操作误差不超过0.5cm。

（二）体重

体重即人体的重量，是衡量人体横向生长发育的关键指标，能够较为全面地体现骨骼、肌肉、皮下脂肪及内脏器官等身体组织器官的综合发育水平。人体的体重会受到多种因素的综合影响，包括年龄、性别、季节变化，以及生活条件、体育锻炼情况和疾病状态等。在人的一生当中，体重的变化幅度相对较大。特别是在青少年阶段，体重通常会随着年龄的增长而呈现逐年上升的趋势。对于个体来说，即便是在同一天之内，体重也会遵循一定规律发生一定变化。

身体质量指数（body mass index，BMI）是以体重和身高的相对关系来判断营养状况和肥胖程度的指标。BMI的计算公式为：BMI＝体重（kg）/身高（m）^{2}。判断肥胖程度时，BMI这个指标消除了不同身高对体重的影响，根据体重指数分析，具体如下。①正常：BMI 18～24。②超重：BMI 24.0～27.5。③肥胖：BMI＞27.5。轻度肥胖，BMI 27.5～32.5；中度肥胖，BMI 32.5～37.5。重度肥胖，BMI 37.5～50.0。极重度肥胖，BMI超过50。

除BMI指数以外，还包括体脂率、腰围、臀围指标，都可以帮助判断肥胖的程度。

七、数字化肢体姿势测量

人体动作识别（human action recognition，HAR）的目的是确定人体动作类别，通过获取人体动作，从而反映出最终的行为目的等丰富信息，人体肢体活动的完成度一直是评估脑卒中患者和骨折患者康复程度的重要标准。近年来，人体动作信息中蕴含丰富的生理和病理信息，通过计算机进行有效的HAR在医疗卫生领域可以记录肢体损伤患者的康复动作并分析其完成程度，及时调整康复训练方案，有效减少人力资源的过度占用，实现智慧医疗；在体育训练领域，记录优秀运动员的运动信息，能够帮助其他运动员制订精准有效的动作训练方案。

数字化评估模式如下。

1. 静态检测　侧重检测人体静态体态，包括身体对称性、身体对齐情况、关节和肌肉的静态位置、肌肉紧张度和力量。

2. 动态检测　动态检测关节活动度。通过观察和测量个体在进行各种动态活动（如走路、跑步、跳跃等）时的体态表现，评估其肌肉平衡、关节灵活性和身体协调性。这种方法可以帮助识别潜在的运动损伤风险，为制订个性化的训练计划提供依据（图2-26）。

八、结果记录和分析

将上述检查结果记录在表格中（表2-2），根据双侧测量结果的对比分析进行障碍学诊断。

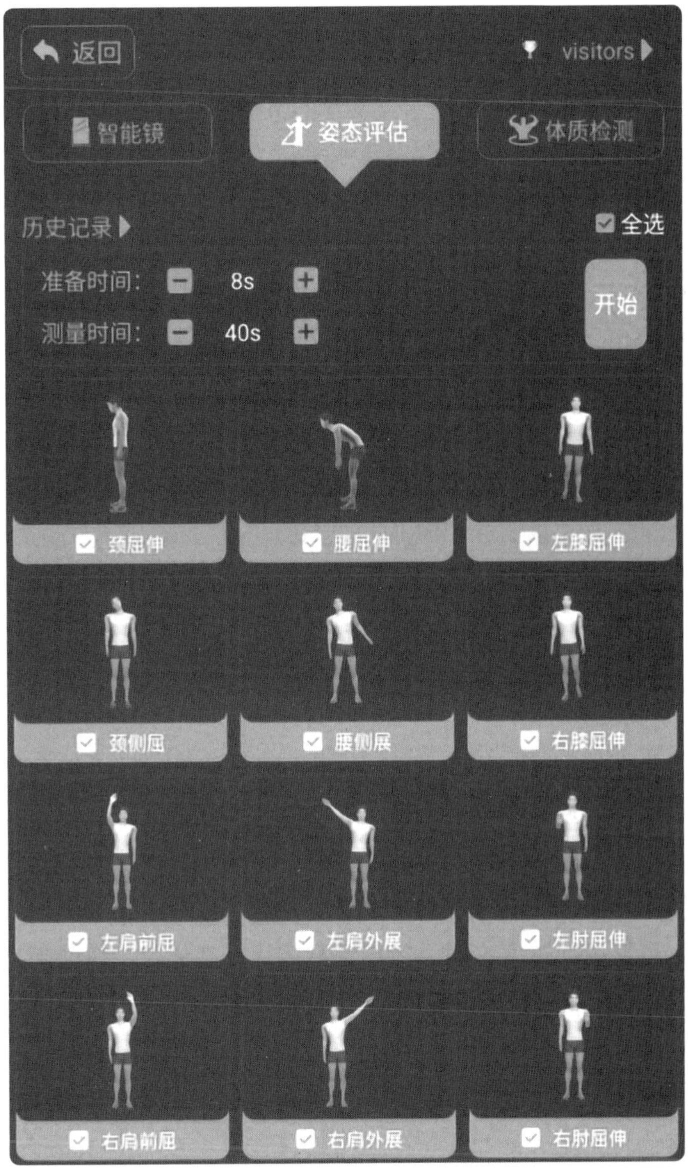

图2-26　数字化肢体姿势测量

表2-2　人体测量记录表

项目	量诊内容	量诊方法	左（cm）	右（cm）	差异分析
肢体周径测量	大腿周径	在髌骨上缘向上10cm或15cm处进行测量			
	小腿周径	找到小腿最粗的地方，通常是在小腿肚的最高点，即腓肠肌最饱满处			
	上臂周径	测量上臂中部，通常是肱二头肌最隆起处			
	前臂周径	在前臂上端膨隆部进行测量			

续 表

项目	量诊内容	量诊方法	左（cm）	右（cm）	差异分析
肢体长度测量	上肢总长度	绝对长度为肩峰→中指尖			
		相对长度为第七颈椎棘突→中指尖			
	前臂长度测量	相对长度为肱骨内上髁→尺骨茎突			
		绝对长度为尺骨鹰嘴→尺骨茎突			
		绝对长度为桡骨小头→桡骨茎突			
	下肢总长度	相对长度为髂前上棘→内踝尖			
		相对长度为脐→内踝尖			
		绝对长度为股骨大转子→外踝尖			
	大腿长度	相对长度为髂前上棘→股骨外侧髁			
		绝对长度为股骨大转子→膝关节外侧间隙			
	小腿长度	绝对长度为胫骨结节→内踝尖			
		绝对长度为腓骨小头→外踝尖			

▶**知识拓展**

人体测量学的意义

人体测量学是研究人体尺寸和比例的科学，它在多个领域具有重要的意义和应用。

1. 健康评估 通过测量体重、身高、腰围、臀围等，可以评估个体的营养状况和健康状况。身体质量指数和腰臀比等指标可用于判断肥胖和相关健康风险。

2. 矫形外科和康复医学 人体测量数据在矫形外科和康复医学中，准确的身体尺寸数据有助于制订治疗计划。对于残障人士，人体测量数据有助于设计和适配辅助设备。

3. 运动科学 在运动训练和竞技体育中，人体测量数据可用于评估运动员的身体条件，优化训练计划；可以分析运动员的身体结构，以提高运动表现和减少受伤风险。

4. 服装设计 人体测量数据是服装设计和制版的基础，确保服装合身舒适。有助于建立服装尺码标准，满足不同体型消费者的需求。

5. 人体工程学和工业设计 人体测量数据对于设计家具、汽车、工作站等产品至关重要，以确保产品的舒适度和安全性。有助于创建符合人体工程学的工具，减少劳损和提高工作效率。

6. 法医学 人体测量数据可用于身份鉴定，尤其是在失踪人口和无名尸体案件中。

7. 人类学和生物学研究 人体测量数据有助于研究人类群体的生物学特征和演化。可以比较不同人群之间的身体差异，了解遗传和环境因素对人类体型的影响。

8. 军事和航空领域 在军事和航空领域，人体测量数据对于设计服装、装备和飞行器内部空间至关重要，以确保操作的舒适性和效率。

人体测量学帮助我们更好地理解人体结构，提高生活质量，并在多个领域内促进健康、保障安全和提高效率。

—• 考试知识点总结 •—

—• 本章小结 •—

—• 协和云课堂······ 拓展练习及参考答案 •—

（于文强）

第三章　心肺功能评定

教学课件

学习目标

素质目标

（1）具备科学严谨的工作态度。

（2）具备健康意识。

知识目标

（1）掌握：代谢当量的概念；心功能的评定分级；呼吸困难分级和分度；心电图运动试验的应用范畴、适应证、禁忌证；6分钟步行试验的方法和意义。

（2）熟悉：心电运动试验的分类和结果分析；肺容量、肺通气功能的常用指标及临床意义。

（3）了解：心肺功能评定的目的。

能力目标

（1）能根据患者情况完成心肺功能评定，包括数据收集、分析和解读。

（2）能与患者及家属进行沟通，开展健康宣教。

（3）能迅速识别问题、分析问题并提出解决方案。

（4）能与团队成员协作，共同完成任务，具备团队协作能力。

案例导入

【案例】

患者，男性，70岁。3年前因受凉出现咳嗽、咳痰伴胸闷。快走或进行较重家务劳动时出现胸闷、憋气，诊断为“慢性心力衰竭”。目前患者夜间能平卧，无咳嗽及咳粉红色泡沫样痰，但缓慢步行时仍感疲劳、心悸、气短，为进一步提高心功能及体力活动能力至我院就诊。患者有高血压病史10年，否认糖尿病病史。康复评定：ACC/AHA的慢性心力衰竭分期：C期；NYHA心功能分级：Ⅲ级；6分钟步行试验：320m；心电运动试验：改良Bruce方案至第二级，运动能力为3.5METs；Barthel指数：90分；健康调查简表36：87分。

【问题】

1. 该患者心功能的分级如何？
2. 6分钟步行试验对该患者具有怎样的临床意义？
3. 该患者心电运动试验的表现如何？如何检查？
4. 患者是否需要进行肺功能评定？如果检查，应包含哪些内容？

· 核心知识拆解 ·

心肺功能评定旨在为患者接受心肺康复治疗奠定坚实基础。在规划个性化的康复方案与措施前，精准把握患者的心肺功能状态至关重要。这要求我们进行客观、精准的评估。为了实时监测康复成效，需反复进行心肺功能评定。作为康复治疗师需熟练掌握其基础知识及科学的检测方法，以确保康复计划的精准实施与动态调整，提高患者康复效果。

第一节　心功能评定

心功能评定在心脏病的精确诊断、心功能潜力与适应力的洞察、个性化康复方案的制订及预后判断中，占据着举足轻重的地位。狭义的心功能是指心脏泵血，广义的心功能远不止于此，还涵盖了神经内分泌调节与电生理活动等复杂层面。心功能评定的手段丰富多样，既包括传统的病史询问、系统的体格检查及直观的分级，更有借助精密仪器与设备进行深入检测与分析测定和检查。通过多维度、多角度的信息收集与整合，我们能够获得对心功能全面而精准的评价，确保评定结果的全面性与准确性。

一、病史与体格检查

1. 病史　应详细了解患者的疾病发展经过与目前状况。针对曾经罹患心肌梗死的患者，需细致询问其发病时间、诊治经过及治疗的具体内容。同时，还需确认是否存在，如糖尿病、高血压、高脂血症及肾脏病等合并症。此外，还需了解患者当前是否仍有心绞痛发作的情况，以及所采取的药物治疗方案及用药情况。

2. 体格检查　心血管系统的检查尤为关键，需仔细评估心脏是否存在杂音、心律是否规律、心脏形态是否扩大，同时听诊肺部有无啰音，观察患者是否出现劳力性呼吸困难、肢体低垂部位水肿的情况，评估日常活动是否受限，以及颈静脉是否存在异常怒张等情况。

二、心功能分级

心功能分级是评估心脏疾病患者心功能状况的有效工具，同时为患者日常生活活动及康复治疗方案的制订提供了重要指导。

（一）美国纽约心脏病学会心功能分级

依据心悸、呼吸困难和乏力等症状，1928年美国纽约心脏病学会（New York Heart Association，NYHA）制订了心功能分级。此方法是依据主观表现进行分级，加上受患者表达能力的影响，评估者判断变异较大。但因操作简单，已被广泛接受，目前仍有较大价值（表3-1）。

表3-1 美国纽约心脏病学会心功能分级（1928年）

分级	评定标准
Ⅰ级	日常活动量不受限制，一般体力活动不引起过度疲劳、心悸、气喘或心绞痛
Ⅱ级	体力活动轻度受限制。休息时无自觉症状，一般体力活动引起过度疲劳、心悸、气喘或心绞痛
Ⅲ级	体力活动明显受限制。休息时无症状，但小于一般体力活动即可引起过度疲劳、心悸、气喘或心绞痛
Ⅳ级	不能从事任何体力活动，休息时也出现心衰症状，体力活动后加重

（二）美国心脏学会心功能分级

美国心脏学会（American Heart Association，AHA）在1994年对1928年NYHA心功能分级进行完善，根据心电图、运动负荷试验、X线、心脏超声、放射学显像等客观检查结果进行分级（表3-2）。

表3-2 美国心脏学会心功能分级（1994年）

分级	评定标准
A级	无心血管病的客观证据
B级	有轻度心血管病的客观证据
C级	有中度心血管病的客观证据
D级	有重度心血管病的客观证据

（三）美国心脏病学会及美国心脏学会心力衰竭分级

2002年美国心脏病学会（American College of Cardiology，ACC）及美国心脏学会心力衰竭分级见表3-3。

表3-3　ACC及AHA心力衰竭分级（2002年）

分级	评定标准
A级	患者为心力衰竭高危患者，但未发展到心脏结构改变，也无症状
B级	已发展到心脏结构改变，但尚未引起症状
C级	过去或现在有心力衰竭症状并伴有心脏结构损害
D级	终末期心力衰竭，需要特殊的治疗措施

（四）代谢当量

代谢当量（metabolic equivalent，MET）是衡量运动时能量代谢率与安静状态下代谢率的比值，通常以倍数表示。是量化心力衰竭患者的心功能分级标准，通常以ml/（kg·min）表示，1MET＝3.5ml/（kg·min），是以坐位休息时的能量消耗为基础。代谢当量是康复医学中衡量运动强度的一个关键指标。代谢当量量化心力衰竭患者的心功能分级标准见表3-4。

表3-4　不同心功能状态时的MET及可进行的活动

心功能分级	METs	可进行的活动
Ⅰ级	≥7	携带10.90kg重物持续上8级台阶 携带36.32kg重物进行铲雪、滑雪、打篮球、回力球、手球或踢足球 慢跑或走（速度为8.045km/h）
Ⅱ级	≥5，＜7	携带10.90kg以下的重物上8级台阶 性生活 养花、种草类型的工作 步行（速度为6.436km/h）
Ⅲ级	≥2，＜5	徒手走下8级台阶 可以自己沐浴、换床单、拖地、擦窗 步行（速度为4.023km/h） 打保龄球、连续穿衣
Ⅳ级	＜2	不能进行上述活动

三、心电图运动试验

微课：
心电运动
负荷试验

心电图运动试验（electrocardiogram exercise test）是通过观察患者在运动时的多种体征（包括呼吸、血压、心率等）和各种临床症状，以及心电图和气体代谢等反应，评估其心、肺、骨骼肌等的实际负荷能力和机体对运动的实际耐受能力。

（一）应用范畴

1. 协助临床诊断

（1）早期诊断冠心病：若运动试验中，引发心肌缺血所需的运动负荷较低，伴随心肌耗氧量减少，同时ST段下移显著，则预示罹患冠心病的危险性陡增，诊断冠心病的可靠性也随之提高。

（2）鉴别心律失常：运动中诱发或加剧的心律失常，往往是器质性心脏病的征兆，患者需充分休息，避免剧烈活动。在康复治疗中，应考虑暂停或调整运动计划。心律失常在运动中得以缓解乃至消失，则多视为“良性”现象，日常活动中无须过度限制运动。

（3）判断呼吸困难或胸闷性质：在进行运动试验时，器质性疾病通常会引发呼吸困难，且症状与心血管异常表现相吻合，为鉴别诊断提供重要依据。

2. 确定功能状态

（1）评估冠状动脉病变程度及预后：在运动过程中，若发生心肌缺血且此时运动负荷较低，心肌耗氧量会相应减少，这通常会导致ST段下移的程度更显著。这一表现往往意味着冠状动脉病变较为严重，预示着预后不佳。

（2）判断心功能、体力活动耐受度及残疾等级：根据WHO标准，个体的最大METs低于5，被视为残疾的一个指标。

3. 指导康复治疗

（1）评估患者运动的安全性：运动时面临较高风险的患者，表现为在低水平运动试验（即低运动负荷或低心肌耗氧量状态下）中出现严重心律失常、心肌缺血、心绞痛或心力衰竭等症状。

（2）制订个性化运动处方的依据：在运动试验中，患者心功能水平增加，运动负荷耐受性也相应增加，二者呈正相关。想要科学制订运动处方，保证患者康复训练安全有效，可对运动负荷耐受能力进行评估来判断其心功能状态，以对患者工作、生活进行指导。

（3）辅助临床治疗决策：如手术方案的制订。

（4）增强患者信心：通过实际活动能力的展示，减轻心理负担，激发其投身于日常活动的热情。

4. 衡量运动锻炼与康复治疗所取得的成效 经过重复运动试验，监测患者在运动耐受性方面的变化，以此为基础，科学地衡量运动锻炼及康复治疗所取得的成效。

（二）适应证

若患者处于病情稳定期，步态、骨骼及关节均未见显著异常，且未并发感染或活动性疾病，精神状态良好，主观意愿上积极接受检查，并能主动配合完成各项指令，且符合上述应用范畴条件者，均视为适宜接受该检查的对象。针对存在下肢关节或肌肉病变的患者，可考虑采用上肢运动作为替代方案进行试验。

（三）禁忌证

病情处于不稳定状态的患者，均被视为禁忌证范畴。在临床实践中，稳定与不稳定状态的界定具有相对性，这不仅依赖于医师和技师的专业经验及技术水平，还受到实验室所配备的设备与设施条件的影响。

1. 绝对禁忌证 心力衰竭状况未得到有效控制或急性期、严重的左心功能障碍、伴有血流动力学不稳定的严重心律失常、不稳定型心绞痛、近期心肌梗死后非稳定期、急性心肌炎、心包炎、心

内膜炎、严重且未经有效控制的高血压（如未使用血管紧张素转化酶抑制药、钙通道阻滞药等药物控制）、全身急性炎症、急性肺动脉栓塞或梗死、确诊或怀疑主动脉瘤、严重主动脉瓣狭窄、血栓性脉管炎或心脏血栓、精神疾病发作期间或严重神经症。

2. 相对禁忌证 严重高血压（＞200/120mmHg）、肺动脉高压、中度瓣膜病、心肌病、明显心动过速/过缓、中重度主动脉瓣狭窄、严重阻塞型心肌病、心脏明显扩大、严重冠状动脉左主干狭窄、高度房室/窦房传导阻滞，严重肝肾疾病、贫血，未得到控制的糖尿病、甲亢、骨关节病等，电解质紊乱、慢性感染性疾病，运动功能恶化的神经肌肉、骨骼肌肉、风湿性疾病，晚期妊娠、稳定的心力衰竭。

（四）运动试验类型

运动试验用于测定通气量、分析呼出气中氧气（O_2）与二氧化碳（CO_2）浓度的专业设备及运动计量设备，以及心电、血压监测装置。运动试验可根据所用设备类型和终止运动时的强度等因素划分为不同类型。

1. 根据所用设备分类

（1）活动平板试验：亦称踏板试验或跑台试验，要求患者在具备自动调节坡度和速度功能的活动平板上，按照预设的计划进行从步行至跑步的连续运动。患者的心率和心脏负荷会随着活动平板坡度和速度（代表运动强度）的增加而逐渐增大，直至达到预定的运动目标。可用MET表示活动平板试验的运动强度，由运动速度和坡度的组合共同决定其大小。在运动过程中须连续心电图监护，间断记录心电图及测量血压，以确保患者安全。由于试验中参与做功的肌群多，涵盖双下肢、躯干及双臂，活动平板试验已成为目前常用器械运动中引发心肌氧耗最高的运动方式。其优势在于能模拟接近日常活动的生理状态，可以逐步增加负荷量，易于提高运动强度，为患者的训练提供直接监测与指导，且在诊断上展现出高度的特异性与敏感性，更适合年纪较轻、身体素质较好的患者和运动员。该试验不足之处在于价格高昂，肌肉活动及软组织弹性效应会干扰心电图记录，平板运动期间会产生噪声及试验有空间限制。此外，对于超重、神经系统疾病、下肢关节炎患者及伴有疼痛症状的个体，可能难以达到预期的运动水平。针对无法进行活动平板试验的患者，可采用“6分钟步行试验”来评估其运动能力和在运动过程中出现低氧血症的风险。

（2）踏车运动试验（自行车测力计）：坐位和卧位踏车运动试验等为下肢用力的试验，采用的是固定式功率自行车，患者坐在固定式功率自行车上模拟骑行的动作，进行踏车锻炼。利用机械或电动调节装置，逐步增加患者的运动强度，直至达到事先设定的运动目标。若患者无法采取坐位，还可采用卧位踏车功率计进行此项测试。运动过程中需连续监测心电图和血压。运动强度以功率表示，单位为瓦特（W）或（千克·米）/分［（kg·m）/min］。换算关系为1W＝6.12（kg·m）/min（kg为运动阻力单位；“m/min”表示每分钟功率自行车转动距离，为每分钟的转动周数×每转一周的距离）。

相较于活动平板试验，踏车运动试验展现出其独特的优势：价格更为亲民，噪声控制得当，占用的空间也相对较小。在踏车运动试验中，由于躯干及上肢保持相对固定，血压的测量变得更为简便，同时心电图的记录也不易受到运动动作的干扰，从而减少了误差，也消除了患者的恐惧心理。然而，对于某些体力超群的人群，如优秀运动员，踏车运动试验可能难以使其达到最大的心脏负荷。而下肢易疲劳等因素使部分人在运动中可能因意志力不足而提前终止。此外，不会骑车的人在踏车运动试验中也会更快地感到下肢疲劳。值得注意的是，踏车运动试验的耗氧量受体重影响显著，同

等运动强度下，每千克体重的耗氧量会随着体重的增加而减少。在评估冠心病患者的心功能水平时，踏车运动试验的价值与活动平板试验相当。

（3）手摇功率计试验：针对下肢运动障碍者，可采用手摇功率计（臂功率计）进行上肢试验。手摇功率计（臂功率计）试验的原理与踏车运动试验相仿，只是将运动的主要发力部位从下肢转移到了上肢。适用于有下肢功能障碍而双上肢运动功能基本正常者。鉴于上肢的力量普遍低于下肢，因此在进行手摇功率计试验时，上肢所能达到的最高负荷及耗氧量会明显低于下肢。尽管如此，上肢运动所能引发的心血管反应（如心率、血压的变化）却与下肢运动相似。最大耗氧量只有活动平板试验的70%±15%，功率的计算方法同踏车运动试验。

（4）台阶试验：如二级梯运动试验，该试验依据患者的性别、年龄及体重等参数计算出90秒内登台阶的次数，让其按节拍反复上下每级梯高度为23cm的二级梯，最后通过对比运动前后的心电图判断结果，目前这一试验方法已较少被应用。

2. 根据终止试验的运动强度分类

（1）极量运动试验：运动强度逐级递增直至到达患者的生理极限，此时会有极度疲惫感，或心率、摄氧量停止增长。在此情况下，终止试验的标准可以参考依据性别和年龄推算出的预计最大心率（220-年龄）。由于极量运动试验存在一定风险，因此它主要适用于身体健康的青年人群及运动员，目的是准确测量他们的最大摄氧量、最大心率及最大做功能力。

（2）亚（次）极量运动试验：当运动导致心率达到亚极量水平。试验结束标志为达到年龄预估的最大心率（220-年龄）的85%，或者达到另一参考值（195-年龄）。因该试验的安全性和便捷性高，在临床实践中被广泛应用。然而，由于个体间预计最大心率的变异性较大，在12次/分以上（约为预计亚极量心率的10%），一定程度上影响了其结果的可靠性。由于预计的亚极量心率会受到某些特定药物的影响，如β受体阻断药及降压药。因此，对于正在服用这些药物的患者来说，亚极量心率不能作为决定试验结束的唯一标准。该试验在评估非心脏病患者的心功能及体力活动能力方面，具有重要的参考价值。

（3）低水平运动试验：此实验旨在评估个体在进行轻度活动及日常生活时的耐受能力。试验结束的标准为运动持续至达到特定的、较低水平的靶心率（最高心率范围控制在130～140次/分，或者相比安静时心率增加20次/分）、血压（不超过160mmHg或者相比安静时血压升高20～40mmHg）及运动强度（3～4METs）。该试验在临床实践中广泛应用，尤其适用于急性心肌梗死后或心脏术后早期康复患者，以及其他病情较为严重的患者，可作为出院评估的参考、制订运动处方的依据、预测潜在风险，以及调整药物治疗方案的参考。

（4）症状限制运动试验：该试验结合了主观感受与客观指标，旨在确定个体的最大运动强度，运动进行至出现必须停止的运动指征（症状、体征、心率、血压或心电图改变）为止。该试验适用于冠心病的诊断，通过分析患者的心功能状况及体力活动能力，能够为患者制订出具有针对性的个性化运动处方，这一评估过程为此提供了坚实的依据。

3. 根据试验方案分类

（1）单级运动试验：是指运动试验过程中运动强度始终保持不变的运动试验，如台阶试验。

（2）多级运动试验：是指运动试验过程中运动强度逐渐增加的运动试验，如活动平板试验、踏车运动试验。

（五）运动试验方案

依据患者的病史、运动器官的功能状态及具体的试验目标，需要精心挑选合适的试验方案。运动试验的起始负荷应设定在接近患者最大承受能力的安全下限，确保方案既不过于简单也不过于困难。每级运动负荷的持续时间最好在2～3分钟，以保证测试的准确性和安全性，同时，整个运动试验的总时长最好控制在8～12分钟。

1. 活动平板试验方案 根据运动负荷递增模式（如变速变斜率、恒速但斜率递增、恒斜率但速度变化等）划分为不同试验方案，其中Bruce方案在国内最为常用。

（1）Bruce方案与改良Bruce方案：Bruce方案是最早被应用且至今应用最为普遍的运动试验方案。运动负荷的增加主要采用变速变斜率的方式，即同步提高速度和坡度，因此每级负荷间的耗氧量及运动负荷增量相对较大，通常在2.5～3.0METs。通常情况下，大多数人无法完成这一最高级别（最大的负荷量）的测试。然而，Bruce方案的一个主要不足之处在于，其运动负荷的增加模式不够平稳，起始负荷就相对较高（4～5METs），且每级的增量也较大。这导致老年或体质较弱的人群往往难以承受第一级的负荷或其后的增量，从而难以顺利完成整个试验。由于每级负荷增量较大，缺血阈值的精确判定变得困难，因此在Bruce方案基础上形成改良Bruce方案，增加了1/2级和0级，以更好地适应不同患者的需求。此外，该方案是一种走-跑试验，起始阶段为步行，随后逐渐增加负荷，直至达到跑的速度。在步行到跑步速度转换的关键时刻，患者经常难以维持稳定的节奏，这会对心电图的记录质量产生不良影响。改良Bruce方案见表3-5。

（2）Balke方案：该方案（表3-6）在运动过程中，速度固定在3.2mph（5.47km/h），仅通过坡度的逐步增加来逐步提升运动负荷，即恒速变斜率模式。由于负荷的递增是均匀且渐进的，患者能够较为轻松地适应这一变化。对于心肌梗死早期康复阶段、心力衰竭患者或体力活动能力受限的患者进行该检查较为适合。

（3）Naughton方案：此方案的一个显著特点是起始运动负荷较低，每次递增1MET，每级运动持续时间为2分钟。对于健康个体或疑似冠心病患者来说，由于整体做功量相对较小，该运动量相对轻松，因此可能需要较长时间才能达到预定的心率标准。但对于病情较重的患者来说，该方案较容易耐受，并且能够较为精确地确定缺血阈值。该方案对于心力衰竭、体力活动能力受限患者，以及急性心肌梗死患者出院评估较为适用。

2. 踏车运动试验方案 运动强度以功率表示，1W＝6.12（kg·m）/min。最常用的是WHO推荐方案（表3-7），运动量男性由300（kg·m）/min开始，每3分钟增加300（kg·m）/min，女性由200（kg·m）/min开始，每3分钟增加200（kg·m）/min，蹬车速度一般选择50～60转/分，运动结束标志为患者不能保持50转/分的速度，整个试验控制在8～12分钟完成。

3. 手摇功率计试验方案 运动起始时，负荷量一般设定为12.5W，随后每级负荷增加量为12.5W，每级持续时间为2分钟，将手摇速率根据患者个体情况恒定在40～70转/分，直至患者感到极度疲劳。

表3-5　改良Bruce方案

分级	速度（km/h）	坡度（%）	时间（min）	耗氧量[ml/（kg·min）]	METs
0级	2.7	0	3	5.0	1.7
1/2级	2.7	5	3	10.2	2.9
1级	2.7	10	3	16.5	4.7
2级	4.0	12	3	24.8	7.1
3级	5.5	14	3	35.7	10.2
4级	6.8	16	3	47.3	13.5
5级	8.0	18	3	60.5	17.3
6级	8.8	20	3	71.4	20.4
7级	9.7	22	3	83.3	23.8

注：坡度1°＝1.75%。

表3-6　Balke平板运动试验方案

分级	速度（mph）	坡度（%）	持续时间（min）	耗氧量[ml/（kg·min）]	METs
1级	3.2	2.5	2	15.1	4.3
2级	3.2	5.0	2	19.0	5.4
3级	3.2	7.5	2	22.4	6.4
4级	3.2	10.0	2	26.0	7.4
5级	3.2	12.5	2	29.7	8.5
6级	3.2	15.0	2	33.3	9.5
7级	3.2	17.5	2	36.7	10.5

注：mph指英里每小时（miles per hour），1英里＝1609.344m；坡度1°＝1.75%。

表3-7　WHO推荐踏车运动试验方案

分级	运动[(kg·m)/min]		运动时间(min)
	男	女	
1	300	200	3
2	600	200	3
3	900	600	3
4	1200	800	3
5	1500	1000	3
6	1800	1200	3
7	2100	1400	3

（六）操作程序及注意事项

1. 试验前

（1）详细检查12导联心电图及3通道监测导联心电图，确保测量时采取的体位与试验时的体位保持一致，并监测基础血压和心率。

（2）为了改善信噪比，需要降低皮肤和电极界面间的电阻。在安置电极前，使用75%酒精将局部皮肤擦拭至微红状态。

（3）在血压测量的过程中，被测者需暂时将手臂从车把或扶手上移开，以避免产生任何可能的干扰。此外，为了在运动测试期间最大限度地减少伪差现象，建议将12导联心电图的肢体导联重新定位至胸部，尽量远离肌肉活动和关节运动的主要区域。监测导联则多采用双极导联，其中CM_5和CC_5是常用的双极导联。CM_5导联的正极置于V_5位置，负极置于胸骨柄处，此导联对缺血性ST段下降的检出最为敏感，且记录的QRS波幅最高。CC_5导联的正极置于V_5处，负极置于V_5R的位置（右胸相当于V_5的位置），这一导联对于检测体型肥胖且心脏横位的患者心肌缺血情况最为合适。

（4）在成功连接监测导联后，接下来需执行过度通气测试。操作指南要求患者以深呼吸的方式持续呼吸60秒，随后立即捕捉并记录监测导联的心电图变化。若此时心电图显示ST段发生下移，则判定为阳性结果。但值得注意的是，这一结果并不直接指向病理状态，而是提示在运动中观察到的ST段变化可能并非源于心肌缺血。

（5）注意事项：①向患者详细解释心电运动试验的过程，并取得其配合。对于存在潜在风险的患者，应签署同意试验协议书。②试验前24小时内避免参加重体力活动，并确保晚间有充足的睡眠。③在试验开始前至少3小时，应避免吸烟与饮用含酒精饮品。建议提前适当休息约30分钟，并确保既非饱餐状态也非空腹状态。④试验前尽量停止使用β受体阻断药、洋地黄制剂、血管紧张素转化酶抑制药、钙通道阻滞药、血管扩张药等可能影响试验结果的药物。⑤若在最近一周内患有感冒或其他病毒、细菌性感染，则不宜参与本试验。心绞痛新近发作2周内暂停试验。

2. 试验中

（1）在试验过程中，系统会收集并分析各种生理指标和气体代谢指标，并打印出相关报告。同时，患者的心率、血压、心电图，以及各类症状和体征均会被密切监测并详细记录。每级运动即将结束时，需在最后30秒测量并记录血压值，并且在最后15秒再次利用心电示波器记录心电图数据，以持续监测心电图的动态变化。若患者同意继续提升运动强度，并且未出现终止测试的指征，则会增加运动负荷直至达到运动终点。出现终止运动指征，则立即停止检测，并对患者病情进行密切监测，发现异常情况及时采取必要处置。

（2）注意事项：①为确保安全，应事先准备好急救药品，以及除颤器、氧气瓶、气管插管、临时起搏器等必要的抢救设备，以应对可能出现的意外情况。②在运动过程中，要密切观察患者的主观感受，并随时提醒患者如有不适立即告知。

3. 试验后 当达到预设的运动终点或遇到需停止试验的指标时，应逐步降低跑台或功率自行车的运行速度，同时指导患者维持行走或蹬踏的动作不变。鉴于异常情况常发生于运动后的恢复阶段，患者需在结束后静息30分钟，为确保安全，应立即（30秒内）在坐位或卧位上记录心电图，并同时测量血压。并在接下来的2分钟、4分钟和6分钟时分别记录心电图与测量血压。在确认患者在此期间未出现任何不适的前提下，测量频率随后调整为每5分钟进行一次，这一频率将持续保持，直到所有生理指标恢复到接近试验前的水平，或者患者的症状及其他严重异常状况完全消退，届时方可允许患者离开。

（七）运动试验的终点

1. 极量运动试验的终止标准 设定为达到预计的最大心率值（220−年龄，通常不会超过210−年龄/2）或个体的生理极限。

2. 亚极量运动试验的终止标准 设定为达到预计最大心率的85%或（195−年龄），即亚极量心率。

3. 症状限制运动试验的终止标准

（1）当出现体力耗尽、肌肉疲劳导致无法继续运动或心肌缺血、循环不良的症状时，可能会伴随疲乏、气促、喘息、胸闷、胸痛、心绞痛、极度疲劳、头晕、耳鸣、恶心等症状和面色苍白、发绀、出冷汗、痛苦表情、下肢痉挛、严重跛行、身体晃动、步态不稳、意识模糊甚至丧失等体征。

（2）在运动负荷增加的情况下，血压可能出现以下几种异常情况。一是收缩压不升反降，且降幅超过安静时收缩压10mmHg以上。二是收缩压异常升高，超过220～250mmHg。三是舒张压异常升高，超过110～120mmHg。四是舒张压升幅超过安静时15～20mmHg。

（3）运动负荷不变或增加时，心率不增反降超10次/分。

（4）运动中及运动后（2分钟内出现）以R波为主的导联出现下垂型、水平型、缓慢上斜型（J点后0.08秒）ST段下移≥0.1mV，并持续达2分钟及以上。

（5）出现频发的、多源的或成对出现的期前收缩、异位心动过速、R-ON-T现象、心房颤动、心房扑动、心室扑动、心室颤动，窦房传导阻滞或完全性的束支传导阻滞和Ⅱ度及以上的房室传导阻滞等严重的心律失常现象。

（6）患者主动提出终止运动。

4. 低水平运动试验的终止标准 设定为达到预设的运动强度、血压值及靶心率。若试验过程中出现仪器故障，也应立即终止试验。

（八）结果分析

1. Bruce活动平板方案 正常人各年龄组VO_{2max}测定结果见表3-8。

表3-8 正常人VO_{2max}测定结果（Bruce活动平板方案）

年龄（岁）	男性VO_{2max}［ml/（kg·min）］		女性VO_{2max}［ml/（kg·min）］	
	活动	少活动	活动	少活动
25～34	42.5±5.1	36.7±5.6	31.7±4.6	26.1±6.4
35～44	39.9±5.4	36.6±4.3	29.9±5.3	24.1±3.2
45～54	37.0±5.3	32.7±4.7	27.6±6.2	23.1±4.0
55～64	33.3±4.4	29.8±4.8	29.7±4.7	20.2±4.3

2. 功率自行车运动负荷方案 正常人各年龄组VO_{2max}和METs测定结果见表3-9。

表3-9 正常人各年龄组VO_{2max}和MET测定结果（功率自行车方案）

年龄（岁）	男性		女性	
	VO_{2max}［ml/（kg·min）］	METs	VO_{2max}［ml/（kg·min）］	METs
15～20	41.9	11.9	32.9	9.4
21～30	39.9	11.3	31.7	9.0
31～40	33.8	9.7	29.1	8.3
41～50	33.6	9.6	25.9	7.4
＞50	28.0	7.9	23.1	6.6

3. 主观用力程度分级 主观用力程度分级（rating of perceived exertion，RPE）是一种半定量评估方法，RPE与心率和耗氧量紧密相关，各级别在乘以10后，所得数值大致对应于达到该级别时的心率（但请注意，服用影响心率的药物可能会影响这一对应关系）。个人在运动中的自我感觉被用来评估运动强度，这一感觉等级范围覆盖了6～20级，且每一单数级都伴随着独特的运动感觉特征。通常运动强度适中，RPE在12～15，中老年人建议保持在11～13。将靶心率与RPE两种方法相结合是为患者确定合理运动强度的最佳做法。先按照合适的心率范围锻炼，再根据运动时的RPE灵活调整锻炼强度。这样患者就无须中断运动来测量心率，也能判断自己的运动强度是否适宜。主观疲劳程度分级见表3-10。

4. 症状 正常人在亚极量运动试验中不会出现疲劳、下肢无力、气急、轻度眩晕、恶心及皮

表3-10 主观用力程度分级

RPE	主观运动感觉特征	相应心率（次/分）
6	（安静）	60
7	非常轻松	70
8		80
9	很轻松	90
10		100
11	轻松	110
12		120
13	稍费力（稍累）	130
14	费力（累）	140
15		150
16	很费力（很累）	160
17		170
18	非常费力（非常累）	180
19		190
20		200

肤湿冷等症状，但在极量运动试验可能会出现。若运动时胸痛症状与典型心绞痛相符，这可作为诊断冠心病的关键指征。在任何时期，出现胸痛、发绀或呼吸极度困难等症状都是不正常的。

5. 心脏变时功能不全 当人体运动或受到各种生理或病理因素的影响时，可随机体代谢需要而适当增加心率的功能称为变时性功能，当心率不能随机体代谢需要而增加并达到一定程度或不能满足机体代谢需求时称为心脏变时功能不全。运动试验中的最大心率和变时性指数是检测变时性功能的最重要方法。

6. 血压改变 在运动负荷逐渐增加的过程中，血管舒张功能良好常表现为舒张压不变或下降，收缩压与之逐步升高。若收缩压不升反降，可能是冠状动脉多支病变的征兆。在上述情况基础上，同时出现ST段下移或上移等其他心电图指标，是诊断冠心病的重要依据，往往提示存在严重的心肌缺血导致左室功能障碍及心脏收缩储备功能下降。病情严重程度与发生异常低血压反应时的工作荷量有关，工作荷量越低，病情越严重。

7. 心电图ST段改变 在诊断冠心病时，若已排除束支阻滞、心室肥大、其他器质性心脏疾

病，以及药物作用等因素，则胸前导联上出现ST段下移具有重要意义。由于Ⅱ导联易于产生假阳性结果，不作为诊断冠心病的可靠选择，相比之下，V_5导联较为可靠。诊断标准因ST段形态阳性的类型不同而存在差异，为J点后60mm处下移≥1mm、≥1.5mm及≥2mm分别为下斜型、水平型和上斜型ST段阳性标准。反映病变严重的可靠指标是反映病变严重的可靠指标是ST段改变持续时间较长，涉及导联较多，同时伴有血压下降。根据是否出现Q波，ST段抬高的意义不同。若ST段抬高在运动过程中于既往心肌梗死区域发生，这通常预示着该区域可能存在左室室壁运动障碍，意味着心肌在该区域活动减少或有可能已形成室壁瘤，预示着预后不良。若ST段抬高不伴随Q波出现，应思考其是否源于冠状动脉的高度狭窄或痉挛，这些状况可能导致透壁性心肌缺血。若ST段抬高伴随Q波出现，则提示有心肌存活，这类患者可能从血管重建术中获得益处。

8. 运动诱发心律失常 冠心病患者心肌缺血能够引发心律失常，以室性期前收缩最常见，其次为室上性心律失常和并行心律。应高度关注具有猝死家族史且已表现出持续性室性心动过速或室性期前收缩的患者。若在进行运动试验时，观察到患者出现阵发性室速并伴有缺血性ST段改变或频发、多源、连发性的期前收缩，通常提示患者猝死风险相对较高，并存在多支冠脉病变。如果仅观察到心律失常的现象，而没有缺血性ST段改变伴随出现，那么这一现象则不能单独作为预测患者预后不良的依据。在运动过程中及运动结束后，常见到的是一过性的窦性心律失常及良性游走心律。房性期前收缩和房性联律均可发生，无论正常心脏或病变心脏。健全人、风湿性心脏病、甲状腺功能亢进、预激综合征、心肌病患者均可出现运动诱发的短阵房颤和房扑，较为罕见。

9. 心率与收缩压乘积 心率与收缩压乘积（rate-pressure product，RPP）是心率（次/分）和收缩压（mmHg）的乘积，是衡量心肌耗氧相对水平的关键指标。它能够反映心肌耗氧量与运动强度之间的关系，正常参考值＜12 000。RPP在评估心肌缺血阈值时具有重要意义：①在心肌发生缺血的情况下，若运动中的RPP值较高，意味着冠状血管具有较好的储备代偿能力。②相反，若RPP值较低，表明病情较为严重。经过康复训练后，RPP的改善通常预示着冠状血管侧支循环的形成有所增加，是心脏功能恢复的一个积极信号，表示心血管和运动系统的工作效率提高，心血管负担相对减轻，患者在训练后额定RPP条件下运动时间或强度增加，能耐受较大的运动负荷。

10. 每搏量和心输出量 运动时每搏量（stroke volume，SV）逐步增加，心输出量（cardiac output，CO）也逐渐增大。CO最大值可以达到安静状态下的4～5倍。SV会在达到40%～50%的最大吸氧量后停止增长，在此之后，CO的增长主要依赖心率的加快。由于运动肌的血流需求量超过了CO的增加量，为确保运动组织和重要脏器能够获得充足的血液供应，机体须进行血流的再分配。

四、简易运动试验

微课：六分钟步行试验

对于缺血性心脏病患者而言，6分钟步行试验（six-minute walk test，6MWT）是一种既简便又安全可靠的评估心脏功能的方法，且具有良好的可重复性。

检查方法：让患者在一条长度为30m的走廊内，尽可能地往返行走。检测者会每隔3m设置一个标记，用于测量患者在6分钟时间内所能行走的总距离。若患者在测试进程中感到体力不支或身体有所不适，可以随时选择停下来休息，待身体状况有所恢复后再继续前行。在此期间，检测者会不间断地进行计时，确保测试的连贯性。一旦患者在6分钟结束前主动停止行走并拒绝继续，检测

者会立即记录下患者的行走距离、具体的停止时间及提前停止的缘由。待测试全部结束后，还需详细记录患者的步行距离，以及运动结束后即刻的血压、心率、血氧饱和度、呼吸困难程度和主观疲劳程度分级。若在试验过程中，患者出现大汗淋漓、面色苍白、胸痛、无法耐受的呼吸困难、下肢痉挛及步态不稳等症状，试验应立即中止。

视频：六分钟步行试验操作

根据步行距离的远近，可以判断患者的心力衰竭程度：①若步行距离＜150m，则表明重度心力衰竭。②步行距离150～425m为中度心力衰竭。③步行距离426～550m则属于轻度心力衰竭。

6MWT的结果在医疗评估中发挥着多重作用，它不仅能有效评价药物治疗和康复治疗的疗效，还可用于评估患者的心脏储备功能。主要适用于：①衡量心肌缺血患者的运动耐受力。②评估慢性肺部疾病患者的肺功能状况。③评估病情稳定的慢性心力衰竭患者的心功能状态。

▶**知识拓展**

心肺遥测系统应用

心肺遥测系统是一种先进的医疗监测设备，它通过无线技术实时采集、传输和分析人体的心肺功能数据。该系统通常由传感器、终端设备和数据中心三部分组成。传感器负责监测心率、呼吸频率、血氧饱和度等关键生理参数，并将数据无线传输至终端设备。终端设备接收并处理这些数据，同时可以通过无线网络将数据发送至数据中心进行进一步的分析和存储。心肺遥测系统具有实时监测、数据准确、操作简便等优点，可广泛应用于医疗监测、健康管理、运动监测等领域。在医学范畴内，它为医师提供了精准的诊断依据，助力患者迅速掌握自身健康状态。在运动和健康管理中，它可以为用户提供个性化的健康建议和运动计划，提高运动效果和健康状况。

随着技术的不断发展和改进，心肺遥测系统将会越来越成熟和普及。未来，心肺遥测系统有望在更多领域得到应用，如职业病学、重症监护等，为人们的健康和生活带来更多的便利和福祉。同时，随着物联网、大数据和人工智能等技术的融合应用，心肺遥测系统的功能将更加完善，数据分析将更加精准，为医疗和健康产业的发展注入新的活力。

第二节 肺功能评定

呼吸是指机体与外环境之间进行O_2和CO_2气体交换的过程。呼吸系统由内呼吸和外呼吸两部分组成，是人体与外界环境进行气体交换时拥有的最大交换面积系统。细胞内进行的营养物质生物氧化中O_2的利用和CO_2的生成过程主要指的是内呼吸。而外呼吸，则通常是我们日常所说的“呼吸”，包括肺通气与肺换气。肺通气是指空气进出肺部的过程，而肺换气则是肺泡与肺毛细血管之间进行气体交换的过程。进行内、外环境间气体交换是肺作为外呼吸主要器官的最基本且最重要的功能，为了维持机体内环境的最佳状态，需帮助全身的组织细胞清除其代谢产生的CO_2，并提供必需的O_2。结合完整而扩张良好的胸廓，健全的肺组织、呼吸肌及呼吸中枢，是维持正常肺功能的关键所在。

对肺功能的全面评估，涵盖了临床表现的评估、呼吸肌力量的测定、运动负荷试验的开展，以及肺通气及换气功能的检测。这些评估结果为后续的康复治疗提供了坚实的依据，帮助患者恢复和保持良好的呼吸功能。

康复医学中呼吸功能评定常沿用临床的检查评估方法，分主观症状和客观检查。主观症状评估可根据日常生活中出现气短、气促症状进行分级。客观检查介绍气体代谢指标在康复中的实际应用。

一、呼吸困难分级和分度

（一）呼吸困难分级

1. 功能性肺残疾评定 为了有效应对功能性肺残疾初步预期目标和康复计划制订的问题，在1980年，莫瑟（Moser）等人提出呼吸困难分级法，进行功能性残疾评定（表3-11）。

2. 主观呼吸功能障碍程度评定 通常采用主观呼吸功能障碍分级（6级制），见表3-12。

表3-11 功能性肺残疾评定

分级	功能能力
Ⅰ	正常活动无明显受限，但用力时有呼吸困难，可就业
Ⅱ	基本ADL或平地行走无呼吸困难，上楼或爬坡时呼吸困难，通常限于坐位作业
Ⅲ	某些ADL（如淋浴、穿衣）时呼吸困难，可以用自己的速度走一个街区，但跟不上同龄人，一般只能从事完全坐位的职业
Ⅳ	部分ADL需要依靠他人，休息时无呼吸困难，但稍出力即有呼吸困难
Ⅴ	居家且卧床或坐在椅中，休息时也呼吸困难，大部分ADL依靠他人

表3-12 主观呼吸功能障碍分级（6级制）

分级	主观症状
0级	虽存在不同程度的肺气肿，但活动如常人，对日常生活无影响，无气短
1级	一般劳动时出现气短
2级	平地步行无气短，步行速度较快或登楼、上坡时，自觉气短，但同行的同龄健康人不觉气短
3级	慢走不足100步即有气短
4级	讲话或穿衣等轻微活动时即有气短
5级	安静时出现气短，无法平卧

3. 自觉气短、气急分级法　在Borg量表基础上进行修缮（南京医科大学），气短、气急症状分级及呼吸功能评定量评分见表3-13。

微课：自觉气短、气急分级法

表3-13　气短、气急症状分级及呼吸功能半定量评分

气短、气急症状分级		呼吸功能半定量评分	
分级	症状	评分（分）	改善或恶化程度
1级	无气短、气急	-5	明显改善
2级	稍感气短、气急	-4	
3级	轻度气短、气急	-3	中等改善
4级	明显气短、气急	-2	
5级	气短、气急严重，不能耐受	-1	轻改善
		0	不变
		+1	加重
		+2	
		+3	中等加重
		+4	
		+5	明显加重

（二）呼吸困难分度

美国医学会在1993年依据修订的《永久病损评定指南》（*Guides to the Evaluation of Permanent Impairment*，GEPI）资料，将呼吸困难划分为轻、中、重3度，见表3-14。

表3-14　呼吸困难分度

分度	特点
轻度	平地行走或上缓坡出现困难，在平地行走时，步行速度可与同年龄、同体格的健康人相同，但在上缓坡或上楼梯时则落后
中度	与同年龄、同体格的健康人一起在平地行走时或爬一段楼梯时有呼吸困难
重度	在平地上按自己的速度走超过4～5分钟后即有呼吸困难，患者稍用力即有气短，甚至在休息时也有气短

二、肺功能评定方法

（一）病史

1. 现病史 有咳嗽、咳痰、喘息、胸痛及其他相关症状。

2. 既往史 有特殊的心脏病和呼吸系统疾病史和手术史。

3. 个人史 有吸烟史、过敏史、职业史、生活环境。

（二）体格检查

重点检查呼吸系统。

1. 视诊 观察呼吸频率是否存在异常，评估其节律性，并判断是否存在呼吸困难及分类；观察胸廓形态，确认有无畸形；观察是否有辅助呼吸肌参与呼吸过程；有无口唇发绀等体征。

2. 触诊 判断气管的位置、胸腹部的活动度及胸廓的扩张性等是否正常。

3. 叩诊 是否有清音、过清音、浊音、实音、鼓音，叩诊肺下界是否正常。

4. 听诊 是否存在异常呼吸音，是否存在啰音及胸膜摩擦音。

（三）肺容量测定

肺容量是指肺内容纳的气体量，是呼吸道与肺泡所能容纳的气体总量，反映外呼吸的空间。肺容量不仅揭示了肺部在静止状态下的空间特征，更是动态呼吸功能如通气与换气的重要基础。在呼吸过程中，呼吸肌的运动带动胸廓的扩张与收缩，从而实现肺容量的动态调整。肺容量由潮气量、补吸气量、补呼气量、残气量4个基础容积，以及深吸气量、功能残气量、肺活量、肺总量4个基础肺活量构成。可借助肺量计直接测定除残气量和肺总量之外的指标。

1. 潮气量 在平静呼吸时，每次吸入或呼出的气体量即为潮气量（tidal volume，TV）。正常成年人的潮气量维持在400 ～ 600ml，平均500ml。潮气量与呼吸频率决定了每分通气量，当潮气量较小时，为了确保足够的通气量，就需要相应地提高呼吸频率。

2. 补吸气量 在平静吸气末，再尽力吸气所能吸入的气量，称补吸气量（inspiratory reserve volume，IRV）。正常成年人通常在1500 ～ 2000ml，主要体现了吸气肌的力量状况及其储备功能。

3. 补呼气量 在平静呼气末，再尽力呼气所能呼出的气量，称补呼气量（expiratory reserve volume，ERV）。正常成人为900 ～ 1200ml。ERV反映呼气肌和腹肌的力量，补呼气量降低，见于阻塞性通气功能障碍患者。

4. 残气量 最大呼气末肺内残余的气量，称为残气量（residual volume，RV），正常成人为1000 ～ 1500ml。限制性疾病残气量减少，阻塞性疾病残气量增加。

5. 深吸气量 在平静呼气后，做最大吸气所能吸入的气量，即为深吸气量（inspiratory capacity，IC）。由TV加IRV构成。正常成年男性平均约为2600ml，女性为1900ml，是衡量最大通气潜力的一个重要指标。诸如胸廓、胸膜、肺组织和呼吸肌等病变导致的限制性通气功能障碍，IC往往会减少。

6. 功能残气量 功能残气量（functional residual capacity，FRC）是平静呼气末肺内所含气量，即补呼气量加残气量。常用密闭式氦气稀释法、氮稀释法测定。正常成人参考值为男性

（3112±611）ml，女性（2348±479）ml。肺气肿患者的FRC会有所增加，当肺部出现实质性病变时，FRC则会相应减少。

7. 肺活量　最大吸气后，从肺内所能呼出的最大气量称肺活量（vital capacity，VC），是潮气量、补吸气量和补呼气量之和，是评估呼吸功能时常用的重要指标之一。临床上衡量肺活量的一个重要标准是将实测值与预计值进行对比，得出百分比。正常成年男性的肺活量为3500ml，女性为2500ml。若VC占预计值的百分比超过80%，则视为正常；60%～79%的比例意味着肺活量有轻度下降；40%～59%的比例意味着中度降低；而低于40%代表VC出现了重度降低。

8. 肺总量　深吸气后肺内所含的总气量即肺总量（total lung capacity，TLC），由VC加RV构成。正常成年男性TLC为5000～6000ml，女性为3500～4500ml。支气管哮喘和肺气肿等阻塞性疾病可导致TLC增加。相反，肺浸润性病变、肺不张、肺间质纤维化，以及神经肌肉疾病等致使肺部或胸部出现限制性病变时，TLC往往会减少。TLC的增减幅度若超过20%被视为异常表现。

（四）肺通气功能测定

肺通气功能是指在单位时间内随呼吸运动进出肺的气量和流速，又称动态肺容积。包含每分通气量、肺泡通气量、最大通气量、用力肺活量等项目，能够客观和动态观察、评价效果。

1. 每分通气量　每分通气量（minute ventilation，VE）又称静息通气量，是指静息状态时每分钟呼出或吸入的气量，即潮气量与呼吸频率的乘积。正常成年男性为（6663±200）ml，成年女性为（4217±160）ml。肺部通气功能具备显著的储备潜能。在静息状态下，VE通常保持稳定，一旦通气功能遭受重创或是通气调节机制减弱，VE便会随之发生变化。

2. 肺泡通气量　在静息状态下每分钟吸入气量中能到达肺泡进行有效气体交换的通气量称为肺泡通气量（alveolar ventilation，VA）。肺泡通气量存在个体差异，通常为3000～5000ml，其反映有效通气量。正常人潮气量为500ml，其中位于呼吸性细支气管以上气道中的气体不参与气体交换，称为解剖无效腔（死腔），其体积约为150ml。若入肺泡气体未与肺泡毛细血管血流充分交换，也会产生无效腔效应，这种情况下的无效腔被称为肺泡无效腔，其与解剖无效腔合称生理无效腔。正常无效腔量/潮气量比值为0.13～0.40。呼吸中枢疾病、神经肌肉病变、胸部疾患，以及气道阻力的增加等因素常导致VA降低，而肺泡通气量不足源于VE的减少或是无效腔比例的上升，导致肺泡内二氧化碳分压上升、氧分压下降。

3. 最大通气量　最大通气量（maximal voluntary ventilation，MVV）是以最快呼吸频率和最大呼吸幅度呼吸1分钟的通气量。在临床评估通气功能障碍时，MVV是关键的判定指标。MVV的测定过程要求受检者站立，先进行数次平静呼吸，目的是确立一个稳定的潮气基线。在接下来的15秒内，以最深、最快速的方式进行呼吸。通过将这15秒内呼出或吸入的气量乘以4，即可计算出每分钟的MVV。该数值受个体的体力状况、呼吸肌的肌力，以及胸廓、气道和肺组织病变等诸多因素的影响。为了进一步评估通气功能的储备潜能，通常采用通气储量百分比这一参数来表示，正常人最大通气量应超过预计值的80%以上，60%～70%为稍有减退，40%～50%为显著减退，低于39%意味着严重减退，在胸部手术前肺功能评价及职业病劳动能力鉴定等方面具有重要的应用价值。

引起MVV降低的常见因素包括：①气道阻力增加。②肺组织病变。③胸部畸形或神经肌肉病变。由于阻塞性和限制性肺疾病均会导致MVV的减少，为了进行区分，可借助气速指数进行鉴别。

4. 用力肺活量　用力肺活量（forced vital capacity，FVC）又称时间肺活量，是深吸气后以最

大用力、最快速度所能呼出的气量。正常人FVC≈VC，FVC＜VC常见于阻塞性通气障碍。根据用力呼气肺活量描记曲线可计算出第1、2、3秒所呼出的气量及其各占FVC的百分率。正常值分别为83%、96%、99%，正常人在3秒内可将肺活量几乎全部呼出。第1秒用力呼气容积（FEV_1）反映了气道阻塞程度。临床也常采用第1秒率（FEV_1占FVC%）作为判定指标，其正常值应大于80%。

（五）小气道通气功能测定

小气道指内径≤2mm的细支气管、终末细支气管和呼吸性细支气管。常被视作肺部的静默区（quiet zone），产生这一现象的原因在于许多慢性肺部疾病早期累及小气道，但由于数量多、总横截面积大、阻力小，在气道总阻力中仅占20%以下，临床上症状和体征不显著。鉴于常规肺功能检查在捕捉小气道阻力异常变化上的敏感性有所欠缺，区域性肺功能-小气道通气功能检查出现了，对小气道疾病的早期诊断具有显著价值。常用的检查方法包括以下几种。

1. 最大呼气流量-容积曲线 即MEFV曲线或V-V曲线，由于操作简便，重复性强，是临床上评估小气道功能和判定疗效常用的方法。临床上常用肺活量在75%、50%和25%时的瞬时最大呼气流量（V_{max50}和V_{max25}）作为评定小气道阻力的指标。如果V_{max50}和V_{max25}低于预计值的80%，V_{max50}/V_{max25}＜2.5，便表明小气道通气功能障碍。

2. 闭合容积与闭合容量 患者从TLC位呼气至RV位的过程中，肺下垂部位小气道开始闭合时能够继续呼出的气量称为闭合容积（closing volume，CV），而肺下垂部位开始闭合时肺内存有的气量称为闭合容量（closing capacity，CC），CC＝CV＋RV。氮气法和氨或^{133}氙弹丸法为目前最常用的两种测定方法。氮气法凭借其操作便捷、所需设备简易且无须指示气体的特点，为目前最常用的方法。当小气道受阻塞性病变影响时，在呼气阶段，小气道倾向易于关闭，这一变化会促使闭合容积增大，成为早期诊断的参考指标。

3. 频率依赖性肺顺应性 肺顺应性（lung compliance，CL）是指肺的可膨胀性，即单位经肺压（pulmonary pressure，PL）改变时引起的肺容积的变化。肺顺应性分为静态肺顺应性（static lung compliance，Clst）和动态肺顺应性（dynamic lung compliance，Cldyn）2种，Cldyn包括快速呼吸频率即频率依赖性肺顺应性（30次/分，60次/分）和正常呼吸频率（15次/分）。正常情况下，Clst和Cldyn大致相等，且受呼吸频率影响很小。若出现小气道病变，随呼吸频率的加快，Cldyn会有所降低。由于频率依赖肺顺应性（Cfd）检查方法复杂，即便反映小气道阻力最敏感，也难以在临床普及应用。

（六）气体代谢测定

1. 动脉血气分析 血液气体分析（血气分析）是对呼吸生理功能的综合评定。由于静脉血的气体成分会随身体各组织成分、代谢率及血流灌注量的差异而有所不同，而动脉血气体成分的一致性，因此常选动脉血作为分析对象，主要检测动脉血氧分压（PaO_2）、动脉血二氧化碳分压（$PaCO_2$）、血液酸碱度（pH）、动脉血氧饱和度（SaO_2）、碱剩余（BE）和碳酸氢根离子浓度（HCO_2），通过上述检测值客观地反映患者的氧合功能、通气功能及酸碱平衡状态，为临床诊断提供重要依据。该检查也存在一定局限性，为有创检查，多次重复检查不易被接受；仅能反映采血瞬间的生理状态，无法提供持续或动态的监测；不能做运动试验及长时间观察。

2. 呼吸气分析 是通过测定通气量及呼出气中O_2和CO_2的含量，由此推算吸氧量、二氧化碳排出量等各项气体代谢的参数。呼吸气分析凭借其无创无痛、可重复性强及允许长期监测的特性，

在评估运动能力、基础代谢率等生理指标方面被广泛应用。该方法主要分为物理分析法和化学分析法两大类，前者更为常用。

（1）摄氧量（oxygen uptake，VO_2）：是指在肺换气过程中，由肺泡腔扩散入毛细血管，并供给人体实际消耗或利用的量，即人体吸收或消耗氧的数量又称耗氧量。VO_2＝VE（STPD）×FO_2%，以ml/（kg·min）为单位，是衡量机体能量消耗程度与运动剧烈程度的一个重要指标，同时也能够体现机体在摄取与利用氧气方面的能力。

（2）最大摄氧量（maximal oxygen uptake，VO_{2max}）：又称最大耗氧量，是指在运动强度达到个人极限时，机体所能摄取并供给组织细胞消耗的最大氧气量，是衡量心脏储备功能的关键指标，对于综合评价心肺功能的状态及评估最大有氧运动能力具有重要意义。有氧运动耐力主要通过心肺运动负荷试验中的VO_{2max}来测定。VO_{2max}受多方面因素影响，包括心输出量、动静脉氧差、氧弥散能力和肺通气量等。在康复治疗领域，VO_{2max}被广泛应用于评估患者的运动耐力、制订个性化的运动处方及评估治疗效果。

VO_{2max}能够通过极量运动试验进行直接测定，其中，活动平板试验被公认为是最精确的测定方法。当受试者运动至极量时，利用呼吸气体分析仪所测得的摄氧量值，即被定义为其最大摄氧量。由于极量运动试验有一定的危险性，不易为一般患者所接受，有些学者试图通过亚极量运动试验下的生理指标来推测VO_{2max}。如有学者曾提出以150W功率在功率自行车上踏车5分钟，测其亚极量心率来推测最大摄氧量，即VO_{2max}＝6300−19.26×亚极量心率（次/分）。间接推算法虽然简单，但个体误差较大，适用于不能进行极量运动试验的严重心肺疾病患者。

（3）无氧阈（anaerobic threshold，AT）：是指人体在逐级递增负荷运动中，有氧代谢已不能满足运动肌肉对能量的需求，开始大量使用无氧代谢供能的临界点。此时，二氧化碳排放量、血乳酸浓度及肺通气量均会出现显著提升。AT的测定方法涵盖了两大类：一类是通过血液检测的有创方法，即乳酸无氧阈（也被称为乳酸阈）；另一类则是无须血液检测的无创方法，即通气无氧阈（也被称为通气阈）。AT是评估有氧代谢效率的重要指标，其数值越高，意味着机体的有氧能量供应能力越强。针对训练目标而言，若旨在提高有氧耐力，应将运动强度控制在AT以下。反之，若目标是强化无氧耐力，则需将运动强度提升至AT之上。

（4）峰值摄氧量（peak oxygen uptake，VO_{2peak}）：严重心肺疾病的患者如果不能进行极量运动，则可以测定其运动终点时的摄氧量，称为峰值摄氧量。VO_{2peak}不仅可以作为评估治疗效果的指标，还能为制订个性化的运动处方提供重要参考。

（5）无氧工作能力（anaerobic working capacity）：指在无氧状态下机体运动的持续能力，其水平与无氧阈之间并无决定性关系。在选拔运动员时，常被用作评估个体无氧耐力的重要依据。然而在康复医学领域中单独使用无氧耐力作为评估指标的情况相对较少，在特定需求下，可被视作用来全面评估个体无氧运动能力的辅助指标。

（6）氧脉搏（oxygen pulse）：氧摄取量和心率之比值称为氧脉搏，在一定程度上能够反映出每搏心输出量的大小，它代表心脏每次搏动所能输送的氧量，即体内氧的输送效率。当氧脉搏数值出现下降，预示着心脏储备功能有所减退，此时，心输出量的提升便主要依赖心率的加快来进行补偿。

（7）氧通气当量（ventilatory equivalent for oxygen，VE/VO_2）：是评估无氧阈最为灵敏的指标，又称为氧通气比量，是指消耗1L氧所需要的通气量。

（8）呼吸储备（breathing reserve，BR）：是最大通气量与最大运动通气量之差的绝对值，或以

最大运动通气量占最大通气量的百分比表示。阻塞性肺疾病患者的BR多< 15L/min。

（9）呼吸商（respiratory quotient，RQ）：为每分钟二氧化碳排出量（VCO_2）与每分钟耗氧量（VO_2）之比。呼吸商升高，代表能量供应模式由有氧供能模式转变为无氧供能模式，或出现代谢性酸中毒。因此RQ能够揭示体内能量产生的主要来源及酸碱平衡的状态。

（10）代谢当量：是以安静、坐位时的能量消耗为基础，是常用的运动强度指标，表达各种活动时相对能量代谢水平（参见第三章第一节）。尽管在从事同一活动时，不同个体的实际耗氧量可能存在差异，但在进行相同活动时，人们的代谢当量却大致相同。制订个性化的运动处方、衡量运动强度、对日常生活和职业活动进行指导、评估最大运动能力、判断心功能水平等均可利用代谢当量。各种身体活动的代谢当量见表3-15。

表3-15　各种身体活动的代谢当量

METs	活动平板试验	踏车运动试验	自理活动	家务活动	娱乐活动	职业活动
1～2	—	—	卧床休息，坐位、立位进餐，说话，更衣、洗脸，1.7km/h的步行，坐位乘车、乘飞机、驱动轮椅	缝纫，扫地，织毛衣，擦拭家具	看电视，听广播，下棋，坐位绘画	事务性工作，修表，打字，计算机操作
2～3	2.5km/h 0%	—	稍慢的平地步行（3.2km/h），骑自行车（8km/h），床边坐马桶，立位乘车	削土豆皮，揉面团，洗小件衣服，扫床，擦玻璃，收拾庭院，机器缝纫，洗餐具	开汽车，骑马慢行，划船（4km/h），弹钢琴（弦乐器）	修车（电器、鞋），裁缝，门卫，保姆，印刷工，售货员，饭店服务员
3～4	—	25W	普通平地步行（4km/h），骑自行车（10km/h），淋浴	整理床铺，拖地，用手拧干衣服，挂衣服，做饭	广播操，钓鱼，拉手风琴	出租车司机，瓦工，锁匠，焊工，拖拉机耕地，组装机器
4～5	2.5km/h 10%	50W	下楼，稍快的平地步行（5km/h），骑自行车（13km/h），洗澡	购物（拎轻东西），铲除草	跳舞，园艺，游泳（18.3m/min），打乒乓球	轻农活，贴壁纸，建筑工人（室外），木工（轻活），油漆工
5～6	3.5km/h 10%	75W	骑自行车（17.5km/h），快速平地步行（5.5km/h）	掘松土，育儿	骑马快行，滑冰（14.5km/h）	农活，木工，养路工，采煤工
6～7	4.5km/h 10%	100W	慢跑（4～5km/h），骑自行车（17.5km/h）	劈柴，扫雪，压水	网球（单打），轻滑雪	修路工程，水泥工，伐木工
7～8	5.5km/h 10%	125W	慢跑（8km/h），骑自行车（19km/h）	用铁锹挖沟，搬运（< 36kg的重物）	登山，骑马飞奔，游泳，滑雪，打篮球	放牧，刨工
8～	5.5km/h 14%	150W	连续上10层楼梯，慢跑（8.9km/h）	—	各种体育比赛	炉前工（用铁锹铲煤> 6kg/min）

▶知识拓展

便携式肺功能仪

便携式肺功能仪是一种小型医疗设备，具有体积小、重量轻、便于携带的特点，非常适合在基层医疗机构和体检中心使用。借助呼吸流量与容积等参数的测量，辅助医生对肺功能进行评估与追踪，主要应用于哮喘、慢性阻塞性肺疾病等呼吸系统疾病的诊断。近年来，随着技术的不断进步，便携式肺功能仪的性能和准确性也得到了显著提升，其操作简便，能够快速完成测试并提供即时反馈，是现代医疗诊断中不可或缺的工具，尤其在基层医疗机构、家庭及户外环境中具有重要应用价值。《中国常规肺功能检查基层指南（2024年）》新增了对便携式肺功能仪的详细介绍，推动了其在基层医疗机构中的普及和应用。

动态肺功能监测是一种实时、连续的肺功能评估方法。它通过使用先进的便携式肺功能仪，能够实时观察和记录患者在日常生活或特定运动下的呼吸功能变化。这种方法主要测量呼气峰值流量、第一秒用力呼气容积等指标，以反映气道阻塞程度和气流受限的敏感性。动态肺功能监测有助于早期发现肺功能异常，为疾病的预防、诊断和治疗提供重要依据。近年来，随着物联网、大数据等技术的快速发展，动态肺功能监测技术也得到了广泛应用。

—• 考试知识点总结 •—　　　　**—• 本章小结 •—**

—• 协和云课堂……　拓展练习及参考答案 •—

（田　晔）

教学课件

第四章　肌力评定

学习目标

素质目标

（1）具备吃苦耐劳、精益求精、勇于探索、创新创业的职业信念。

（2）具备安全操作、严谨认真、关爱患者、甘于奉献的职业精神。

知识目标

（1）掌握：肌肉收缩形式及肌力概念；徒手肌力检查（MMT）的操作流程、分级标准和肌力检查操作注意事项；等长肌力测试的操作方法。

（2）熟悉：肌力评定的目的、适应证与禁忌证；肌力评定的分类。

（3）了解：等速肌力测试的操作方法。

能力目标

（1）能对上肢、下肢及躯干主要关节肌肉进行徒手肌力检查，并能规范、准确记录检查结果。

（2）能通过分析肌力检查结果，分析肌力低下的病因，为制订合理的治疗计划提供科学的依据。

（3）能与患者进行有效沟通。

案例导入

【案例】

患者，男性，69岁。4天前晨练后发现右手乏力，活动欠灵活，但不影响日常活动，无麻木、疼痛。2天前出现左上肢及双下肢无力，双上肢上举费力，双下肢下蹲、起立困难，为明确诊断和治疗收入院。患者病前无明确感染病史，病程中无复视，无吞咽困难、构音不清等。内科查体无异常。神清，语利，双侧上肢远端肌力为Ⅱ级，双侧下肢近端肌力为4级，远端肌力为4-级，肌张力可，四肢腱反射均减低，共济和感觉检查正常，病理反射（-），脑膜刺激征阴性。

【问题】

1. 肌力是如何分级的？肌力4级、4-级的表现是怎样的？

2. 如何对患者进行肌力的评定？

·核心知识拆解·

肌力评定通过评估肌肉或肌群在主动运动时产生的收缩力，判断肌力是否在正常范围内并确定该肌肉或肌群对应的肌力等级。肌力评定在康复评定中的重要作用体现在多个方面。首先，它能够帮助识别是否存在肌力低下的情况，以及具体的部位和程度。其次，可以推测造成肌力下降的潜在原因。再次，肌力评定还为康复训练提供指导，并为制订康复治疗计划奠定基础；最后，它可以定期评估康复治疗的效果，并作为做出预后判断的依据。肌力评定的方法简单，标准明确，可靠性、灵敏度均高。通过肌力评定，可以详细了解患者的病情，为制订和实施有效的康复治疗计划提供科学依据。因此，肌力评定是康复评定技术课程中不可或缺的一部分，对于促进患者的康复具有重要意义。

第一节 概 述

一、肌力概述

肌力一般包括绝对肌力、肌肉爆发力和肌肉耐力。①绝对肌力：是收缩过程中肌肉所能产生的最大力量。②肌肉爆发力：是肌肉在短时间内能够产生的最大力量，这种力量使得肌肉爆发力较强的人在完成相同重量负荷的动作时所需的时间更短。如两个体重均为50kg且能正常行走的人，如果他们的下肢承受相同的重量负荷，那么肌肉爆发力较强的人会走得更快或跑得更快。③肌肉耐力：是肌肉持续地保持一定强度的等长收缩，或在一定时间内反复多次进行强度相等的等张性收缩。耐力包括两种，一是持久耐力，二是重复耐力。可以通过记录肌肉从肌肉开始收缩到疲劳为止的总次数或总时间来评估肌肉耐力。此外，肌肉的能力还与肌纤维的种类、代谢特性等其他因素有关。随着年龄的增长，肌肉爆发力的衰减最早且最明显，其次是肌力的下降，最后才是肌肉的减少。

（一）骨骼肌的力学作用

按照运动时肌肉的作用方式，骨骼肌可分为原动肌、拮抗肌、固定肌、中和肌等。

1. 原动肌（agonist） 是指那些在运动中产生原动力并直接完成动作的肌群。在这些肌肉中，起主要作用的肌肉叫作主动肌；辅助动作完成或只参与某一阶段运动的肌肉则称为副动肌。

2. 拮抗肌（antagonist） 是和原动肌向相反方向收缩的肌肉。主动肌收缩时，拮抗肌进行协调收缩，主要作用是维持动作完成的稳定性与准确性。主动肌和拮抗肌在功能上既是对立的，又是相互协调和依赖的。

3. 固定肌（fixator） 是指在肌肉收缩时，肌肉的一端相对固定并且附着在骨骼上的肌肉或肌群。

4. 中和肌（neutralizer） 是能够在运动过程中抵消原动肌收缩产生的部分不必要动作的肌

肉或肌群。通常情况下，将副动肌、固定肌和中和肌统称为协同肌（synergist）。

以伸膝动作为例，股四头肌是完成伸膝动作的主要肌肉，称为原动肌；腘绳肌和腓肠肌则是该动作完成的拮抗肌。此外，髂胫束等肌肉也参与了伸膝动作的过程，起到帮助稳定关节或辅助完成动作的作用，称为协同肌。在这些协同肌中，有一些肌肉还承担着固定附近关节的功能，如臀大肌和髂腰肌在伸膝时可以起到固定髋关节的作用，所以这些肌肉被称为固定肌。同时，在伸膝动作中，股直肌是股四头肌的一部分，它除伸膝外，还可以使髋关节屈曲。为了在伸膝时避免髋关节屈曲，需要中和肌来抵消股直肌的屈髋功能，而臀大肌可以通过收缩抵消股直肌的屈髋作用，从而确保伸膝动作的顺利进行，故被称为中和肌。

（二）肌肉的收缩形式

骨骼肌收缩有三种不同的形式，即等张收缩、等长收缩和等速收缩。

1. 等张收缩 又称动力性收缩，以肌肉收缩时肌张力相对恒定、肌纤维长度改变引起关节活动为特征。等张收缩包括向心性收缩和离心性收缩。①向心性收缩：即肌肉收缩时，肌肉的起点和止点都是相互靠拢的，因此肌纤维的长度也会变短。②离心性收缩：是在肌肉收缩时，肌肉起点和止点彼此远离，肌纤维长度在肌肉收缩的时候就会变长。

2. 等长收缩 又称静力性收缩，以肌肉收缩时肌张力明显增加为特征，但几乎不改变肌纤维的长度，不会因等长收缩而造成关节活动。

3. 等速收缩 是指肌肉张力和肌纤维的长度在肌肉收缩时发生变化，但关节活动的速度是恒定的。等速收缩在生理状态下难以实现，一般会通过专门设备在预设角速度下，动态调节外部阻力来实现。与等长收缩和等张收缩相比，等速收缩的显著特点在于能够安全、高效、个性化地进行肌肉训练，还能有效降低受伤风险。

（三）影响肌力的因素

1. 肌肉的生理横断面 是全部肌纤维在横截面上的总和，反映肌纤维的多少以及肌纤维的粗细程度。肌肉的生理横断面积越大，其单位面积所产生的肌力的最大值就越大。

2. 肌肉的初长度 肌肉收缩前的初长度显著地影响着它的收缩力。在一定范围内，肌肉的初长度越长，收缩时产生的力量越大。肌肉的收缩力会在静息长度1.2倍时达到最大。

3. 运动单位募集程度和神经冲动发放频率 当肌力提升到一定程度后，进一步增强肌力主要依赖神经中枢发出的更频繁的神经冲动，神经冲动频率越高，肌肉力量也就越大。

4. 杠杆效率 肌肉收缩所产生的实际力矩输出也受杠杆效率的影响，力臂长度的变化可导致肌力的不同表现。

5. 肌肉收缩类型 不同类型的肌肉收缩所产生的力量也不一样。在不同收缩类型中，离心性收缩产生的肌力最强，等长收缩次之，而向心性收缩产生的肌力相对较弱。

6. 中枢神经系统的协调性 中枢神经系统的协调性对于肌肉的有效收缩至关重要，它能够促使更多的运动单位同步收缩，并调节参与收缩的肌肉和适当放松拮抗肌。

7. 年龄和性别 通常在20岁以前，肌肉的力量会随着年龄的增长而逐渐增强。但在20岁之后，随着年龄的增长，肌肉的力量会慢慢减弱。此外，一般来讲，男人的肌肉力量比女人要高，女人的肌肉力量大概只有男人的2/3。

二、评定工具和方法

（一）肌力评定方法

肌力评定是评估肢体运动功能的基本组成部分，涵盖了多种测试方法。常见的肌力评定包括徒手肌力测定，以及各种器械和仪器辅助下进行的等长肌力测试、等张肌力测试和等速肌力测试等多样化的手段。

1. 徒手肌力测定 徒手肌力测定（manual muscle testing，MMT）是由洛维持（Lovett）于1916年首次提出，后经研究改进而成（表4-1）。在进行徒手肌力测定时，受试者需在特定的体位下进行标准动作，测试条件包括去重力、抗重力及抗阻力等多个方面，测试者通过对肌腹进行触摸、观察肌肉是否能够完成动作、判断是否达到全活动范围的关节活动，以及评估受试者在克服外部阻力时的能力，综合评定其肌力的大小。为了更准确、更细致地进行肌力评价，通常采用英国医学研究理事会（Medical Research Council，MRC）分级，根据各等级肌力与正常肌力的相对百分比（Kendall分级）进行比较分析（表4-2）。

表4-1 Lovett分级法

分级	名称	分级标准
0	零	未触及或未观察到肌肉的收缩
1	微	可触及或观察到肌肉的收缩，但不能引起关节活动
2	差	解除重力的影响，能完成全关节活动范围的运动
3	好	能抗重力完成全关节活动范围的运动，但不能抗阻力
4	良	能抗重力及中等阻力，完成全关节活动范围的运动
5	正常	能抗重力及最大阻力，完成全关节活动范围的运动

2. 器械和仪器辅助下肌力评定 3级以下肌力主要依靠徒手肌力测定。3级以上肌力时，可使用定量检测专用器械和设备。虽然器械肌力评定只能用于人体少数部位，且只能做肌群的肌力评定，但在临床和运动中应用较多，因为比徒手肌力测试中的分级半量化指标更客观、更具有可比性。

（1）等长肌力测试：一组肌群在等长收缩时所能产生的最大肌力，在标准姿势的体位下，用特定的测力器进行测定。检查的常用方法有以下几种。

1）握力测试：在使用握力计测量时，被测者上肢自然下垂，需将握力计表面朝外显示，并将握把宽度调整到合适的程度，以确保测试准确无误（图4-1）。在测试过程中，应进行2～3次测量，并记录其中的最大值作为最终结果。

握力指数：握力指数＝握力（kg）/体重（kg）×100%。正常握力指数＞50%。

2）捏力测试：用拇指相对于其他手指指腹进行捏合，可对捏力大小进行有效测量（图4-2）。

表4-2　MRC分级标准

测试结果	Lovett分级	MRC分级	Kendall分级
能抗重力及正常阻力运动至测试姿势或维持此姿势	正常，Normal，N	5	100
	正常-，Normal-，N-	5-	95
能抗重力及阻力运动至测试姿势或维持此姿势，但仅能抗中等阻力	良＋，Good＋，G＋	4＋	90
	良，Good，G	4	80
能抗重力及阻力运动至测试姿势或维持此姿势，但仅能抗小阻力	良-，Good-，G-	4-	70
	好＋，Fair＋，F＋	3＋	60
能抗肢体重力运动至测试姿势或维持此姿势	好，Fair，F	3	50
抗肢体重力运动至接近测试姿势，消除重力时运动至测试姿势	好-，Fair-，F-	3-	40
在消除重力条件下做中等幅度运动	差＋，Poor＋，P＋	2＋	30
在消除重力条件下做小幅度运动	差，Poor，P	2	20
无关节活动，可扪及肌收缩	差-，Poor-，P-	2-	10
	微，Trace，T	1	5
无可测知的肌收缩	零，Zero，Z	0	0

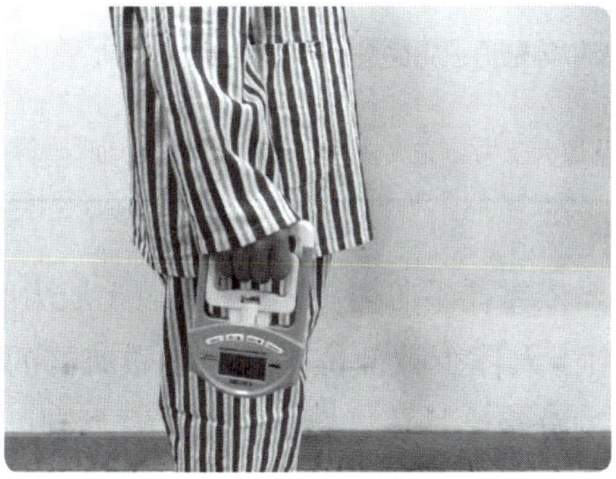

图4-1　握力测试

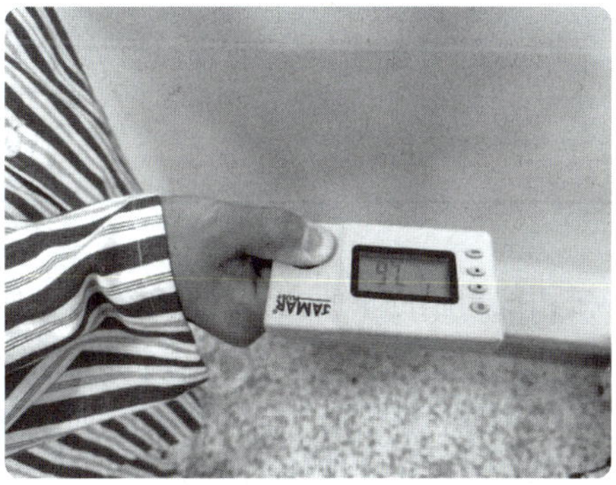

图4-2　捏力测试

捏力测试的结果反映了拇指在掌肌与屈肌之间的肌力水平。通常情况下，被测者正常的捏力值约为握力的30%。

3）背拉力测试：使用拉力计测量时，首先调整背部拉力计握把的高度到与膝关节的水平，在保持躯干直立的情况下，伸直双侧膝关节，用力将握把向上抬起（图4-3）。

拉力指数＝拉力（kg）/体重（kg）×100%。正常值为男性150%～200%，女性

100% ～ 150%。此法易引起腰痛患者症状加重或复发，腰痛受试者一般会采用俯卧位手法检查代替。

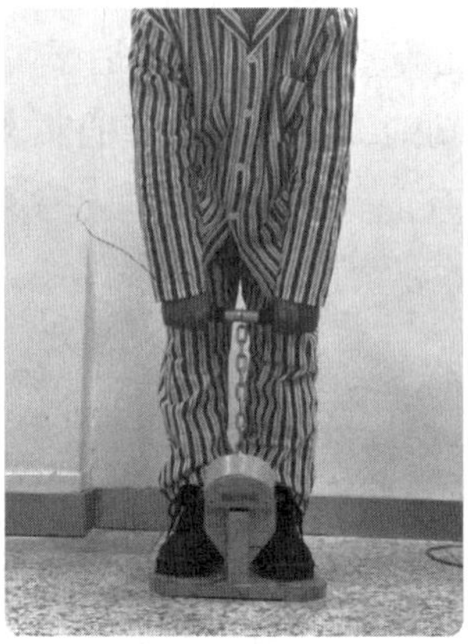

图4-3 背拉力测试

4）四肢肌力等长测试：通常借助等长肌力测试台进行。该测试台由钢丝绳和滑轮系统构成，通过拉动固定测力计实现测力功能，形成一套完整的测力系统。利用此设备，可分别测定四肢各肌肉群的肌力，从而获取更精准的肌力评估数据。

5）腹、背肌等长耐力测试：①仰卧位（图4-4），受试者需将下肢并拢伸直，并抬高至45°。若能够维持此姿势超过60秒，则说明腹肌力量处于正常范围。②俯卧位（图4-5），受试者需双手抱头，身体脐部以上位于床沿之外，双下肢固定不动后伸脊柱，若上身悬空或保持水平位能维持超过60秒，说明腰背肌力量正常。

（2）等张肌力测试：肌肉等张收缩并完成全关节范围运动时能够抵抗的最大阻力。完成1次运动所能抵抗的最大的阻力叫作1次最大阻力（1 repetition maximum，1RM），完成10次不间断的运动所能抵抗的最大的阻力叫作10次最大阻力（10 repetition maximum，10RM）。在进行等张肌力测试时，需要对施加的阻力进行合理预估。如果测试过程中进行多次重复的举重动作，会导致肌肉出现疲劳，这将对测试结果产生不利影响。

（3）等速肌力测试：等速肌力测试主要是使用计算机调控的等速测力仪来完成肌力检查。在测试过程中，受测者的肢体动作带动仪器杠杆进行大幅度的等速往返运动，但在运动开始和结束的瞬

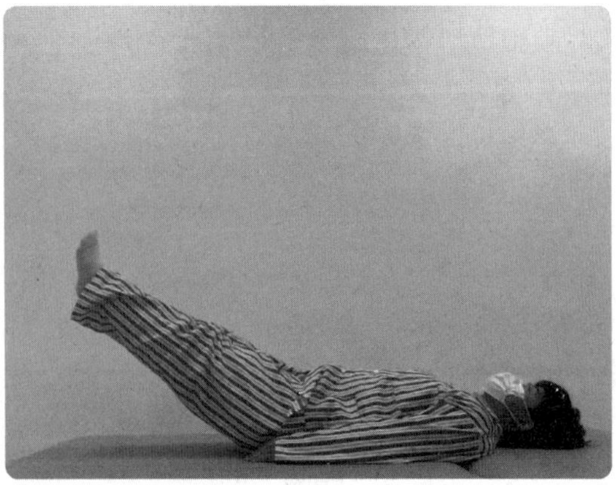

图4-4 腹肌耐力测试

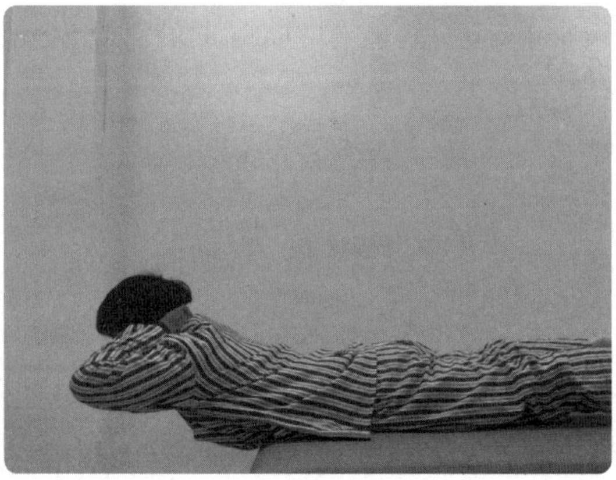

图4-5 背肌耐力测试

间会有加速度和减速度的变化。随着肢体运动中肌力和力矩的变化，仪器所提供的阻力会进行相应的调整，从而使得关节只能以仪器预设的角速度进行运动。在整个运动过程中，仪器会记录力矩的变化和肌肉的做功情况，并绘制出力矩和做功的曲线图。等速肌力测试可提供峰力矩、相对峰力矩、屈伸肌峰力矩比、肌肉爆发力及耐力比等多方面数据，是评估肌力功能和研究肌肉力学的理想方法。等速肌力测试不仅能够全面评估肌肉功能，还能有效降低肌肉训练过程中受伤风险，是现代康复医学和运动训练中不可或缺的技术。然而，需要注意的是，等速测力仪的价格相对较高，且操作测试所需的时间较长，对操作者的专业素养要求也较高。

（二）注意事项

在评估肌力时，需要综合考虑被测者的多种因素，包括受试者是否感到疼痛、是否有关节水肿，以及是否正在使用特殊药物等。此外，测试的时间和环境也是不容忽视的重要因素，这些表面看来微小的变量可能会对评估结果产生显著影响。为了确保测试结果的可靠性和可比性，建议尽量保持每次测试的时间、环境、方法和使用的设备一致，并严格遵循操作规范。

同时，受试者的参与和配合的积极程度对肌力测试极为关键。在肌力和耐力检查时，检查者需在测试前为受试者进行评估讲解和动员，防止受试者主观努力程度的波动影响测试结果。

在实际操作过程中，还应避免在受试者感到疲劳、进食后或在容易受干扰的环境中进行测试。对于年老体弱或有心血管疾病的受试者，进行肌力测试时需格外谨慎。此外，如果受试者存在关节不稳、骨折愈合不良、急性渗出性滑膜炎、严重疼痛、关节活动范围受限、急性扭伤或骨关节肿瘤等情况，则应避免进行肌力检查。

▶知识拓展

瓦尔萨尔瓦动作

瓦尔萨尔瓦（Valsalva）动作是在气道关闭时强行呼吸。操作方法是患者先深吸一口气，然后闭嘴，用拇指和示指捏住鼻子，尝试轻轻呼气，过程中保持脸颊肌肉紧绷，避免鼓胀。人们日常生活中，常在无意中执行Valsalva动作，如咳嗽、打喷嚏、呕吐、性交、排尿、便秘、举重、投掷、划船、游泳等。这种动作（鼻子张开）不会影响口腔、鼻子、鼻窦或耳朵的压力。此外，儿童和孤独症患者也常出现强迫性Valsalva动作。对于心血管病患者，Valsalva动作可能会增加心脏负荷，引发心悸、胸闷等不适症状，甚至可能导致晕厥。

第二节　主要肌肉的手法检查

一、上肢主要肌肉的手法检查

（一）肩胸关节－肩胛骨内收

1. 主动肌　斜方肌、菱形肌。

2. 神经支配　副神经$C_{3\sim4}$、肩胛背神经$C_{4\sim5}$。

3. 触诊　在靠近肩胛冈处，沿着肩胛骨的内侧缘进行触诊。

4. 体位及被检查部位摆放　①抗重力体位：俯卧位，肩外展90°并外旋，肘屈曲。②去重力体位：坐位，上肢平放桌面，肩外展90°，肘屈曲90°，需降低桌面摩擦力。

5. 评定方法　①5级、4级：固定胸廓，在肩胛骨内侧施加阻力。抗重力位下，能抗最大阻力完成肩胛骨内收全关节活动范围运动为5级，抗中等阻力完成以上运动为4级。②3级：抗重力体位下肩胛骨可完成全范围内收动作（图4-6）。③2级：去重力体位下肩胛骨可全范围内收动作。④1级、0级：内收肩胛骨时触及肌肉收缩为1级，无收缩0级。

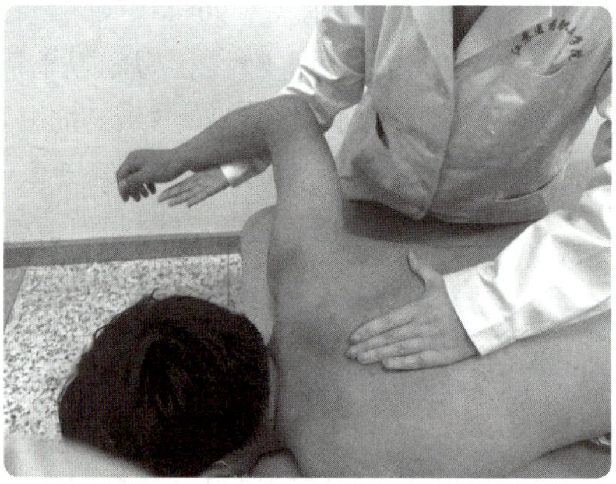

图4-6　肩胛骨内收肌群3级肌力检查

（二）肩胸关节－肩胛骨上提

1. 主动肌　斜方肌上部、肩胛提肌。

2. 神经支配　副神经$C_{2\sim4}$、肩胛背神经$C_{3\sim5}$。

3. 触诊　①上斜方肌，肩关节后上方触摸。②肩胛提肌，沿上斜方肌与胸锁乳突肌交角深部触摸。

4. 体位及被检查部位摆放　①抗重力体位：坐位，双臂放松自然下垂。②去重力体位：仰卧或俯卧位，支托上肢及肩关节。

5. 检查方法　①5级、4级：抗重力体位，阻力施加于肩部上方，方向垂直向下，能抗最大阻力完成肩上提全关节活动范围运动为5级，抗中等阻力完成以上运动为4级（图4-7）。②3级：能够在抗重力位且不抗阻时完成肩部上提动作。③2级：去重位上能完成肩部上提动作。④1级、0级：上提肩胛骨时触及肌肉收缩为1级，无收缩0级。

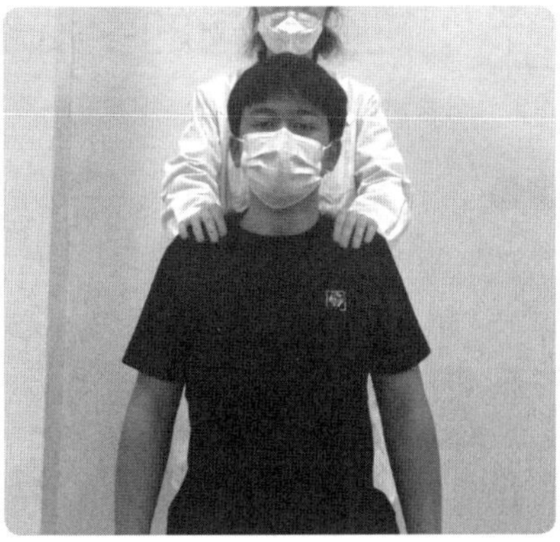

图4-7 肩胛骨上提肌群5级、4级肌力检查

（三）肩胸关节-肩胛骨内收及下压

1. 主动肌 斜方肌下部。

2. 神经支配 副神经$C_{2\sim4}$。

3. 触诊 在肩胛冈根部内侧及肩胛骨内缘触摸，肌肉呈三角形状。

4. 体位及被检查部位摆放 ①抗重力体位：俯卧位，肩关节外展130°。②去重力体位：坐位，上肢置于较高的桌面上，外展肩关节130°，屈曲肘关节90°。

5. 检查方法 ①5级、4级：抗重力体位，固定对侧胸廓，从肩胛下角向上外方向施加阻力，能抗最大阻力完成上肢抬离床面的全关节活动范围运动为5级，抗中等阻力完成以上运动为4级。②3级：能够在抗重力位且不抗阻时完成全范围肩胛骨内收及下压动作（图4-8）。③2级：在去重力位上能完成全范围肩胛骨内收及下压动作。④1级、0级：上肢试图抬离床面时触及肌肉收缩为1级，无收缩0级。

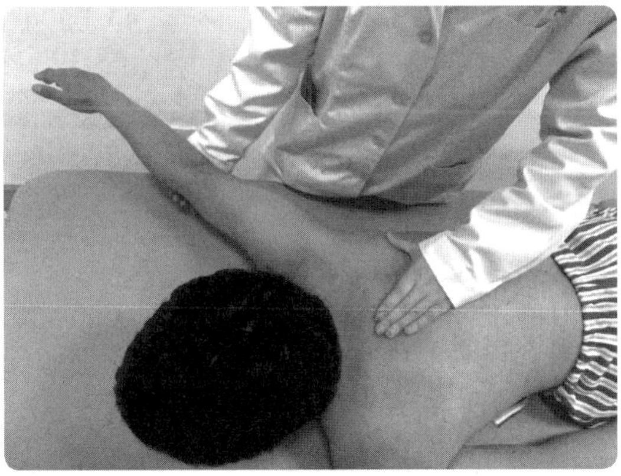

图4-8 肩胛骨内收及下压肌群3级肌力检查

（四）肩胸关节-肩胛骨外展、外旋

1. 主动肌 前锯肌。

2. 神经支配 胸长神经$C_{5\sim7}$。

3. 触诊 在肩胛骨下角附近，沿腋中线触诊。

4. 体位及被检查部位摆放 ①抗重力体位：仰卧位，肩部前屈90°，肘伸直。②去重力体位：

患者坐位，上肢放在桌面上，肩部前屈90°，肘部伸直。

5. 检查方法 ①5级、4级：抗重力体位，于手肘处向下施加阻力，能抗最大阻力完成上臂前伸的全关节活动范围运动为5级，抗中等阻力完成以上运动为4级（图4-9）。②3级：能够在抗重力位且不抗阻时完成全范围上臂前伸动作。③2级：在去重力位上能完成全范围上臂前伸动作。④1级、0级：上臂前伸时触及肌肉收缩为1级，无收缩0级。

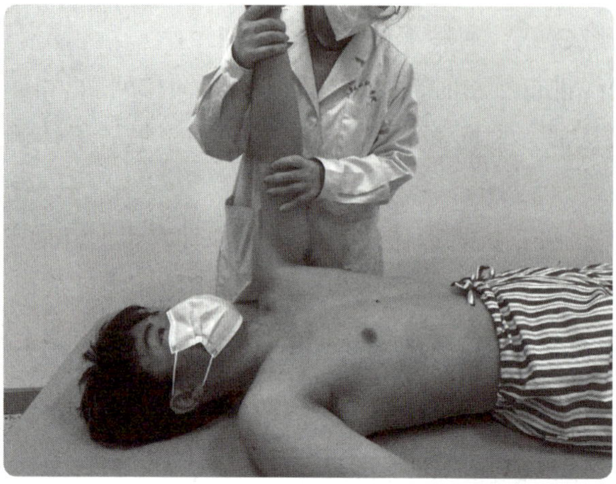

图4-9 肩胛骨外展、外旋肌群5级、4级肌力检查

（五）肩肱关节前屈

1. 主动肌 三角肌前束、喙肱肌。

2. 神经支配 腋神经C_5、肌皮神经C_7。

3. 触诊 在锁骨外侧1/3处下方触诊。

4. 体位及被检查部位摆放 ①抗重力体位：坐位，肩关节保持中立位或稍微内旋。②去重力体位：侧卧位，检查侧肩关节在上方，肩肘关节位置同上，用手托住被测上肢。

视频：肩关节前屈后伸徒手肌力检查

5. 检查方法 ①5级、4级：抗重力体位，固定肩胛骨，于上臂远端施加阻力（图4-10），能抗

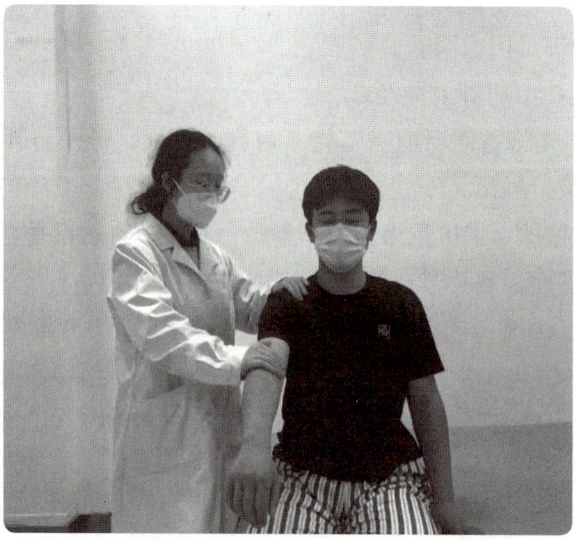

图4-10 肩肱关节前屈肌群5级、4级肌力检查

最大阻力完成肩前屈90°运动为5级，抗中等阻力完成以上运动为4级。②3级：能够在抗重力位且不抗阻时完成肩前屈90°。③2级：在去重力位上能完成肩前屈90°。④1级、0级：肩前屈时触及肌肉收缩为1级，无收缩0级。

（六）肩肱关节后伸

1. 主动肌 背阔肌、大圆肌、三角肌后部。

2. 神经支配 胸背神经$C_{6\sim8}$、肩胛下神经C_6、腋神经C_5。

3. 触诊 沿躯干腋中线进行触诊时，肌纤维呈平行走向排列。

4. 体位及被检查部位摆放 ①抗重力体位：俯卧位，上肢置于体侧。②去重力体位：对侧卧位，托其上肢。

5. 检查方法 ①5级、4级：抗重力体位，固定肩胛骨，于上臂远端后方施加阻力（图4-11），能抗最大阻力完成肩后伸全关节活动范围运动为5级，抗中等阻力完成以上运动为4级。②3级：能够在抗重力位且不抗阻时完成全范围肩后伸动作。③2级：在去重力位上能完成全范围肩后伸动作。④1级、0级：肩后伸时触及肌肉收缩为1级，无收缩0级。

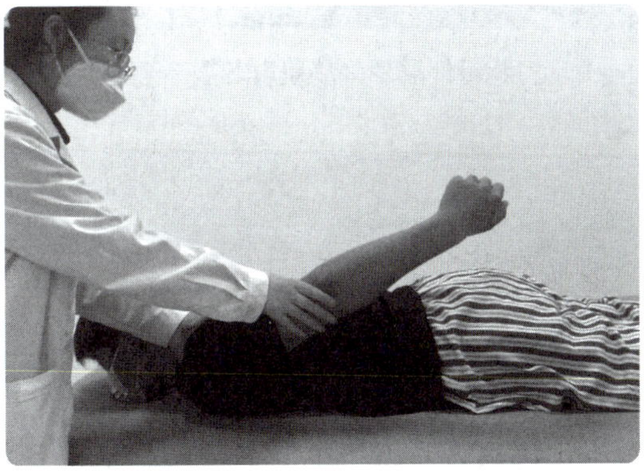

图4-11 肩肱关节后伸5级、4级肌力检查

视频：肩关节外展三角肌中肌力评定

（七）肩肱关节外展

1. 主动肌 三角肌中部、冈上肌。

2. 神经支配 腋神经C_5、肩胛上神经C_5。

3. 触诊 ①冈上肌：先将被测者肩关节置于肩胛骨平面，再在肩胛冈上方进行触诊。②三角肌中部：在肩峰外侧下方进行触诊。

4. 体位及被检查部位摆放 ①抗重力体位：坐位，肩关节自然下垂，肘关节屈曲。②去重力体位：仰卧位，上肢由桌面支撑，肩关节自然下垂，肘部屈曲。

5. 评定方法 ①5级、4级：抗重力体位，固定肩胛骨，于上臂远端外侧施加阻力（图4-12），能抗最大阻力完成肩外展90°为5级，抗中等阻力完成以上运动为4级。②3级：能够在抗重力位且不抗阻时完成肩外展90°。③2级：在去重力位上能完成肩外展90°。④1级、0级：肩外展时触及肌肉收缩为1级，无收缩0级。

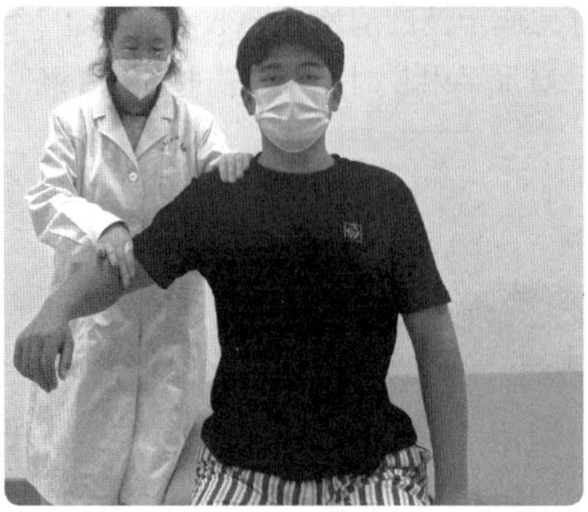

图4-12　肩肱关节外展5级、4级肌力检查

（八）肩肱关节水平外展

1. 主动肌　三角肌后部。

2. 神经支配　腋神经C_5。

3. 触诊　于肩胛冈外侧下方，触诊肩关节后方横行组织。

4. 体位及被检查部位摆放　①抗重力体位：上臂自然悬垂于床沿外侧，肩关节保持90°前屈位。②去重力体位：患者坐位，上肢放置于桌面，肩关节呈90°前屈，肘关节保持90°屈曲。

5. 检查方法　①5级、4级：抗重力体位，固定肩胛骨，于上臂远端后侧施加阻力，能抗最大阻力完成肩水平外展到120°为5级，抗中等阻力完成以上运动为4级（图4-13）。②3级：能够在抗重力位且不抗阻时完成肩水平外展到120°。③2级：在去重力位上能完成肩水平外展到120°。④1级、0级：肩水平外展时触及肌肉收缩为1级，无收缩0级。

（九）肩肱关节水平内收

1. 主动肌　胸大肌。

2. 神经支配　胸内、外侧神经$C_{5\sim7}$。

3. 触诊　在锁骨内侧端下方触诊锁骨端，在腋褶前方触诊胸骨端。

4. 体位及被检查部位摆放　①抗重力体位：仰卧位，肩部外展90°，肘部屈曲90°。②去重力体位：患者坐位，上肢放于桌面，肩关节外展至90°，肘关节屈曲至90°

5. 检查方法　①5级、4级：抗重力体位，固定躯干，于上臂远端前内侧施加阻力，能抗最大阻力完成肩水平内收全关节活动范围运动为5级，抗中等阻力完成以上运动为4级（图4-14）。②3

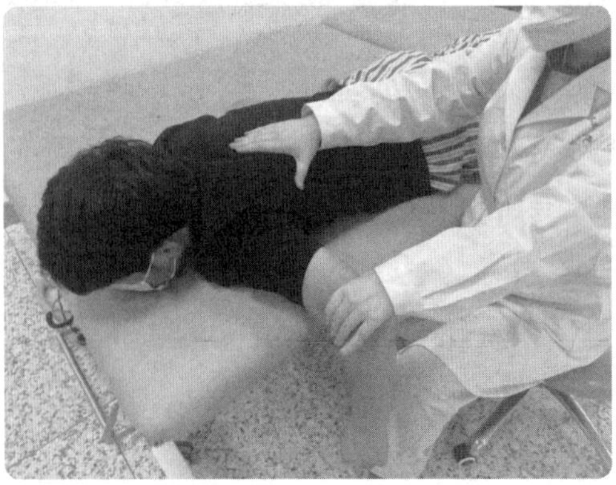

图4-13　肩肱关节水平外展5级、4级肌力检查

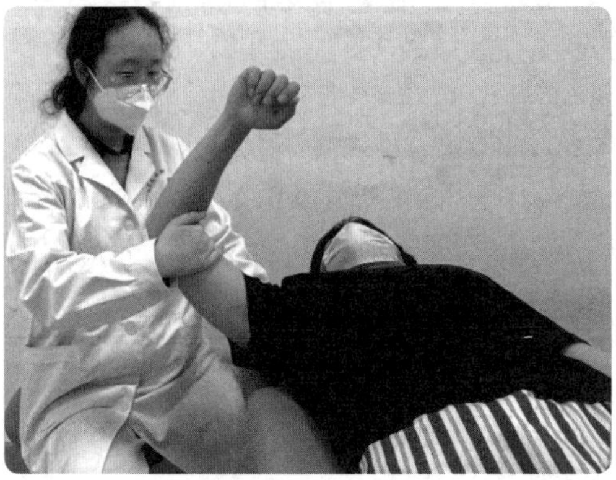

图4-14　肩肱关节水平内收5级、4级肌力检查

级：能够在抗重力位且不抗阻时完成全范围肩水平内收动作。③2级：在去重力位上能完成全范围肩水平内收动作。④1级、0级：肩水平内收时触及肌肉收缩为1级，无收缩0级。

（十）肩肱关节外旋

1. 主动肌 冈下肌、小圆肌。

2. 神经支配 肩胛上神经C_5、腋神经C_5。

3. 触诊 在肩胛冈下方触摸冈下肌，沿肩胛骨外缘至肩胛骨下角处触摸小圆肌。

4. 体位及被检查部位摆放 ①抗重力体位：肩关节外展，前臂自然下垂于床沿。②去重力体位：俯卧位，被测上肢自然下垂于床沿，肘关节屈曲90°。

5. 检查方法 ①5级、4级：抗重力体位，固定肱骨和胸廓，于前臂远端施加阻力，能抗最大阻力完成肩外旋全关节活动范围运动为5级，抗中等阻力完成以上运动为4级（图4-15）。②3级：能够在抗重力位且不抗阻时完成全范围肩外旋动作。③2级：在去重力位上能完成全范围肩外旋动作。④1级、0级：肩外旋时触及肌肉收缩为1级，无收缩0级。

（十一）肩肱关节内旋

1. 主动肌 肩胛下肌。

2. 神经支配 上及下肩胛下神经$C_{5\sim6}$。

3. 体位及被检查部位摆放 ①抗重力体位：俯卧位，肩关节外展，前臂在床沿自然下垂。②去重力体位：俯卧位，被测上肢在床沿自然下垂，肘关节屈曲90°。

4. 检查方法 ①5级、4级：抗重力体位，固定肱骨和胸廓，于前臂远端施加阻力，能抗最大阻力完成肩内旋全关节活动范围运动为5级，抗中等阻力完成以上运动为4级（图4-16）。②3级：能够在抗重力位且不抗阻时完成全范围肩内旋动作。③2级：在去重力位上能完成全范围肩内旋动作。④1级、0级：肩内旋时触及肌肉收缩为1级，无收缩0级。

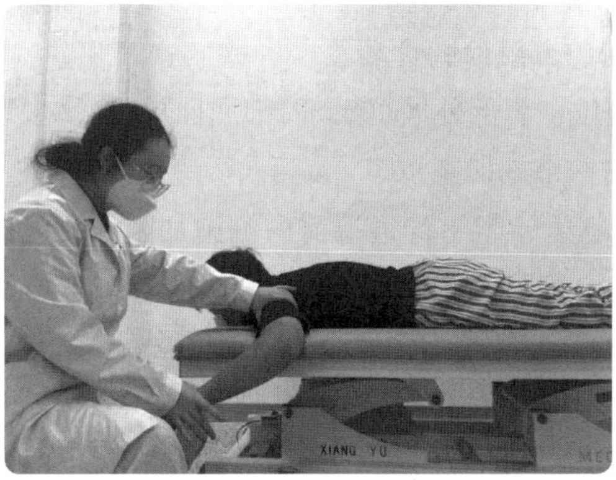

图4-15 肩肱关节外旋5级、4级肌力检查

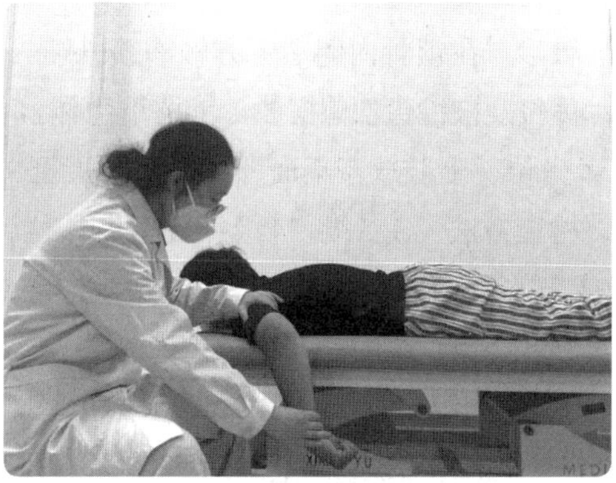

图4-16 肩肱关节内旋5级、4级肌力检查

视频：肘关节伸展、屈曲肌力检查

（十二）肘关节屈曲

1. 主动肌 肱三头肌、肘肌、肱桡肌。

2. 神经支配 肌皮神经$C_{5\sim6}$、桡神经$C_{5\sim6}$。

3. 触诊 ①肱二头肌：前臂旋后位，于上臂前方触诊肌腹；在小转子附近触诊其长头；在喙

突处触诊其短头。②肱肌：前臂旋前下屈肘，在肘窝近端肱二头肌肌腱旁触诊。③肱桡肌：前臂中立位下屈肘，在肘窝外侧缘触诊。

4. 体位及被检查部位摆放 ①抗重力体位：坐位，前臂旋后（可检查肱二头肌）；坐或站立位，前臂旋前（可检查肱肌）；坐或站立位，前臂处于中立位（可检查肱桡肌）。②去重力体位：坐或站立位，肩部外展90°，上肢平放于桌面，肘关节保持伸展位（可检查肱二头肌）。患者坐位，肩关节外展至90°，上肢放置于桌面，肘关节完全伸展，前臂处于旋后位（可检查肱肌）。坐或站立位，肩关节外展至90°，上肢平放于桌面，肘关节伸直，前臂旋后（可检查肱桡肌）。

5. 检查方法 ①5级、4级：抗重力体位，固定上臂，阻力施加于前臂远端，能抗最大阻力完成肘屈曲全关节活动范围运动为5级，抗中等阻力完成以上运动为4级（图4-17）。②3级：能够在抗重力位且不抗阻时完成全范围肘屈曲动作。③2级：在去重力位上能完成全范围肘屈曲动作。④1级、0级：肘屈曲时触及肌肉收缩为1级，无收缩0级。

（十三）肘关节伸展

1. 主动肌 肱三头肌、肘肌。

2. 神经支配 桡神经$C_{6\sim8}$、桡神经$C_{7\sim8}$。

3. 触诊 ①肱三头肌：在三角肌后部下方触诊长头，于远端触诊外侧头，在上臂后方三角肌肌腱两侧触诊内侧头。②肘肌：在尺骨外上髁与鹰嘴突之间的深层，可触及三头肌肌腱鞘。

4. 体位及被检查部位摆放 ①抗重力体位：仰卧位，肩关节前屈90°，肘关节完全屈曲。②去重力体位：坐位，肩关节屈曲90°，上肢放于桌面或支托，肘屈曲，前臂保持中立位。

5. 检查方法 ①5级、4级：抗重力体位，固定上臂，阻力施加于前臂远端，能抗最大阻力完成肘伸展全关节活动范围运动为5级，抗中等阻力完成以上运动为4级。②3级：能够在抗重力位且不抗阻时完成全范围肘伸展动作。③2级：在去重力位上能完成全范围肘伸展动作。④1级、0级：肘伸展时触及肌肉收缩为1级，无收缩0级。

（十四）前臂旋前

1. 主动肌 旋前圆肌、旋前方肌。

2. 神经支配 正中神经C_6、C_8、T_1。

3. 触诊 旋前圆肌在肘窝的内侧面触诊。

4. 体位及被检查部位摆放 ①抗重力体位：坐位，上臂自然下垂于身体侧方，肘关节保持90°屈曲。②去重力体位：患者俯卧位，肩关节外展至90°，肘关节屈曲至90°，前臂自然悬垂于床沿外侧。

5. 检查方法 ①5级、4级：抗重力体位，固定上臂，于腕关节近端施加使前臂旋后的阻力，能抗最大阻力完成前臂旋前全关节活动范围运动为5级，抗中等阻力完成以上运动为4级（图4-18）。②3级：能够在抗重力位且不抗阻时完成全范围前臂旋前动作。③2级：在去重力位上能完成全范围前臂旋前动作。④1级、0级：前臂旋前时触及肌肉收缩为1级，无收缩0级。

（十五）前臂旋后

1. 主动肌 肱二头肌、旋后肌。

2. 神经支配 肌皮神经$C_{5\sim6}$、桡神经C_6。

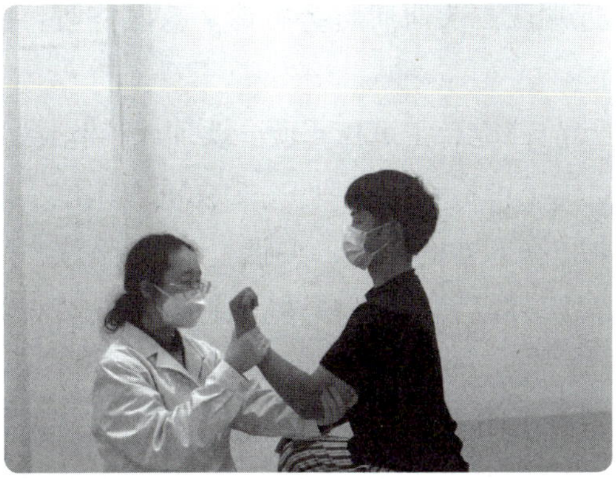

图4-17　肘关节屈曲5级、4级肌力检查

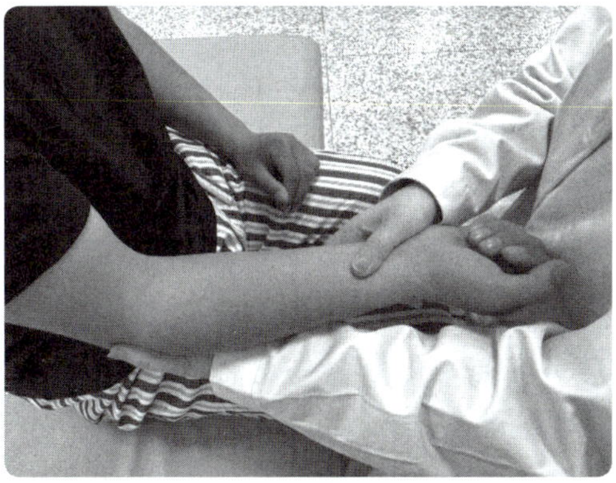

图4-18　前臂旋前5级、4级肌力检查

3. 触诊　放松腕关节与手指，将伸肌腱推向外侧，在外上髁远端的深层进行触诊。

4. 体位及被检查部位摆放　①抗重力体位：上肢自然下垂于体侧，肘关节屈曲90°。②去重力体位：俯卧位，肩关节外展90°，肘关节屈曲90°，前臂自然下垂于床沿。

5. 检查方法　①5级、4级：抗重力体位，固定上臂，于腕关节近端施加使前臂旋前的阻力，能抗最大阻力完成前臂旋后全关节活动范围运动为5级，抗中等阻力完成以上运动为4级（图4-19）。②3级：能够在抗重力位且不抗阻时完成全范围前臂旋后动作。③2级：在去重力位上能完成全范围前臂旋后动作。④1级、0级：前臂旋后时触及肌肉收缩为1级，无收缩0级。

（十六）腕关节掌屈

1. 主动肌　尺侧腕屈肌、桡侧腕屈肌。

2. 神经支配　尺神经C_8、正中神经C_6。

3. 触诊　①桡侧腕屈肌：在腕横纹中线稍外侧触诊。②尺侧腕屈肌：在豌豆骨近端触诊。

4. 体位及被检查部位摆放　①抗重力体位：前臂旋后置于桌面，手指微屈。②去重力体位：前臂处中立位置于桌面，手指微屈。

5. 检查方法　①5级、4级：抗重力体位，固定前臂，阻力施加于手掌，能抗最大阻力完成屈腕全关节活动范围运动为5级，抗中等阻力完成以上运动为4级（图4-20）。②3级：能够在抗重力位且不抗阻时完成全范围屈腕动作。③2级：在去重力位上能完成全范围屈腕动作。④1级、0级：屈腕时触及肌肉收缩为1级，无收缩0级。

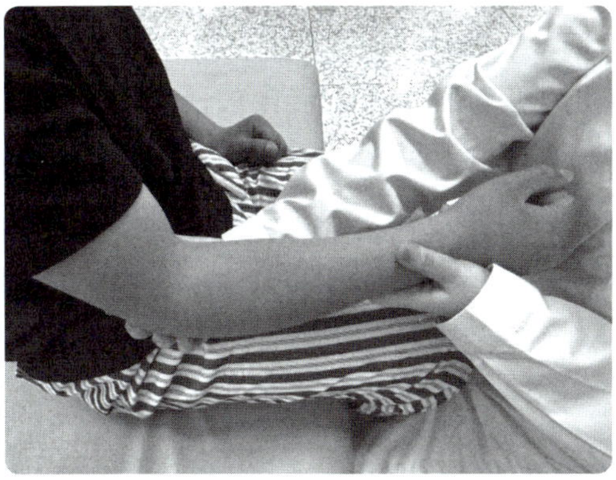

图4-19　前臂旋后5级、4级肌力检查

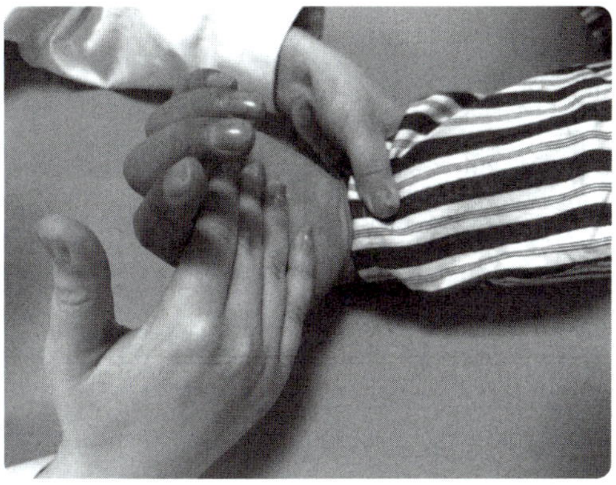

图4-20　腕关节掌屈5级、4级肌力检查

（十七）腕关节背伸

视频：腕关节背伸肌力评定

1. 主动肌 尺侧腕伸肌、桡侧腕伸肌。

2. 神经支配 桡神经C_7、桡神经$C_{6\sim7}$。

3. 触诊 在尺骨头与第五掌骨间触诊。

4. 体位及被检查部位摆放 ①抗重力体位：坐位，前臂旋前置于桌面，手指放松。②去重力体位：坐位，前臂位于中立位放置在桌面上，手指放松。

5. 检查方法 ①5级、4级：抗重力体位，固定前臂，阻力施加于手背，能抗最大阻力完成伸腕全关节活动范围运动为5级，抗中等阻力完成以上运动为4级（图4-21）。②3级：能够在抗重力位且不抗阻时完成全范围伸腕动作。③2级：在去重力位上能完成全范围伸腕动作。④1级、0级：伸腕时触及肌肉收缩为1级，无收缩0级。

（十八）掌指关节屈曲

1. 主动肌 蚓状肌、骨间掌侧、背侧肌。

2. 神经支配 正中神经$C_{7\sim8}$、T_1，尺神经C_8。

3. 触诊 在每一指近端指节的掌侧面上触诊。

4. 体位及被检查部位摆放 ①抗重力体位：患者坐位，前臂旋后并置于桌面，腕关节及掌指关节维持中立位。②去重力体位：患者坐位，前臂处于中立位并放置于桌面，腕关节与掌指关节均保持中立状态。

5. 检查方法 ①5级、4级：抗重力体位，固定掌骨，阻力施加于近节指骨掌侧，能抗最大阻力完成掌指关节屈曲全关节活动范围运动为5级，抗中等阻力完成以上运动为4级（图4-22）。②3级：能够在抗重力位且不抗阻时完成全范围屈指动作。③2级：在去重力位上能完成全范围屈指动作。④1级、0级：掌指关节屈曲时触及肌肉收缩为1级，无收缩0级。

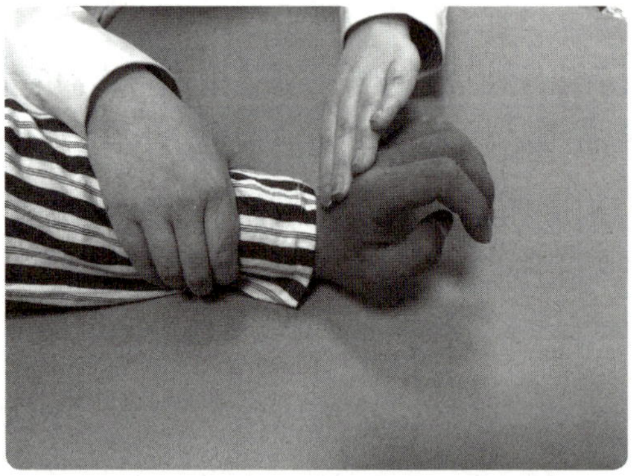

图4-21 腕关节背伸5级、4级肌力检查

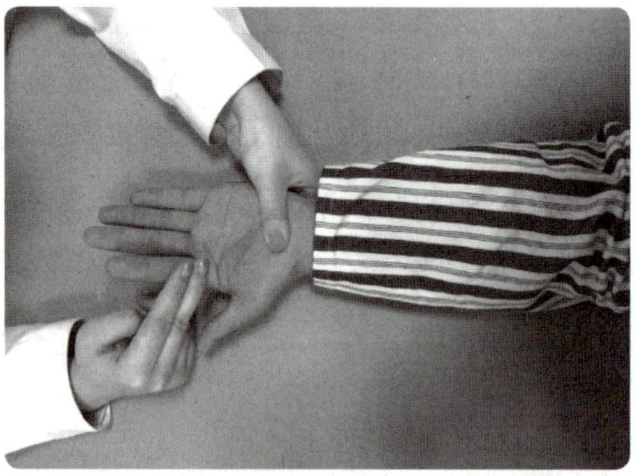

图4-22 掌指关节屈曲5级、4级肌力检查

（十九）掌指关节伸展

1. 主动肌 指总伸肌、示指伸肌、小指伸肌。

2. 神经支配 桡神经$C_{6\sim8}$。

3. 触诊 ①指总伸肌，于手背肌腱横行跨越处进行触诊。②示指伸肌，于第二掌骨背侧近头

部位置进行触诊。③小指伸肌，于第五掌骨背侧，接近尺骨茎突处进行触诊。

4. 体位及被检查部位摆放 ①抗重力体位：患者坐位，前臂旋前置于桌面，手指自然放松。②去重力体位：患者坐位，前臂置于桌面，保持中立位，腕关节维持中立，掌指关节自然屈曲。

5. 检查方法 ①5级、4级：抗重力体位，固定掌骨，阻力施加于近节指骨背侧，能抗最大阻力完成掌指关节伸展全关节活动范围运动为5级，抗中等阻力完成以上运动为4级（图4-23）。②3级：能够在抗重力位且不抗阻时能完成全范围掌指关节伸展动作。③2级：在去重力位上能完成全范围掌指关节伸展动作。④1级、0级：掌指关节伸展时触及肌肉收缩为1级，无收缩0级。

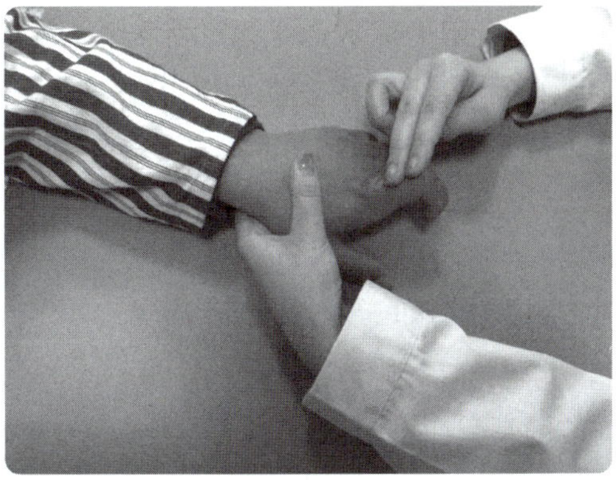

图4-23 掌指关节伸展5级、4级肌力检查

（二十）掌指关节内收

1. 主动肌 骨间掌侧肌。

2. 神经支配 尺神经C_8、T_1。

3. 触诊 ①可在示指近端指节的尺侧缘进行触诊。②第二掌侧骨间肌，于无名指近端指节桡侧缘处进行触诊。③第三掌侧骨间肌，于小指近端指节桡侧缘实施触诊。

4. 体位及被检查部位摆放 前臂旋后放于桌面，腕关节保持中立位，手指伸展并外展。

5. 检查方法 ①5级、4级：固定未受测手指和手掌，在第2、第4、第5指内侧施加阻力，能抗最大阻力完成掌指关节内收全关节活动范围运动为5级，抗中等阻力完成以上运动为4级（图4-24）。②3级：不抗阻时能完成全范围掌指关节内收动作。③2级：能完成部分掌指关节内收动作。④1级、0级：掌指关节内收时触及肌肉收缩为1级，无收缩0级。

（二十一）掌指关节外展

1. 主动肌 背侧骨间肌。

2. 神经支配 尺神经C_8。

3. 触诊 ①触诊第一背侧骨间肌时，定位在第二掌骨的桡侧缘。②在中指近端指节的桡侧缘进行第二背侧骨间肌的触诊。③第三背侧骨间肌的触诊位于尺侧缘。④对第四背侧骨间肌进行触诊时，位置在无名指近端指节的尺侧缘。

4. 体位及被检查部位摆放 前臂旋前置于桌面，腕关节保持中立，手指维持伸展状态。

5. 检查方法 ①5级、4级：固定未受测手指和手掌，在手指外侧施加阻力，能抗最大阻力完成掌指关节外展全关节活动范围运动为5级，抗中等阻力完成以上运动为4级（图4-25）。②3级：

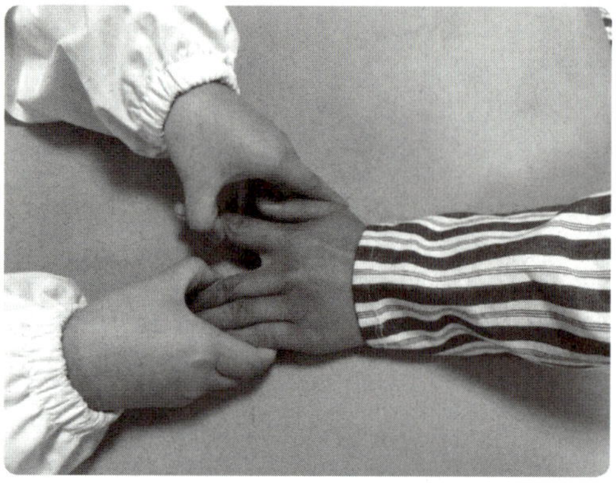

图4-24　掌指关节内收5级、4级肌力检查

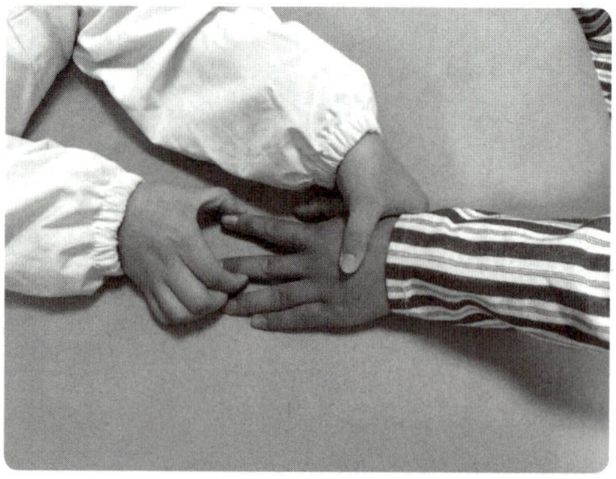

图4-25　掌指关节外展5级、4级肌力检查

不抗阻时能下完成全范围掌指关节外展动作。③2级：能完成部分掌指关节外展动作。④1级、0级：掌指关节外展时触及肌肉收缩为1级，无收缩0级。

（二十二）近端指间关节屈曲

1. 主动肌　指浅屈肌。

2. 神经支配　正中神经$C_{7\sim8}$、T_1。

3. 触诊　在每一指近端指节的掌侧面上触诊。

4. 体位及被检查部位摆放　①抗重力体位：坐位，前臂旋后并置于桌面，腕关节与掌指关节维持中立状态。②去重力体位：患者坐位，前臂保持中立位并放置于桌面，腕关节和掌指关节保持中立。

5. 检查方法　①5级、4级：抗重力体位，固定近端指节，阻力施加于远端指节远端，能抗最大阻力完成指屈曲全关节活动范围运动为5级，抗中等阻力完成以上运动为4级（图4-26）。②3级：能够在抗重力位且不抗阻时完成全范围屈指动作。③2级：在去重力位上能完成全范围屈指动作。④1级、0级：屈指时触及肌肉收缩为1级，无收缩0级。

（二十三）远端指间关节屈曲

1. 主动肌　指深屈肌。

2. 神经支配　尺神经、正中神经C_8、T_1。

3. 触诊　在每一指中间指节的掌侧面上触诊。

4. 体位及被检查部位摆放　①抗重力体位：坐位，前臂旋后置于桌面，腕关节与掌指关节均保持中立。②去重力体位：坐位，前臂处于中立位并放置于桌面，腕关节及掌指关节保持中立状态。

5. 检查方法　①5级、4级：抗重力体位，固定近端指节，阻力施加于远端指节远端，能抗最大阻力完成指屈曲全关节活动范围运动为5级，抗中等阻力完成以上运动为4级（图4-27）。②3级：能够在抗重力位且不抗阻时完成全范围屈指动作。③2级：在去重力位上能完成全范围屈指动作。④1级、0级：屈指时触及肌肉收缩为1级，无收缩0级。

（二十四）拇指腕掌关节内收

1. 主动肌　拇内收肌。

2. 神经支配　尺神经C_8。

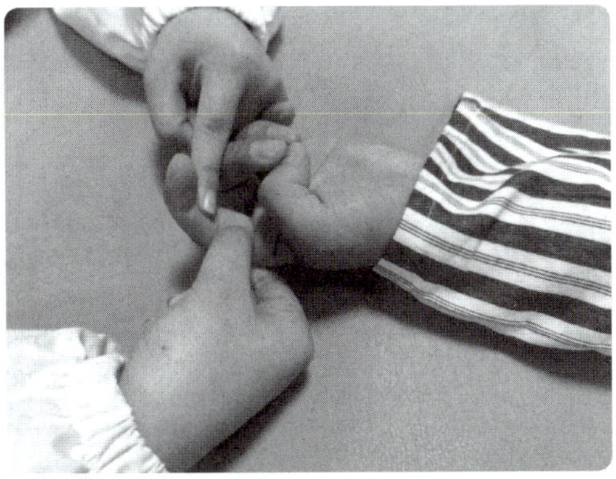

图4-26　近端指间关节屈曲5级、4级肌力检查

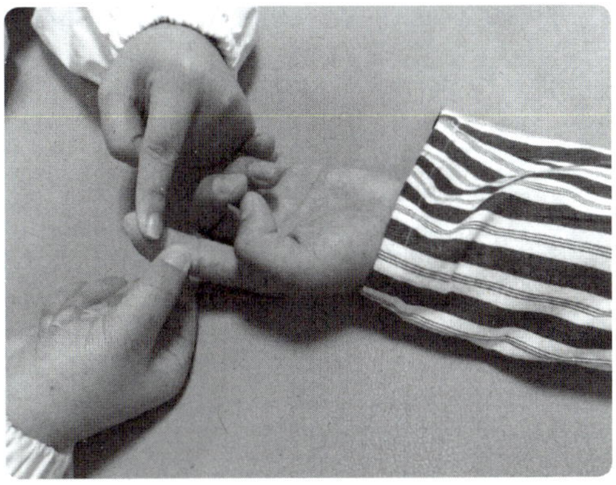

图4-27　远端指间关节屈曲5级、4级肌力检查

3. 触诊　在虎口处触诊。

4. 体位及被检查部位摆放　前臂旋前置于桌面，拇指在额状面上外展。

5. 检查方法　①5级、4级：固定手掌，在拇指尺侧施加阻力，能抗最大阻力完成拇指内收全关节活动范围运动为5级，抗中等阻力完成以上运动为4级（图4-28）。②3级：不抗阻时能完成全范围拇指内收动作。③2级：能完成部分拇指内收动作。④1级、0级：拇指内收时触及肌肉收缩为1级，无收缩0级。

（二十五）拇指腕掌关节外展

1. 主动肌　拇长、短展肌。

2. 神经支配　桡神经C_7。

3. 触诊　在第一腕掌关节近端触诊外展拇长肌；沿着第一掌骨骨干前面触诊外展拇短肌。

4. 体位及被检查部位摆放　前臂置于桌面，保持中立位，腕关节中立，拇指内收。

5. 检查方法　①5级、4级：固定手掌，在拇指桡侧施加阻力，能抗最大阻力完成拇指外展全关节活动范围运动为5级，抗中等阻力完成以上运动为4级（图4-29）。②3级：不抗阻时能完成全范围拇指外展动作。③2级：能完成部分拇指外展动作。④1级、0级：拇指外展时触及肌肉收缩为1级，无收缩0级。

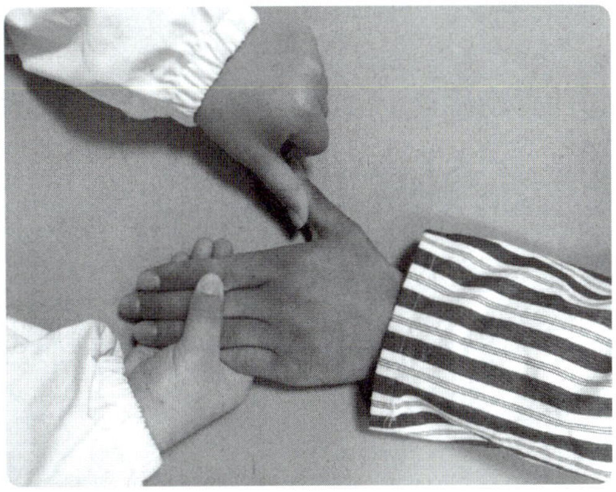

图4-28　拇指腕掌关节内收5级、4级肌力检查

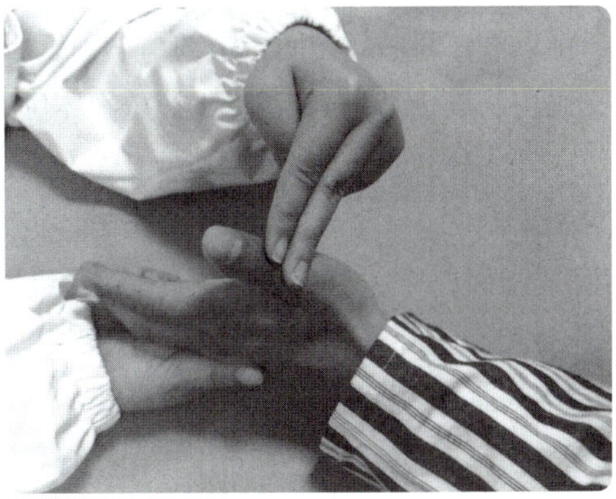

图4-29　拇指腕掌关节外展5级、4级肌力检查

（二十六）拇指腕掌关节对掌

1. 主动肌 拇对掌肌、小指对掌肌。

2. 神经支配 正中神经$C_{6\sim8}$、T_1，尺神经C_8、T_1。

3. 触诊 沿第一掌骨骨干外侧触诊。

4. 体位及被检查部位摆放 前臂旋后置于桌面，腕关节处中立位。

5. 检查方法 ①5级、4级：固定手掌，在拇指与小指掌骨头掌面施加阻力，能抗最大阻力完成拇指与小指对指全关节活动范围运动为5级，抗中等阻力完成以上运动为4级（图4-30）。②3级：不抗阻时能完成拇指与小指对指动作。③2级：能完成部分对掌动作。④1级、0级：对掌时触及肌肉收缩为1级，无收缩0级。

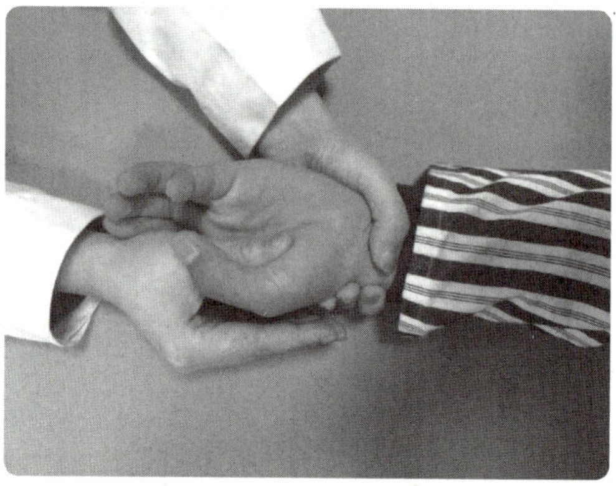

图4-30 拇指腕掌关节对掌5级、4级肌力检查

二、下肢主要肌肉的手法检查

视频：髋关节前屈、后伸徒手肌力检查

（一）髋关节屈曲

1. 主动肌 髂腰肌。

2. 神经支配 腰丛神经$L_{2\sim3}$。

3. 触诊 于肋骨下缘与髂嵴上缘之间的腹部深部触诊腰大肌。

4. 检查方法 ①5级、4级：仰卧位，小腿悬于床边，固定骨盆，阻力施加于大腿远端，能抗最大阻力做屈髋全关节活动范围运动为5级，抗中等阻力完成以上运动为4级（图4-31）。②3级：体位同上，可抗重力完成屈髋动作。③2级：侧卧位，支托下肢，可全范围主动屈髋。④1级、0级：屈髋时触及肌肉收缩为1级，无收缩0级。

（二）髋关节伸展

1. 主动肌 臀大肌、腘绳肌。

2. 神经支配 臀下神经、坐骨神经L_5、$S_{1\sim2}$。

3. 触诊 在髋外旋时，在坐骨与大转子间触诊。

4. 检查方法 ①5级、4级：俯卧位，屈膝位测臀大肌，伸膝位测腘绳肌，固定骨盆，阻力施加于大腿远端，能抗最大阻力做伸髋全关节活动范围运动为5级，抗中等阻力完成以上运动为4级

（图4-32）。②3级：体位同上，可抗重力完成全范围伸髋动作。③2级：侧卧位，支托下肢，可全范围主动伸髋。④1级、0级：伸髋时触及肌肉收缩为1级，无收缩0级。

（三）髋关节内收

1. 主动肌 内收肌群、股薄肌、耻骨肌。

2. 神经支配 闭孔神经、股神经$L_{2\sim5}$，闭孔神经$L_{2\sim4}$，闭孔神经$L_{2\sim3}$。

3. 触诊 ①长收肌：触诊骨盆弓下方大腿内侧。②大收肌：触诊大腿内侧面中部至下部。

4. 检查方法 ①5级、4级：同侧卧位，固定骨盆，在大腿远端内侧施加阻力，能抗最大阻力做髋内收全关节活动范围运动为5级，抗中等阻力完成以上运动为4级（图4-33）。②3级：体位同上，可抗重力完成全范围髋内收动作。③2级：仰卧位，非被测髋关节外展，被测髋关节微外展，支托受测下肢或置于滑板上，可做全范围髋内收。④1级、0级：内收髋时触及肌肉收缩为1级，无收缩0级。

（四）髋关节外展

1. 主动肌 臀中肌、臀小肌、阔筋膜张肌。

2. 神经支配 臀上神经$L_{4\sim5}$。

3. 触诊 在髂嵴外下侧或大转子周围触诊臀中肌的前侧和中部。

4. 检查方法 ①5级、4级：同侧卧位，固定骨盆，在大腿远端外侧施加阻力，能抗最大阻力做髋外展全关节活动范围运动为5级，抗中等阻力完成以上运动为4级（图4-34）。②3级：体位同上，可抗重力完成全范围髋外展动作。③2级：仰卧位，支托受测下肢或置于滑板上，可做全范围

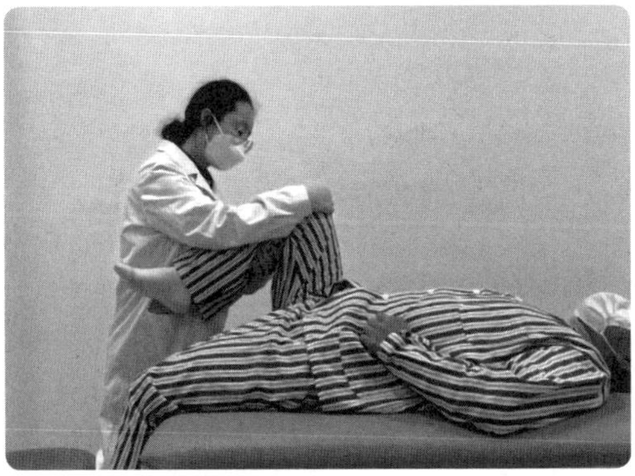

图4-31 髋关节屈曲5级、4级肌力检查

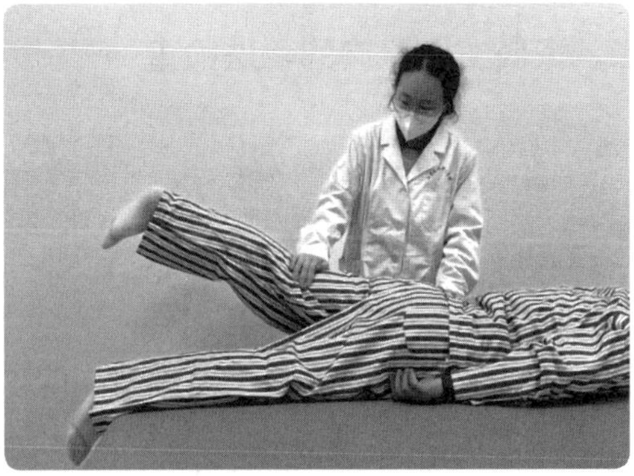

图4-32 髋关节伸展5级、4级肌力检查

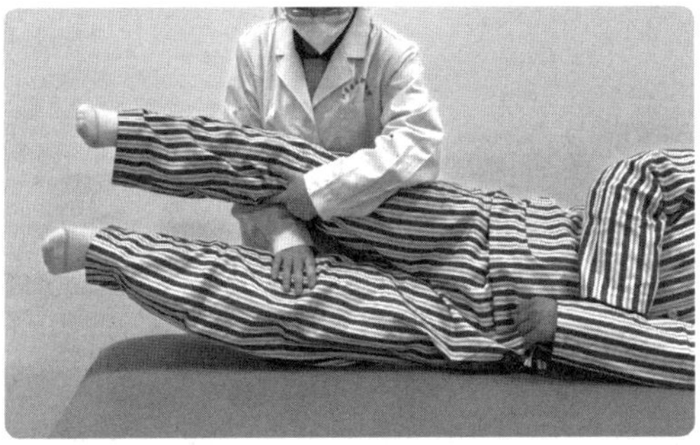

图4-33 髋关节内收5级、4级肌力检查

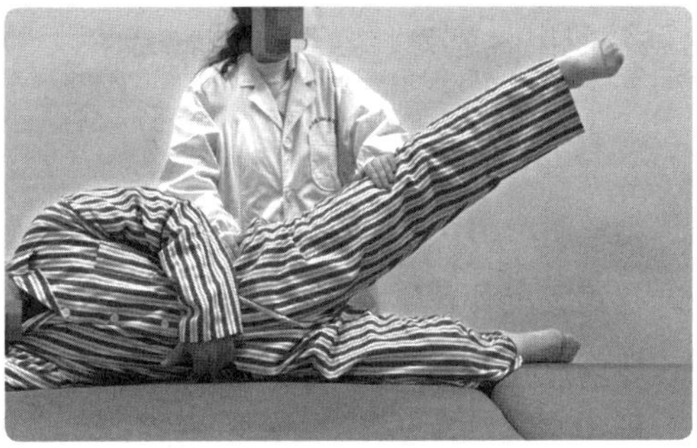

图4-34 髋关节外展5级、4级肌力检查

髋外展。④1级、0级：外展髋时触及肌肉收缩为1级，无收缩0级。

（五）髋关节外旋

1. **主动肌** 股方肌，梨状肌，臀大肌，上下孖肌，闭孔内、外肌。

2. **神经支配** 骶丛神经$L_5 \sim S_1$，臀下神经L_5、$S_{1\sim2}$，骶丛神经L_5、S_1，闭孔神经$L_{3\sim4}$，骶丛神经$S_{1\sim2}$。

3. **触诊** 大转子后方可能触诊到梨状肌。

4. **检查方法** ①5级、4级：仰卧或坐位，小腿于床外自然下垂。固定骨盆，在小腿远端外侧施加阻力。能抗最大阻力完成髋外旋全关节活动范围运动为5级，抗中等阻力完成以上运动为4级（图4-35）。②3级：体位同上，可抗重力完成全范围髋外旋动作。③2级：仰卧位，髋、膝伸展，支托受测下肢或置于滑板上，可做全范围髋外旋。④1级、0级：髋外旋时触及肌肉收缩为1级，无收缩0级。

（六）髋关节内旋

1. **主动肌** 臀中肌、臀小肌、阔筋膜张肌。

2. **神经支配** 臀上神经$L_{4\sim5}$、S_1。

3. **触诊** 在髂骨嵴外下侧或大转子附近触诊臀中肌前侧及中间部分；臀小肌无法触诊。

4. **检查方法** ①5级、4级：仰卧或坐位，小腿于床外自然下垂。固定骨盆，在小腿远端内侧施加阻力。能抗最大阻力完成髋内旋全关节活动范围运动为5级，抗中等阻力完成以上运动为4级（图4-36）。②3级：体位同上，可抗重力完成全范围髋内旋动作。③2级：仰卧位，髋、膝伸展，支托受测下肢或置于滑板上，可做全范围髋内旋。④1级、0级：髋内旋时触及肌肉收缩为1级，无收缩0级。

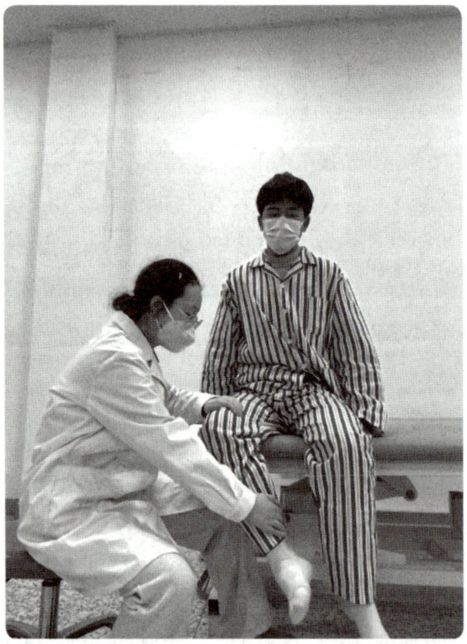

图4-35 髋关节外旋5级、4级肌力检查

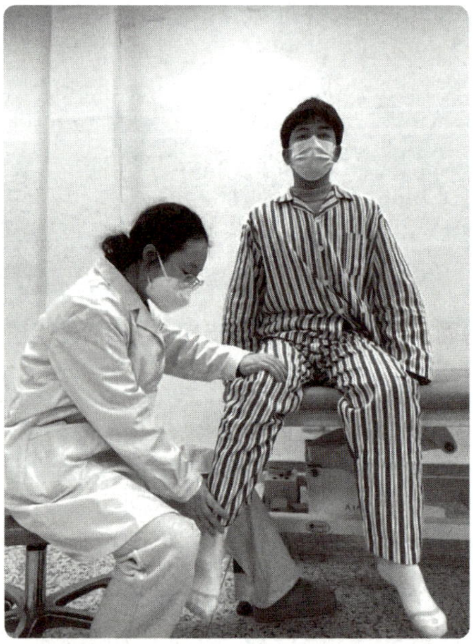

图4-36 髋关节内旋5级、4级肌力检查

视频：膝关节屈曲腘绳肌肌力评定

（七）膝关节屈曲

1. 主动肌 股二头肌、半腱肌、半膜肌。

2. 神经支配 坐骨神经$L_5 \sim S_2$，胫神经L_5、$S_{1\sim2}$。

3. 触诊 股二头肌于大腿后外侧触诊；半腱肌在膝关节后方内侧触诊；半膜肌在半腱肌肌腱两侧触诊。

4. 检查方法 ①5级、4级：俯卧位，固定大腿，在小腿远端施加阻力。能抗最大阻力完成膝屈曲全关节活动范围运动为5级，抗中等阻力完成以上运动为4级（图4-37）。②3级：体位同上，可抗重力完成全范围屈膝动作。③2级：侧卧位，支托受测下肢或置于滑板上，可做全范围屈膝动作。④1级、0级：屈膝时触及肌肉收缩为1级，无收缩0级。

视频：膝关节伸展肌四头肌肌力评定

（八）膝关节伸展

1. 主动肌 股四头肌。

2. 神经支配 股神经$L_{3\sim4}$。

3. 触诊 在缝匠肌与阔筋膜张肌形成的V字形区域触诊股直肌；中间头位于股直肌深层，可尝试提起股直肌后从内侧或外侧进行触诊；沿大腿内侧触诊内侧头；沿大腿外侧触诊外侧头。

4. 检查方法 ①5级、4级：仰卧或坐位，固定大腿，在小腿远端施加阻力。能抗最大阻力完成膝伸展全关节活动范围运动为5级，抗中等阻力完成以上运动为4级（图4-38）。②3级：体位同上，可抗重力完成全范围伸膝动作。③2级：侧卧位，支托受测下肢或置于滑板上，可做全范围伸膝动作。④1级、0级：伸膝时触及肌肉收缩为1级，无收缩0级。

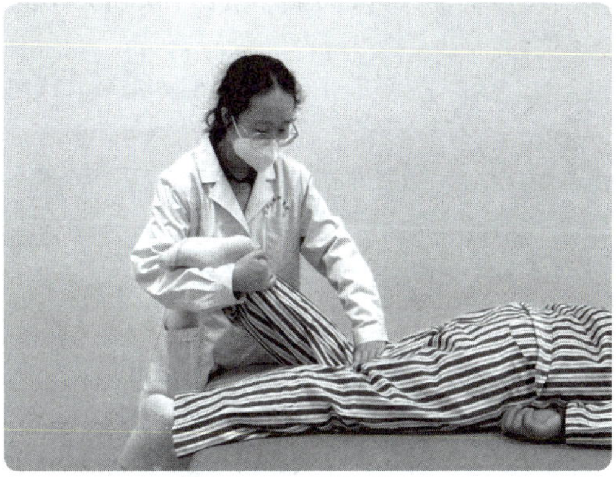

图4-37 膝关节屈曲5级、4级肌力检查

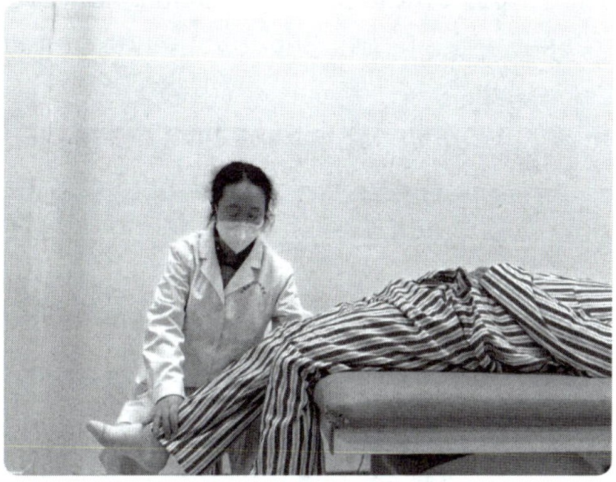

图4-38 膝关节伸展5级、4级肌力检查

（九）踝关节跖屈

1. 主动肌 腓肠肌、比目鱼肌。

2. 神经支配 胫神经$S_{1\sim2}$。

3. 触诊 沿膝关节后侧远端触诊腓肠肌；在腓肠肌两侧触诊比目鱼肌的远端部分。

4. 检查方法 ①5级、4级：俯卧位，膝关节伸直位（可检查腓肠肌）或膝关节屈曲位（可检查比目鱼肌），固定小腿，阻力施加在足掌。能抗最大阻力完成踝跖屈全关节活动范围运动为5级，抗中等阻力完成以上运动为4级（图4-39）。②3级：体位同上，可抗重力完成全范围踝跖屈动作。

③2级：侧卧位，可做全范围踝跖屈动作。④1级、0级：踝跖屈时触及肌肉收缩为1级，无收缩0级。

（十）踝关节背屈与内翻

视频：踝关节跖屈小腿三头肌肌力评定

1. 主动肌 胫骨前肌。

2. 神经支配 腓深神经$L_{4\sim5}$。

3. 触诊 沿胫骨外侧触诊胫骨前肌

4. 检查方法 ①5级、4级：坐位，小腿自然下垂，固定小腿，阻力施加于足背内侧。能抗最大阻力完成踝背屈与内翻的全关节活动范围运动为5级，抗中等阻力完成以上运动为4级（图4-40）。②3级、2级：体位同上，可抗重力完成全范围踝背屈与内翻为3级，运动不充分为2级。③1级、0级：踝背屈与内翻时触及肌肉收缩为1级，无收缩0级。

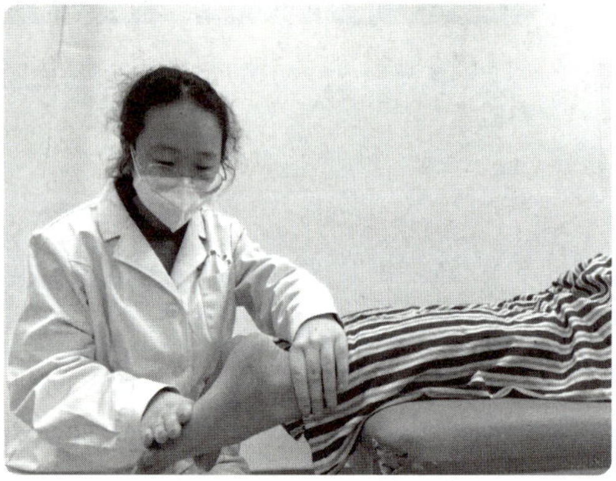

图4-39 踝关节跖屈（腓肠肌）5级、4级肌力检查

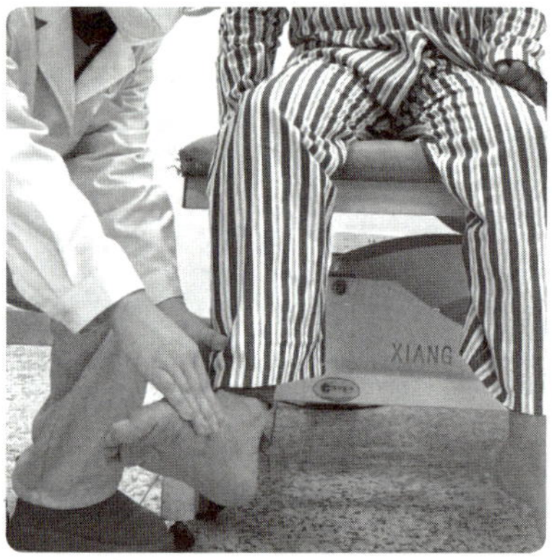

图4-40 踝关节背屈与内翻5级、4级肌力检查

（十一）踝关节跖屈与内翻

1. 主动肌 胫骨后肌。

2. 神经支配 胫神经L_5、S_1。

3. 触诊 越过内踝处触诊胫后肌。

4. 检查方法 ①5级、4级：同侧卧位，固定小腿，阻力施加于足掌内侧。能抗最大阻力完成踝跖屈与内翻的全关节活动范围运动为5级，抗中等阻力完成以上运动为4级（图4-41）。②3级、2级：体位同上，可抗重力完成全范围踝跖屈与内翻为3级，运动不充分为2级。③1级、0级：踝跖屈与内翻时触及肌肉收缩为1级，无收缩0级。

（十二）踝关节跖屈与外翻

1. 主动肌 腓骨长、短肌。

2. 神经支配 腓浅神经L_5、S_1。

3. 触诊 在足跖面外踝远端触诊腓骨长肌肌腱；在足背第五跖骨外侧触诊腓骨第三肌；沿外踝远端向第五跖骨延伸处触诊腓骨短肌。

4. 检查方法 ①5级、4级：对侧卧位，固定小腿，阻力施加于足背外侧。能抗最大阻力完成

踝跖屈与外翻的全关节活动范围运动为5级，抗中等阻力完成以上运动为4级（图4-42）。②3级、2级：体位同上，可抗重力完成全范围踝跖屈与外翻为3级，运动不充分为2级。③1级、0级：踝跖屈与外翻时触及肌肉收缩为1级，无收缩0级。

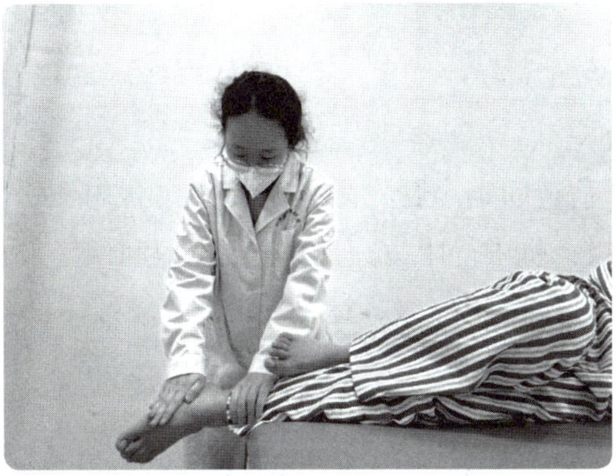

图4-41　踝关节跖屈与内翻5级、4级肌力检查

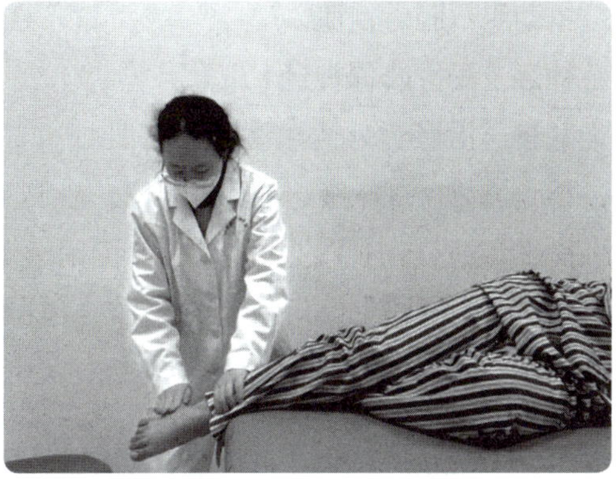

图4-42　踝关节跖屈与外翻5级、4级肌力检查

（十三）跖趾关节屈

1. 主动肌　蚓状肌、踇短屈肌。

2. 神经支配　足底内外侧神经、足底内侧神经L_5、$S_{1\sim3}$。

3. 触诊　在每个足趾近端趾骨的跖面触诊趾短屈肌肌腱。

4. 检查方法　①5级、4级：仰卧位或坐位，踝中立位，固定足掌，于趾近节的跖侧施加阻力。能抗最大阻力完成跖趾关节屈曲全关节活动范围运动为5级，抗中等阻力完成以上运动为4级。②3级、2级：体位同上，可抗重力完成全范围跖趾关节屈曲为3级，运动不充分为2级。③1级、0级：跖趾关节屈曲时触及肌肉收缩为1级，无收缩0级。

（十四）跖趾关节伸

1. 主动肌　趾长、短伸肌，踇长伸、短伸肌。

2. 神经支配　腓深神经L_5、S_1、腓深神经$S_{1\sim2}$。

3. 触诊　在足背外侧，分别触诊趾短伸肌和趾长伸肌的肌腱。

4. 检查方法　①5级、4级：仰卧位或坐位，踝中立位，固定足掌，于趾近节的背侧施加阻力。能抗最大阻力完成跖趾关节伸展全关节活动范围运动为5级，抗中等阻力完成以上运动为4级。②3级、2级：体位同上，可抗重力完成全范围跖趾关节伸展为3级，运动不充分为2级。③1级、0级：跖趾关节伸展时触及肌肉收缩为1级，无收缩0级。

视频：躯干屈曲后伸徒手肌力评定

三、躯干主要肌肉的手法检查

（一）颈屈

1. 主动肌　斜角肌、颈长肌、头长肌、胸锁乳突肌。

2. 神经支配 颈丛神经$C_{3\sim8}$、$C_{2\sim6}$、$C_{1\sim3}$，副神经$C_{2\sim3}$。

3. 触诊 在颈部前外侧表层触诊。

4. 检查方法 ①5级：仰卧位，固定上部胸廓。抗较大阻力完成抬头全关节活动范围运动为5级，仅能抗中等阻力为4级（图4-43）。②3级：体位同上，仅能抗重力抬头。③2级：侧卧位，支托头部，可颈前屈。④1级、0级：屈颈时可触摸到肌肉收缩为1级，无收缩0级。

（二）颈伸

1. 主动肌 斜方肌、颈部骶棘肌。

2. 神经支配 副神经$C_{2\sim4}$、胸神经$C_8\sim T_4$。

3. 触诊 在斜方肌上部纤维外缘的下方，向乳突的方向触诊。

4. 检查方法 ①5级：俯卧位，固定上部胸廓。抗较大阻力完成颈后伸全关节活动范围运动为5级，仅能抗中等阻力为4级（图4-44）。②3级：体位同上，仅能抗重力完成全范围颈后伸动作。③2级：侧卧位，支托头部，可颈后伸。④1级、0级：颈后伸时可触摸到肌肉收缩为1级，无收缩0级。

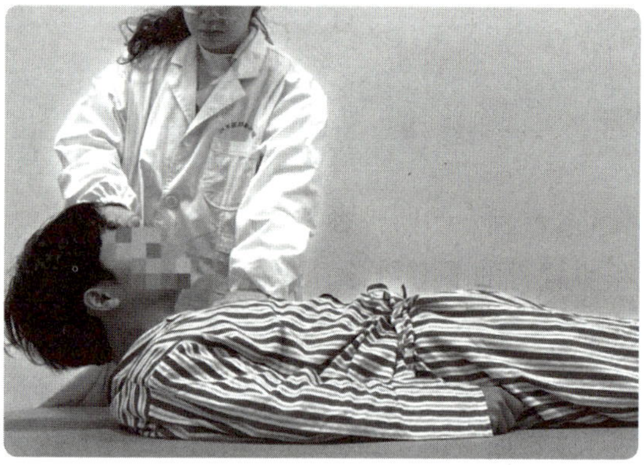

图4-43 颈屈5级、4级肌力检查

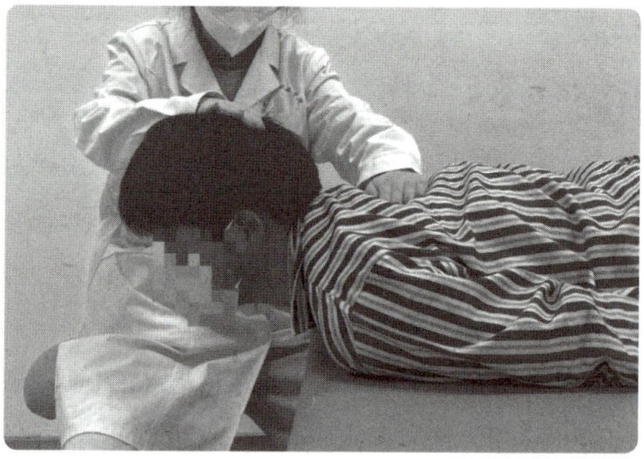

图4-44 颈伸5级、4级肌力检查

（三）躯干屈

1. 主动肌 腹直肌。

2. 神经支配 肋间神经$T_{5\sim12}$。

3. 触诊 在脐和胸骨剑突之间连线的两侧触诊上腹直肌；在脐和耻骨联合连线的两侧触诊下腹直肌。

4. 检查方法 ①5级：仰卧位，髋关节及膝关节屈曲，双手抱住头能坐起（图4-45）。②4级：仰卧位，双手前平举能坐起。③3级：仰卧位，上肢置于体侧，头部及肩胛部可抬起。④2级：体位同3级，仅能抬起头部。⑤1级、0级：躯干前屈时可触摸到肌肉收缩为1级，无收缩0级。

（四）躯干伸

1. 主动肌 竖脊肌、横脊肌、脊间肌及胸椎和腰椎的横突间肌。

2. 神经支配 颈脊神经的背侧支、胸脊神经的背侧支、腰脊神经的背侧支。

3. 触诊 在胸腰段区域内沿中线两侧触诊。

4. 检查方法 ①5级：俯卧位，胸部以上在床沿外，治疗师一手固定下肢，抗较大阻力抬起上身。②4级：体位同上，抗中等阻力抬起上身（图4-46）。③3级：体位同上，在抗重力条件下能抬起上身。④2级：体位同上，能完成头后仰动作。⑤1级、0级：躯干后伸时可触摸到肌肉收缩为1级，无收缩0级。

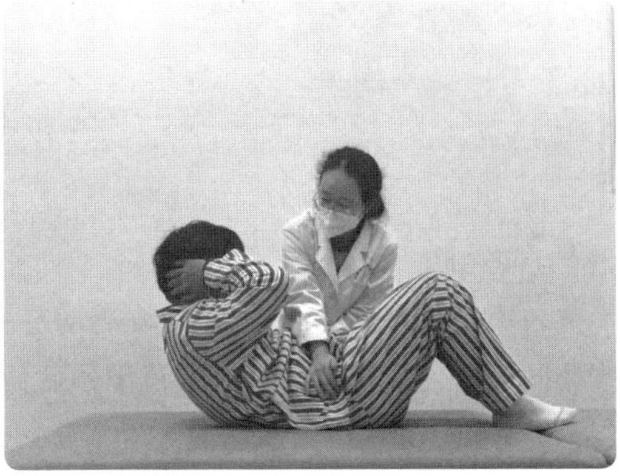

图4-45 躯干屈5级肌力检查

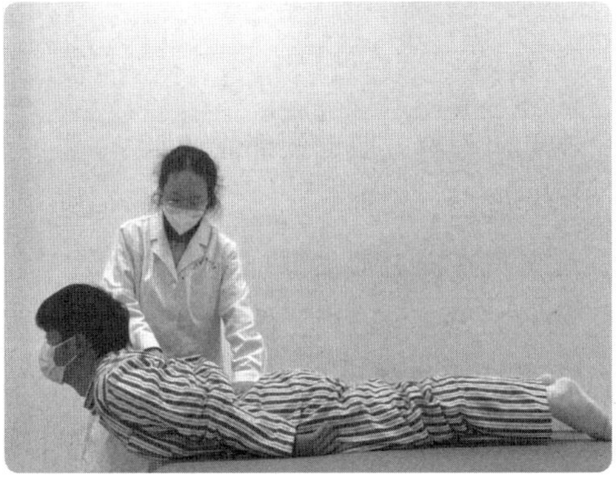

图4-46 躯干伸5级、4级肌力检查

（五）躯干旋转

1. 主动肌 腹内斜肌、腹外斜肌。

2. 神经支配 肋间神经$T_{7\sim12}$、髂腹股沟及生殖股$T_{12}\sim L_1$、肋间神经$T_{5\sim11}$。

3. 触诊 腹外斜肌沿锁骨中线在最后一根肋骨和肋软骨的下方触诊；腹内斜肌沿锁骨中线在髂前上棘内侧触诊。

4. 检查方法 ①5级：仰卧位，屈髋屈膝，固定下肢。双手抱住头部可坐起同时身体转向一侧（图4-47）。②4级：体位同上，双手前平举可坐起同时身体转向一侧。③3级：体位同上，上肢置于体侧可转动上部身体，单侧肩膀能抬离床面。④2级：坐位，可完成全关节范围转体动作。⑤1级、0级：做躯干旋转运动时可触摸到肌肉收缩为1级，无收缩为0级。

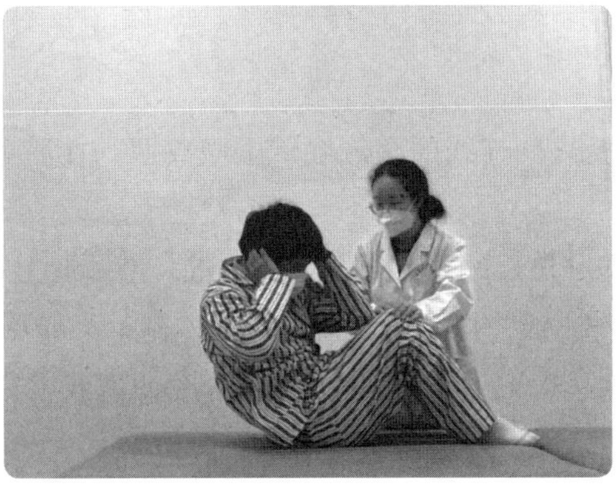

图4-47 躯干旋转5级肌力检查

（六）骨盆上提

1. 主动肌 腰方肌。

2. 神经支配 脊神经 $T_{12} \sim L_3$。

3. 触诊 被测者仰卧位或立位，躯干侧弯，检查者在髂后上棘上方及第12根肋骨下方，竖脊肌的深层触诊腰方肌。

4. 检查方法 ①5级：站立位，受检者单腿站在木箱上，检查侧下肢悬空，将被检一侧髋关节及骨盆做上提动作，可抵抗较大阻力完成全关节活动范围运动。②4级：体位同上，能抗中等阻力。③3级：体位同上，能抗重力完成动作。④2级：仰卧位或俯卧位，检查侧髋关节外展15°，上提髋关节及骨盆，可在去重力体位下完成骨盆上提。⑤1级、0级：上提骨盆时可触及腰方肌收缩为1级，无收缩为0级。

▶知识拓展

肌耐力测试

1. 表面肌电信号频谱分析技术 是一种通过分析肌肉等长收缩时产生的肌电信号频率成分来评估肌肉状态的方法。该技术发现，肌电信号的中位频率衰减与肌力的下降是一致的，因此可以作为肌肉疲劳的一个间接指标。通过分析肌电信号的频谱特性，可以了解肌肉在不同状态下的活动模式，为评估肌肉功能和疲劳状态提供重要信息。

2. 磁共振波谱技术 是一种能够在不对活体组织造成任何损伤的情况下进行的化学特性探测方法，可用于肌耐力测试。它能够实时监测肌肉代谢的变化。这种技术的优势在于能够连续监测休息、运动、运动后肌肉疲劳，以及疲劳后恢复期的肌肉代谢状态，为深入了解肌肉代谢过程提供了有力工具。然而，由于设备和技术成本较高，磁共振波谱技术的普及应用受到一定限制。

3. 近红外光谱分析技术 是一种非侵入性的研究方法，用于测定运动过程中肌肉内氧气含量的变化及血流变化。该技术利用近红外光的穿透性，可以深入肌肉组织约10cm的深度进行监测。近红外光谱分析技术为评估肌肉氧合水平和血液循环提供了便捷的方法，有助于了解肌肉在运动中的能量供应和代谢状态。

4. 微透析技术 是一种侵入性肌肉检测方法。该技术能够实时、连续地监测肌肉生物代谢过程，为深入了解肌肉代谢机制提供了重要手段。然而，由于需要植入导管，微透析技术具有一定的侵入性和风险，因此在实际应用中需要权衡利弊。

考试知识点总结

本章小结

协和云课堂……　拓展练习及参考答案

（颜　斌）

第五章　肌张力评定

教学课件

学习目标

素质目标

（1）具备严谨的科学态度和高度的职业道德，具备规范操作意识。

（2）具备安全操作意识；具备良好的沟通技巧。

知识目标

（1）掌握：肌张力评定的基本理论和方法，包括肌张力的定义、生理机制、评定的临床意义及常见的评定工具和设备。

（2）熟悉：肌张力异常的分类。

（3）了解：不同疾病状态下肌张力变化的特点。

能力目标

（1）能在临床环境中对肌张力进行准确测量和评价。

（2）能熟练运用各种测评工具，在资料解读上有一技之长，并能对结果进行分析。

（3）能对患者个性化治疗建议，可根据评估结果制订合理的康复方案。

案例导入

【案例】

患者，男性，65岁。因左侧上、下肢突然无力。经CT检查，初步诊断为脑卒中。运动功能评定和后续康复治疗在急性期治疗稳定后转入康复科。肌张力评定：采用改良阿什沃思量表（modified Ashworth scale），患者左侧上肢肌张力明显增高，尤其是肘关节、腕关节，表现为被动运动时肌张力明显抵抗，关节活动范围末端突然阻力增大，左侧下肢肌张力也有所增高，但增高程度较上肢轻。

【问题】

1. 评估患者日常生活活动受到肌张力异常影响的原因。
2. 讨论如何根据肌张力评定结果制订个性化的康复治疗方案。

·核心知识拆解·

肌张力评定作为神经功能评估的关键环节，主要是对肌肉在被动运动过程中所表现出的阻力进行评估。肌张力评定能够提供关于肌肉紧张度与弹性的信息，进而对神经系统的健康状况作出判断。在进行肌张力评定时，医师将执行一系列被动运动，以感知肌肉的抵抗程度，包括评定肌肉的松弛性、僵硬程度及是否存在非正常的肌肉收缩现象。这些评定结果对确诊肌肉痉挛、肌无力、帕金森病等病症具有决定性意义。同时，肌张力评定亦有助于评估患者肌肉功能的恢复状况，为个性化康复训练方案的制订提供科学依据。

第一节　概　　述

肌张力（muscle tone）是肌肉在静息状态下的一种不随意的、持续的、微小的收缩，是被动运动或按压肌肉时所产生的阻力。正常肌张力的维持依赖于周围神经和中枢神经系统调节机制的完整性。肌张力是保持肢体位置、支撑体重、确保肢体运动控制能力、空间定位，以及执行复杂运动的基础，也是维持身体姿势和正常活动的关键。在临床实践中，肌张力通常指在被动运动过程中，医务人员感受到的被动对象的抵抗感。其本质是骨骼肌在轻度持续收缩状态下产生的紧张性牵张反射。肌肉的收缩能力、弹性、延展性等内在特性会影响周围神经系统和中枢神经系统调节机制下的肌张力变化。

正常肌张力的形成受两方面因素影响：一方面，梭内肌螺旋感受器受刺激后，会引发梭外肌的微弱反射性收缩，从而产生肌张力。在重力作用下，人体骨骼肌会被牵拉，进而触发这一过程。另一方面，在高级中枢神经系统的调节下，γ运动神经元向梭内肌发送少量冲动，引起梭内肌收缩，进而刺激螺旋感受器。这些冲动随后传递至脊髓，通过α神经元及其传出纤维，促使梭外肌收缩，最终形成相应的肌张力。

一、正常肌张力

1. 正常肌张力的分类　肌张力是维持身体各种姿势和正常活动的基础。依据身体所处的不同状态，正常肌张力可分为静止性肌张力、姿势性肌张力和运动性肌张力三个类别。

（1）静止性肌张力：是指肌肉组织在静息状态下的一种持续的、微小的收缩。

（2）姿势性肌张力：是指人体在不同姿势（如卧位、坐位或立位）时，躯体前后肌肉保持一定张力的状态，以维持姿势和身体稳定。如当人体处于直立姿势时，尽管肌肉未见明显收缩，但前后肌群仍保持一定的张力以维持姿势稳定。

（3）运动性肌张力：是指人体在运动过程中，肌肉为了保持姿势和进行运动而产生的张力。是确保肌肉运动连续性和平滑性（无颤抖、抽搐、痉挛现象）的关键因素。

2. 正常肌张力的特征 正常肌张力表现为肌肉在静止状态下具有一定的紧张度和弹性，既不过度松弛也不过度紧张。当进行被动运动时，会遇到一定的阻力，但这种阻力是均匀且适度的，不会突然增加或减少。此外，正常肌张力还能保证肢体的稳定性和协调性，在进行主动运动时，肌肉能够顺畅地收缩和放松，从而完成各种动作。

二、异常肌张力

异常肌张力分为三类：肌张力低下、肌张力增高及肌张力障碍。

1. 肌张力低下

（1）定义：肌张力低下（弛缓）是指肌肉在静止或被动运动时，其紧张度和抵抗力明显低于正常状态，表现为肌肉松软无力。

（2）原因：肌张力低下的原因多种多样，可能原因如下。①神经系统疾病：如脑卒中、脊髓灰质炎、脑性瘫痪等。②肌肉疾病：如肌营养不良、重症肌无力等。③代谢性疾病：如甲状腺功能减退症、低血糖等。④药物副作用等。

（3）特征：肌张力低下的患者常表现出肌肉松软、关节活动范围增大、姿势不稳定、运动功能受限等特征。此外，患者还可能出现肌力减弱、疲劳感增加、肌肉震颤等症状，严重时可能影响日常生活和自理能力。

2. 肌张力增高

（1）痉挛

1）定义：痉挛是肌张力增高的一种表现形式，它是由牵张反射高兴奋性所致的、速度依赖的以紧张性牵张反射增强伴腱反射异常为特征的运动障碍。

2）原因：痉挛可以由多种因素引起，包括神经系统疾病、肌肉疲劳、电解质失衡、寒冷刺激等。

3）特征：痉挛通常表现为肌肉快速、不自主地收缩，伴有疼痛或僵硬感，且持续时间可能较长。在痉挛发生时，受影响的肌肉区域可能会变得坚硬，触摸时会有明显的紧张感。

4）痉挛的特殊表现：如下。①巴宾斯基反射：一种病理反射，当用棉签轻划足底外侧时，自足跟向前至小趾根部足掌时转向内侧，阳性反应为大拇指背伸，余趾呈扇形展开。此反射在婴儿可呈阳性，1岁后或成人出现则为病理表现。②折刀样反射：当被动屈曲痉挛的肢体时，在开始屈曲时阻力大，终末突然阻力减弱，称为折刀样反射，是痉挛的伸肌肌群突然痉挛放松所致。③阵挛：是指触诊时，手指稍用力按压肌肉，可引起肌肉快速、短暂、有力的收缩反应，即肌肉呈跳动样反应。④去大脑强直和去皮质强直：去大脑强直表现为四肢强直性伸展，上臂内收并旋内，前臂伸直并过分旋前，髋内收、内转，膝伸直，足跖屈。去皮质强直表现为上肢屈曲内收，腕及手指屈曲，双下肢伸直，足屈曲。

（2）僵硬

1）定义：僵硬是指主动肌与拮抗肌张力同时升高，关节在各个方向上都不能进行活动。又分为齿轮样僵硬、铅管样僵硬。

2）成因：僵硬通常是由肌肉张力异常增高导致的，可能与多种神经系统疾病相关，如帕金森病、脑卒中等。这些疾病会影响到大脑对肌肉的控制，导致肌肉长时间保持紧张状态，进而表现出

僵硬的症状。

3）特征：齿轮样僵硬表现为在被动活动患者的肢体时，可以感受到明显的阻力，并且阻力的大小会随着动作的加快而增加，如同转动生锈的齿轮一般。而铅管样僵硬则是在被动活动患者的肢体时，可以感受到均匀的阻力，没有突然的增加或减少，如同推动一根铅管一样。这两种僵硬都是肌肉张力增高的表现，但具体的感觉和程度有所不同。

3. 肌张力障碍

（1）定义：肌张力障碍是一种神经系统疾病，表现为肌肉的不自主收缩或过度活动，导致姿势异常和运动障碍。

（2）原因：肌张力障碍的原因可能包括遗传性因素、神经系统损伤、药物副作用或某些代谢性疾病。遗传因素在肌张力障碍的发病中占据重要地位，而某些类型的肌张力障碍则与特定的基因突变相关。

（3）特征：肌肉的持续收缩或过度活动，这可能导致身体姿势异常、运动不协调，以及肌肉疼痛和僵硬。患者可能会经历肌肉痉挛、扭曲或颤抖，这些症状可能影响到身体的任何部位，包括面部、颈部、四肢和躯干。此外，肌张力障碍还可能伴随其他神经系统症状，如头痛、震颤和感觉异常。

三、影响肌张力的因素

1. 体位 不同的姿势可能会引起肌张力的变化，如长时间维持某一姿势可能导致肌肉紧张和肌张力增加。

2. 疾病 多种疾病，如帕金森病、脑卒中等，会直接影响肌张力，造成肌张力过高或过低。

3. 并发症 一些并发症，如感染、疼痛等，也可能间接影响肌张力，导致肌张力发生变化。

4. 药物 某些药物，如镇静药、抗抑郁药等，可能通过影响神经传递而影响肌张力。

5. 精神 某些情绪状态，如焦虑、紧张等，可能通过神经系统间接影响肌张力。

6. 神经状态 神经系统的兴奋或抑制状态直接作用于肌肉的收缩和放松，进而影响肌张力。

7. 局部压力变化 局部肌肉或关节的压力变化可能影响血液循环和神经传导，从而影响肌张力。

8. 外界环境 温度、湿度等环境因素可能影响肌肉的物理特性和神经传导速度，进而影响肌张力。

9. 主观因素 个体对疼痛、不适等刺激的敏感度和应对方式，也可能影响其对肌张力的感知和反应。

▶知识拓展

肌张力评定在临床中的作用

在临床上，肌张力的异常可以表现为肌张力增高或肌张力低下及肌张力障碍。肌张力增高常见于痉挛性麻痹，如脑卒中、脑瘫等疾病，而肌张力低下则可能与周围神经损伤、肌肉疾病或某些神经系统退行性疾病有关。了解和评估肌张力对于诊断和治疗这些疾病至关重要。

如通过肌张力的评估，医生可以判断患者是否存在肌肉痉挛、肌肉无力或运动协调障碍等问题，从而制订相应的治疗计划，如物理治疗、药物治疗或手术干预。此外，肌张力的检查还可以用于评估治疗效果和疾病进展。

第二节 肌张力评定标准和方法

肌张力评定在医学和康复领域中扮演着至关重要的角色。首先，它能够帮助医生和治疗师准确判断患者的肌肉功能状态，从而为后续的治疗方案提供科学依据。通过对肌张力的评估，可以及时发现肌肉力量的异常变化，进而采取针对性的干预措施，防止病情恶化。其次，肌张力评定对于康复计划的制订和效果评估也具有重要意义。在康复过程中，定期评估肌张力可以了解患者的康复进展，根据评估结果调整康复计划，使康复效果更加显著。最后，肌张力评定还可以作为康复效果的重要评价指标，为治疗师和患者提供直观的康复成果展示。

一、评定标准

（一）正常肌张力

1．观察肌肉的形态是否正常，包括肌肉的大小、形状及是否存在异常的肿胀或萎缩。

2．通过触摸和按压肌肉来评估其硬度，正常情况下肌肉应具有一定的弹性和张力。

3．主要检查主动肌和拮抗肌是否能够协调地进行收缩，以完成平滑且有效的运动。

4．评估个体是否能够进行对抗自身重量或外部施加阻力的运动，这反映了肌肉的力量和耐力。

5．肢体被置于特定空间位置后，若突然释放，测试肌肉在维持特定姿势后，是否能够迅速且准确地调整以保持平衡，这体现了肌肉的反应速度和协调性。

6．在进行各种运动时，主动肌和拮抗肌能够保持适当的张力，以防止过度紧张或松弛，维持身体的稳定性和运动的准确性。

（二）异常肌张力

1．弛缓性肌张力 肌张力弛缓将按照严重程度分为轻度、中到重度两级评定（表5-1）。

表5-1 弛缓性肌张力分级评定标准

级别	评定标准
轻度	肌张力降低；肌力下降；将肢体置于可下垂的位置上并放开时，肢体只能保持短暂的对抗重力，旋即落下；仍存在一些功能活动
中到重度	肌张力显著降低或消失；肌力0级或1级（徒手肌力检查）；将肢体放在抗重力肢位，肢体迅速中重度落下，不能维持规定肢位。不能完成功能性动作

2. 痉挛 采用手法检查，依据被动运动过程中某一关节所遭遇的阻力进行分级评定。目前，神经科分级和改良Ashworth痉挛评定量表。是应用较为广泛的评估方法，见表5-2。此外，还有基于自发性肌痉挛发作频率的Penn分级及针对踝阵挛的Clonus分级，但这些方法的使用频率较低。

表5-2 改良Ashworth痉挛评定量表

级别	评定标准
0级	无肌张力的增加
1级	肌张力轻度增高，受累部分被动屈伸时，在ROM末出现突然卡住然后呈现最小的阻力或释放
1^+级	肌张力轻度增高，表现为被动屈伸时，在ROM后50%范围内出现突然卡住，然后均呈现最小的阻力
2级	肌张力较明显的增高，通过ROM的大部分时肌张力均较明显的增加，但受累部分仍能较容易地移动
3级	肌张力严重增高，进行ROM检查有困难
4级	僵直：受累部分被动屈伸时呈现僵直状态，不能活动

注：ROM，关节活动范围。

（三）肌张力评定注意事项

（1）评定时间的适宜性：应避免在运动后或疲劳、情绪激动等非稳定状态下进行肌张力评定。在评价康复效果时，建议在相同时间段内进行治疗前后的肌张力评定，以确保结果的可比性。

（2）评定环境的适宜性：鉴于肌张力与环境温度的关联密切，检查室的室温应控制在22～25℃。

（3）提升患者的配合度：在检查前，需向患者明确阐述检查的目的、步骤、方法及可能的感受，以增进患者对评定过程的理解，缓解其紧张情绪，从而提高检查的配合度。

（4）检查方法的正确性：确保患者在评定时感到舒适，确保检查部位暴露放松。执行被动运动时，评定人员应施加适度力量，保护患者安全。难以放松的患者，可调整运动速度辅助判断。先检查健侧，后患侧，对比分析双侧结果。

（5）综合分析评定结果：肌张力受多种因素影响，包括环境变化、疾病状态、体位选择及心理状态等。在评估患者肌张力时，必须全面考量这些因素所产生的综合效应。

二、评定方法

肌张力评定作为肌肉功能检查的关键组成部分，对于指导临床康复具有至关重要的作用。肌张力的评定可从临床检查、手法评定、功能评定和生物力学评定等多个维度全面了解肌张力状况。

（一）肌张力临床检查

1. 病史采集 在进行肌张力评定时，首先需要关注的是肌张力异常的原因、表现等。通过详细

询问患者的病史，可以为后续的检查提供重要的参考信息。

2. 视诊 是通过观察肌肉的形态及运动时的表现来进行的，如果肌肉软则提示肌张力迟缓，肌肉硬则提示痉挛和僵硬，运动协调提示肌张力正常，反之则提示肌张力异常。这种直观的检查方法有助于初步判断肌张力的状况。

3. 运动检查 在患者放松状态下，检查者被动活动患者关节，没有任何阻力提示肌张力弛缓，感觉有明显阻力提示痉挛，不能够活动提示僵硬。

4. 反射检查 观察患者是否存在腱反射亢进等现象，常规执行的反射检查如下。

（1）肱二头肌反射

1）操作技术：通过敲击肱二头肌肌腱来测试。在进行此操作时，患者应保持放松状态，手臂自然下垂，前臂略微弯曲。使用叩诊锤轻敲肱二头肌肌腱，观察上臂肌肉的收缩情况。

2）阳性反应：肱二头肌收缩，屈肘。

3）阴性反应：肱二头肌不收缩，提示反射中枢颈髓5～6节段损伤。

4）操作注意事项：患者需配合，确保肢体放松。检查者需确保敲击力度均匀一致。

（2）肱三头肌反射

1）操作技术：检查者一手托住患者上臂，以保持上臂稳定。使用叩诊锤敲击肱三头肌肌腱，观察上臂肌肉的收缩情况。

2）阳性反应：肱三头肌收缩，导致前臂伸展。

3）阴性反应：肱三头肌不会收缩，提示反射中枢颈髓7～5节段损伤。

4）操作注意事项：患者需配合，确保肢体放松。检查者需确保敲击力度均匀一致。

（3）桡骨膜反射

1）操作技术：患者臂置于半屈半旋前位，检查者一手托住其腕部，并使腕关节自然下垂。使用叩诊锤敲击桡骨茎突，观察前臂肌肉的收缩情况。

2）阳性反应：肱桡肌收缩，产生屈肘和前臂旋前动作。

3）阴性反应：肱桡肌不会收缩，提示反射中枢颈髓5～6节段损伤。

4）操作注意事项：患者需配合，确保肢体放松。检查者需确保敲击力度均匀一致。

（4）膝腱反射

1）操作技术：坐位检查时，患者小腿完全松弛下垂；卧位检查时患者仰卧。检查者以左手托起其膝关节使之屈曲约120°，右手使用叩诊锤敲击膝盖髌骨下方的髌腱，观察大腿肌肉的收缩情况。

2）阳性反应：膝关节伸展。

3）阴性反应：膝关节不会伸展，提示反射中枢腰髓2～3节段损伤。

4）操作注意事项：患者需配合，确保肢体放松。检查者需确保敲击力度均匀一致。

（5）踝反射（跟腱反射）

1）操作技术：患者仰卧，髋及膝关节稍屈曲，下肢取外旋、外展位。检查者一手将患者足部背屈成直角，使用叩诊锤敲击跟腱，观察小腿肌肉的收缩情况。

2）阳性反应：腓肠肌收缩，足向跖面屈曲。

3）阴性反应：无反应，提示反射中枢骶髓1～2节段损伤。

4）操作注意事项：患者需配合，确保肢体放松。检查者需确保敲击力度均匀一致。

微课：肌张力被动运动评定

（二）肌张力的手法评定

1. 被动运动评定 检查者通过被动运动患者关节，感受被动运动时是否存在阻力，观察肌肉对牵张刺激的反应，是否具有速度依赖性，是否伴有阵挛等现象，以此来确定是否存在异常肌张力。

（1）分级

1）肌张力的神经科分级：具体见表5-3。

表5-3 肌张力的神经科分级

分级	表现
0级	肌张力减低
1级	肌张力正常
2级	肌张力稍高，但肢体活动未受限
3级	肌张力高，活动受限
4级	肌肉僵硬，肢体被动活动困难或不能

2）改良Ashworth痉挛评定量表：见表5-2。

（2）被动运动评估的操作程序

1）腕关节掌屈与背屈：操作要点如下。①患者体位：肘部呈屈曲状态，置于体侧。②评估方法：检查者使用一只手固定前臂，另一只手握住手掌，执行腕关节的掌屈与背屈动作（图5-1）。

2）前臂旋前与旋后：操作要点如下。①患者体位：肘部屈曲，上肢置于体侧。②评估方法：检查者一只手固定肘部，另一只手握住腕关节，执行前臂的旋前与旋后动作（图5-2）。

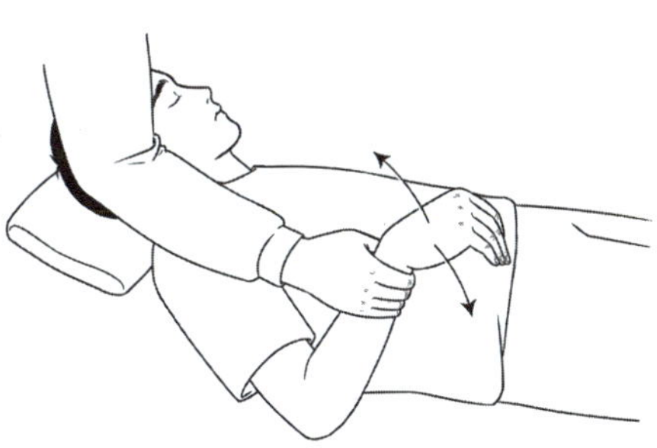

图5-1 腕关节掌屈与背屈

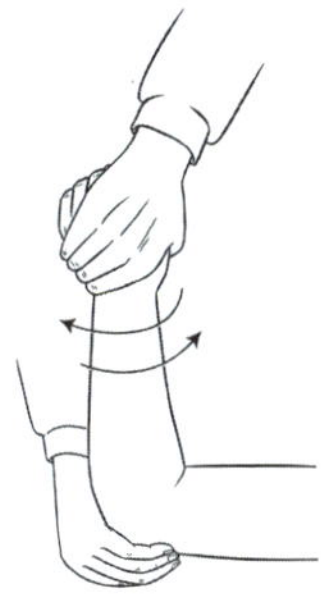

图5-2 前臂旋前与旋后

3）肘关节屈伸：操作要点如下。①患者体位：患者上肢保持伸直状态，自然放置于身体一侧。②检查方法：检查者用一只手固定上臂，另一只手握住前臂，进行肘关节的屈曲和伸展动作（图5-3）。

4）肩关节外展：操作要点如下。①患者体位：患者肘关节保持伸直，上肢自然下垂于体侧。②检查方法：检查者一手握住患者手腕或肘部，另一手辅助，进行肩关节外展动作（图5-4）。

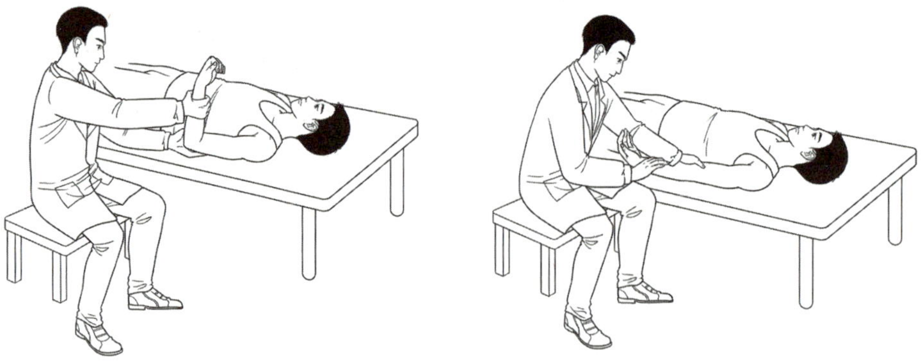

a b

图5-3 肘关节屈伸

5）髋、膝关节屈伸：操作要点如下。①患者体位：仰卧，双下肢保持伸直状态。②检查方法：检查者一手固定踝关节，另一手放在患者小腿后侧，进行髋、膝关节的屈伸动作（图5-5）。

6）髋关节内收外展：操作要点如下。①患者体位：仰卧，双下肢伸直。②检查方法：检查者一手握住踝关节，另一手放在患者膝部，完成髋关节的内收和外展动作（图5-6）。

7）踝关节背屈、跖屈：操作要点如下。①患者体位：仰卧，髋关节和膝关节保持屈曲状态。②检查方法：检查者一手放在踝关节附近，另一手置于脚掌，完成踝关节的背屈和跖屈动作（图5-7）。

8）颈屈伸、侧屈、旋转：操作要点如下。①患者体位：仰卧，移除枕头，使头颈部悬空于床边。②检查方法：检查者双手固定头部，依次完成颈部的屈伸、左右侧屈及旋转动作（图5-8、图5-9）。

（3）被动运动评估注意事项

1）评估时环境适宜，患者放松，由检查者负责支撑和活动肢体。

2）应对所有的关节运动进行评估，对评估前初步观察时看到的异常运动进行着重检查。

3）在评估过程中，检查者应熟悉正常关节活动的范围，方便同异常情况做对比。

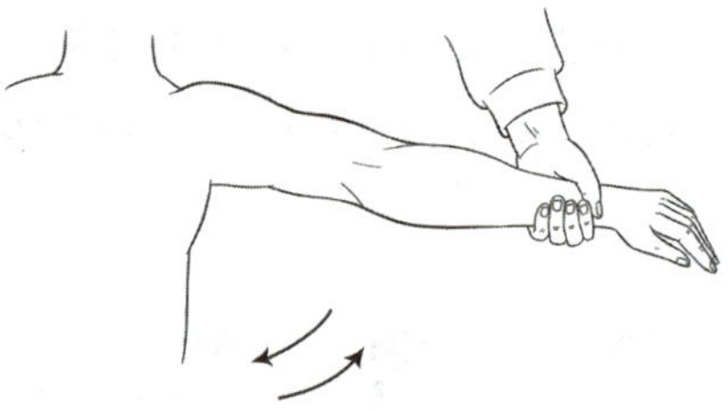

图5-4 肩关节外展

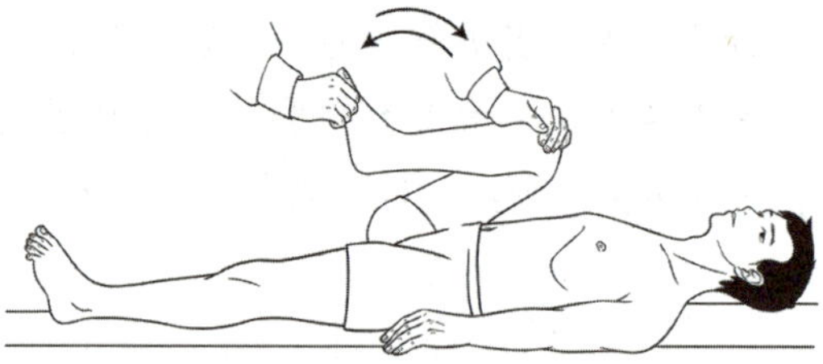

图5-5 髋、膝关节屈伸

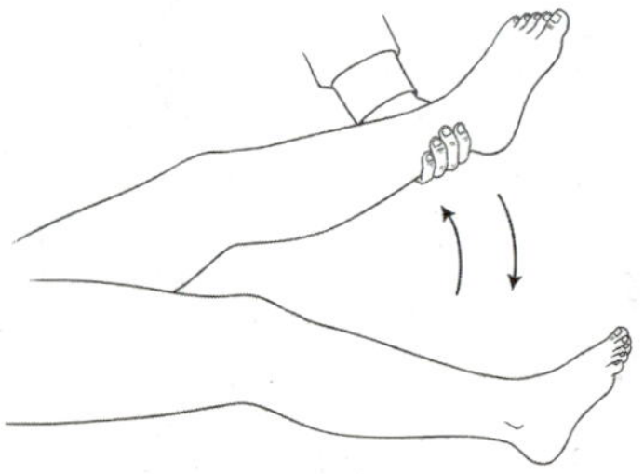

图5-6 髋关节内收外展

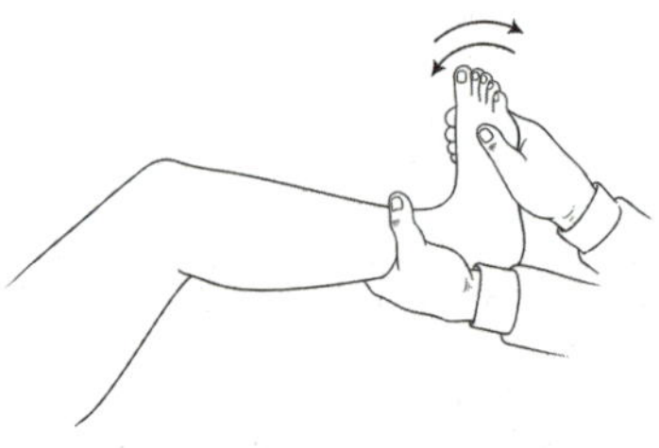

图5-7 踝关节背屈、跖屈

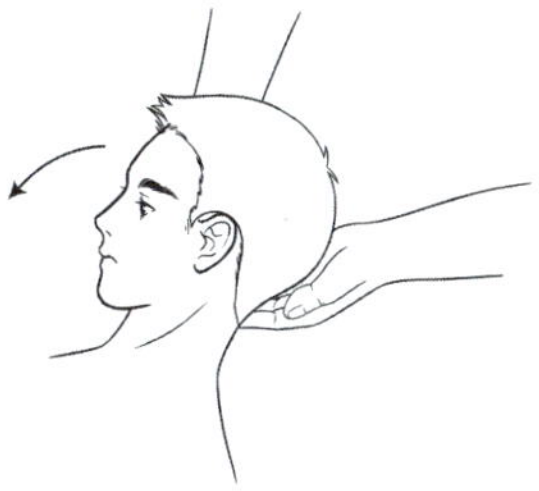

图5-8　颈屈伸

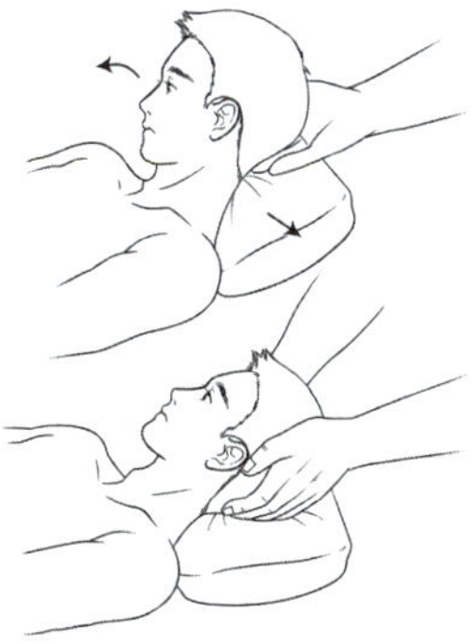

图5-9　颈侧屈和颈旋转

4）在对局部或单侧功能障碍（如偏瘫）评估时，不应将未受影响的一侧作为“正常”肢体同受限部位进行比较，易出现偏差。

2. 摆动检查　该检查方法以某一关节为中心，通过主动肌和拮抗肌的交替快速收缩，产生快速摆动，并观察摆动的振幅。当肌张力降低时，摆动振幅会增大；而当肌张力增高时，摆动振幅则会减小。

（1）手的摆动运动检查法：操作要点如下。①患者体位：站立，肘部屈曲，上肢自然置于体侧。②检查方法：检查者一手固定患者上臂，另一手握住前臂，快速摆动前臂。在摆动过程中，腕关节和手指会相应出现屈伸动作。肌张力低下时，腕关节和手指的屈伸幅度会增大；肌张力增高时，腕关节振幅变小，手指屈伸幅度也会减小（图5-10）。

（2）上肢的摆动运动检查法：操作要点如下。①患者体位：站立，上肢自然下垂于体侧。②检查方法：检查者双手分别置于患者双肩，使躯干左右交替旋转，带动上肢前后摆动。肌张力低下时，上肢会出现明显的摇摆状态；肌张力增高时，摆动幅度会明显减小（图5-11）。

（3）下肢的摆动运动检查法：操作要点如下。①患者体位：坐在位置较高的地方，使足离开地面。②检查方法：检查者握住患者的足抬起，然后放下，使足摆动。观察下肢摆动至停止的过程。肌张力低下时，摆动持续延长，肌张力增高时快速停止（图5-12）。

3. 肌肉僵硬检查　主要采用头下落试验进行检查，操作要点如下。①患者体位：仰卧位，去掉枕头、检查者手支撑患者头部、另一手放置在下方。②检查方法：支撑头部的手突然撤走、头部落下。正常者落下速度快，检查者的手有冲击的感觉；肌肉僵硬者的头落下缓慢，检查者的手受到的冲击感轻；肌肉重度僵硬者，检查者的手不能落下（图5-13）。

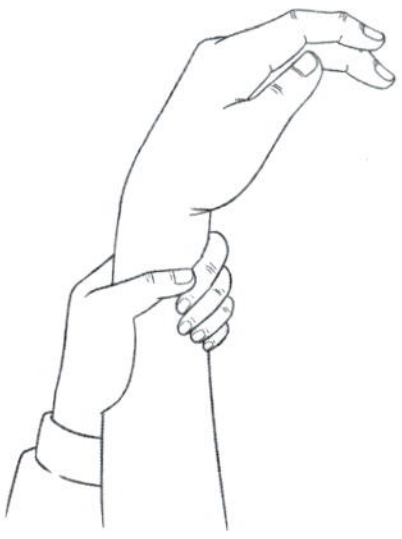

图5-10　手的摆动运动检查

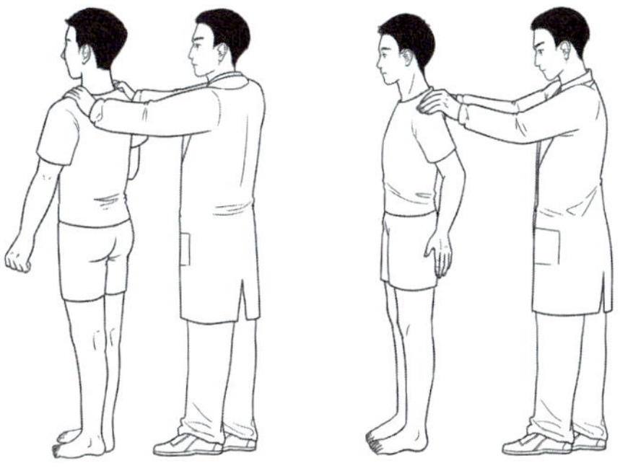

a　　b

图5-11　上肢的摆动运动检查

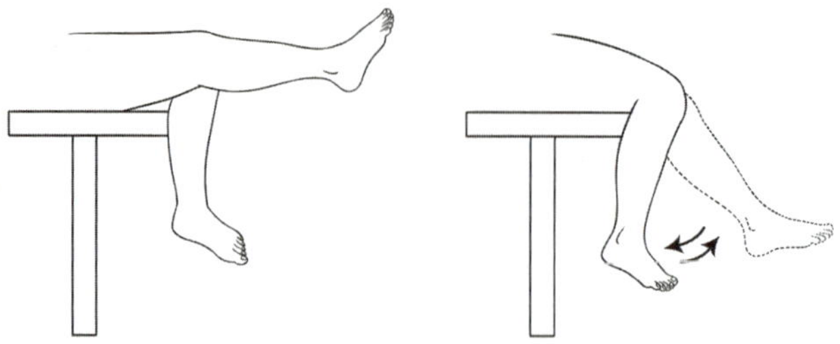

a b

图5-12 下肢的摆动运动检查

a.起始位；b.摆动运动。

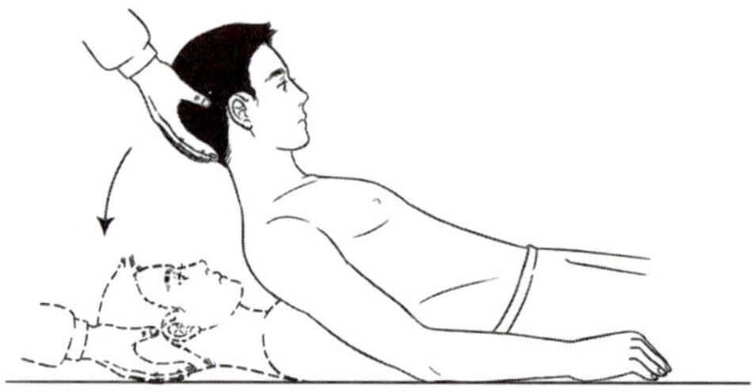

图5-13 头下落试验

4．肌肉伸展性检查 伸展性是指肌肉缓慢伸展时能达到的最大伸展度。检查时将一侧与另一侧比较，如果一侧肢体伸展与另一侧相同部位伸展相比出现过伸现象，提示肌张力下降。

（1）腕关节屈伸：操作要点如下。①患者体位：仰卧位，肘屈曲，前臂立起。②检查方法：令腕关节和手指同时屈、伸（图5-14）。

（2）肘的屈伸：操作要点如下。①患者体位：仰卧位，上肢置于体侧。②检查方法：进行肘关节的屈伸（图5-15）。

（3）手腕靠近肩：操作要点如下。①患者体位：取坐位。②检查方法：让肘关节屈曲，腕关节掌屈，向肩关节靠近（图5-16）。

（4）双肘靠近背后脊柱：操作要点如下。①患者体位：取坐位。②检查方法：肘屈曲，左右肘靠近后背脊柱（图5-17）。

（5）上肢绕颈：操作要点如下。①患者体位：取坐位。②检查方法：上肢内收，前臂绕颈部（图5-18）。

（6）踝关节背屈、跖屈：操作要点如下。①患者体位：仰卧位，下肢伸。②检查方法：令踝关节强力背屈、跖屈（图5-19）。

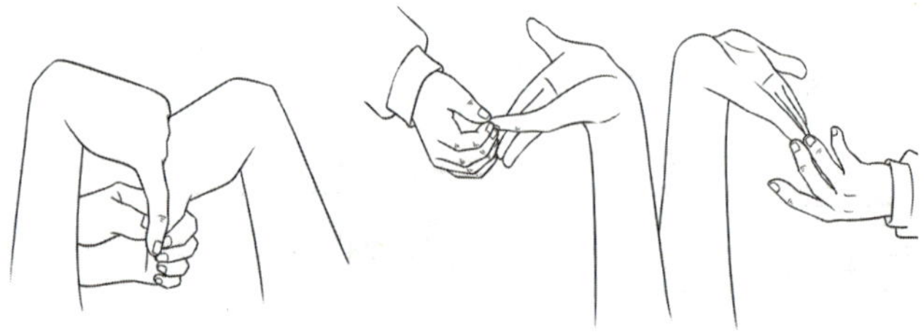

a b

图5-14 腕关节屈伸

a.腕关节屈曲；b.腕关节伸展。

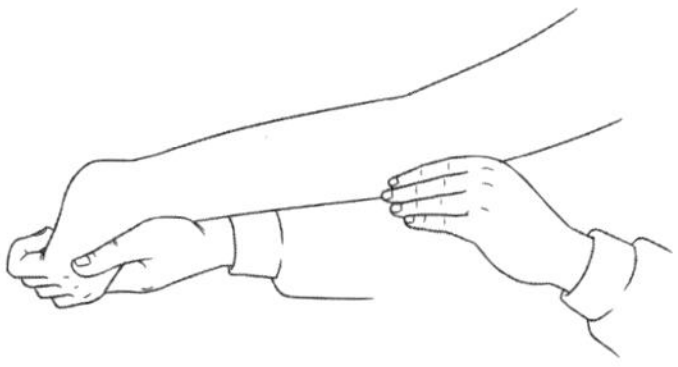

图5-15　肘的屈伸

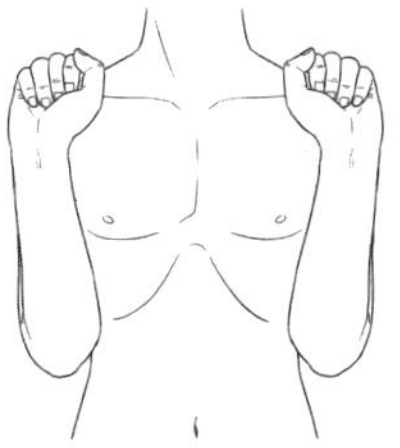

图5-16　手腕靠近肩

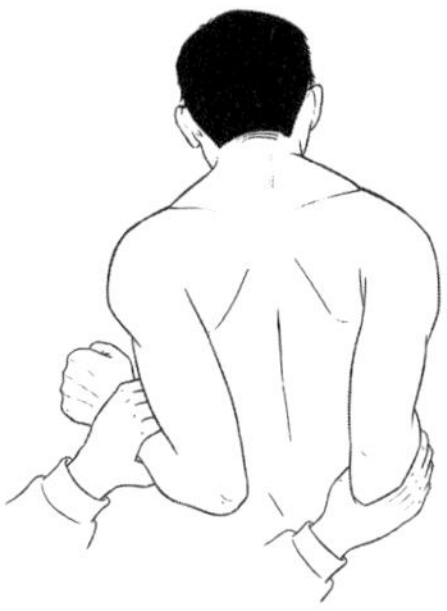

图5-17　双肘靠近背后脊柱

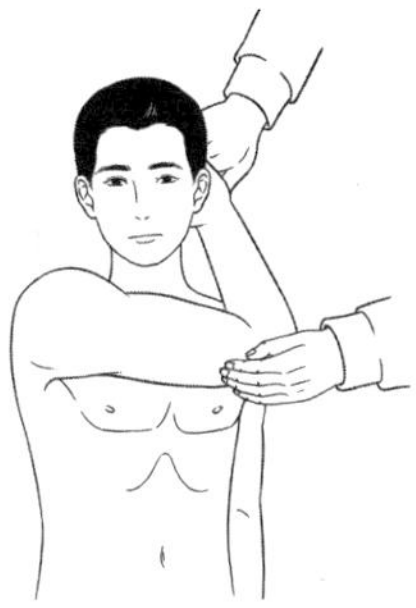

图5-18 上肢绕颈

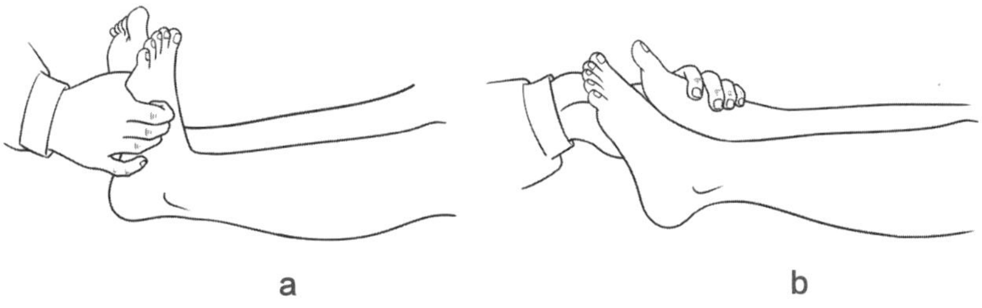

图5-19　踝关节背屈、跖屈

a.踝关节背屈；b.踝关节跖屈。

（7）膝关节屈曲：操作要点如下。①患者体位：取俯卧位。②检查方法：令患者用力屈曲膝关节，同时足跖屈（图5-20）。

（8）髋、膝关节同时屈曲：操作要点如下。①患者体位：取仰卧位。②检查方法：髋、膝同时屈曲，足跟接近臀部（图5-21）。

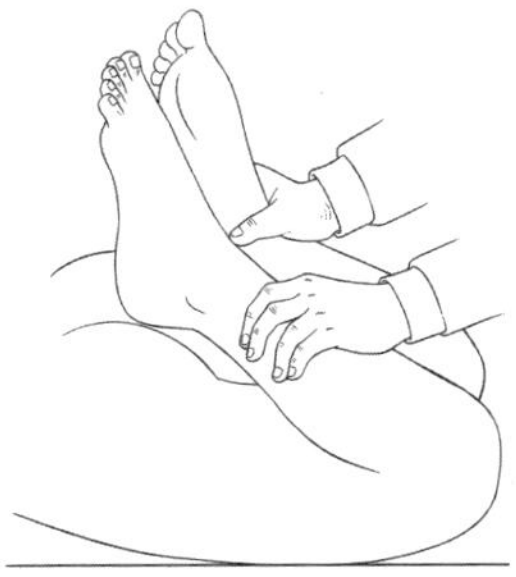

图5-20　膝关节屈曲

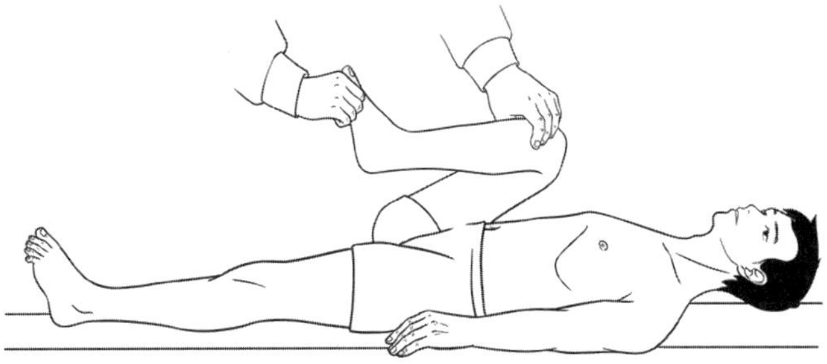

图5-21　髋、膝关节同时屈曲

（三）功能评定

功能评定的目的在于对肌张力异常是否影响进食、穿衣、行走、转移等日常生活活动，形成功能障碍进行评定。需要注意的是，功能障碍形成的原因可能痉挛引起的，也有可能是弛缓或挛缩引起的。功能评估时，应综合考虑病史和神经肌肉功能检查结果，以明确功能障碍的原因。

（四）生物力学评定

痉挛肢体在被动关节活动时表现出的阻力，会随着肢体运动速度的增加而增高。临床上常应用的检查方法有钟摆试验、屈曲维持试验等，也可通过便携式测力计定量分析痉挛程度。

1. 钟摆试验 通过观察肢体自由落体摆动过程的摆动次数，分析肌肉痉挛程度的方法。通常只适用于膝关节和肘关节。评估方法：患者取仰卧位，尽量放松肌肉，患侧小腿位于床外下垂，当小腿自伸直位自由落下时，观察肢体自由落体过程的摆动次数，或通过电子量角器记录摆动情况。用于下肢肌痉挛的评定。

2. 屈曲维持试验 是用于评估上肢痉挛状况的一种方法。评估方法：患者采取坐姿，患侧肩关节需前屈20°～30°，同时肩关节外展60°～70°，将肘关节置于支架之上，前臂旋前并固定。通过使用被动活动装置，使肘关节在水平面上进行活动，并利用电位计、转速计记录肘关节的位置角度及活动速度。

3. 便携式测力计方法 通过便携式测力计，可以对肌肉在被动牵张过程中表现出的阻力增加现象进行较为精确的量化评估，进而实现对痉挛程度的定量分析。

（五）电生理评估

电生理评估同样适用于痉挛及肌张力过度增强的检测。评估内容主要包括多通道表面电极肌电图、H反射、F波反应、紧张性振动反射、屈肌反射、腰骶激发电位等。

▶知识拓展

肌张力的双重效应

在身体姿势的维持与运动过程中，肌张力扮演着不可或缺的角色。它确保了肌肉反应的正常化与协调性，并且对于关节的保护及血液循环的维持发挥着关键作用。然而，肌张力的异常，无论是过高还是过低，均会对机体产生不利影响。如肌张力增高可能导致肌肉僵硬、疼痛，并可能干扰关节的正常活动范围；反之，肌张力降低则可能导致肌肉无力，进而影响日常活动能力和运动性能。因此，准确理解与控制肌张力对维护身体健康和提升生活质量具有至关重要的意义。

—• 考试知识点总结 •—

—• 本章小结 •—

—• 协和云课堂…… 拓展练习及参考答案 •—

（邵　康）

第六章　关节活动度评定

教学课件

学习目标

素质目标

（1）具备认真观察、深入分析、严谨细致、实事求是的工作态度。

（2）具备规范操作意识。

（3）具备安全操作意识。

知识目标

（1）掌握：关节活动度的定义、评估的目的、适应证和禁忌证；各关节活动度的评估方法及关节活动度的正常值范围；关节活动度测量结果的临床意义。

（2）熟悉：关节活动度范围异常的原因；关节活动度评定时的注意事项。

（3）了解：关节活动度范围测量仪器。

能力目标

（1）能与被检查者进行有效沟通。

（2）能选择合适的仪器对相关被检查者进行关节活动度评定。

（3）能够规范、准确记录检查结果并进行障碍学诊断。

（4）具备分析问题、解决问题的能力、团队协作能力。

案例导入

【案例】

患者，女性，35岁。4月前因步行不慎摔倒导致左肩疼痛，当时无不适，X线检查示左肱骨骨折，予药物及保守治疗等支持、对症治疗。现患者仍感左肩疼痛，梳头、如厕、洗脸等活动较难完成，为改善上述症状前来康复科就诊。患者既往体健，左利手。查体发现左侧肩关节活动受限，主动前屈0°～100°，外展0°～80°，后伸0°～5°，其余活动度正常，左肩活动时疼痛，视觉模拟评分法评分为3/10。

【问题】

1. 肩关节有哪些运动，各方向的正常活动度范围是多少？
2. 该患者关节活动范围如何测得？还需测量什么情况下的关节活动度？

· 核心知识拆解 ·

关节活动度评定是指关节运动时所通过的运动弧，临床利用关节活动度来评估关节活动情况，为关节活动功能评估的核心指标。定性资料常常只能解决“有”或“无”的问题，而关节活动度评定属于定量评定，可以详细评估关节的活动情况和严重程度。

第一节 概 述

一、相关定义

关节活动度（range of motion，ROM），又称关节活动范围，是指关节运动时所通过的运动弧。

关节活动度的测量是指关节远端骨所移动的度数，而不是关节远端骨与近端骨之间的夹角。ROM的测量包括主动关节活动度和被动关节活动度。

1. 主动关节活动度（active range of motion，AROM） 指作用于关节的肌肉随意收缩产生运动使关节所通过的运动弧。

2. 被动关节活动度（Passive Range of Motion，PROM） 指由外力使关节运动时所通过的运动弧。

二、正常关节活动度

ROM测量仅允许3°～5°误差，正常关节活动度参考值见表6-1。

表6-1 正常关节活动度参考值

关节	运动	正常参考范围
肩	前屈	0°～180°
	后伸	0°～60°
	外展	0°～180°
	内旋	0°～70°
	外旋	0°～90°
	水平内收	0°～130°
	水平外展	0°～40°

续　表

关节	运动	正常参考范围
肘	屈曲	0° ～ 135°/150°
	伸展	一般为0°，部分会存在过伸5°（-5°）
前臂	旋前	0° ～ 90°
	旋后	0° ～ 90°
腕关节	背伸	0° ～ 70°
	掌屈	0° ～ 90°
	尺偏	0° ～ 30°
	桡偏	0° ～ 25°
手指	掌指关节屈曲	0° ～ 90°
	掌指关节伸展	0° ～ 20°
	近端指间关节屈曲	0° ～ 110°
	远端指间关节屈曲	0° ～ 80°
	外展	0° ～ 25°
拇指	掌指关节屈曲	0° ～ 50°
	指间关节屈曲	0° ～ 80°
	外展	0° ～ 50°
髋关节	前屈	0° ～ 90°（伸膝位）；0° ～ 120°（屈膝位）
	后伸	0° ～ 30°
	外展	0° ～ 40°
	内收	0° ～ 35°
	内旋	0° ～ 45°
	外旋	0° ～ 45°

续 表

关节	运动	正常参考范围
膝关节	屈曲	0° ～ 130°/150°
	伸展	0°
踝关节	背屈	0° ～ 20°
	跖屈	0° ～ 50°
	内翻	0° ～ 35°
	外翻	0° ～ 45°
躯干－颈部	前屈	0° ～ 45°
	后伸	0° ～ 45°
	旋转	0° ～ 60°
	侧屈	0° ～ 45°
躯干－胸腰部	前屈	0° ～ 80°
	后伸	0° ～ 30°
	旋转	0° ～ 45°
	侧屈	0° ～ 45°

三、影响关节活动度的因素

（一）生理因素

1. 关节的解剖结构 构成关节的两关节面的面积差越大，关节越灵活。

2. 肌力 主动肌的收缩能力和拮抗肌的伸展能力影响关节活动度。临床上较为典型的是多关节肌肉的“主动不足”和“被动不足”现象。

3. 关节周围组织的性质 薄且松弛的关节囊、韧带少而弱、软组织伸展性好都有利于活动。

4. 其他 正常关节活动度因人而异，还受到年龄、性别、身体状况、肥胖等影响。

（二）病理因素

1. 关节活动度减小 ①关节内疾病：骨性病变、滑膜或软骨损伤、积血或积液、关节炎或畸形等。②关节外疾病：关节周围软组织损伤或粘连、瘢痕挛缩、肌痉挛、肌肉瘫痪等。

2. 关节活动度过大 可见于韧带断裂、韧带松弛、肌肉弛缓性麻痹（肌张力低下）等。

四、关节活动度评定目的

1. 确定关节活动度受限的程度。
2. 根据主动与被动关节活动度的测量情况，明确关节活动受限的特点，区别关节僵硬与关节强直。
3. 指导制订或修改治疗方案。
4. 决定是否需要使用代偿工具。
5. 治疗疗效的对比。

五、关节活动度评定的临床应用

1. 适应证　①骨关节病、肌肉伤病、神经系统疾病及术后关节活动度受限的患者。②其他原因导致关节活动障碍的患者。

2. 禁忌证　①关节急性炎症期患者。②关节内骨折未做处理的患者。③肌腱、韧带和肌肉术后患者早期。

六、关节活动度评定方法与原则

（一）评定工具

关节活动度的测量工具有量角器、电子角度计、卷尺等，也可通过X线检查进行测量，临床上常用量角器进行评估。量角器的构造相对简单，由两臂和一轴心组成，一般把带有弧形刻度的臂称之为固定臂，另外一个随关节运动的臂称为移动臂，固定臂与移动臂的交点称为轴心。量角器常用

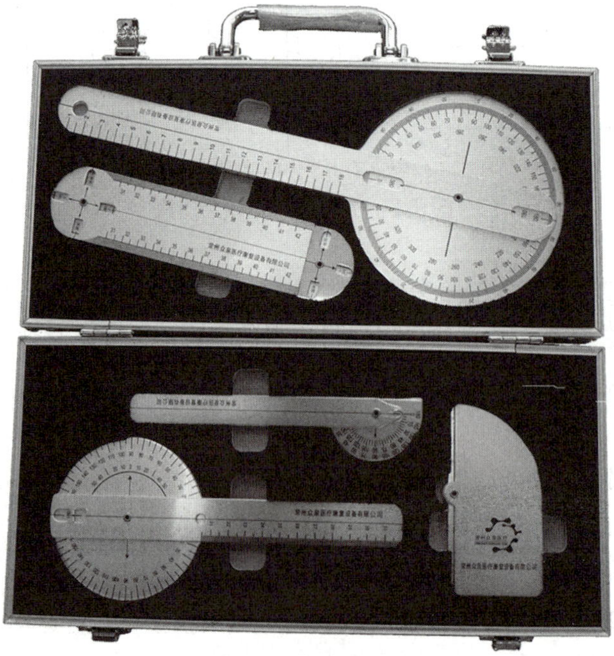

图6-1　量角器

的有通用量角器和小型半圆形量角器。评定者应根据所测关节的大小，选择合适的量角器。如测量肩关节、髋关节等大关节时应选择长臂量角器，而测量手或趾关节时，应选短臂量角器。指关节测量选用小型半圆形量角器。有时也会使用卷尺对脊柱关节活动度进行评定。

（二）体位

关节活动度中“起始点”和“终末点”的确定是至关重要的。临床上大部分关节活动度以“解剖位”作为“起始点”，也就是我们关节活动度的0°位。根据解剖结构、关节末端感觉来确定“终末点”。不同体位下测量的关节活动也会有差异，如髋关节伸膝下屈髋和屈膝下屈髋活动度有较大差异，一般按操作规范中规定的体位进行，如有特殊的需进行标注。

（三）关节固定

由于关节疼痛、僵硬往往伴随着临近关节的代偿。所以在关节活动度检查中，为了提高测量的准确性，一般需要对关节的近端进行固定。固定可以利用体位、体重、检查者外力等进行固定。在被动检查中，检查者既要进行被动活动又要摆放量角器，操作困难时可以申请助手进行固定。

（四）评定流程

一般在测量之前，检查者应掌握各关节的正常活动范围，避免在评定中过度活动导致关节损伤。评定流程见图6-2。

1. 准备工作 治疗师按照相关要求准备着装、评定物品和仪器，以及个人防护处置。患者体位放置合适，衣着便于暴露评定部位。

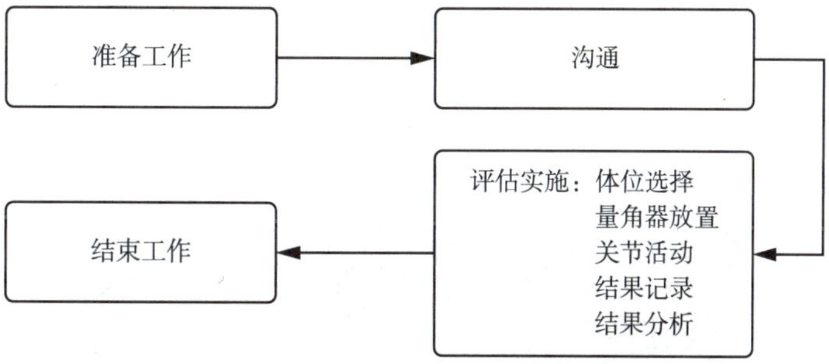

图6-2 关节活动度评定流程

2. 沟通 通过与被检查者简单的交流，判断被检查者的现有情况是否可以进行评估；同时让患者了解测量的部位、过程及注意事项，以取得患者的配合。也可以对被检查者的其他需要和不适进行了解，以便后续开展评估。

3. 实施

（1）体位选择：确定检查部位，充分暴露检查部位。

（2）量角器放置：首先确定关节活动的平面，再确定关节运动的轴心，最后确定固定臂和移动臂。

（3）关节活动：通过主动或被动活动关节到最大范围，移动臂所运动的弧度即为关节活动度。对测量值进行读数，并观察被检查者是否有其他不适。在被动测量时，还需要检查被检查者的关节

活动末端感觉。

（4）结果记录：记录测量的时间、体位、主动或被动活动的角度、被动检查时的运动终末感。

（5）结果分析：对被检查者的评定结果进行分析。

4. 结束工作　治疗师可以简单介绍评定结果，引导患者结束评估或进行下一项评估。收整物品及处置个人防护。

（五）一般原则

1. 治疗师应掌握正常关节活动度参考值、正常关节运动平面，以及测量方法。

2. 量角器测量不是关节活动度测量的唯一方法，如被检查者残疾，可使用观察法进行评估。躯干活动也可以用皮尺来进行测量。

3. 不同人的关节活动度正常值会有差异，可以结合正常人的关节活动度参考值和患者健侧的测量结果综合评价。

4. 测量运动终末感时，不能暴力进行。

（六）注意事项

1. 被评定关节须充分暴露，可以使用屏风或隐私帘保护被检查者隐私。

2. 为保证检查结果的可靠性和可重复性。如检查者与被检查者须保持正确体位、注意评定关节活动度的仪器操作规范、度数，注意视线与量角器平行等。

3. 关节被动运动时手法要柔和，速度缓慢均匀，尤其对伴有疼痛和痉挛的被检查者不要进行快速运动。

4. 为防止其他关节出现代偿运动，或构成关节的远端骨运动，而导致近端骨出现固定不充分的现象，检查者应辅助被检查者保持固定体位，并熟练掌握各关节运动时相应的固定方法。

5. 避免在按摩、运动及其他康复治疗后立即评定关节活动度。

6. 测量时要注意观察和记录关节的异常情况，如肿胀、疼痛、挛缩等。

7. 被检查者存在急性关节炎症和感染、关节半脱位、关节血肿、骨性关节僵硬，以及未处理的软组织损伤如韧带损伤、肌腱损伤等时测量要特别谨慎。一般严重的骨质疏松患者不进行被动关节活动度检查。

第二节　关节活动度评定方法

微课：上肢关节活动度评定

一、上肢关节活动度

（一）肩关节活动度

1. 肩关节前屈、后伸　见图6-3。

（1）体位：坐位或立位，上臂置于体侧，肘伸展。

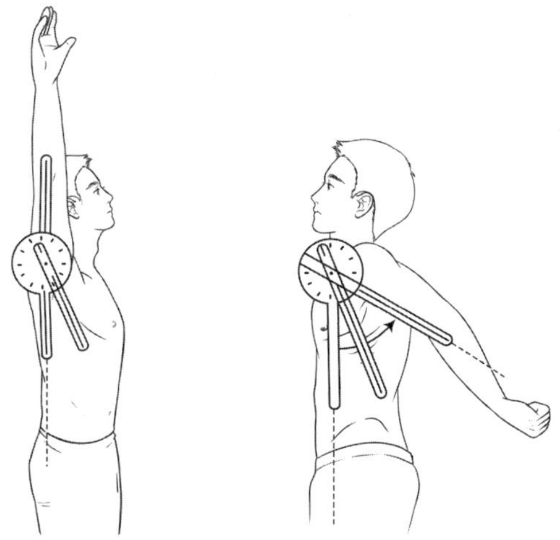

a　　　　　　　　b

图6-3　肩关节前屈和后伸

a.肩关节前屈；b.肩关节后伸。

（2）量角器摆放：轴心位于肩峰，固定臂与腋中线平行，移动臂与肱骨纵轴平行。

（3）运动终末感：结缔组织抵抗。

（4）参考范围：前屈0°～180°，后伸0°～60°。

（5）代偿情况：前屈时容易出现躯干伸展、肩关节外展；后伸时容易出现肩胛骨的前倾、上抬、外展。

2. 肩关节外展　见图6-4。

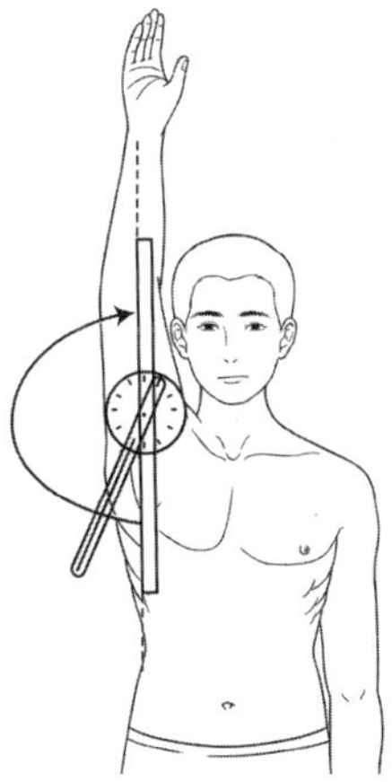

图6-4　肩关节外展

（1）体位：坐位或立位，上臂置于体侧，肘伸展。

（2）量角器摆放：轴心位于肩峰，固定臂与身体中线平行，移动臂与肱骨纵轴平行。

（3）运动终末感：结缔组织抵抗。

（4）参考范围：0°～180°。

（5）代偿情况：耸肩、肩外旋。

3. 肩关节内旋、外旋　见图6-5。

（1）体位：仰卧位，肩关节外展90°，肘关节屈曲90°。

（2）量角器摆放：轴心位于尺骨鹰嘴，固定臂与冠状面垂直，移动臂与前臂纵轴平行。

（3）运动终末感：结缔组织抵抗。

（4）参考范围：肩关节内旋0°～70°，肩关节外旋0°～90°。

（5）代偿情况：内旋时肩胛骨上抬、外展，躯干屈曲，肘关节伸展；外旋时肩胛骨下沉、内收，躯干屈曲，肘关节伸展。

4. 肩关节水平内收、外展　见图6-6。

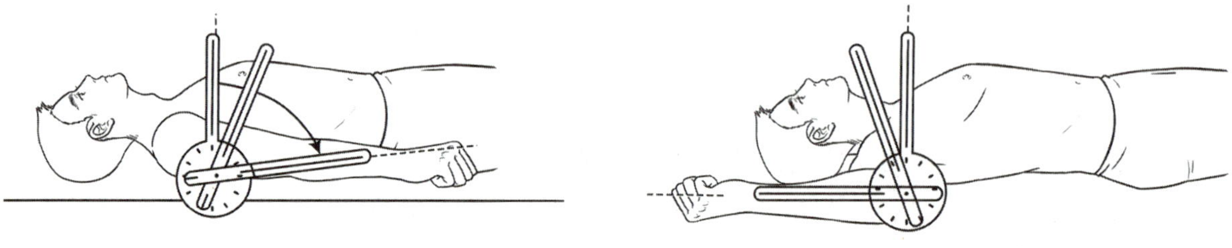

a　　　　　　b

图6-5　肩关节内旋和外旋

a.肩关节内旋；b.肩关节外旋。

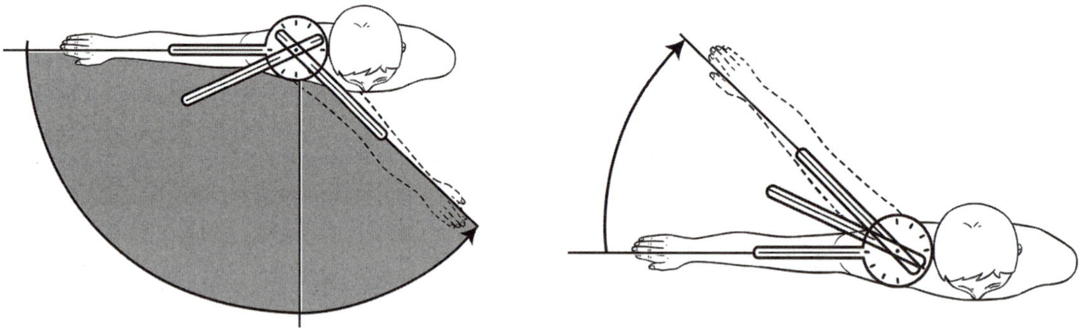

a　　　　　　b

图6-6　肩关节水平内收和水平外展

a.肩关节水平内收；b.肩关节水平外展。

（1）体位：坐位，肩关节外展90°，肘伸展，掌心向下。

（2）量角器摆放：轴心位于肩峰突，固定臂与肩峰至头顶连线平行，移动臂与肱骨纵轴平行。

（3）运动终末感：结缔组织抵抗。

（4）参考范围：肩关节水平内收0°～130°，肩关节水平外展0°～40°。

（5）代偿情况：躯干旋转、侧屈。

（二）肘关节活动度

肘关节屈曲、伸展　见图6-7。

（1）体位：仰卧、坐位或立位，上肢取解剖位。

（2）量角器摆放：轴心位于肱骨外上髁，固定臂与肱骨纵轴平行，移动臂与桡骨纵轴平行。

（3）运动终末感：屈曲时结缔组织抵抗，伸展时骨抵抗。

（4）参考范围：屈曲0°～135°/150°，伸展一般为0°，部分会存在过伸5°（−5°）。

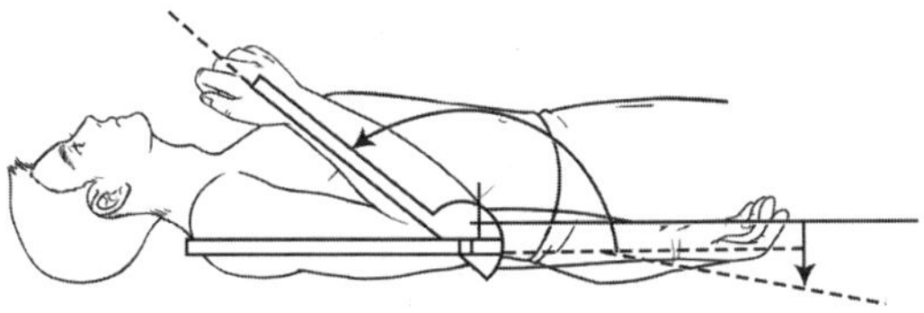

图6-7　肘关节屈曲和伸展

（5）代偿情况：肩关节屈曲。

（三）前臂活动度

前臂旋前、旋后　见图6-8。

（1）方法一

1）体位：坐位，上臂置于体侧，肘屈曲90°，前臂中立位。

2）量角器摆放：轴心位于尺骨茎突，固定臂与地面垂直，移动臂与腕关节背面（测旋前）或掌面（测旋后）平行。

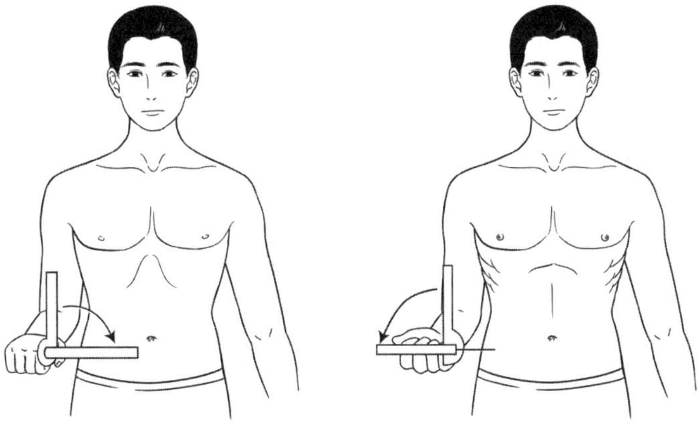

a　　　b

图6-8　前臂旋前和旋后

a.前臂旋前；b.前臂旋后。

（2）方法二

1）体位：坐位，上臂置于体侧，肘屈曲90°，前臂中立位并与身体冠状面垂直，手紧握一支笔。

2）量角器摆放：轴心位于第三掌骨头，固定臂与地面垂直，移动臂与笔平行。

（3）运动终末感：旋前骨抵抗，旋后结缔组织抵抗。

（4）参考范围：旋前0°～90°，旋后0°～90°。

（5）代偿情况：旋前时肩关节外展、内旋；旋后时肩关节内收、外旋。

（四）腕关节活动度

1. 腕关节掌屈、背伸　见图6-9。

（1）体位：坐位或站位，前臂完全旋前。

（2）量角器摆放：轴心位于尺骨茎突，固定臂与前臂纵轴平行，移动臂与第二掌骨纵轴平行。

（3）运动终末感：结缔组织抵抗。

（4）参考范围：掌屈0°～90°，背伸0°～70°。

（5）代偿情况：腕关节桡偏或尺偏。

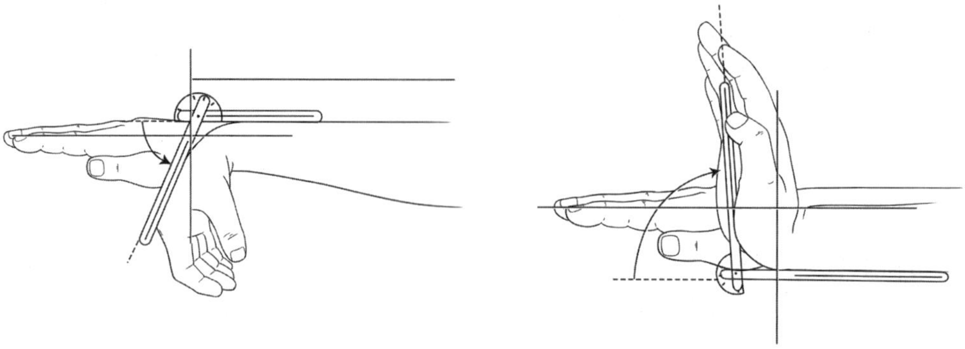

a　　b

图6-9 腕关节掌屈和背伸

a.腕关节掌屈；b.腕关节背伸。

2. 腕关节桡偏、尺偏 见图6-10。

（1）体位：坐位，前臂旋前，腕关节中立位。

（2）量角器摆放：轴心位于腕关节背侧中点，固定臂与前臂背侧中线平行，移动臂与第三掌骨纵轴平行。

（3）运动终末感：尺偏结缔组织抵抗，桡偏骨抵抗。

（4）参考范围：桡偏0°～25°，尺偏0°～30°。

（5）代偿情况：腕关节屈伸。

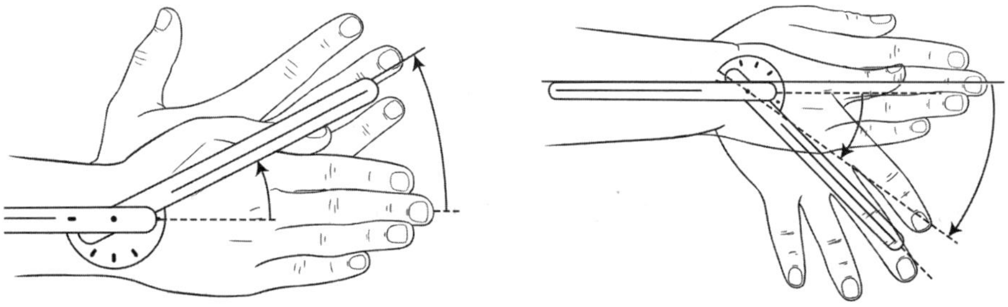

a　　b

图6-10 腕关节桡偏和尺偏

a.腕关节桡偏；b.腕关节尺偏。

（五）手指活动度

1. 掌指关节屈曲、伸展 见图6-11。

（1）体位：坐位，腕关节中立位。

（2）量角器摆放：轴心位于近侧指骨近端，固定臂与掌骨平行，移动臂与近侧指骨平行。

（3）运动终末感：屈曲骨抵抗或结缔组织抵抗，伸展结缔组织抵抗。

（4）参考范围：屈曲0°～90°，伸展0°～20°。

（5）代偿情况：掌骨固定不充分导致的同向运动。

2. 掌指关节外展

（1）体位：坐位，前臂旋前，手掌朝下置于桌面上。

（2）量角器摆放：轴心位于掌指关节中心，固定臂与掌骨平行，移动臂与近节指骨平行。

（3）运动终末感：结缔组织抵抗。

（4）参考范围：0° ～ 25°。

（5）代偿情况：腕关节运动。

3. 指间关节屈曲 见图6-11。

（1）体位：坐位，腕关节中立位。

（2）量角器摆放：测量近端指间关节时，轴心位于近端指间关节中心，固定臂与近节指骨平行，移动臂与中节指骨平行；测量远端指间关节时，轴心位于远端指间关节中心，固定臂与中节指骨平行，移动臂与远节指骨平行。

（3）运动终末感：结缔组织抵抗。

（4）参考范围：近端指间关节0° ～ 110°，远端指间关节0° ～ 80°。

（5）代偿情况：腕关节、掌指关节运动。

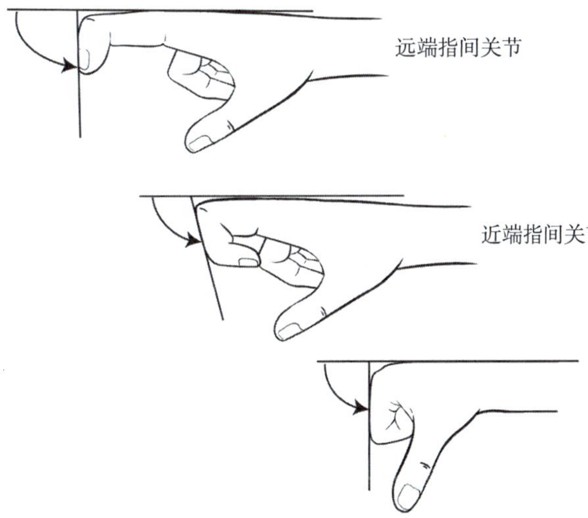

图6-11 手指关节屈曲

（六）拇指活动度

1. 拇指掌指关节屈曲 见图6-12。

（1）体位：坐位，前臂旋后45°，腕关节中立位，前臂和手置于桌面上。

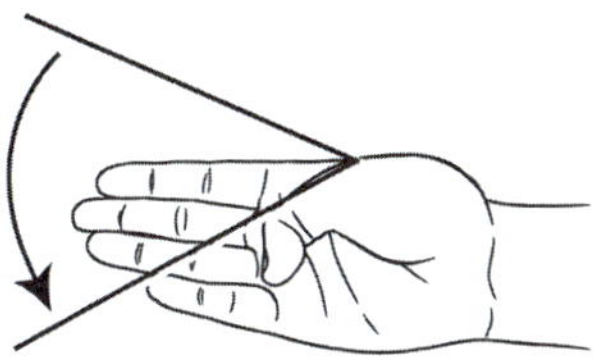

图6-12 拇指掌指关节屈曲

（2）量角器摆放：轴心位于掌指关节背侧，固定臂与拇指掌骨平行，移动臂与近节指骨平行。

（3）运动终末感：结缔组织抵抗。

（4）参考范围：0° ～ 50°。

2. 拇指指间关节屈曲

（1）体位：坐位，前臂中立位，腕关节中立位，前臂和手尺侧置于桌面上。

（2）量角器摆放：轴心位于指间关节背侧，固定臂与近节指骨平行，移动臂与远节指骨平行。

（3）运动终末感：结缔组织抵抗。

（4）参考范围：0°～80°。

3. 拇指桡侧外展　见图6-13a。

（1）体位：坐位，前臂旋前，手掌朝下置于桌面上。

（2）量角器摆放：轴心位于拇指掌骨根部，固定臂与桡骨平行，移动臂与拇指掌骨平行。

（3）运动终末感：结缔组织抵抗。

（4）参考范围：0°～50°。

（5）代偿情况：腕关节桡偏。

4. 拇指掌侧外展　见图6-13b。

（1）体位：坐位，前臂中立位，腕关节中立位，前臂和手尺侧置于桌面上，拇指旋转至手的掌侧面。

（2）量角器摆放：轴心位于拇指掌骨根部，固定臂与桡骨平行，移动臂与拇指掌骨平行。

（3）运动终末感：结缔组织抵抗。

（4）参考范围：0°～50°。

（5）代偿情况：腕关节掌屈。

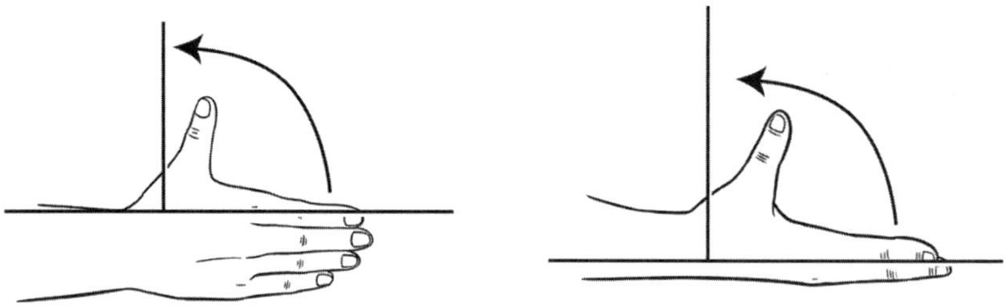

a　　　　b

图6-13　拇指桡侧外展和掌侧外展

a.拇指桡侧外展；b.拇指掌侧外展。

二、下肢关节活动度

微课：下肢关节活动度评定

（一）髋关节活动度

1. 髋关节屈曲

（1）体位：仰卧或侧卧，对侧下肢伸直。

（2）量角器摆放：轴心位于股骨大转子，固定臂与身体纵轴平行，移动臂与股骨纵轴平行。

（3）运动终末感：伸膝位时结缔组织抵抗，屈膝位时软组织抵抗。

（4）参考范围：伸膝位0°～90°，屈膝位0°～120°。

（5）代偿情况：腰椎屈曲或骨盆后倾。

2. 髋关节伸展　见图6-14。

（1）体位：俯卧位或侧卧，侧卧时被测下肢在上。

（2）量角器摆放：轴心位于股骨大转子，固定臂与身体纵轴平行，移动臂与股骨纵轴平行。

（3）运动终末感：结缔组织抵抗。

（4）参考范围：0° ～ 30°。

（5）代偿情况：骨盆前倾、旋转。

3. 髋关节内收、外展 见图6-15。

（1）体位：仰卧。

（2）量角器摆放：轴心位于髂前上棘，固定臂与左、右髂前上棘连线的垂直线平行，移动臂与髂前上棘至髌骨中心的连线平行。

（3）运动终末感：结缔组织抵抗。

（4）参考范围：内收0° ～ 35°，外展0° ～ 40°。

（5）代偿情况：外展时髋关节外旋，骨盆旋转；内收时髋关节内旋，骨盆旋转。

4. 髋关节内旋、外旋 见图6-16。

（1）体位：仰卧或坐位，两小腿于床沿外下垂。

（2）量角器摆放：轴心位于髌骨下端，固定臂与地面垂直，移动臂与胫骨纵轴平行。

（3）运动终末感：结缔组织抵抗。

（4）参考范围：内旋0° ～ 45°，外旋0° ～ 45°。

（5）代偿情况：内旋时髋关节内收；外旋时髋关节外展。

（二）膝关节活动度

膝关节伸展、屈曲 见图6-17。

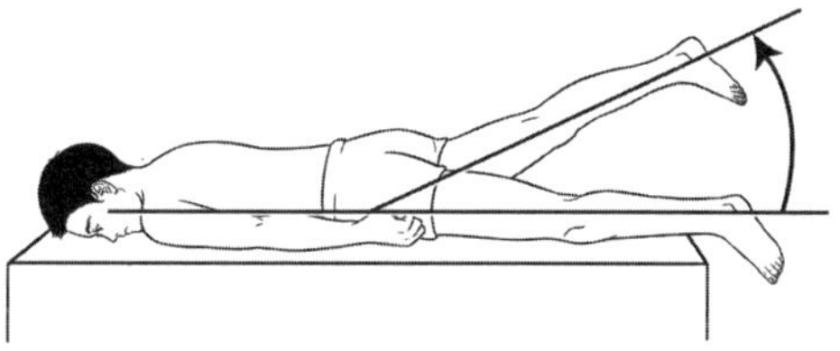

图6-14 髋关节伸展

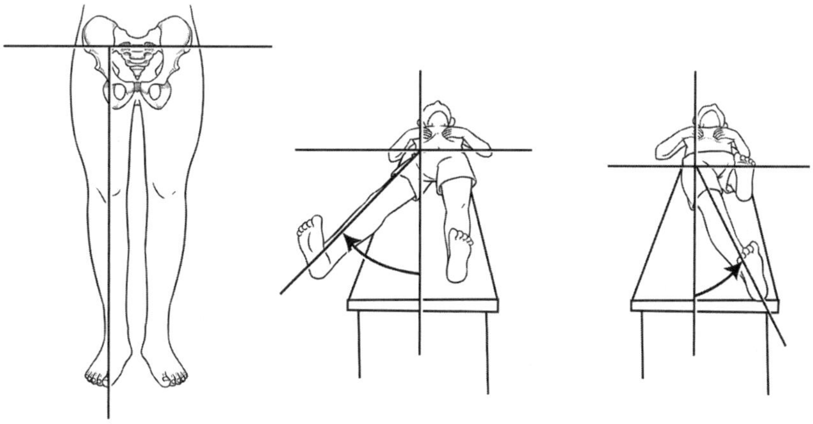

图6-15 髋关节外展和内收

a.起始位；b.髋关节外展；c.髋关节内收。

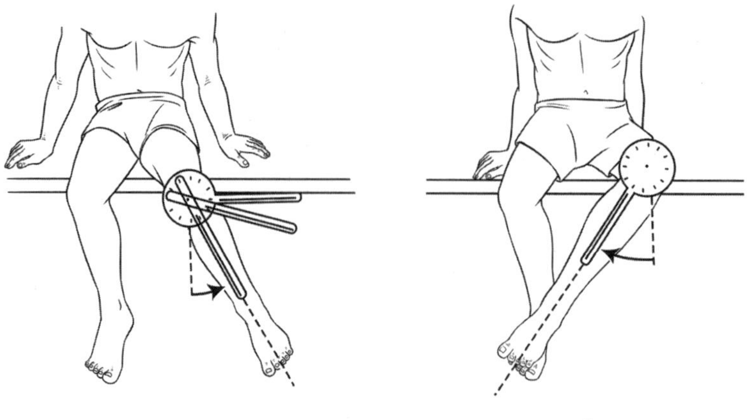

图6-16　髋关节内旋和外旋

a. 髋关节内旋；b. 髋关节外旋。

（1）体位：俯卧、侧卧或坐在椅子边缘。

（2）量角器摆放：轴心位于股骨外髁（仰卧）或腓骨小头（俯卧），固定臂与股骨纵轴平行，移动臂与胫骨纵轴平行。

（3）运动终末感：屈曲软组织抵抗、伸展结缔组织抵抗。

（4）参考范围：屈曲0° ～ 135°/150°，伸展0°。

（5）代偿情况：髋关节旋转、屈曲、外展。

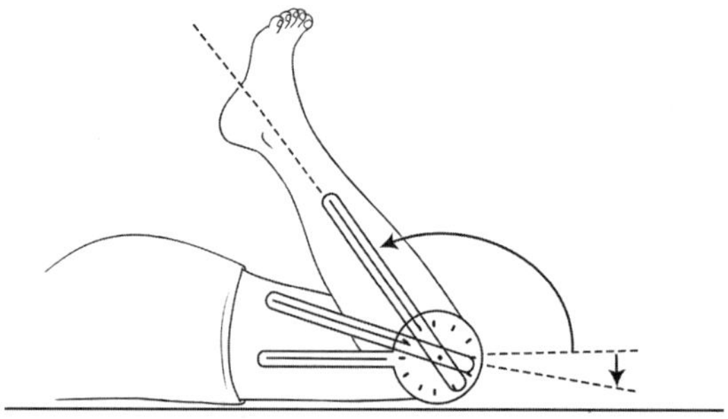

图6-17　膝关节伸展和屈曲

（三）踝关节活动度

1. 踝关节跖屈、背屈　见图6-18。

（1）体位：仰卧或坐在椅子边缘。

（2）量角器摆放：轴心位于腓骨纵轴线与足外缘交叉处（踝中点下2.5cm位置），固定臂与腓骨纵轴平行，移动臂与第五跖骨纵轴平行。

（3）运动终末感：跖屈骨抵抗或结缔组织抵抗，背屈结缔组织抵抗。

（4）参考范围：跖屈0° ～ 50°，背屈0° ～ 20°。

（5）代偿情况：膝关节、髋关节活动。

2. 踝关节内翻　见图6-19a。

（1）体位：坐位，膝关节屈曲90°，髋关节无内收、外展及旋转。

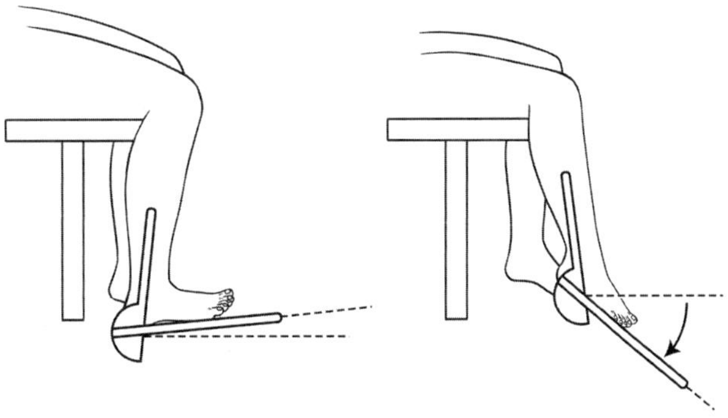

a　　　　　　　　b

图6-18　踝关节背屈和跖屈

a.踝关节背屈；b.踝关节跖屈。

（2）量角器摆放：轴心位于临近跟骨的外侧面（两臂交点），固定臂与小腿长轴平行，移动臂与足跟跖面平行。

（3）运动终末感：结缔组织抵抗。

（4）参考范围：0°～35°。

（5）代偿情况：膝关节、髋关节运动。

3. 踝关节外翻　见图6-19b。

（1）体位：坐位，膝关节屈曲90°，髋关节无内收、外展及旋转。

（2）量角器摆放：轴心位于跖趾关节内侧面中点（两臂交点），固定臂与小腿长轴平行，移动臂与足跟跖面平行。

（3）运动终末感：结缔组织抵抗。

（4）参考范围：0°～25°。

（5）代偿情况：膝关节的屈曲与外旋。

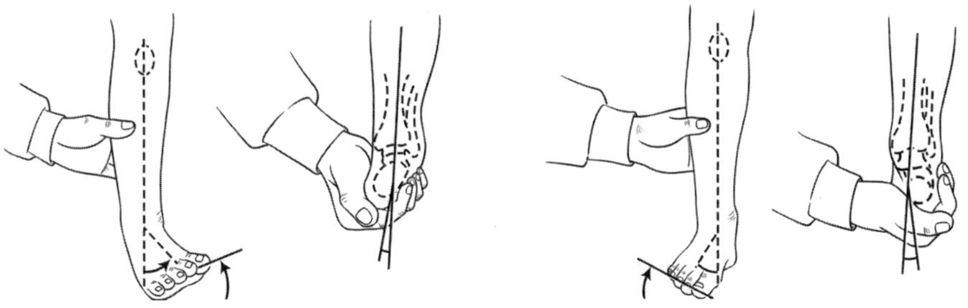

a　　　　　　　　b

图6-19　踝关节内翻和外翻

a.踝关节内翻；b.踝关节外翻。

三、脊柱关节活动度

（一）颈部活动度

1. 颈部前屈、后伸　见图6-16。

（1）体位：坐或立位，在侧方测量。

（2）量角器摆放：轴心位于肩峰，固定臂与前额面中心线平行，移动臂与头顶与耳孔连线平行。

（3）参考范围：前屈0°～45°，后伸0°～45°。

（4）代偿情况：前屈时胸腰椎屈曲，后伸时胸腰椎伸展。

2. 颈部左旋、右旋　见图6-21。

（1）体位：坐或仰卧，于头顶测量。

（2）量角器摆放：轴心位于头顶后方，固定臂与头顶中心矢状面平行，移动臂与鼻梁与枕骨结节的连线平行。

（3）参考范围：0°～60°。

（4）代偿情况：躯干旋转。

3. 颈部左右侧屈　见图6-22。

（1）体位：坐或立位，于后方测量。

（2）量角器摆放：轴心位于第7颈椎棘突，固定臂与第7颈椎与第5腰椎棘突的连线平行，移动臂与头顶中心与第7颈椎棘突的连线平行。

（3）参考范围：0°～45°。

（4）代偿情况：躯干侧屈。

（二）胸腰部活动度

1. 胸腰部前屈、后伸　见图6-23。

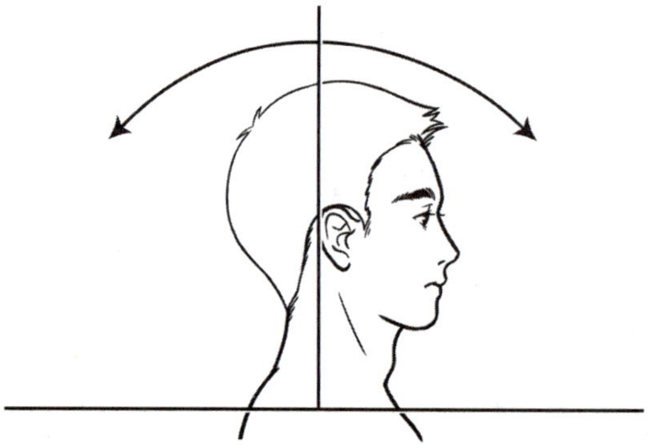

图6-20　颈部前屈和后伸

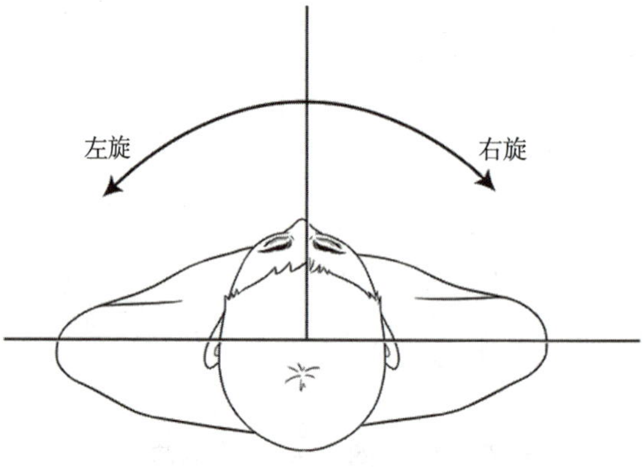

图6-21　颈部左旋和右旋

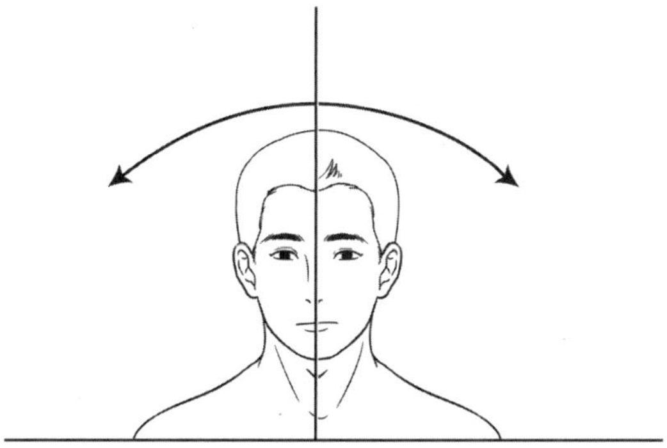

图6-22　颈部左右侧屈

（1）体位：坐或立位，在侧方测量。

（2）量角器摆放：轴心位于第5腰椎棘突，固定臂与通过第5腰椎棘突的垂线平行，移动臂与第7颈椎与第5腰椎棘突连线平行。

（3）参考范围：前屈0°～80°，后伸0°～30°。

（4）代偿情况：前屈时髋关节屈曲；后伸时骨盆后倾。

2. 胸腰部左旋、右旋

（1）体位：坐位，臀部固定，于头顶测量。

（2）量角器摆放：轴心位于头顶中点，固定臂与双侧髂棘上缘连线的平行线平行，移动臂与双侧肩峰连线的平行线平行。

（3）参考范围：0°～45°。

（4）代偿情况：旋转。

3. 胸腰部左右侧屈　见图6-24。

（1）体位：坐位或立位，于后方测量。

（2）量角器摆放：轴心位于第5腰椎棘突，固定臂与两侧髂嵴连线中点的垂线平行，移动臂与第7颈椎与第5腰椎棘突连线平行。

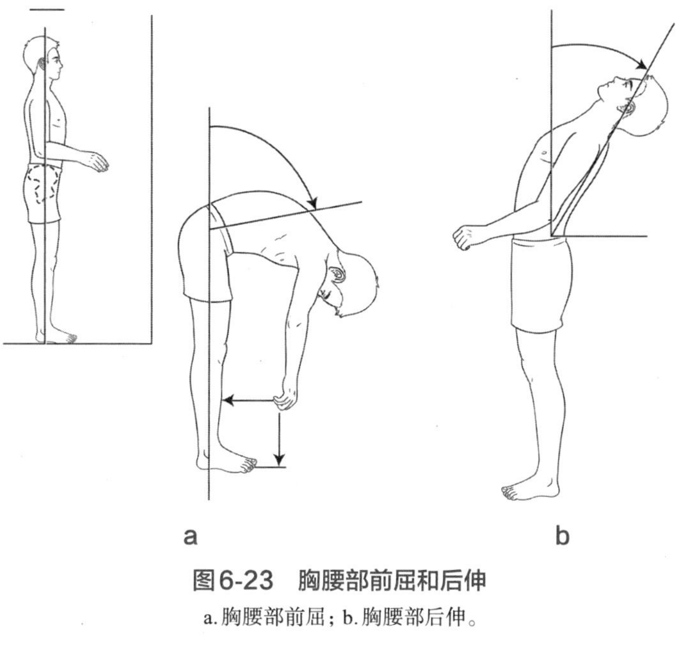

图6-23　胸腰部前屈和后伸

a.胸腰部前屈；b.胸腰部后伸。

（3）运动终末感：旋前骨抵抗，旋后结缔组织抵抗。

（4）参考范围：0° ～ 45°。

（5）代偿情况：骨盆侧倾。

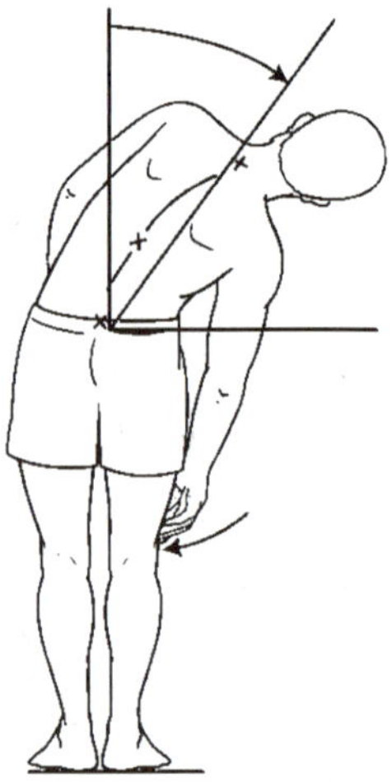

图6-24　胸腰部右侧屈

微课：躯干关节活动度评定

四、运用长度作为活动范围参考的方法

临床上常常把关节结构较小量角器不便于测量或者使用量角器测量时容易因身体代偿导致误差较大的关节用长度作为活动范围参考。一般用作治疗前后的疗效对比。单位以厘米（cm）表示。

1．测量手指外展时，将直尺横放在相邻手指的远端，测量手指外展的最大距离。测量拇指外展时，先将圆规两脚放在拇指和示指指尖，测量两指之间的最大距离，再在直尺上测出距离。

2．测量手指屈曲时，将直尺放在测量手指与手掌之间，测量屈曲手指指尖到手掌的垂直距离。

3．测量对掌功能时，测量拇指指间和小指指间的距离，拇指和小指指间关节无屈曲伸展。

4．测量颈部脊柱活动时，通过测量乳突到肩峰的距离评估颈部侧屈、下颌到肩峰的距离评估颈部旋转、下颌到胸骨角的距离评估颈部前屈，枕骨粗隆到第7颈椎棘突的距离评估颈部后伸。

5．测量胸腰段脊柱活动时，被测试对象双脚分开与肩同宽，分别进行躯干前屈、躯干后伸及左右侧屈。通过测量中指指尖与地面的距离来评定脊柱的整体活动范围，以厘米（cm）表示。

6．测量下颌张口度时，测量上、下门牙之间的距离，一般正常为3 ～ 5cm。

▶知识拓展

关节活动度评定工作中的职业素养

关节活动度评定不仅是一项技术活动，更是一种体现职业素养和人文关怀的过程。在进行关节活动度检查时，康复医师应耐心倾听被检者的主诉，用被检者能理解的语言解释检查过程和目的，确保被检者的配合。评定中，应尊重被检者的隐私，仔细观察被检查者的反应，注意被检者的表情、体态和动作，避免引起被检者的不适或导致危险情况的发生。康复治疗师还应对被检者表现出耐心和关怀，鼓励被检者保持积极的态度。这样，不仅能够提供高质量的康复服务，还能够在被检者心中树立专业、可信赖的形象，有助于建立良好的医患关系，促进被检者的康复进程。

第三节　评定结果记录和分析

一、评定结果的记录

1. 记录内容　包括评定日期、部位（包括关节名称、左右）、AROM和PROM。关节活动范围应记录运动开始的角度与运动结束的角度之间的范围。结束时的角度一般为运动受限的位置。常用确定关节活动度的方法为中立位（解剖0°位）法，即将解剖学中立位的肢体位置定为0°。如测试者左肩前屈0°～100°，指的是被检查者的肩前屈可以从解剖位（0°）活动到100°的位置。如被检查者存在关节活动受限，则应先测量主动关节活动范围，再测量被动关节活动范围。

2. 特殊情况下的记录

（1）若被检查者不能从解剖0°位开始运动，则应准确记录实际开始位的角度。如被检查者膝关节活动屈曲活动度记为“15°～95°”。提示测试的膝关节伸不直（0°），同时也屈曲不到正常的最大范围150°。

（2）当被检者某关节出现非正常过度伸展等现象时，可采用“-”表示过度伸展情况。肘关节和膝关节过伸情况较为常见，不要将过伸体位当成中立位。

（3）正常情况下，当可进行双向运动的关节因病变而只能进行单向运动时，受限方向的运动范围可记录为“无”。

二、结果分析

（一）运动终末感

关节被动活动时，如出现运动终末感（又称抵抗），应判断这种抵抗是生理性抵抗（即正常的抵抗，见表6-2）还是病理性抵抗（异常的抵抗，见表6-3），同时应分析病理性抵抗所导致关节活动受限的原因。

表 6-2　生理性抵抗

生理性抵抗类型	临床表现
软组织抵抗	由软组织之间的接触所致。被动活动时，有一种肌肉挤压的感觉，触感较软。如仰卧位屈髋屈膝达到末端时，腹部软组织阻挡屈髋活动
结缔组织抵抗	由肌肉、关节囊、韧带等牵张所致。被动活动时，有一种弹性的感觉。如俯卧位下，膝关节屈曲到末端时，有一种紧张但有弹性的感觉
骨抵抗	由骨与骨间的接触所致。被动活动时，有一种坚硬的感觉。如肘关节伸至末端时，由于肱骨滑车和尺骨鹰嘴互相锁定无法再进行活动

表 6-3 病理性抵抗

病理性抵抗类型	临床表现
软组织抵抗	还未到达正常关节活动范围末端时出现，见于软组织的水肿、滑膜炎
结缔组织抵抗	还未到达正常关节活动范围末端时出现，见于肌紧张的增加、关节囊、肌肉、韧带的短缩
骨性抵抗	还未到达正常关节活动范围末端时出现，见于骨软化症、骨性关节炎、关节内游离体、骨化性肌炎、骨折
虚性抵抗	还未到达正常关节活动范围末端时出现，测量者主动或防御性地阻止治疗师进一步的活动，见于疼痛、防御性收缩、脓肿、骨折、心理反应等

（二）关节活动度受限原因

主动与被动关节活动度不一致时，提示肌肉或肌腱存在瘫痪、挛缩或粘连等问题。一般以被动活动范围为准。

1. AROM小于PROM 由于AROM实际上是对被检查者肌力的评估。AROM小于PROM时提示关节活动受限是带动该关节运动的主动肌肌力减弱的结果。除了肌力大小对AROM的影响外，AROM的大小也受被检查者的主观能动性、意识水平等影响。

2. PROM小于正常 PROM小于正常范围时提示关节活动受限是由于关节及其周围组织的器质性病变所致。运动受限的原因可以是关节疾病（如关节炎）或关节损伤（如骨折）引起的水肿、疼痛、痉挛、瘢痕形成（如术口），也可以因制动引起肌肉和肌腱短缩；肌力下降或脂肪组织过多等。因此，在确定存在关节活动受限后，还应该进一步检查和分析关节活动受限是由疾病本身影响，还是继发于关节制动、废用。

▶知识拓展

增强现实技术、动作捕捉技术在关节活动度测量中的应用

随着科技的发展，增强现实（Augmented Reality，AR）技术、动作捕捉技术不断应用于医疗领域，通过一部手机就能评估关节活动度。Goniometer Pro测量工具（通常指基于智能手机的应用程序）是一种便捷、有效的关节活动度测量工具，适用于临床评估、康复监测及远程医疗等多种场景。其使用方法与传统量角器相似，但借助智能设备提升了效率和可访问性。Azure Kinect是一种将深度传感器、空间麦克风阵列、视频摄像头和方向传感器整合成一体式的小型设备，通过时差测距原理获取深度信息，通过Kinect采集到的骨骼关节点数据可实现人体部分关节活动度得自动测量，这种方法使测量过程更简单、测量数据更精准。

—• 考试知识点总结 •—

—• 本章小结 •—

—• 协和云课堂…… 拓展练习及参考答案 •—

（李 旭）

第七章　感觉功能评定

教学课件

学习目标

素质目标

（1）具备认真观察、深入分析、严谨细致、实事求是的工作态度。

（2）具备规范操作意识。

（3）具备安全操作意识。

知识目标

（1）掌握：浅感觉、深感觉和复合感觉的评定方法；疼痛的定义和视觉模拟评分法的评定。

（2）熟悉：感觉障碍的分型与特点；感觉障碍的结果记录与分析；疼痛的分类。

（3）了解：感觉评定的注意事项；压力测痛法的评定；数字评分法的评定；口述分级评分法的评定；简式麦吉尔疼痛问卷的评定；疼痛日记评分法的评定；六点行为评分法的评定。

能力目标

（1）能与患者进行有效沟通。

（2）能选择合适的方法对患者进行感觉功能评定。

（3）能规范、准确记录评估结果并进行功能障碍学诊断。

案例导入

【案例】

患者，男，63岁，退休工人。既往有高血压病史、糖尿病病史十余年，具体用药不详。2周前晨起由家人发现口角歪斜，讲话不清，急诊送入当地医院。BP 155/95mmHg，空腹血糖9.5mmol/L，HbA1c 9%；MRI示右侧内囊基底节区低信号。坐位上肢自然下垂，左侧肩峰处凹陷（半个手指）伴疼痛，杜加斯征（-）；触诊患者左侧手指无知觉；被动运动患者左侧腕关节无法感知其运动方向。

【问题】

1. 浅感觉的范畴包括哪些？浅感觉如何沿神经传导通路进行传导？如何评定浅感觉？
2. 深感觉的范畴包括哪些？深感觉如何沿神经传导通路进行传导？如何评定深感觉？
3. 针对患者的疼痛可以采用哪些方法进行评定？

·核心知识拆解·

感觉功能在临床上通常划分为特殊感觉、躯体感觉、内脏感觉三大类。其中特殊感觉是指嗅觉、味觉、视觉、听觉和前庭觉等；躯体感觉又称一般感觉，包括浅感觉、深感觉和复合感觉，是康复功能评定中最重要的部分，与躯体功能密切相关，因此躯体感觉评定可以更好地反映脑卒中、颅脑外伤、脊髓损伤等临床常见功能障碍疾病的感觉功能及其感觉障碍严重程度，从而为临床决策、制订科学合理的康复治疗计划提供重要的科学依据。内脏感觉主要是指痛觉，其痛觉感受器在内脏的分布相较于躯体而言更为稀疏，因此内脏痛通常呈现出定位不准确、发生缓慢，同时对牵拉刺激敏感的特点等。

第一节　概　　述

感觉（sensation）是指客观事物作用于感觉器官后，人脑对其个别属性的反映。各种刺激经过外界或身体内部的神经传导通路传至大脑皮质，引起人的主观感知。感觉作为人体主观认识的起点，主观感觉通常反映事物的颜色、形状、大小、重量、质地等个别属性特征。

一、感觉分类

依据感觉来源和传导通路的不同特征，通常将感觉划分为特殊感觉、内脏感觉和躯体感觉，其中躯体感觉与躯体功能最为密切。躯体感觉又根据感受器的位置不同，以及客观事物作用于机体后引起的反应不同，又分为浅感觉、深感觉和复合感觉三类。

（一）浅感觉

浅感觉（superficial sensation）包括痛觉、温度觉、触觉和压觉。浅感觉感受器多位于皮肤表浅处，有大小之分，最小的是游离神经末梢，最大的则是环层小体。躯干和四肢的感受器受到客观事物刺激后，其神经冲动沿三级神经元传导通路向上传导浅感觉，第一级神经元是脊神经节，第二级神经元是后角固有核，第三级神经元是丘脑腹后外侧核。

（二）深感觉

深感觉（deep sensation）又称本体感觉，由位置觉、运动觉、振动觉构成。深感觉感受器多位于深部的肌腱、关节等处。通常深部感受器受到刺激后，其感觉沿脊神经节、薄束核或楔束核和丘脑腹后外侧核三级神经元传导通路向上传导躯干和四肢的深感觉。

（三）复合感觉

复合感觉（complex sensation）又称皮质感觉，是感觉传至大脑皮质后进行综合分析与判断的结果。因此只有浅感觉和深感觉功能评估正常的情况下，再评定复合感觉才具有实质性临床意义。复合感觉包括实体觉、重量觉、皮肤定位觉、两点分辨觉和体表图形觉等。

二、感觉障碍分型及特点

（一）周围神经型感觉障碍

评估检查被评定者感觉功能时，患者往往表现为区域性感觉障碍，呈现某一周围神经受累的特征。

1. 末梢型感觉障碍 四肢远端周围神经末梢受损时，呈现两侧对称性手套样、袜套样感觉，越向远端移行感觉障碍越重，常见于多发性神经炎。

2. 神经干型感觉障碍 周围神经干受损时，患者呈现条状、块状型感觉障碍，并常伴有疼痛及感觉异常，障碍中心部位感觉缺失，其周围感觉减退，同时该神经干支配的肌肉出现肢体瘫痪和肌肉萎缩的临床表现。常见的病因有单发性神经炎、股外侧皮神经炎、腓骨颈骨折致腓总神经损伤、肱骨中段骨折致桡神经损伤等。

3. 神经丛型感觉障碍 当颈丛、臂丛、腰丛或骶丛神经丛受损时，患者呈现神经丛支配区域受累的各种感觉障碍，同时合并运动及自主神经功能障碍等临床表现，受累区域往往比神经干损伤时面积要大。常见于臂丛神经损伤等。

4. 后根型感觉障碍 脊神经后根或后根神经节受损时，出现节段性带状分布的各种感觉功能减退或感觉功能消失症状，同时多伴有放射性神经根性疼痛。常见于颈椎病或腰椎间盘突出症所致的神经根受压等。

（二）脊髓型感觉障碍

脊髓作为中枢神经的重要组成部分，与脑的各部分之间有着广泛的联系，在上行、下行传导通路中发挥着重要作用。

1. 脊髓横贯性损伤 上升的脊髓丘脑束和后索病变，损伤节段平面以下各种感觉缺失或减退。常见于横贯性脊髓损伤、急性脊髓炎等。

2. 脊髓半切综合征 脊髓半侧损伤，损伤平面以下同侧深感觉和运动功能障碍，对侧温度觉和痛觉障碍。常见于脊髓损伤。

3. 后角型感觉障碍 脊髓后角病变可出现分离性感觉障碍，病灶同侧节段性痛温觉障碍，深感觉和触觉功能不受影响。常见于脊髓空洞症。

（三）脑干型感觉障碍

脑干由延髓、脑桥、中脑三部分组成，与大脑、小脑和脊髓相互关联，因此当脑干发生病变时，会导致所有感觉出现不同程度的感觉障碍。

1. 分离性感觉障碍 延髓中部内侧丘系病变，对侧肢体深感觉障碍，延髓外侧部脊髓丘脑束未受累因此痛温觉功能保留。

2. 交叉性感觉障碍 位于延髓外侧部的脊髓丘脑束和三叉神经脊束核受损，可出现病变对侧肢体痛温觉障碍，以及同侧面部感觉受累。

3. 偏身感觉障碍 脑桥和中脑的内侧丘系、脊髓丘脑束和脑神经的感觉纤维在脑干已聚集完成，因此脑干损伤时会导致对侧偏身和面部的各种浅感觉和深感觉障碍，同时伴有病变同侧脑神经运动功能障碍，这可与大脑半球病变引起的偏身感觉障碍相鉴别。

（四）丘脑型感觉障碍

丘脑是各种感觉传导第三级神经元的汇合之处，病变时会出现以下临床表现。

1. 偏身感觉障碍 脑血管病变累及丘脑腹后外侧核和丘脑腹后内侧核，导致对侧偏身浅感觉、深感觉减退或缺失，同时呈现躯干障碍轻于肢体障碍，下肢障碍轻于上肢障碍，肢体近端障碍轻于远端，以及浅感觉障碍轻于深感觉障碍的特征。

2. 丘脑痛 丘脑病变感觉部分恢复过程中，患者可表现为对侧偏身自发、难以忍受的剧烈疼痛，疼痛定位不准确，且性质难以形容。患者疼痛阈值提高，只有较强的疼痛刺激方可引起痛觉。

3. 感觉过敏或倒错 传导通路兴奋性增高所引发的两种刺激性感觉症状。感觉过敏是指感觉刺激阈值下降，给予患者轻微的刺激可引起强烈的反应；感觉倒错则是指对刺激的感知倒错，如将热觉刺激错误感知为冷觉刺激。

4. 非感觉症状 丘脑病变累及邻近结构，如累及外侧膝状体或视放射，可出现对侧同向偏盲的症状；累及内囊后肢，出现对侧肢体不完全性偏瘫；累及丘脑至纹状体及苍白球的纤维，可出现偏身不自主运动等功能障碍。

（五）内囊型感觉障碍

大脑皮质及神经核团之间联系的上行、下行纤维绝大部分经内囊投射传导，内囊病变往往导致“三偏”综合征，即偏瘫、偏盲和偏身感觉障碍，其感觉障碍通常呈现躯干障碍轻于肢体障碍、肢体近端障碍轻于远端，以及浅感觉障碍（温度觉、痛觉）轻于深感觉障碍的特征。

（六）皮质型感觉障碍

皮质位于大脑的表层，由灰质构成，是脑的最高级中枢，管控着机体各种功能活动。大脑皮质的感觉控制范围广泛，其感觉中枢主要位于中央后回、中央旁小叶和部分中央前回，局部病变时感觉障碍常表现为对侧肢体深感觉（位置觉、运动觉等）、复合感觉（两点分辨觉、实体觉等）受损严重，而痛觉、温度觉、触觉等浅感觉障碍较轻或未受累的临床特征。其中实体觉、皮肤定位觉、两点分辨觉是大脑皮质所特有的皮质感觉，因此要想准确评估患者复合感觉功能是否正常，需要先评估患者浅感觉，在浅感觉功能正常的前提下再评估复合感觉方可有效鉴别。

1. 局限性感觉性癫痫 大脑皮质中央后回病变，感觉中枢受累引发对侧皮肤发生阵发性感觉异

常，并向邻近区域扩散，同时也可扩散至皮质运动区引起运动性癫痫发作。

2. 偏身感觉障碍　大脑皮质感觉中枢病变可引发对侧偏身感觉障碍。由于皮质感觉功能区分布较为广泛，可出现单个肢体感觉障碍受累的情况，此时感觉障碍只发生于患者对侧身体的某一部分。与此同时，皮质病变所导致的偏身感觉障碍，往往呈现下肢障碍轻于上肢，肢体近端障碍轻于远端，上肢桡侧障碍轻于尺侧，以及下肢内侧障碍轻于外侧的临床特征。

3. 感觉忽略　对侧顶叶病变，对患者两侧肢体同时进行痛觉或触觉刺激，患者只有健侧感受到刺激；若同时对患者手、足或面部给予触觉刺激，患者仅面部感受到刺激，而手和足部感受不到触觉刺激。

三、感觉障碍的性质分类

感觉障碍根据感觉传导通路的病变性质可划分为两大类，一类是以传导通路兴奋性增高为主的刺激性症状，另一类则是传导通路抑制性为主的抑制性症状。

1. 刺激性症状

（1）感觉过敏（hyperesthesia）：感觉神经兴奋性阈值下降，敏感度增强，轻微刺激可引起机体的强烈反应，往往又受到外界刺激和病理过程双重叠加刺激的影响。

（2）感觉倒错（paraesthesia）：对某种刺激的主观感觉呈现出是非颠倒的认识错误，如将触觉刺激错误感受为痛觉，将冷觉刺激错误感受为热觉等。

（3）感觉过度（hyperpathia）：机体对轻微刺激的辨别能力下降，当某种剧烈刺激达到阈值时，患者机体并不能第一时间作出反应，需经过长达30秒的潜伏期后才能作出延迟反应，其刺激阈值增高，主观感受到强烈不适感向四周扩散，疼痛定位不准确，往往误将单点刺激感受为多点刺激，同时出现感觉消失时间延迟现象等临床特征。

（4）感觉异常（paresthesia）：无外界刺激时机体出现的异常自发性感觉，明明没有任何刺激却主观感觉有针刺感、麻木感、烧灼感等，感觉障碍区域往往与神经分布方向有关。

（5）感觉错位（alloesthesia）：刺激肢体一侧，被评定者受到刺激的一侧未主观感受到某种刺激，而未刺激的一侧却感受到某种同等刺激。

（6）疼痛（pain）：是机体对某种有害刺激所引发的不愉悦情绪体验，按照三级神经元传导通路向上传导，其传导路径中任何部分发生病变都可导致疼痛产生。

2. 抑制性症状

（1）感觉缺失（anesthesia）：被评定者意识清醒下对机体受到的某种刺激不能主观感知，常常表现为痛觉、压觉等某一感觉缺失；或同一部位各种感觉均缺失；或出现仅某种感觉缺失而其他感觉功能保留的分离性感觉障碍。

（2）感觉减退（hypesthesia）：机体感觉神经兴奋性阈值升高，仅对较强烈刺激才能感知，对较弱刺激却无法感知，但患者主观感受到刺激的性质不变。

▶**知识拓展**

感觉障碍的原因

感觉障碍可由多种原因引起，涉及不同的生理、代谢、神经和心理因素，通常包括神经系统病变、血液循环障碍、感染和心理问题等，其中最常见的是中枢神经或周围神经病变，受损部位不同则患者呈现不同的感觉障碍，如末梢神经受累所引发的周围神经型感觉障碍、脊髓半侧受累导致的脊髓型感觉障碍、脑干病变所引起的分离性感觉障碍、丘脑受累所导致的偏身感觉障碍、内囊病变所引发的“三偏”征，以及大脑皮质病变所导致的偏身感觉障碍等。

感觉功能评定有助于判定患者损伤部位、严重程度及原因，因此感觉功能检查时，需要康复医师细致观察和缜密分析来发现患者存在的问题，进而为下一步制订详尽且合理的康复计划提供依据，尽早解决由感觉障碍导致患者躯体功能受影响的问题。

第二节　感觉功能评定方法

微课：脊髓损伤受损平面检查

通过感觉功能评定，可以及时、准确地了解患者感觉障碍的类型和感觉缺失程度，以及评估感觉恢复情况，确定损伤和功能受限的范围及程度，以此更好地辅助功能障碍学诊断，从而为制订更加科学、合理的康复治疗方案提供客观依据。康复治疗过程中及时评估患者感觉恢复情况，从而确定开始感觉再教育的时间，以及判断是否需要开展预防受伤训练或康复指导。

感觉功能评定包括浅感觉、深感觉和复合感觉（又称皮质感觉）评定。患者的反应通常有三种。①正常：患者反应快速而准确。②降低或减退：患者呈现迟钝的反应，回答的结果与所受刺激不相符合。③消失：患者无反应。

一、适应证与禁忌证

（一）适应证

1. 中枢神经系统病变　如脑卒中、脊髓损伤等。

2. 周围神经病变　如臂丛神经麻痹、坐骨神经损伤等。

3. 外伤　如切割伤、撕裂伤、烧伤等。

4. 外周循环障碍　如雷诺病、糖尿病等。

（二）禁忌证

1. 意识丧失　如昏迷、麻醉等。

2. 严重认知功能障碍不能配合　如痴呆、精神障碍等。

二、评定工具

通常包括以下工具：①一次性大头针（一端尖、一端钝）。②试管及试管架。③棉签或软毛刷。④蒙氏压觉桶。⑤音叉（128Hz或256Hz）。⑥两点辨别觉测试包。⑦笔、钥匙、打火机、硬币等。

三、常用评定方法

无论是评估浅感觉、深感觉，还是复合感觉，都应明确以下几点。①受影响的感觉类型。②涉及的躯体部位。③感觉受损的范围。④感觉障碍的严重程度。

（一）浅感觉评定

微课：浅感觉评定

脊髓节段性感觉支配及其体表检查部位见表7-1。

表7-1　脊髓节段性感觉支配及其体表检查部位

节段性感觉支配	体表检查部位
C_2	枕外隆凸
C_3	锁骨上窝
C_4	肩锁关节顶部（肩峰）
C_5	肘前窝外侧（桡侧）
C_6	拇指近节背侧皮肤
C_7	中指近节背侧皮肤
C_8	小指近节背侧皮肤
T_1	肘前窝内侧（尺侧）
T_2	腋窝顶部
T_3	锁骨中线第3肋间
T_4	锁骨中线第4肋间（乳头水平）
T_5	锁骨中线第5肋间
T_6	锁骨中线第6肋间（剑突水平）
T_7	锁骨中线第7肋间

续 表

节段性感觉支配	体表检查部位
T_8	锁骨中线第8肋间
T_9	锁骨中线第9肋间
T_{10}	锁骨中线第10肋间（肚脐水平）
T_{11}	锁骨中线第11肋间
T_{12}	锁骨中线腹股沟韧带中点
L_1	T_{12}与L_2连线中点
L_2	大腿前中部
L_3	股骨内侧髁
L_4	内踝
L_5	足背第3跖趾关节
S_1	足跟外侧
S_2	腘窝中点
S_3	坐骨结节
$S_{4\sim5}$	肛门周围1cm范围内

1. 痛觉 嘱患者闭目，检查者用大头针尖端或一次性棉签顿端刺激患者正常体表皮肤，嘱患者记住此感觉，然后沿“脊髓节段性感觉支配体表检查部位”逐渐移行刺激，并时时询问患者的主观感受与健侧肢体是否一致。感觉缺失时，从感觉障碍部位逐渐移行至正常部位进行评估检查，感觉过敏时，检查顺序则与感觉缺失时相反，同时为提高评定的准确性，避免患者的主观错误回答，注意两侧对称评估，间歇性施加非刺激性干扰并询问患者的主观感受，从而判定其痛觉功能是否正常。

2. 温度觉 包括温觉和冷觉。评定时嘱患者闭目，检查者选取两支试管，分别盛有冷水和热水，冷水试管温度控制在5～10℃，热水试管温度控制在40～50℃。两支试管交替刺激患者皮肤2～3秒，然后询问其“冷”或“热”的感觉。温度觉评定时应加强安全防护，避免烫伤，同时注意控制两支试管的温度。当温度低于5℃或高于50℃时，则会引起患者的痛觉反应。

3. 触觉 嘱患者闭目，检查者选用一次性棉签的棉絮端或软毛刷沿面部-颈部-上肢-躯干-下肢的顺序轻轻刺激患者体表皮肤，同时询问患者有无一种轻痒的感觉，或询问刺激的次数，从而判定其触觉功能。为保障评定的准确性，刺激强度应均匀一致，同时注意刺激四肢时与肢体长轴方向平行，刺激胸腹部时与肋骨平行。

4. 压觉 嘱患者闭目，检查者用蒙氏压觉桶用力挤压肌肉或肌腱，嘱患者回答是否感受到压力刺激。对瘫痪患者通常从障碍部位向正常部位逐渐移行检查，直至正常部位。

（二）深感觉评定

微课：深感觉评定

1. 位置觉 嘱患者闭目，检查者将患者肢体被动活动至某一位置，然后嘱患者说出或通过对侧肢体模仿出被检查侧肢体所摆放位置，从而判定其位置觉功能是否正常。通常用于评定协调功能的指鼻试验、跟膝试验等评估方法，也可用于位置觉评定。

2. 运动觉 嘱患者闭目，检查者将患者手指或足趾远端关节上下移动5°，嘱患者感知肢体远端的移动方向，从而判定其运动觉是否正常。若患者感觉功能减退，可通过加大运动幅度或评估较大关节进行运动觉评估，同时注意用拇指和示指控制患者关节的两侧进行运动觉检查。

3. 振动觉 嘱患者闭目，检查者选用每秒振动128次的音叉，将振动后音叉放置于被评定者尺骨鹰嘴、桡骨茎突、股骨内外髁、内外踝等骨突处，询问患者有无感受到振动和持续时间，从而判定其振动觉功能是否正常。为保障评定的准确性，应上、下，左、右对比检查，同时注意振动觉会随年龄增长而呈现进行性丧失。

（三）复合感觉评定

微课：复合感觉评定

1. 皮肤定位觉 嘱患者闭目，检查者通常选用棉签棉絮端或手指轻轻触及患者皮肤，询问其刺激部位，从而判定其皮肤定位觉功能是否正常。正常误差手部小于3.5mm，躯干部位小于1cm。

2. 两点分辨觉 嘱患者闭目，检查者选用叩诊锤或两脚规的两尖端同时轻触患者皮肤，刺激距离由大逐渐变小，嘱患者辨别从两点刺激直至一点刺激的最小距离，从而判定其两点辨别觉。为保障评估的准确性，两点刺激须同时且用力均等。通常以舌尖两点辨别觉精确性最高，最小辨别距离1mm；其次为指尖3～5mm、指背4～6mm、手掌8～15mm、手背20～30mm；之后是前胸40mm、背部40～50mm；最后上臂及大腿部位的分辨距离最大约为75mm。

3. 体表图形觉 嘱患者闭目，检查者通常用手指在患者体表划一简单几何图形（如三角形、圆形、正方形等）或数字（1～9），令患者辨认检查者所画图形或数字，从而判定其体表图形觉是否正常。

4. 实体觉 嘱患者闭目，评定者通常选用患者熟悉的笔、钥匙、打火机、硬币等物品，嘱患者用手抚摸上述熟悉物品后，说出物品名称和属性，从而判定患者实体觉是否正常。为保障评定的准确性，应先评定患侧，再评定健侧。

5. 其他大脑皮质感觉 大脑皮质感觉检查除上述皮肤定位觉、两点分辨觉和实体觉等以外，还包括识别重量的重量觉，以及辨识软或硬、光滑或粗糙的材质识别觉等复合感觉。

四、注意事项

1. 感觉是人脑对客观事物刺激机体后对其个别属性作出的反映，具有主观性强、缺乏量化指标、个体感受差异性较大等特征，对患者进行评定时主要通过其主观感受和表达而判断感觉功能是否正常，以及感觉障碍的严重程度。与此同时感觉又受个体意识状态、言语认知功能和精神心理状态等多种因素影响，因此感觉功能评定时需耐心、细致。

2．评定前要向患者说明评定目的和评定方法，最大限度地争取患者的充分合作。

3．评定时注意两侧对称部位进行比较。先评定正常的一侧，让患者知道什么是正常感觉，然后嘱患者闭目，或用不透光的物品遮挡，再评定患侧。

4．先评定浅感觉，然后评定深感觉，最后评定复合感觉，一旦浅感觉受到影响，那么深感觉和复合感觉也会受到影响。

5．评定时充分暴露患者检查部位，并根据感觉神经脊髓节段性支配区域逐一评定。

6．评定时遵循先整体后局部的原则，依据感觉神经脊髓节段支配规律先大体找到感觉障碍的部位，然后再根据神经支配区域确定感觉障碍的具体范围。

7．评定时间不宜过长，避免暗示，必要时多次检查，争取准确评定患者的功能障碍。

8．评定时如发现患者感觉障碍，应注意区分感觉障碍的类型。

五、结果记录和分析

（一）结果记录

每项感觉功能评定完成后及时准确记录，待全部感觉功能评估结束后要对评估结果进行分析判断，从而作出功能障碍学诊断，为后续制订科学合理的康复计划提供有力支持。浅感觉、深感觉和复合感觉的评定结果准确记录在感觉评定记录表中（表7-2）。

表7-2　感觉评定记录表

评估项目		左侧		躯干	右侧	
		上肢	下肢		上肢	下肢
浅感觉	痛觉					
	温度觉					
	触觉					
	压觉					
深感觉	位置觉	N			N	
	运动觉	N			N	
	振动觉					

续 表

评估项目		左侧		躯干	右侧	
		上肢	下肢		上肢	下肢
复合感觉	皮肤定位觉					
	两点分辨觉					
	体表图形觉					
	实体觉	N		N	N	N
	重量觉	N		N	N	N
	材质识别觉	N		N	N	N

注：N表示在该部位不需要评估。

（二）结果分析

通过感觉障碍的评估，准确记录结果并对结果做出分析。首先，确定感觉障碍的分类，是浅感觉障碍，还是深感觉障碍或者是复合感觉障碍；其次，明确感觉障碍的部位、范围与程度；再者，判定感觉障碍引起的原因，是神经损伤，还是感染或中毒等原因所致；最后，预判感觉障碍对患者日常生活会带来哪些影响，并从安全角度出发，向患者提供相应的预防措施和注意事项，以防止因感觉障碍引发潜在伤害。

▶知识拓展

感觉功能对躯体运动功能的重要作用

感觉功能与躯体运动功能呈现相互依赖关系，运动行为通常是感受器接受外界刺激和身体内部感觉后，各种感觉沿着神经传导通路上传至大脑皮质进行感觉信息汇总处理。因此感觉功能为身体提供了身体与环境之间的“连接”，并通过持续的反馈来优化自身运动，使人体能够做出适当的运动反应，并协调身体各部位的运动。感觉功能为躯体提供了关键的反馈信息，倘若没有这些足够的感觉信息，躯体运动则会变得笨拙、不协调，甚至可能出现运动伤害等各种情况。因此，感觉功能在确保运动的准确性、灵活性、安全性和高效性方面，发挥着重要作用。

第三节 疼痛评定

国际疼痛研究会（International Association for the Study of Pain，IASP）1979年将疼痛定义为“一

种不愉悦的感觉和对实际或潜在组织受到损伤刺激所引发的情绪反应”。1986年进一步完善疼痛定义为“疼痛是与现存或潜在组织损伤有关或可用损伤来描述的一种不愉悦的感觉和情绪体验”。2020年IASP进一步修订疼痛概念为“一种与实际或潜在组织损伤相关联的（或与之相似的）不愉悦感受性与情绪性体验”。

疼痛作为一种令人不愉悦的情绪体验，主观性较强，常常难以限定或解释说明。从生理学角度分析，疼痛是机体受到某种有害刺激而促使人体产生一种不愉悦的情绪体验，该体验通常包括感觉成分和反应成分两部分。从心理学角度分析，疼痛不单是机体面对有害刺激时的主观体验，往往同时受到自身焦虑、抑郁等精神因素的高度影响，因此疼痛又带有情绪成分和经验成分。

导致疼痛的原因很多，可能涉及生理因素、病理因素、心理因素等。疼痛评定既有助于鉴别引起疼痛的原因，从而选择恰当的康复治疗方法进行有效干预，又能比较各种治疗方法的治疗效果。

一、疼痛分类

（一）WHO对疼痛的分类

按疼痛程度，WHO将疼痛分为5种程度。

1. 0度 不痛。

2. Ⅰ度 轻度痛，呈现可不用药的间歇痛。

3. Ⅱ度 中度痛，持续性的疼痛影响患者休息，服用镇痛药后有效缓解疼痛。

4. Ⅲ度 重度痛，持续性的疼痛影响患者休息，服用镇痛药后仍不能有效缓解疼痛。

5. Ⅳ度 严重痛，持续性的疼痛伴患者血压、脉搏等生命体征改变。

（二）根据临床病因分类

1. 中枢性疼痛 如丘脑综合征、患肢痛。

2. 外周性疼痛 疼痛通常局限于身体某特定部分，包括内脏痛和躯体痛两种，如胃溃疡、十二指肠溃疡、胆结石等原因导致的内脏痛；颈椎病、骨关节炎等原因导致的躯体痛。

3. 心因性疼痛 如癔症性疼痛、精神性疼痛等。

（三）根据疼痛持续时间分类

1. 急性疼痛 疼痛持续时间1个月以内。急性疼痛及其伴随反应通常持续数天或数周，若治疗不恰当，则会引起疼痛进一步加剧，导致疼痛发展为亚急性或慢性疼痛。

2. 亚急性疼痛 疼痛持续时间3个月以内，介于急性疼痛与慢性疼痛之间。

3. 慢性疼痛 疼痛持续时间6个月以上。由于疼痛持续时间久，完全缓解的可能性较小，患者往往存在不同程度的负面心理反应，以及疼痛以外的多种功能障碍。

4. 再发性急性疼痛 疼痛是不连续急性发作的再次呈现，可间隔数月或数年，是不连续、有限的急性疼痛发作。

二、常用评定方法

（一）压力测痛法

压力测痛法（pressure algometry，PA）是给予一定外力作用于患者皮肤，观察和听取患者反应的一种评定方法。常用于疼痛强度（痛阈、耐痛阈）的评定，特别适用于肌肉骨骼系统疼痛患者的评定。但通常不适用于皮肤破溃、化脓、出血倾向、感觉障碍、神志不清、末梢神经炎等患者。

检查者先找到患者的痛点位置做出标记，然后选取压力测痛器，将探头对准标记点，逐渐加压并观察患者的反应，从而判定患者的疼痛程度。评定中压力测痛器给予受试部位达到一定强度，患者出现疼痛反应时，该强度值为其痛阈；若继续施压致患者出现不可耐受的最大疼痛，此时该强度值为耐痛阈。所测得痛阈和耐痛阈数值大小与疼痛强度呈正比关系。评估时注意标记所评区域痛点位置以便后续对比。

（二）视觉模拟评分法

视觉模拟评分法（visual analogue scale，VAS）又称目测类比评分法，是目前临床最常用的疼痛强度评定方法，适用于需要对疼痛强度及强度变化进行评估的检查对象，以及对比治疗前后疼痛情况的评定，但不宜用于感知直线和准确标定能力差或存在一定认知功能障碍的患者。VAS可用两种方法评定，从静态到动态分别评定。

1. 直线法　评定者选取长10cm的直线（横线或竖线），告知患者直线最左端表示“无痛”（0），最右端表示“极痛”（10），嘱患者根据目前自身实际的主观感受在直线上标出代表其疼痛强度的某一点，检查者测量标记点和直线最左端“无痛”点的距离，数值精确到毫米规格，测量距离则表示患者目前主观感受到的疼痛程度（图7-1）。这种评定方法简便且易操作，适用于各个年龄阶段的疼痛患者，为了更加准确地获得患者的疼痛强度，评定时一般可重复检查两次，取其平均值。

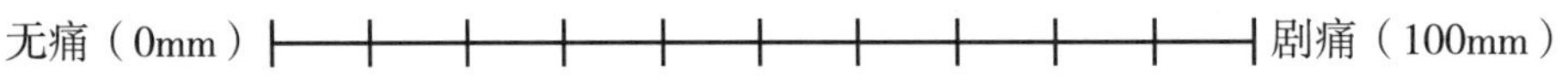

图7-1　直线法

2. 数字评分法　数字评分法（numerical rating scale，NRS），患者根据自己的主观感受，从0到10共11个数字中选择某一分值界定疼痛的强度，0分表示无痛，10分表示最强烈的疼痛，因此数字由小往大依次递增则表示患者主观感受到的疼痛强度越大。检查时检查者嘱患者根据自己目前的主观感受，用0至10其中的一个数值表示其目前的疼痛强度，作为评分分数。

（三）口述分级评分法

口述分级评分法（verbal rating scale，VRS）是采用言语评价量表对患者进行疼痛强度评估的一种方法。量表由描述疼痛程度的形容词所组成，并按照疼痛强度从最轻至最重的次序排列，把患者主观感受最轻的疼痛界定为无痛，用0分表示，后面分数依次递增至10分，10分则被描述成最剧烈的疼痛。患者关于疼痛主观感受的每一个描述词都对应相应的评分，临床上以4级评分量表常用，具体评分标准见表7-3。

表7-3　疼痛评价4级评分量表

0分	1～4分	5～6分	7～10分
无痛	轻度疼痛 虽有痛感，但可忍受，并能正常生活，睡眠不受影响	中度疼痛 疼痛明显不能忍受，疼痛影响睡眠	重度疼痛 剧烈疼痛不能入睡，同时伴有被动体位或功能紊乱表现

（四）简化McGill疼痛问卷

简化McGill疼痛问卷（short-form McGill pain questionnaire，SF-MPQ）1985年由梅尔扎克（Melzack）提出，该问卷量表具有内容简便、检查快速的特点，在临床上广泛用于存在特定疼痛或具有疼痛心理疾病的患者。量表由三部分组成，分别是疼痛分级指数（pain rating index，PRI）、视觉模拟评分法和现时疼痛强度（present pain intensity，PPI）评定（表7-4）。

表7-4　简化McGill疼痛问卷（SF-MPQ）

Ⅰ.疼痛分级指数				
疼痛性质	疼痛程度			
A.感觉项	无	轻	中	重
1.跳痛	0	1	2	3
2.刺痛	0	1	2	3
3.刀割痛	0	1	2	3
4.锐痛	0	1	2	3
5.痉挛牵扯痛	0	1	2	3
6.绞痛	0	1	2	3
7.烧灼痛	0	1	2	3
8.持续固定痛	0	1	2	3
9.胀痛	0	1	2	3
10.触痛	0	1	2	3
11.撕裂痛	0	1	2	3
感觉项总分：				

续 表

疼痛性质	疼痛程度			
B.情感项				
1.软弱无力	0	1	2	3
2.厌烦	0	1	2	3
3.害怕	0	1	2	3
4.受罪、惩罚感	0	1	2	3
情感项总分：				
Ⅱ.视觉模拟评分法（VAS）				
无痛（0mm）--剧痛（100mm）				
VAS评分：				
Ⅲ.现时疼痛强度（PPI）				
0分—无痛　1分—轻度不适　2分—不适　3分—难受　4分—可怕的痛　5分—极为痛苦				
PPI评分：				

（五）疼痛日记评分法

疼痛日记评分法（pain diary scale，PDS）可连续记录患者疼痛发作频率、持续时间和严重程度，以及镇痛药和日常生活活动对患者的影响，通过PDS评定可获取患者日常行为与疼痛、疼痛与镇痛药用量之间的关联属性等特征，因此该量表使用广泛，无特殊禁忌证，特别适用于癌性疼痛的患者。记录信息通常包括药物名称及剂量、疼痛强度、各体位下的活动时间等与疼痛有关的信息。疼痛强度采用数字量级表示（0～10），数值越高代表疼痛越剧烈。睡眠过程中倘若无痛则疼痛程度记作“0”。记录间隔可为0.5～4.0小时。记录者通常为康复医师、康复护士或患者家属。

（六）六点行为评分法

六点行为评分法（6-point behavioral rating scale，BRS-6）采取的是一种对患者行为系统观察的评定方法。通过检查者观察患者的行为而确定其疼痛程度，该量表分为6级，每级界定为1分（表7-5）。

表7-5　六点行为评分法（BRS-6）

分级	疼痛行为	评分
1级	无疼痛	0
2级	有疼痛，但易被忽视	1

续 表

分级	疼痛行为	评分
3级	有疼痛，无法忽视，但不影响日常生活	2
4级	有疼痛，无法忽视，干扰注意力	3
5级	有疼痛，无法忽视，所有日常活动均受影响，但能完成基本生理需求	4
6级	存在剧烈疼痛，无法忽视，需要休息或卧床休息	5

三、注意事项

1. 评定时患者应意识清醒，认知功能相对完好，并能在一定程度上配合。
2. 避免在患者剧烈疼痛时对其进行疼痛评定。
3. 评定场所应温度适宜，不可过冷或过热，避免环境温度影响患者的疼痛程度。
4. 为保证评估数据的准确性，通常采取一对一的方式进行评定，避免第三者的干扰，从而保证数据结果的准确性。
5. 对患者进行疼痛评定时，检查者注意语言措辞，避免使用诱导性语言进行问询，嘱患者根据自身主观感受反映其疼痛程度。
6. 评定时应注意疼痛综合征等问题对患者的影响。

▶**知识拓展**

疼痛评定的意义

疼痛评定是疼痛管理的核心工具，通过评估疼痛的性质、强度和持续时间等参数，有助于功能障碍学诊断、指导治疗、监测治疗效果，改善患者的疼痛体验和生活质量，促进个性化治疗方案实施，以及增强患者的自我管理能力。

—• 考试知识点总结 •—

—• 本章小结 •—

—• 协和云课堂…… 拓展练习及参考答案 •—

（袁清强）

第八章　认知功能评定

教学课件

学习目标

素质目标

（1）具备认真观察、深入分析、严谨细致、实事求是的工作态度。

（2）具备规范操作意识。

（3）具备安全操作意识。

知识目标

（1）掌握：失认症、失用症概念；失认症、失用症，单侧忽略的评定方法；认知、认知功能障碍基本概念；认知功能障碍的筛查方法。

（2）熟悉：知觉障碍分类及其特点；注意障碍、记忆障碍的分类及临床表现。

（3）了解：成套认知测验。

能力目标

（1）能与患者及家属进行良好的沟通。

（2）能运用知觉障碍常用评定方法为患者进行知觉障碍的评定。

（3）能运用认知障碍常用评定方法为患者进行认知能力评定。

案例导入

【案例】

患者，男性，45岁，小学老师。脑出血后1个月，目前患者神志清，可流畅交流，肢体运动功能Brunnstrom上肢－手－下肢：Ⅴ-Ⅳ-Ⅴ；存在物品识别困难、穿衣困难，不能通过照片识别亲人（视觉正常）；简易精神状态检查：18分；经常记不清中午吃的饭菜，但对生病前的事情都记得很清楚；交谈过程中患者容易受周围环境的影响，注意力不集中。既往有高血压史。有长期吸烟史、饮酒史。

【问题】

1．患者存在的主要问题是什么？

2．应该给患者做哪些功能评定，如何评定？

· 核心知识拆解 ·

第一节 概　述

一、相关概念

1. 认知　认知是对认识和知晓事物过程的统称，涵盖感知觉、记忆、注意、概念形成、推理、思维、执行等诸多过程。从本质上讲，认知是大脑为解决问题而进行的摄取、储存、重整与处理信息的基础功能。

2. 认知功能障碍　当受到某些伤病因素影响，致使脑组织受损，进而导致患者语言、记忆、执行、视空间、计算、理解判断等功能，一种或多种功能受损，并对个体的日常活动或社会活动能力造成影响时，便称为认知功能障碍（cognitive impairment），也被称为高级脑功能障碍。其包含注意障碍、记忆障碍、执行能力障碍、知觉障碍等。

二、大脑半球与认知的关系

左、右大脑半球具有不同的功能特点，右侧大脑半球在音乐感受、美术创作、空间感知与理解、几何图形辨认、人物面容辨识与视觉记忆等方面有至关重要的作用，而左侧大脑半球在言语表达与理解、逻辑思维建构、分析综合处理，以及数学计算等方面具有明显优势，正常人脑的各项功能能顺利完成依赖左右两侧大脑半球的协同作用。

1. 额叶　与随意运动及高级精神活动密切相关。一旦额叶受损，可引发非精神症状，如记忆力衰退、注意力难以集中，自知力、判断力和定向力降低，以及反应迟缓等。

2. 顶叶　接受对侧身体的深、浅感觉信息，分辨触觉和实体觉，也是运用中枢和视觉语言中枢所在。运用中枢主要存在于优势半球的缘上回，与人体复杂动作和劳动技巧有关，而视觉语言中枢主要是理解看到的文字和符号。顶叶损伤后导致皮层感觉障碍，如位置觉、实体觉、皮肤定位觉和两点分辨觉的丧失；体像障碍（右侧顶叶损伤），如自体认识不能（患者否认对侧肢体的存在）和病感失认（患者否认偏瘫肢体的存在）；失用症和失认症等。

3. 颞叶　是处理记忆、联想和比较等高级神经活动的重要区域。如果优势半球的颞叶受损，可能发生失语症，其中感觉性失语者可以自由交谈，但对语言听不懂，也无法理解自身的话；命名性失语，患者丧失对物体命名的能力。颞叶损伤往往导致记忆障碍。

4. 枕叶　枕叶主要功能为处理视觉信息，受损后易引发视觉失认、视觉变形、偏盲等问题。如患者行走时能避开障碍物，却无法识别所见物体、图像或颜色。有的患者会感觉所见物体大小、形状、颜色异常，如变大、变小、变色、歪斜等。

5. 边缘系统　边缘系统参与高级神经活动、情绪调控、记忆留存，以及内脏功能运作。一旦受损，很可能引发情绪与记忆方面的功能失调，还会导致行为举止异常、幻觉、反应迟钝等一系列障碍。

三、认知功能障碍的评定流程

1. 意识状态评估　判断患者是否意识清晰。可以采取格拉斯哥昏迷评分（glasgow coma score，GCS）评定患者的意识障碍严重程度，认知功能评定必须在患者意识清醒的情况下进行。

2. 精神症状评估　在患者意识清醒的情况下，可以给患者进行蒙特利尔认知评估（Montreal Cognitive Assessment，MoCA）或简易精神状态检查（mini mental state examination，MMSE），筛查患者是否有认知功能障碍。其中，在认知功能障碍评估中这一步具有非常重要的作用。

3. 认知功能的特异性检查　凭借筛查的结果，预判患者可能存在的异常情况，然后按照其具体状况，有目的地开展认知功能评定。如记忆障碍评定、单侧忽略评定等。

4. 成套认知功能测验　这是一种对认知功能进行较为全面的定量评定方式，常用的是霍尔斯特德-瑞坦神经心理成套测验（Halstead-Reitan neuro psychological test battery，HRNB）。

第二节　常见认知功能的评定方法

进行认知功能评定的前提是患者保持清醒状态。我们主要采用格拉斯哥昏迷评分（Glasgow coma scale，GCS）进行意识障碍程度的评估，若患者意识清醒，可再采用蒙特利尔认知评估（montreal cognitive assessment，MoCA）、简易精神状态检查（minimum mental state examination，MMSE）等确定是否伴有认知障碍。

一、意识状态评定

1. 意识状态的初步判断　依据意识障碍的严重程度，可分为以下三种情况：嗜睡、昏睡、昏迷。若患者存在任何程度的意识障碍，便不再进行后续的认知功能评定。

（1）嗜睡（somnolence）：患者处于一种睡眠时长超出正常的状态，通过呼喊或轻推其肢体，能够将其唤醒。在被唤醒后，患者可以进行正常对谈，也能够遵照指令行动。然而，一旦停止外界刺激，患者便会再度陷入睡眠。

（2）昏睡（sopor）：通常情况下，普通强度的外界刺激无法让患者苏醒。唯有施加相对强烈的刺激，患者才会在短时间内恢复意识清醒状态。此时，患者能够简单回应所提问题，但刺激强度降低，患者便又会重新进入睡眠状态。

（3）昏迷（coma）：主要分为浅昏迷与深昏迷两种状态。处于浅昏迷时，患者面对强烈刺激，会呈现出痛苦表情，同时可能做出躲避动作，不过此时患者不会主动说话，也没有具备明确目的的活动，不过其生理反射及生命体征依然存在。而深昏迷状态下，无论外界给予何种刺激，患者都不会产生任何反应，不仅浅反射和深反射全部消失，生命体征也会出现显著改变，如呼吸变得不再规律。

2. 格拉斯哥昏迷评分　GCS总分为15分，最低为3分，得分在8分以下，则严重损伤、预后不

良；得分在9到11分之间，为中度损伤；得分达到12分及以上，即为轻度损伤，若得分小于或等于8分，则为昏迷；得分高于9分，即表示没有昏迷。评分越低，患者病情越重。只有患者GCS超过15分时，才能够进行后续的认知功能评定（表8-1）。

表8-1　格拉斯哥昏迷评分（GCS）

项目	患者反应	评分
睁眼反应	刺痛时不睁眼	1
	刺痛时睁眼	2
	听到言语命令时患者睁眼	3
	自然睁眼	4
言语反应	无反应，不发声	1
	发出声音但不能被理解	2
	说话能被理解，但不适当	3
	言语错乱，定向障碍	4
	能正确会话，并回答医生他在哪儿、他是谁及何年何月	5
运动反应	无反应（捏痛患者毫无反应）	1
	痛刺激有伸展反应（捏痛时患者身体呈大脑强直：上肢伸直、内收内旋；下肢腕指屈曲，下肢与去皮质强直同）	2
	痛刺激出现屈曲反应（捏痛时患者身体呈去皮质强直：上肢屈曲、内收内旋；下肢伸直，内收内旋，踝跖屈）	3
	痛刺激出现逃避反应（捏痛时患者撤出被捏的部分）	4
	痛刺激出现局部反应（捏痛时患者掰开医生手）	5
	正常反应，能执行简单命令	6

二、认知功能障碍的筛查

1. 简易精神状态检查　评分总分为30分，用时5～10分钟，基于患者是否具备文化背景，判断认知障碍程度不同。一般而言，文盲者小于等于17分；小学文化程度者小于等于20分；中学程度者小于等于24分，均要考虑存在认知功能障碍。该项检查测验内容包括记忆力、注意力、定向力、计算能力、再认、注意与记忆倒背等，若对该整体检查中遇有患者回答错误，可重新进行单项检测（表8-2）。

表8-2 简易精神状态检查（MMSE）

序号	检查内容	评分	
1	今年是公元几年?	1	0
2	现在是什么季节?	1	0
3	现在是几月份?	1	0
4	今天是星期几?	1	0
5	今天是几号?	1	0
6	你现在在哪个城市?	1	0
7	你现在在哪个区?	1	0
8	你现在住在什么地方（街道）?	1	0
9	你现在在什么地方（哪个医院）?	1	0
10	我们现在在第几层楼?	1	0
11	复述：气球	1	0
12	复述：大象	1	0
13	复述：香蕉	1	0
14	复述：请跟我念句子，如“大象比马大”	1	0
15	辨认：铅笔	1	0
16	辨认：手表	1	0
17	计算：100−7	1	0
18	计算：93−7	1	0
19	计算：86−7	1	0
20	计算：79−7	1	0
21	计算：72−7	1	0
22	回忆：气球	1	0
23	回忆：大象	1	0

续 表

序号	检查内容	评分	
24	回忆：香蕉	1	0
25	理解能力测试：“请你用右手拿着这张纸”。	1	0
26	理解能力测试：“用双手将这张纸对折起来”	1	0
27	理解能力测试：“将对折的纸放在你的左腿上”	1	0
28	完成指令的能力：请您念一遍这个句子，如“闭上您的眼睛”，并按照句子的意思去做	1	0
29	请您写出一个完整的句子，如“生活是美好的。”	1	0
30	看图作画：请您照这个图把它画出来 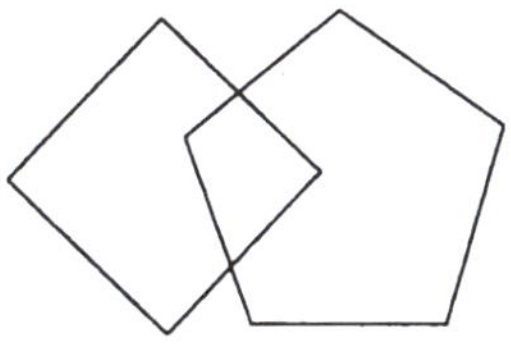	1	0
总分			

2. 蒙特利尔认知评估量表 是一种快速的认知功能障碍筛查工具。该量表能综合涉及视觉空间技能、执行功能、记忆、语言、注意力和集中力、计算能力、抽象思维和定向8个认知领域。总分为30分，一般认为≥26分为认知功能正常。

该量表的优点如下。①敏感性高，可敏感地反映认知功能的细微变化。②包含的认知领域具有一定的代表性，确保了认知功能的全面性。③测试时间较短，有利于临床中的应用。

但需注意的是，MoCA量表的评定结果会受到一些因素的影响，如患者教育程度会反映在得分中；文化的差异，也会造成评定结果有所不同；检查者MoCA量表运用的熟练程度及是否受过专门训练，会对检查结果的分值产生明显影响；检查时的环境，患者当时精神、情绪状态等。在轻度认知功能损害（mild cognitive impairment，MCI）的筛查中，蒙特利尔认知评估量表的敏感性尤其明显（表8-3）。

表8-3　蒙特利尔认知评估（MoCA）量表

姓名：　　性别：　　年龄：　　教育年限：　　评估日期：

视空间与执行功能			得分
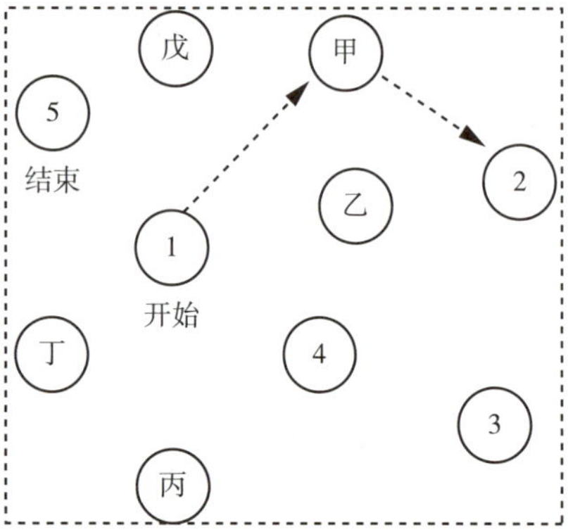	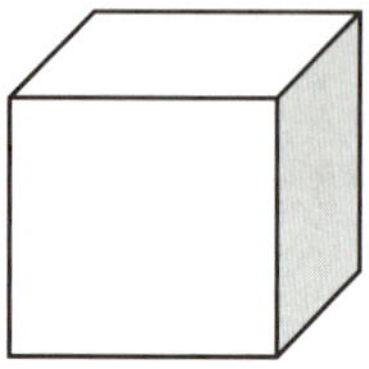 复制立方体	画钟表（11点过10分）（3分）	
[　]	[　]	轮廓 [　] 指针 [　] 数字 [　]	__/5

命名			得分
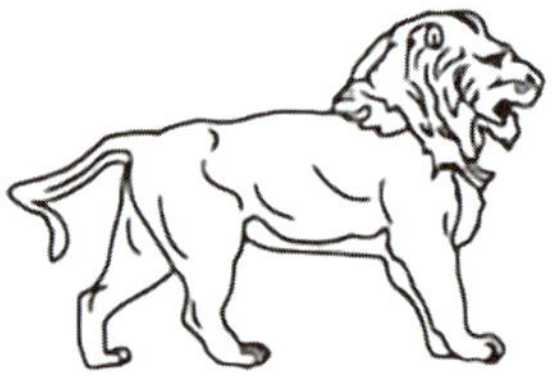 [　]	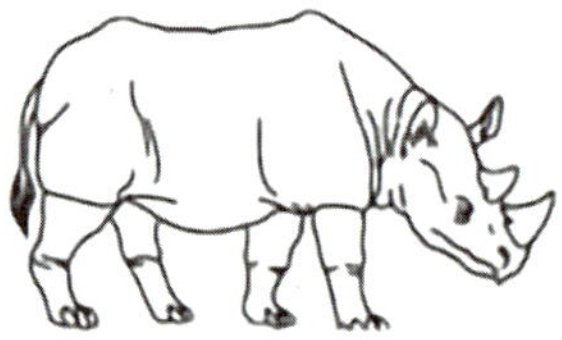 [　]	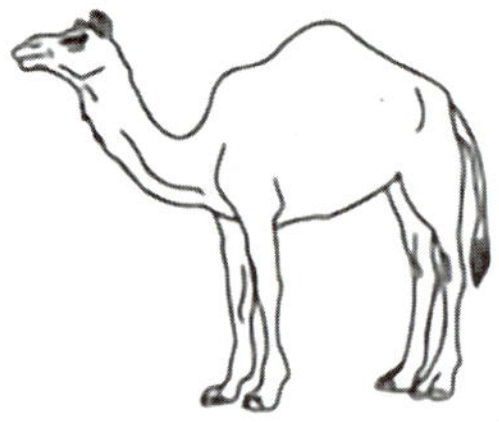 [　]	__/3

记忆	读出下列词语，然后由患者重复上述过程重复2次，5分钟后回忆。		面孔	天鹅绒	教堂	菊花	红色	不计分
		第一次						
		第二次						

注意	读出下列数字，请患者重复（每秒1个）。	顺背 [　] 21854	
		倒背 [　] 742	__/2
读出下列数字，每当数字出现1时，患者敲1下桌面，错误数大于或等于2不给分。 [　] 52945			__/1
100连续减7　[　] 93　[　] 86　[　] 79　[　] 72　[　] 65 4～5个正确得3分，2～3个正确得2分，1个正确得1分，0个正确得0分			__/3

语言	重复：	“我只知道今天张亮是帮过忙的人” [　] “当狗在房间里的时候，猫总是藏在沙发下” [　]	__/2
	流畅性：	在1分钟内尽可能多地说出动物的名字。[　] ______________ （N≥11名称）	__/1

续 表

抽象	词语相似性：香蕉-橘子=水果 [ ]火车-自行车 [ ]手表-尺子							__/2
延迟回忆	没有提示	面孔 [ ]	天鹅绒 [ ]	教堂 [ ]	菊花 [ ]	红色 [ ]	只在没有提示的情况下给分	
选项	类别提示：							
	多选提示：							__/5
定向	[ ]星期 [ ]月份 [ ]年 [ ]日 [ ]地点 [ ]城市							__/6
	正常≥26/30					总分 ____/30 教育年限≤12年加1分		

三、功能检查法

功能检查法是最直接的认知功能评定方法，观察患者在日常生活中的具体表现，判定其认知功能障碍的严重程度，如将杯子、毛巾、牙刷、牙膏、洗面奶等洗漱用品放置于台面，观察患者能否正确使用这些物品，并合理完成洗漱任务。

第三节　注意功能的评定

注意（attention）是指心理活动有选择地指向和集中于一定对象的能力，是处理和积累信息的基本条件。它具有指向性和集中性，人需要排除周围干扰才能实现专注。患者如果不能处理他们进行活动所需要的信息，即有注意障碍。注意障碍患者在进行康复训练时表现为不能集中注意力，不能很好地完成治疗师给他的指示，最明显的表现是在进行作业康复训练时。

一、注意的特征

1. 注意广度　是指一段时间内人能清楚觉察同一时间内注意对象的数量。成年人一般可同时关注8～9个黑色圆点、4～6个不相关字母、3～4个几何形状。经过训练，人们的注意广度会得到扩展，这有利于人们学习和工作效率的提升，并有助于康复效果的改善。

2. 注意强度　是指心理活动对特定对象的高度集中程度，这与个体对注意对象的兴趣爱好，以及良好的身心状态紧密相关。

3. 注意持久　是指出于某种目的将注意集中在某事物上持续时间的长短。通常来说，所注意的事物越复杂，注意持续的时间越长。当事物过于复杂时，会容易导致注意力疲劳，注意力不集中。

因此，将趣味性加入康复训练中是十分必要的。

4. 注意转移 指个体根据新的任务需要，有意识、迅速地把注意力从一个对象转移到另一个对象上的能力。一般而言，注意原先活动的程度越高，注意的转移就会越困难，速度也就越慢；注意新的活动对象越感兴趣，注意的转移越容易，速度也越快。

5. 注意分配 指的是一个人把注意力同时集中在几个不同目标物上的能力。但一个人要进行注意力的分配，必须满足一定的条件：至少有一项活动非常熟练，以至于不需要消耗太多的注意就可以自如地完成；同时进行的几种活动之间有内在的联系，相互协调配合，如一边唱歌一边跳舞，歌曲的节奏和舞蹈的动作配合就能完成。

二、注意的分类

1. 重点注意 重点注意（focused attention）指个体对视觉、听觉、触觉这类特殊感觉信息的反应能力。如观察某人时，重点留意其独特面部特征，像眼睛形状、鼻子轮廓，以及言谈举止细节，比如说话手势、走路姿态等。

2. 持续注意 持续注意（sustained attention）是指个体能在某段时间内，始终将注意力聚焦于某项活动或刺激上的能力，也叫集中。它和警觉性相关，主要依赖紧张性觉醒的维持水平。作为信息处理的基础能力，像日常在公路上驾驶、看电影，以及在功能训练里观察患者等活动，都离不开持续注意能力。

3. 选择性注意 选择性注意（selective attention）是指选择与活动相关的信息，而忽略无关的刺激（如外界噪声、内心担忧等）的能力。如在教室里其他同学在玩游戏时，你能够专注看书，这与有意选择特定活动有关。

4. 交替注意 交替注意（alternative attention）指在两个活动之间可以灵活地转换注意重点的能力。如正在看书的时候，门铃响了，你会暂停看书去开门，之后再继续看书。

5. 分别注意 分别注意（respective attention）指对多项活动同时做出反应的能力。如上课的时候一边听课一边做笔记。

三、注意障碍的分类及临床表现

1. 觉醒状态低下 患者对触觉、痛觉、听觉、视觉和言语刺激，反应迟缓且不准确，具体表现为反应时长增加。

2. 注意范围缩小 患者的主动注意能力有所下降，以往那些很容易吸引他人注意的事物，现在也很难引起患者的关注，其注意范围明显变窄。

3. 保持注意障碍 指患者持续稳定专注的能力减退，在连续或重复进行的工作中患者不能专注，容易分心，容易受到周围环境的干扰。

4. 选择注意障碍 患者很难有针对性地筛选出有用信息，排除干扰信息的能力欠佳。他们极易被自身状态或外界环境因素左右，进而导致注意力无法集中。

5. 转移注意障碍 患者无法依据实际情况，及时把注意力从当下关注对象转移到新目标上。如在康复训练时，不能顺利从一个动作切换到下一个动作。

6. 分配注意障碍 患者不具备同时对多种信息进行处理的本领，或者患者没有同时处理多类信息的能力。

四、注意功能的评定方法

微课：注意障碍的评定

1. 反应时间的评定 当身体受到刺激后，直至身体给出明显反应所需要历经的时长。一般在评定过程中，会在听觉和视觉里挑选一种。事先向患者说明将会受到哪种刺激，以及刺激出现后要做出何种反应，紧接着记录刺激出现到患者做出反应的时间长度。如检查者在被测试者后面喊其姓名，患者听到后转头，记录从喊其名字到转头动作完成的时间。

2. 注意广度的评定 检测注意广度，数字距是较为常见的方式。操作步骤：检查者说出一串数字，接着让患者按正向、逆向顺序进行复述。患者能够正确复述的最长数字串的位数，就是其对应的复述数字距。测验起始于2位数，检查者每秒说出1个数字，针对每个位数水平，被检查者最多进行2次测试（每次的测试的数字不一样）。只要患者其中一次通过测试，就可以进入下一个水平的测试；如两次都未通过，那么测试就会结束。

一般情况下，正常人的正数数字距在7±2，倒数数字距在6±2。如数字距为3，说明患者处于临界状态；如数字距为2，则能够判定为注意广度异常。数字距变小是注意障碍的典型表现，而且数字距一般和患者的年龄、受教育程度有关（表8-4）。

表8-4 注意广度检查表

正向复述	数字距	逆向复述	数字距
4-9	2	6-2	2
4-1	2	1-9	2
4-8-1	3	2-8-3	3
6-3-2	3	4-1-5	3
6-4-3-9	4	3-2-7-9	4
7-2-8-6	4	4-9-6-8	4
4-2-7-3-1	5	1-5-2-8-6	5
7-5-8-3-6	5	6-1-8-4-3	5
6-1-9-4-7-3	6	5-3-9-4-1-8	6
3-9-2-4-8-7	6	7-2-4-8-5-6	6
5-9-1-7-4-2-3	7	8-1-2-9-3-6-5	7
4-1-7-9-3-8-6	7	4-7-3-9-1-2-8	7

续　表

正向复述	数字距	逆向复述	数字距
5-8-1-9-2-6-4-7	8	3-5-8-1-2-9-4-6	8
3-8-2-9-5-1-7-4	8	8-1-4-9-2-3-6-5	8
2-6-1-9-7-3-5-4-8	9		
7-2-8-3-5-1-6-9-4	9		
得分：		得分：	

3. 注意持久性的评定

（1）划消实验：把一段文字（也可用数字、字母来替换这段文字）呈现给患者，要求他们把其中一样的字（或数字、字母）划掉，之后对正确划消的数量、错误划消的数量，以及完成划消这件事所花的时间进行统计。

（2）持续作业测验：连续操作测验（continuous performance test，CPT）是一项对注意维持和警觉性十分灵敏的测试，在检测脑损伤后引发的持续性注意障碍上应用普遍。具体操作是利用计算机播放一串数字，患者听到“1”时，尽快点击鼠标按键。数字间间隔1秒，测试时长设为10分钟，目标数共12个。计算机系统能自动记录患者正确按键次数和平均反应时间。

（3）连续减7或倒背时间：评估患者注意持久性时，可让其从100开始，每次减7连续算5次；也能要求他们倒着数一年十二个月，或倒着数一周七天。

4. 注意选择的评定　在测试过程中，可以采用经典的斯特鲁普色词测验（Stroop Color-word Test）。在电脑显示屏中央，随机出现蓝色或红色色块和蓝色、红色汉字，每行汉字（有红色、有蓝色）都会随机以红色或蓝色呈现，要求患者看到以红色呈现的汉字或红色色块时，迅速按鼠标左键，看到蓝色汉字或蓝色块时，迅速按鼠标右键。每个刺激物呈现时间为0.5秒，刺激时间间隔1秒，总测试时间为4分钟，共20行，每行有8个刺激数，总共刺激数为160个。测试过程完全由电脑程序自动记录正确按键次数和平均反应时间。

5. 注意转移的评定

（1）连线测验（trail making test，TMT）：首先准备一张有25个小圈圈的纸，其中13个圈圈标有1～13的数字，另外12个标有A～L的英文字母。患者要求按数字、字母正常顺序分别连线，记录其完成连线任务所用的时长，以秒为单位，借此评测患者注意转移能力。

（2）符号-数字转换测验（symbol digit modalities test，SDMT）：该测验不仅可用于评估成人和儿童脑损伤后注意转移的情况，还能对注意分配进行评测。

6. 注意分配的评定　为了测量注意力分配的能力，常用方法包括让患者同时执行视听觉双重任务或双耳分听任务，也可与记忆任务和计算任务相结合，在复合刺激中不同的组成部分评定注意力的分配。同步听觉系列加法测验（Paced Auditory Serial Addition Test，PASAT）常用于这种情况。这一测验要求对一组随机编排的数字持续听，数字的范围是从1～9，要求计算相邻两个数字的和，根据相邻的数字之间间隔时间不同，有多种版本的PASAT。此测验常用于脑损伤所致的认知障碍，

特别是注意障碍，既关注注意分配也关注注意和记忆、计算、信息加工的速度等。具体操作是让被检查者认真听一段一串数字的录音，并以最快的速度说出每对相邻数字的总和，每对数字之间间隔时间分别设置为1.2秒、1.6秒、2.0秒、2.4秒，数字1～9随机排列。答对一题得1分，最高得分为60分。

第四节　记忆力的评定

记忆就是将输入的信息进行编码、储存、提取的过程。按提取信息的时间的长短，记忆可分为长时记忆、短时记忆和瞬时记忆。没有记忆，我们将没有办法获得新的知识，掌握新的技能，无法概括和总结过去经历的活动，但是随着输入信息量的减少和年龄的增加，记忆在慢慢衰退。而当与记忆有关的中枢神经系统受损时，就会产生永久性的记忆障碍。

（一）记忆的分类

1. 瞬时记忆（immediate memory） 又称为感觉记忆，信息在此阶段保留的时间极为短暂，最长不超过1～2秒。瞬时记忆与感觉刺激紧密相连，特别是特殊感觉刺激。当感觉刺激结束后，大脑仍然可以瞬间保存印象，这是记忆的起始阶段。在人类的感觉记忆信息中，仅有少量的信息能够进入短时记忆，大部分未被注意的信息会迅速消失。如生活中许多与我们擦肩而过的人，我们虽见过，但脑海中却没有留下任何记忆。

2. 短时记忆（short-term memory） 也叫工作记忆，信息留存时长在1分钟以内。感觉记忆里的信息倘若获得关注，就会进入短时记忆阶段，这是记忆的第二个阶段。但短时记忆的容量有限，并非全部感觉记忆都能顺利转化为短时记忆，仅有那些需要的感觉信息，在经过重新编码与复述后，才会转变为短时记忆进而被储存起来。如反复念某一信息，有助于该记忆内容的存储与强化。

3. 长时记忆（long-term memory） 即信息保留时间在1分钟以上，短则数日，长则数年甚至能伴随终生。它进一步可分为近期记忆与远期记忆。①近期记忆：指信息保留时长在数小时、几天或几月范围。②远期记忆：则是信息保留时间超1年。在短时记忆阶段完成重新编码的信息，会进入长时记忆，此为记忆的第三个阶段，也是回忆得以实现的基础。值得一提的是，长时记忆的容量没有限制。

（二）记忆的基本过程

记忆的基本过程从感知阶段开始。第一阶段，通过感觉去感受某种事物。第二阶段，筛选自己所需的信息放在大脑中。整个流程就是识记、保持、回忆。

1. 识记 识别、存储信息，记忆活动的最初阶段，与信息出现的顺序、信息的量、加工信息感官的特点（视觉、听觉、嗅觉、味觉）、情绪状态有关。

2. 保持 保持（retention）是对识记内容在大脑中进行存储与巩固的过程，是记忆的第二个阶段。保持效果取决于识记时长及复习次数。时间越长、复习越频繁，内容留存效果通常越好。

3. 回忆　就是在大脑中提取已储存的信息，是记忆过程的终极阶段，包括再现和再认两种。再现是指没看到所记的事物，思考时脑海中可以重新浮现，如自我介绍、考试回答问题；再认是指曾经记住的事物，见一次重新认识一次。

（三）记忆力的评定方法

微课：记忆障碍的评定

1. 瞬时记忆的评定

（1）数字广度测试：可以运用数字距测试法。通常而言，正数字距，也就是一次重复的数字长度是7±2。倘若这一长度不足5，则可能出现了瞬时记忆障碍。

（2）词语复述测试：检查者以每秒1个词的速度，说出像“杯子、荷花、火车、尺子”这样4个毫无联系的词，而后要求受试者立即进行复述。通常情况下，患者能够复述出3～4个词。若患者连续复述5遍，都无法准确说出这些词，则表明其存在瞬时记忆障碍。

（3）视觉图形记忆：拿4张简单的图形卡片让患者看2秒，然后拿走或盖上卡片，让患者回想一下图片是什么，然后将图片画下来，如果所画图形有遗漏部位或位置错误，则为阳性。

2. 短时记忆的评定　检测内容与瞬时记忆的检测方法相同，只是要求患者回忆瞬时记忆检测时呈现的内容

3. 长时记忆的评定　分别从情节记忆、语义记忆和程序性记忆进行评定。

（1）情节记忆（episodic memory）测试：让患者回想自己亲身经历过的事情，或者一些重大的公众事件，具体要包括事件发生的地点、时间及详尽的一些情况。这一过程涉及逆行性情节记忆和顺行性情节记忆两个方面。

1）顺行性情节记忆（anterograde memory）测试：主要是考察记忆新信息能力，可以分为言语测试和非言语测试，见表8-5。

表8-5　顺行性记忆测试

项目	测试内容
言语测试	1.回忆复杂的言语信息，给患者读一段故事，故事包括15～30个内容，要求患者复述故事的主要情节 2.词汇表学习，准备2张分别列有15个词的表，检查者以1个词/秒的速度高声诵读第一张卡，要求患者复述，重复5遍后，检查者再念第二张卡，要求患者复述1遍第二张卡的内容后，立即复述第一张卡的内容 3.词汇再认测验，由20～50个测验词和20～50个干扰词组成，并制成卡片，每个卡片只有1个词，每个词呈现3秒，然后将干扰词与测验词放在一起，让患者挑出刚才出现过的词
非言语测试	1.视觉再现，用Rey-Osterrich复杂图形记忆测验（Complex Figure Test，CFT），首先让患者临摹图形，10～30分钟后，再根据记忆将图案重新画出来 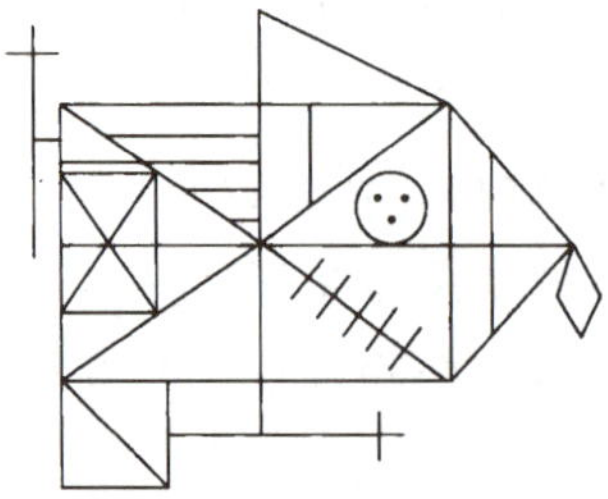 2.新面容再认测验，由20～50个测验照片和20～50个干扰照片组成，每个照片呈现3秒，然后将干扰照片与测验照片放在一起，让患者挑出刚才出现过的照片

2）逆行性情节记忆（retrograde memory）测试：该测试旨在考察个体对过往发生的事情的记忆情况，涵盖个人的经历记忆、公众人物记忆、社会发生的事件记忆等方面，通常采用问卷式提问的方式。

（2）语义记忆（semantic memory）测试：主要涉及基本概念、常识、语言信息方面。测试形式多样，具体如下。①进行常识测验，会问类似“一个星期有几天？”这样的问题。②词汇测验，如“讨厌是什么含义？”。③分类测验，要求患者对物品进行分类。④物品命名及指物测验，即让患者指认物品等。

（3）程序性记忆（procedural memory）测试：该测试聚焦潜意识层面学习认知技能、行为技能、运算法则的能力。具体方式是安排患者执行特定操作，如打开红酒、书包，或是依据给定绘图进行颜色填充。若患者存在相关障碍，便难以自然、顺畅地完成这些任务。

4. 标准化的成套记忆测试

（1）里弗米德行为记忆测试：里弗米德行为记忆测验（Rivermead behavioral memory test，RBMT）包含11个分项目，评定内容紧密贴合日常生活，主要用于发现日常记忆功能方面的障碍。尤景春等人的研究表明，RBMT具有良好的信度与效度，能够真实且全面地反映患者在日常生活中的记忆功能状况。具体分项目如下。

1）记住姓和名：测试时，向患者呈现一张人物照片，同时告知患者照片中人物的姓名。在经过一段时间后，要求患者回忆照片上人物的姓名，且在延迟阶段安排患者接触其他事物。该测试的评分标准：若患者将姓和名均回答正确，可得2分；若仅答对姓或者名，得1分；若姓和名均未答对，则得0分。

2）记住藏起的物品：测试过程中，向患者借尺子、钢笔、毛巾、帽子这类个人非贵重物品，接着在患者注视的情况下，把这些物品藏进抽屉或橱柜里。随后，引导患者开展一些无关活动，在活动临近结束时，询问患者所藏物品的位置。若患者能够准确说出物品所藏地点，得1分；若无法准确指出，则得0分。

3）记住预约的申请：告知患者，检查者将闹钟设定为30分钟后响起，要求患者在听到闹钟响的时候，向检查者提出预约申请，如询问“我下次什么时候再来就诊呢？”闹钟响时，若患者能提出正确问题得1分，否则得0分。

4）记住一段短的路线：检查者手持一本书，于屋内按特定路线行进，该路线包含5个阶段：起始从门走向窗前，随后移步至椅子处，接着在书桌将书放置，再返回椅子，最后从书桌上取走书并放置在患者面前。完成此过程后，要求患者依照相同路线行走。若患者能完整无误地记住这5段路线，即可得1分；若不能完整记住，则得0分。

5）延迟后记住一段短路线：该项目的操作方法和“记住一段短的路线”一致，检查者同样手持信封，沿包含5个阶段的路线行走，即从门走到窗前，再到椅子，接着在书桌放下信封，然后回到椅子，最后从书桌上拿信封并放到患者面前。不过，这里不会让患者马上重复行走这条路线，而是在延迟一段时间后，才要求患者重复。在延迟的这段时间里，会与患者交流其他事情。最终，若患者能完整记住这5段路线并准确重复，就得1分；若有遗漏或错误，无法全部记住，就得0分。

6）记住一项任务：主要观察患者是否能记住“记住一段短的路线”中放置信封的地点。若患者在立即和延迟后都能判断正确得1分，否则得0分。

7）学一种新技能：准备一台能够设置时间、月、日的计算器，或者一块较大的电子表。引导患者学习设定月、日、时、分，操作顺序依据所使用工具的具体要求进行。如将时间设定为3月18日12：54，具体操作步骤：①按下设定钮（set）。②输入月份“3”。③输入日“18”。④按下仪器上的日期（date）钮，通知仪器这是日期。⑤输入时间“1、2、5、4”。⑥按下时刻（time）钮，告知仪器这是时刻。然后按复位钮消除所有输入，让患者尝试3次。若患者在3次内成功完成设定得1分，否则得0分。

8）定向：向患者提出以下问题。①“你今年多大了？”②“现在是什么季节？”③“现在是几月份？”④“你现在在哪儿？”⑤“我们现在在几楼？”⑥“我们现在在哪个城市？”若患者对以上所有问题都回答正确得1分，否则得0分。

9）日期：在询问“定向”中的第④题时，记录患者回答的对错情况。回答正确得1分，否则得0分。

10）辨认面孔：让患者首先认真观察3张面部照片，每张照片的观察时间为5秒。观察结束后，依次向患者询问每张照片中的人物性别。随后，为患者提供8张面部照片，其中3张是刚才看过的，要求患者从这8张照片里找出之前看过的那3张。若患者能够准确无误地挑出所有刚才看过的照片，即可得1分；若有挑错情况，未能全部挑对，则得0分。

11）认识图画：进行测试时，先将5张以线条勾勒的物体画依次呈现给患者，每张画仅展示5秒，同时要求患者讲出图中物体的名称。待经过一段延迟时间后，再拿出10张图画，让患者从中挑选出之前看过的5张画。若患者能准确找出全部5张画，可得1分；若出现找错情况，就不得分。

在这11道题目构成的测试里，第一题的得分上限为2分，而其余10道题每题的满分均为1分，整套测试的满分是12分。通常情况下，当测试总分处于9～12分时，意味着患者的认知功能处于正常水平；但要是总分低于9分，那就显示患者可能存在认知功能方面的缺陷。

（2）韦氏记忆测试：在我国，目前应用较为广泛的是龚耀先修订的韦氏记忆量表（Wechsler memory scale-revised，WMS-RC）。WMS-RC是国内重要的成套记忆测试之一。该测试以记忆商数（memory quotient，MQ）作为考察患者整体记忆能力的指标，适用于7岁以上的儿童及成年人。量表仍分为甲、乙两种版本，方便进行对比。此次测试包含10项内容，分别为定向、再认、联想学习、经历、背诵数目、数字顺序、触觉记忆、图片回忆、视觉提取、逻辑记忆。

▶知识拓展

痴呆的预防

根据世界卫生组织2016年统计，全球痴呆患者四千多万，预计到2050年将达到1个亿。痴呆不仅给痴呆患者带来了巨大的压力，还会给家庭及整个社会造成沉重的负担。但是我们应该清楚地知道痴呆是可防的。具体预防措施如下。

1. 调整生活方式。美国《柳叶刀》痴呆预防、干预和护理委员会指出，全球约1/3的痴呆病例源于生活方式问题，危险因素包括吸烟、高血压、肥胖症、抑郁症及糖尿病等。

2. 注重均衡饮食与适度运动。倡导低盐、低脂饮食，确保人体摄入充足的蛋白质、维生素及矿物质。同时，要坚持适度的体育锻炼。

3. 积极社交并保持身心愉悦，维持对事物的好奇心与兴趣，积极投身各类社会活动，经常进行复杂且精巧的手工制作。此外，积极运用大脑，像写日记、写信等都是维持脑功能的有效方式。

4. 注意修饰、适当打扮自己，保持年轻的状态；避免消沉，随时对人付出关心。

第五节　知觉功能评定

知觉是人类对客观事物的整体认识，人类认识客观事物始于感觉输入。感觉器官将外部刺激信息输入神经系统进行识别，而知觉在认知客观事物中则起着极为重要的作用，如一个橙子，人不仅仅能辨识出黄色、酸甜等味道，以及略显硬的触感，同时还要和其他物体互相区别，这些便是知觉的作用。

一、概述

（一）概念

1. 躯体构图（body scheme） 它是一种神经性姿势模型，由本体感觉、视觉、触觉、肌肉前庭觉，以及运动觉等多种传入信息整合构建而成。该模型包含的认知信息，涉及人体各部位之间的关联，也包含人体与周边环境之间的关系。

2. 空间知觉（spatial perception） 是大脑中形成的对物体的空间属性的感知，包括物体大小、形状、方位、距离等，分为大小知觉、形状知觉、方位知觉、深度知觉，且深度知觉可分为绝对深度知觉和相对深度知觉。空间知觉并非天生具备，而是后天经验的结果，它是触觉、视觉、运动觉等多感觉系统协同作用的结果，视觉起着决定性的作用。大脑具有视空间辨别的功能，将所接收到的视觉信息进行组织和解读，并赋予其特定的意义，具体包括图形－背景的辨别、形状恒常性、视觉记忆、空间关系的辨别、视觉图像化、视觉性闭合，大脑损伤后，判断两个物体的距离或自身与多个物体之间的关系会出现困难，即为视空间关系障碍（spatial relations deficits）。

3. 失认症（agnosia） 临床表现为患者感觉正常，无意识模糊、智力减退、注意力不集中等，不能辨认身体部位和感知熟悉物体，包括视、听、触各种感觉及身体部位认知能力丧失。

4. 失用症（apraxia） 是患者在不存在运动和感觉障碍的情况下，在准确完成功能动作或目标明确的精细动作时，动作出现异常的临床症状。有时表现为患者不能在全身动作协调的情况下，正确利用某一部分肢体来完成特定的动作。

微课：认识知觉障碍

（二）知觉障碍的分类及其特点

常见知觉障碍类型多样，涵盖躯体构图障碍、视空间关系障碍，还有失认症与失用症等

1. 躯体构图障碍 这属于人体知觉相关的障碍类型，包括单侧忽略、疾病失认、手指失认、躯

体失认，以及左右分辨障碍等情况。

（1）单侧忽略：单侧忽略（unilateral neglect）指患者对大脑损伤对侧的身体或空间中的物品无法留意，或者即便注意到，也不能做出相应反应，或反应较为迟缓。

（2）左右分辨困难：患者无法分清自己或他人身体的左右两侧，也做不了含有“左”“右”字眼的指令动作。

（3）躯体失认（body agnosia）：患者难以识别自己和他人身体的各个部位，以及各部位之间的关系。这种情况常出现在优势半球的顶叶及颞叶后部遭受损伤时。患者可能出现以下表现：不承认自己偏瘫肢体的存在；即便承认肢体偏瘫，却误认为它长在别人身上；面对区分身体各部位的指令，无法完成动作；无法模仿他人做出的动作；对身体某个部位的感知比实际偏大或偏小；常诉说患侧有沉重感；虽不能识别身体部位，但能识别物体结构等。

（4）手指失认（finger agnosia）：患者无法识别和命名自己或他人的手指，甚至不能指出被触及的手指。症状较轻者对手的实用性影响不大，然而严重者会干扰手指的功能活动，比如系纽扣、系鞋带、打字等，此情况多见于优势大脑半球顶叶的角回损伤。

（5）病感失认（anosognosia）：患者会否认或忽视瘫痪肢体的存在，常见于大脑非优势半球顶叶缘上回受损，这是脑卒中后的一种短暂表现，在康复期较为少见。

2. 视空间关系障碍　视空间关系障碍与日常生活活动能力紧密相连，因此其分类主要依据自身特征展开。

（1）图形-背景分辨障碍（difficulty in figure-ground identification）：图形背景知觉指的是从背景环境里识别出物体的各异形状，筛选出关键对象，同时排除无关视觉干扰的一种能力。而当出现图形背景分辨困难时，患者往往难以在其视野所及之处，找出自己需要的目标物体，其注意广度明显缩小，注意力也呈现出分散状态。举例来讲，患者可能会面临在抽屉中难以找到所需尺子的情况，又或者无法快速定位到轮椅的把手位置等。

（2）空间定位障碍（difficulty in space identification）：空间定位知觉也叫方位觉，指的是对物体方位的感知，如前后、上下、左右、内外，以及东、南、西、北等。患者若存在空间定位障碍，就不能判断物体与物体之间的关系，比如不能按照指令完成“请将桌子上的书拿起来”这样的动作。

（3）空间关系障碍（difficulty in spatial relation）：患者无法认识两个或两个以上物体之间，以及物体与人体之间的位置、距离和角度等关系。主要体现在梳妆、穿衣、转移等方面存在障碍，不能进行计算，出现结构性失用等日常生活活动异常。比如，患者不能区分衣服的前后、里外，常常把衣服穿反，找不到袖子、纽扣，甚至会将两条腿同时穿进一条裤腿中，也不能列竖式进行算术运算等。

（4）地形定向障碍（topographical disorientation）：地形定向觉是指判断两地之间关系的能力，比如从一个地点前往另一个地点时，需要准确判断目的地的方向、线路周边的环境特征等，最终实现两地之间的移动。当地形定向存在障碍时，患者会表现为不能描述以往熟悉环境或线路的特征，记不住新的线路，不能识别路标，甚至在熟悉的环境中也会迷路等。

（5）形态恒常性识别障碍（form constancy identification disorder）：形态恒常性，是指辨别两个具有相似特征，然而大小尺寸与所处位置存在差异物体的本领。要是患者存在形态恒常性识别方面的障碍，就难以察觉或留意到物体在结构构造，以及外在形状方面的细微不同之处。如患者不能区分外观或结构稍有差异的字或物体。形态恒常性识别障碍与失认证有所不同，前者是不能区分相

似物品，而后者是不能识别单一物品。

（6）距离知觉障碍（distance perception disorder）：患者不能准确判断物体之间的距离，比如不能准确够到眼前的物品，上下楼梯时感觉不安全，往杯子倒水时水会倒在杯子外边，或者水满后也不知道停止，甚至不能准确地将饭菜送到口中。

3．失认症 根据其表现特点，失认症（agnosia）可分为视觉失认、触觉失认和听觉失认三种类型。

（1）视觉失认（visual agnosia）：当患者不存在视觉异常、视野缺失、语言功能障碍，以及智力缺陷等问题时，却无法凭借视觉来认知原本熟知物品的质地、形状，也叫不出其名称。在此类状况中，物体失认、面容失认、颜色失认，以及同时失认是较为常见的类型。

1）物体失认（object agnosia）：这是失认症中最为常见的类型，患者视力和视野正常，但无法识别常用物品，不过通过其他感觉方式却可以识别。比如，给患者拿一双筷子并询问是什么，患者无法认出，但用手触摸后就知道是筷子。

2）面容失认（prosopagnosia）：患者不能识别以往熟悉的面孔，即便面对自己最亲近的人也如此，但可以通过声音、脚步声、发型、服装等特征来识别。

3）同时性失认（simultaneous agnosia）：患者不能同时完整地识别一个图像，只能识别一幅画中的微小细节，即只能理解或识别画中的一个方面或一部分，无法获得整体感，所以不能说出一幅画的主题。

4）颜色失认（color agnosia）：又称色彩失认，患者不能说出和命名熟悉物品的颜色。当检查者说出某种物品的颜色，让患者在图片上找出相对应的物品时，患者无法完成匹配任务。但当把两种不同颜色的物品放在一起时，患者能够分辨出两者颜色不同，色盲表检查结果正常。

（2）触觉失认（tactile agnosia）：触觉失认患者不能通过触摸物品来辨别，在触觉、温度感、本体感、注意力均正常的前提下，通过触摸无法识别熟悉的物体。

（3）听觉失认（acoustic agnosia）：患者听力处于正常水平，却无法领会所听到声音蕴含的含义。听觉失认具体可分为非言语性声音失认与言语性声音失认。其中，非言语性声音失认，是指患者难以把实物与它发出的声音之间建立联系。举例来说，患者能够听到火车的鸣笛声、钟表的走动声、电话的响声等，却无法把这些声音与对应的火车、钟表、电话等物体对应起来。而言语性声音失认，仅体现为患者无法识别言语声音的意义，不过对于言语声音之外的所有听觉认知功能，都能够正常保持。比如，患者在听别人说话时理解存在困难，但在阅读理解、书写及自发表达言语方面，均无异常情况。

4．失用症 传统的失用症（apraxia）包含意念性失用、意念运动性失用和肢体运动性失用。依据失用症的表现特征，又增添了结构性失用、穿衣失用、口腔面部失用等类型。

（1）意念性失用（ideational apraxia）：患者虽能精准模仿检查者的动作，却难以自主或按指令完成有明确目的的动作，尤其是多步骤动作。他们虽能准确做出复杂动作的各个分解动作，却无法按正确顺序连贯完成整套动作，也不能恰当选择和使用工具。比如用餐时，面对桌上的碗、筷、勺、米饭、菜和热汤，患者可能会用筷子喝汤，且不能正常进食饭菜。

（2）意念运动性失用（ideomotor apraxia）：患者不但无法执行关于运动的指令，也难以模仿他人做出的动作。不过，对于曾经学习掌握的运动，他们依旧保有记忆，能够在无意识状态下，自动做出过往学会的动作。如若要求患者不借助工具，仅用手部做出刷牙的动作，患者往往会不知如何

是好；但要是将牙刷递到他手中，他便能够完成用牙刷刷牙这一系列动作。

（3）肢体运动性失用：在不存在肢体运动功能障碍疾病的情况下，患者肢体，尤其是上肢远端出现运动障碍，比如患者不能完成刷牙、吃饭、系纽扣等动作。

（4）口腔面部失用（facial-oral apraxia）：患者不能按照指令完成面部唇、舌、咽、喉、下颌等部位的复杂动作，如舔嘴唇、噘嘴、吹口哨、皱眉、鼓腮、咳嗽、眨眼、刷牙等动作，或者动作表现为不协调、不正确，甚至出现持续动作。

（5）结构性失用（constructional apraxia）：指患者在涉及平面与空间的作业活动中存在困难。其主要表现于绘画、排列、组装、搭建等结构性活动中，患者会对各个组成部分及其相互间的关系产生错误认知。即便部分患者具备自知能力，能够察觉到自身错误，却依旧无力加以改正。

（6）穿衣失用（dressing apraxia）：患者表现为不能辨认衣服的上下、前后、里外，自己无法穿衣服，找不到袖口及扣眼，常常系错扣子，或者将两条腿穿进一条裤腿中。

二、知觉功能的评定方法

（一）躯体构图障碍的评定

1. 单侧忽略的评定

（1）Schenkenberg二等分线段测验法：先在一张26cm×20cm的白纸上面画出三组平行线段，线段长度分别为10cm、12cm、14cm、16cm、18cm。再在纸张最上边与最下边各画一条15cm的线段，用于对比（图8-1）。让患者找出每一条线段的中心位置，用笔标出（每一条线段只标一个笔标）。最上端与最下端作为示范的这两条线段，在后面统计时不做计算。

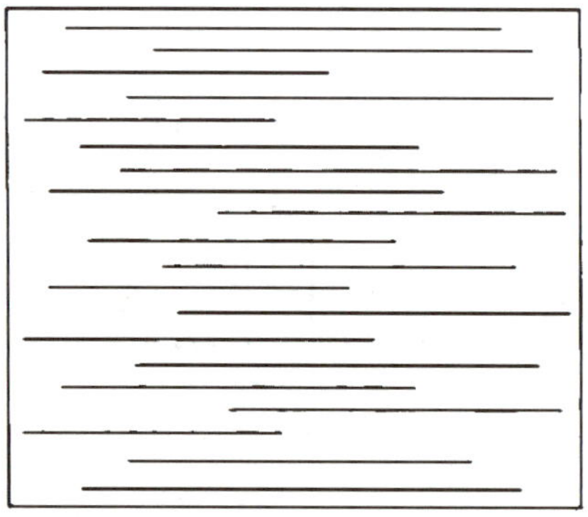

图8-1 Schenkenberg二等分线段测验法

当患者标记完毕后，首先可以通过比较粗略的目测，大致判断患者所画出的“中点”是否有普遍偏向某一侧的现象，或者是否有遗漏所画出线段中的“中点”。如果想更精确地判断患者所画“中点”具体偏向哪一侧，偏离程度如何等问题，就需要借助较为精细的测量与计算方法，具体操作如下：先测量某一条线段的总长度，再以此计算出所测量线段真正的“中点”位置，接着测量患者在所画线段上所标记出“中点”到线段某一侧端点的距离，若是患者所画“中点”相比于真正“中点”向左偏离Xcm则记录-Xcm；若是向右偏离Xcm，则记录＋Xcm。然后，可以对所有需要统计线段都完成上述测量后，进一步计算出总和的偏离百分数，具体计算公式如下。

$$偏离百分数=\frac{各线段标记“中点”与真正中点间的距离之和}{所有线段全长之和}\times 100\%$$

若偏离百分数超出整体长度的10%，或者与正常对照组相比，偏移幅度大于3个标准差，即判定为异常。

（2）Albert线段划消测验：首先准备好一张规格为26cm×20cm的白纸，纸上绘制有40条线段。每条线段长度均为2.5cm，它们以7个纵行的形式分布。其中，正中间的一纵行内有4条线段，其余6个纵行各自包含6条线段（图8-2）。患者依次对每条线段进行划消。操作结束后，统计患者遗漏的线段数量，并分析其遗漏时的偏向。需注意的是，划消任务的目标不只是线段，数字、相同汉字、字母、各类符号等，都能充当划消对象。

（3）画图测验：检查人员给患者呈现预先绘制好的图形（如房子、表盘这些左右对称的图形），接着让患者对这些图形进行临摹。另外，还会要求患者在已画好的圆圈内，填好表盘上应有的数字，并画出指针，且指针要指向特定的时间。要是患者只画出了图形的一半，或者绘制的图形明显朝着一侧倾斜，那就表明患者可能存在单侧忽略的情况（图8-3）。

（4）双侧同时刺激检查：先对患者开展单侧感觉检查，涵盖视、听及触各种感觉方面的刺激。之后，同步对患者双侧进行刺激，并仔细观察患者反应。对于单侧忽略症状严重的患者，即便仅刺激某一侧，他们对来自被忽略侧的刺激也毫无反应；而症状较轻的患者，常出现反应滞后，或仅在双侧同时受刺激时，才会忽略其中一侧的刺激。

（5）功能检查：把实物放在患者视野的中线范围内，让患者按照患者指令操作，比如“把笔放到笔筒里”“用梳子梳头发”等。若患者无法完成这些指令，则判定为存在单侧忽略。

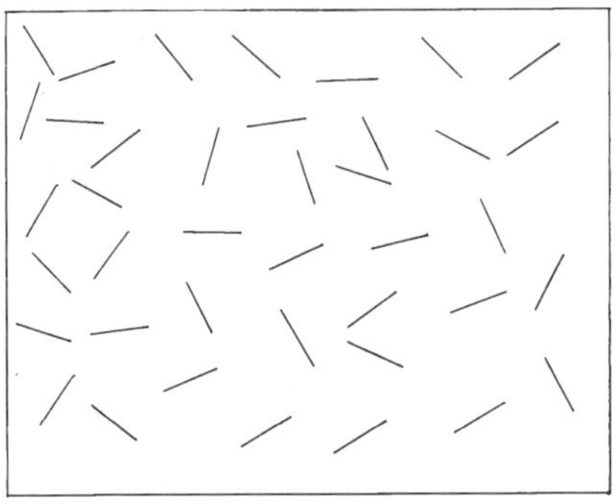
图8-2　Albert线段划消测验

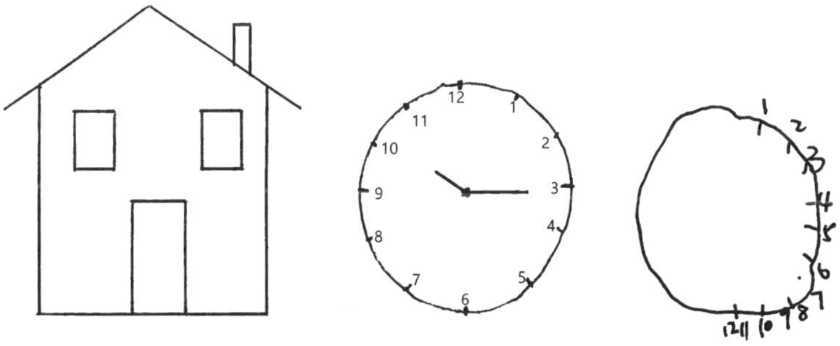

图8-3　画图测验

2. 左右分辨障碍的评定

（1）Benton左右定向检查表：检查者向患者发出指令，如“伸出你的左手”“指你的右眼”等，要求患者完成相应动作。每个动作计1分，满分20分。若得分在17～20分，判定为正常；若得分低于17分，则判定为异常（表8-6）。

（2）动作模仿能力检查：检查者做出诸如将右手放于左侧腿上这类特定动作，接着要求患者进行模仿，观察患者是否产生镜像模仿的情形。

3. 躯体失认的评定

（1）观察：着重留意患者对偏瘫肢体的摆放方式，以及其是否意识到自身偏瘫肢体存在功能缺失的状况。

表8-6　Benton左右定向检查表

序号	检查项目	分值	评分	序号	检查项目	分值	评分
1	伸出你的左手	1		11	用你的右手触摸你的右耳	1	
2	指你的右眼	1		12	用你的右手触摸你的左眼	1	
3	触摸你的左耳	1		13	指我的左眼	1	
4	伸出你的右手	1		14	指我的左腿	1	
5	用你的左手触摸你的左耳	1		15	指我的左耳	1	
6	用你的左手触摸你的右眼	1		16	指我的右手	1	
7	用你的右手触摸你的右膝	1		17	用你的右手摸我的左耳	1	
8	用你的左手触摸你的左眼	1		18	用你的左手摸我的左眼	1	
9	用你的左手触摸你的右耳	1		19	把你的左手放在我的右肩上	1	
10	用你的右手触摸你的左膝	1		20	用你的右手摸我的右眼	1	
总分：							

（2）指令执行状况：患者在规定的时间内正确说出自己的身体某个部位名称，比如当指令为“指出你的嘴巴”的时候，不允许有“左”或“右”词出现，和左右辨别障碍进行区别，有身体失认症患者会出现左右辨别障碍，但有了左右辨别障碍并不一定是失认症。

（3）动作模仿测试：考察患者能否模仿他人做出的动作。即便患者做出的是镜像动作，这种情况也被视为正常表现。

（4）回答与身体部位有关的问题：患者应在合理时间范围内，对一些与身体部位相关的问题作出回答。比如“你的腿在胃下面吗？”（表8-7）。

（5）画人体部位图：准备好纸和笔，要求患者画一幅人体结构图，图中要包含头、双臂、双手、躯干、双腿、双脚这十个人体部位，每个部位能正确画出的得1分，满分为10分。若患者得分是10分，说明其相关能力正常；若得分在6～9分，可判定为存在轻度障碍；如果得分＜5分，则意味着出现重度障碍。

4．手指失认的评定

（1）出示手指图：初始出示一只手指图，患者手掌朝下放在桌面上，闭眼后检查者指其一手指，然后睁眼在图上指出其刚刚被指的手指，重复5遍。

（2）命名手指：检查者说出手指名，接着让患者分别在自己的手部、检查者的手部及手指图上指认，这样的操作总共重复10次。

（3）动作模仿：检查者做出手指关节屈曲及拇指与其他四指对指的动作，然后要求患者模仿完成同样的动作。

表8-7　与身体部位有关的问题

序号	问题
1	你的眼睛在鼻子上面吗？
2	你的腿在胃下面吗？
3	嘴和心脏，哪一个离你的鼻子近？
4	头顶上长的是头发还是眼睛？
5	你的手指在肘和腕之间吗？
6	舌头是在嘴的外边还是里边？
7	腰背部是在前面还是后面？

（4）绘图：让患者绘制一张手指图，重点观察图中各手指的排列顺序及分布情况。

结果判定：若患者无法完成上述任何一项任务，则判定为手指失认。

（二）视空间关系障碍的评定

1. 图形背景分辨困难的评定

（1）图片测试法：将一张呈现三种相互交叠物品的图片拿给患者看，规定其在一分钟内讲出看到的物品名称。若无法完成，就判定为有图形背景分辨障碍。

（2）功能检测法：在卧室白色床单上放置白色毛巾，要求患者从中挑选出来；或者让受试者从未分类的盒子里挑出剪刀。若不能完成任务，则存在图形背景分辨障碍。

2. 空间定位障碍的评定

（1）图片测试法：把一张画着长方形的纸放在患者眼前，要求患者在长方形的左方或者右方画圆。或者拿出几张相同内容的图片，每张图片里都有铅笔和铅笔盒，只不过铅笔所处位置不一样，接着让患者说明铅笔和铅笔盒之间的位置关系。若患者没办法完成这些指令，则存在空间定位障碍。

（2）功能检测法：把生活常用物品放置在患者眼前，给出指令，如“把笔放进笔筒里”“将筷子放进筷筒里”等。若患者不能按要求完成动作，判定其存在空间定位障碍。

3. 空间关系障碍的评定

（1）点状图形连接测试：检查者经过纸面向右看，纸上左右两边都有点状图形，左边点连成后形成的是一个图形，根据左边图形，将右边点连成完全同样的图案。

（2）十字标测试：检查者在一张卡片的不同地方画十字标，让患者在另一张卡片上准确地模仿画十字标。要是患者不明白指令，检查人员可进行示范。

（3）ADL测试：检查者下达指令，要求患者开展吃饭、如厕、洗漱、穿衣等日常活动，同时细致观察其在活动中对各类物品的摆放情况、使用方式、处理物品与物品之间位置关系的能力。

（4）结构性运用测试：预先备好碗、筷子、叉子、盘子、汤勺等各种餐具，指导患者把这些餐具在餐桌上合理摆放。此外，还可准备纸、画笔、一张有表盘的简笔画，让患者临摹绘画，留意其

绘制的指针位置关系是否准确。要是患者无法完成这些任务，便判定其存在空间关系障碍。

4. 地形定向障碍的评定

（1）在对患者进行病史调查时，可以询问患者的家属，在生活中有无迷路、走失的经历；或者让患者描述自己非常熟悉的生活环境特点，也可以让其画出这些环境的路线图，从而评定患者对不同地点关系的判断及记忆能力。

（2）地图理解测试：向患者提供他们生活城市的地图，让其在地图上指出当下所在位置，随后要求其按照地图引导去往指定地点，期间观察其能否准确到达。要是患者既不能凭借地图规划前往目的地的路线，又不能够描述或绘制出曾经熟知环境的路线图，便可以判定其存在地形定向方面的障碍。

5. 形态恒常性识别障碍的评定 检查所需要的物品，准备一些相似的字或物体的图片，以及筷子、手表、杯子、铅笔、橡皮、钥匙等日常生活用品。

检测方式：将图片和物品混合放在一起，随机摆放，从不同的方向（正、反面，上、下颠倒）展示给患者看，让患者对每一个物品进行识别。若不能精准地分清相似物品，则考虑存在形态恒常性识别障碍。

6. 距离知觉障碍的评定 可以通过以下方式测试。

（1）将物体抛向空中，要求患者接住，正常情况下应能接住。

（2）把物品放置在桌面上，让患者抓取，正常情况下应能准确抓取。

（3）让患者上下阶梯，正常情况下不应有不安全感。若不能按上述指令完成动作，则判定存在距离知觉障碍。

（三）失认症的评定

1. 视觉失认的评定

（1）物体失认的评定

1）视物辨认：将手机、书、铅笔、尺子、汤勺、帽子等日常生活用品的实物或照片放置在患者面前，要求其说出物品名称；或者由检查者说出物品名称，让患者指出对应的物品。若患者无法说出所看物体名称，或不能指出检查者所说的物品，判定为物体失认。

2）触物辨认：让患者闭眼，触摸常见的日常生活物品并说出名称。若通过触觉无法说出物品名称，判定为物体失认。

3）描述实物特征：指示患者根据所给实物或照片，描绘实物诸如颜色、大小、用途等之类的特征。倘若无法确切描述，即判定为物体失认。

4）模仿画图：向患者展示以简单线条勾勒的常见生活物品画，让其照着模仿绘制。要是患者无法完整画出，便可判定其存在物体失认问题。

（2）面容失认：向患者展示其父母、朋友或名人的照片，要求说出人物名字和面部特征；或者相同的照片掺杂在大量其他照片里，让患者从中找出一样的照片。要是患者没办法完成这些任务，就判定其患有面容失认症。

（3）颜色失认：将各类颜色的物品和卡片摆到患者面前，检查者提到某一种颜色后，要求患者指出该颜色对应的物品或卡片。另外，拿出画有苹果、梨、橙子、黄瓜等常见水果或蔬菜的画品，让患者在上面涂上该物品正确的颜色。要是患者不能完成上述操作，就可判定其存在色彩失认的

情况。

（4）同时性失认：准备一张布满印刷符号（比如#号）的作业纸，要求被检测者数出#号的数量，在此过程中留意其是否仅留意作业纸的部分区域。另外，还可以拿出一幅画，让患者讲述画中的主要内容，或者让患者照着这幅画进行绘画，观察其能否完整画出来。要是患者无法完成这些任务，就判定其存在同时性失认。

2. 触觉失认的评定 在患者深感觉、浅感觉和复合感觉功能均正常，且无命名性失语的前提下，在桌面上摆放杯子、筷子、碗、笔、剪刀、牙刷等常用的生活用品，然后让检查者先闭眼摸其中一件用品，记住后将其放回桌子上，继而睁眼找出刚才摸过的那个用品，若患者不能完成，即为触觉失认。

3. 听觉失认的评定

（1）听力检查：在患者无器质性病变的前提下，判断患者听力是否正常。

（2）非言语性听觉测试：要求患者闭眼，检查者发出敲桌子、咳嗽、咂嘴等多种不同声音，随后问患者听到了何种声音。倘若患者没办法识别，便判定为非言语性听觉失认。

（3）言语性听觉测试：检查者首先说一句话，或者播放一段音频，使患者接收信息，然后要求患者进行复述，或者将听到的内容记录下来。若患者既不能顺利复述，又不能完成听写工作，便判定其存在言语性听觉方面的问题，或者患有言语性声音失认症。

（四）失用症的评定

无论是意念性失用还是意念运动性失用，患者都无法对来自口中的指令有理解，因此判定存在失用症主要还是通过做动作检查，让患者使用要求的工具完成指定的任务并观察他们的具体动作表现。

1. 意念性失用的评定 完成任务目的和计划性，是在评估意念性失用时需要考虑的重要指标，可以备一些日常生活中常见的物品，随即给患者一个平时从事的活动，了解完成目的及程序。意念性失用患者因为不能很好地理解任务的目的和计划，无法按正确顺序进行，常不能完成任务而不自觉。如备牙杯、牙刷、牙膏，让患者完成刷牙的动作，正确的顺序是先拿牙杯盛水，漱口，取一定的牙膏在牙刷上，然后进行刷牙，刷完之后再次漱口，而意念性失用患者由于没有这样的目的和概念，先刷牙，不挤牙膏、不漱口。

2. 意念运动性失用的评定 主要指患者思维上能做出动作的指令，但不能执行，测试时首先嘱咐患者做出使用某种物品的动作，或患者操作某种东西的性能与其作比较，使其改进操作动作，意念运动性失用的患者对他人口头的指令动作不能做出，无法模拟他人姿势或手势，但将某种工具放在患者手上时，会自动握持操作。让患者做出刷牙动作，患者答非所问，但发给他一把牙刷和一支牙膏，他便不会为难地刷起牙来。

3. 肢体运动性失用的评定 使用精细运动测试评价其肢体运动性失用，患者经过证实没有运动功能障碍后，进一步对上肢的精细运动进行测试，如果有动作迟缓、笨拙等现象，则判断是肢体运动性失用，具体可用下述测试进行验证。

（1）手指或足尖敲击试验：在进行肢体运动性失用的检测时，会采用特定的精细动作测试方法。比如，检查者会要求患者运用一只手的手指，以快速且连续的频率敲击桌面；或者让患者用一只脚的脚尖，同样快速且不间断地敲击地面。通过观察患者在执行这些动作过程中的表现，来判断

其是否存在肢体运动性失用的情况。若患者在执行动作时，出现动作不协调、速度缓慢、节奏紊乱等现象，便可能暗示存在相应问题。

（2）手指模仿试验：检查者演示拧螺丝、剪纸等日常生活动作，要求患者模仿。

（3）手指轮替试验：要求患者快速进行前臂的旋前旋后动作。

（4）手指屈曲试验：要求患者快速进行中指屈曲动作。

（5）集团屈伸速度测试：检查者会要求患者快速做手指的屈、伸与抓握动作，通过观察其动作流畅度、速度和准确性，判断是否存在肢体运动性失用。若患者手指动作不灵活、生硬，或节奏不稳，就可能有相关问题。

4．结构性失用的评定

结构性失用症是以空间失认为基础的一种失用症，评定方法如下。

（1）画空心十字：给患者纸和笔，要求他们照着画出空心十字图形，若不能完成，判定为结构性失用阳性（图8-4）。

（2）用火柴棒拼图：检查者率先使用火柴棒拼出特定图形，随后要求患者依照所展示的图形，用火柴棒进行复刻拼图。若患者无法完成该任务，结果判定为阳性。

（3）临摹几何图形：让患者在白纸上临摹特定几何图形。正常情况下患者能够准确绘制该图形，不会出现线条缺失或多余添加的情况，图形各部分在空间位置上的关系也精准合理。对于处于轻度和中度障碍的患者，在临摹时可能会出现线条漏画或多画的现象，图形各部分的空间布局可能不太均匀。但这类患者能够清晰辨认自己要画的图形，也能察觉到绘制过程中存在的差错。然而，重度障碍患者既不明白要绘制的图形模样，也无法识别自己最终完成的图形所代表的含义（图8-5）。除此之外，像拼图试验、堆积木试验等，也常用于此类情况的评估。

5．穿衣失用的评定 在患者穿衣过程中，密切观察其能否准确区分衣服的上下、里外，以及能否将衣服的各个部分与身体的相应部位正确对应。

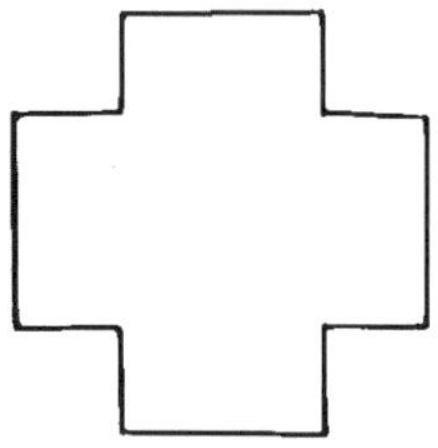

图8-4 画空心十字

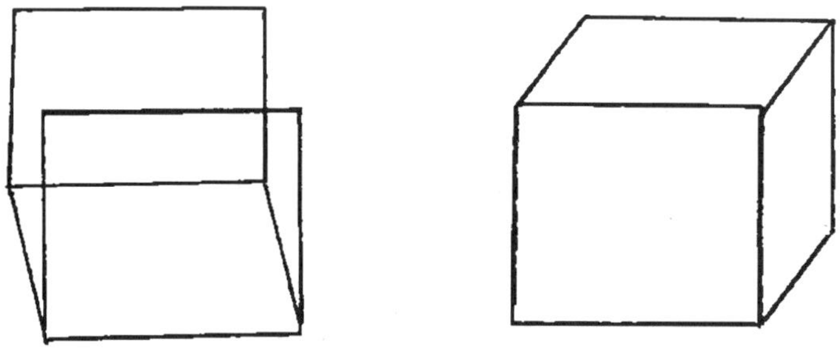

图8-5 临摹几何图形

▶知识拓展

Goodglass Kaplan失用试验

一、操作方法

开始测试时，先向患者下达指令，要求其做出相应动作。若患者无法完成，接着让患者模仿检查者所做动作。若模仿动作仍无法完成，则向患者提供实物辅助完成动作。

（1）颜面部动作：①咳嗽。②吹火柴。③用鼻用力嗅或吸气。④鼓腮。⑤用吸管吸饮料。

（2）肢体动作：①挥手作别。②招手让他人靠近。③将手指置于嘴唇前发出“嘘”声。④鞠躬。⑤做停下动作。⑥刷牙。⑦刮胡须。⑧锤钉。⑨锯木。⑩用螺丝刀。

（3）全身动作：①做拳击动作。②正步走。③打羽毛球。④立正、向后转、再向后转、坐下。⑤铲雪。

二、评定标准

（1）意念性失用：患者能够模仿各种动作，但按照指令完成系列复杂动作时存在困难。

（2）意念运动性失用：患者不能根据指令完成动作，但给其提供实物可自行完成以往熟练的动作。

（3）肢体运动性失用：即便为患者提供实物，患者依旧无法完成动作。

—• 考试知识点总结 •—

—• 本章小结 •—

—• 协和云课堂…… 拓展练习及参考答案 •—

（彭丽丽）

第九章　神经功能评定

教学课件

学习目标

素质目标

（1）具备认真观察、深入分析、严谨细致、实事求是的工作态度。

（2）具备规范操作意识。

（3）具备安全操作意识。

知识目标

（1）掌握：浅反射、深反射、病理反射、脑膜刺激征的检查方法及临床意义；发育性反射与反应的分类、评定目的、评定方法；各水平发育性反射的检查结果的临床意义；Brunnstrom评定法和Fugl-meyer运动功能评定法。

（2）熟悉：神经反射发育的规律。

（3）了解：自主神经反射的检查及临床意义。

能力目标

（1）能与患者及家属进行有效的沟通。

（2）能选择合适的方法对相关患者进行神经功能评定；能规范、准确记录检查结果并进行障碍学诊断。

（3）具备良好的临床思维能力、分析解决问题的能力。

（4）具备良好的团队协作能力。

案例导入

【案例】

患儿，男性，5岁2个月。母G_2P_1，第1胎自然流产，孕34^{+5}周因胎位不正行剖宫产。患儿早产，出生体重2500g，羊水异常。患儿11个月时因独坐不稳在当地儿童医院初步诊断为中枢性协调障碍，14个月时诊断为脑性瘫痪，现已接受康复治疗4年。康复评定：患儿神志清，追视寻声可，双下肢肌张力增高，足下垂，可高爬，能独站；双手中线位活动好，可以用右手拿勺子吃饭、拿蜡笔写画，可自己脱鞋；会与成人日常交流，会背简单唐诗，且发音清晰。神经系统检查：巴宾斯基征阳性，膝腱反射、跟腱反射亢进，左足踝阵挛。

【问题】

1. 巴宾斯基征阳性具有怎样的临床意义？膝腱反射和跟腱反射亢进的表现是怎样的？如何检查？

2. 患者是否需要进行发育性反射与反应的评估？如果检查，应包含哪些内容？

·核心知识拆解·

神经功能检查是评定神经系统功能不可或缺的手段，它通过观察个体对特定刺激的自动反应来评定神经系统的完整性和功能状态。神经反射检查、发育性反射与反应检查、中枢运动控制功能检查针对神经系统的不同层面和功能，不仅能够帮助医务人员精确定位脑卒中、脊髓损伤、周围神经病变、神经退行性疾病等的病变区域，辅助诊断，还能评估这些疾病的严重程度和预后，为临床决策、康复治疗计划的制订提供了科学依据。

第一节　神经反射评定

神经反射检查通过分析反射活动的变化或异常（病理性反射的出现）可判定神经系统损伤的具体部位及其性质，在康复评定中占据重要地位。

一、反射

神经系统对机体内外环境刺激作出的应答性反应称为反射（reflex）。神经系统往往通过反射活动来执行功能。反射活动的结构基础是反射弧。一个完整的反射弧由5个主要组成部分构成：感受器、传入神经、中枢、传出神经和效应器。反射活动的正常进行依赖反射弧的完整性。如果反射弧中的任何一个环节出现功能障碍，都可能导致反射活动的减弱或完全丧失。

（一）反射的分类

人体反射包括条件反射和非条件反射两类。

1. 条件反射　是在个体生活经历中逐步形成并不断完善的一种后天习得的复杂高级神经活动。这种反射具有一定的可塑性，若不通过持续的刺激加以巩固，条件反射可能会因为记忆消退而逐渐消失。

2. 非条件反射　属于一类普遍存在于同一物种个体中的、与生俱来的、持续存在的原始神经反射活动。这类反射是在物种演化过程中，机体与外界环境相互作用的结果。非条件反射的反射弧结构稳定且持久，数量较少，反射中枢可不涉及大脑皮质，因此能够反映大脑皮质下各中枢的功能状态。因而，非条件反射在神经系统疾病的诊断中扮演着不可或缺的角色。本节所讨论的内容均属非

条件反射。

非条件反射可以根据生理功能、感受器位置和反射弧的复杂性进行分类。

（1）根据生理功能分类

1）防御性反射：如屈肌反射和角膜反射，它们帮助身体应对外界威胁。

2）摄食性反射：包括分泌反射和吸吮反射，与食物摄入和消化相关。

3）姿势调节反射：通过调整肌肉紧张度来维持身体平衡和姿势。

（2）根据感受器位置分类

1）浅反射：由皮肤或黏膜等浅层感受器触发，对外界刺激如触觉和痛觉作出反应。

2）深反射：由肌肉、血管等深层组织的感受器触发，对体内变化如肌肉张力和血压变化作出反应。

（3）根据反射弧复杂性分类

1）单突触反射：仅涉及两个神经元和一个突触，反应迅速。

2）多突触反射：涉及多个神经元和多个突触，反应过程更复杂。

此外，根据中枢神经系统中反射弧的位置，非条件反射还可以分为脊髓水平反射、脑干水平反射、中脑水平反射和大脑皮质水平反射4种类型。这种分类方法有助于深入理解反射的生理机制和功能。

（二）反射检查的目的

反射弧通过特定的脊髓节段和周围神经传递信号，因此，通过检查反射可以确定神经系统损伤的具体位置，这对于临床诊断具有重要价值。

二、神经反射检查方法

（一）浅反射检查

浅反射检查主要评估当皮肤、角膜或黏膜受到刺激时引发的肌肉快速收缩反应的过程。主要包括角膜反射、腹壁反射、提睾反射、跖反射、肛门反射，以及球－肛门反射。

1．角膜反射

（1）操作：指导患者向上内方向注视，使用细棉签纤维从角膜的外缘向内轻轻触碰患者角膜（图9-1）。

（2）正常反应

1）直接角膜反射：当直接刺激角膜时，同侧眼睑迅速闭合。

2）间接角膜反射：某一侧角膜受刺激后，对侧眼睑闭合。

（3）结果分析

1）正常情况：反射路径依次经过三叉神经的眼支传递至脑桥，随后通过面神经的调控作用，实现对眼轮匝肌的控制，从而完成眼睑的闭合动作。

2）直接与间接角膜反射均缺失：可能提示三叉神经受损，影响了传入神经路径。

3）直接角膜反射缺失而间接角膜反射正常：可能提示病侧的面神经功能受损，导致传出神经路径障碍。

（4）注意事项：深度昏迷的患者，角膜反射可能消失。

2. 腹壁反射

（1）操作：使用钝头竹签沿以下三个区域的平行方向，从外向内依次轻划患者腹壁皮肤，即肋缘下、脐水平，以及腹股沟上方（图9-2）。

（2）正常反应：观察到局部腹肌收缩。

（3）结果分析

1）区域反射消失：肋缘下反射消失提示$T_{7\sim8}$损伤；脐水平反射消失提示$T_{9\sim10}$损伤；腹股沟上方反射消失提示$T_{11\sim12}$损伤。

2）双侧腹壁反射均消失：多见于昏迷或急性腹膜炎的患者。

3）单侧腹壁反射消失：提示同侧锥体束损伤。

（4）注意事项：肥胖、经产妇和老年人等特殊人群，可因腹壁松弛导致反射减弱或消失。

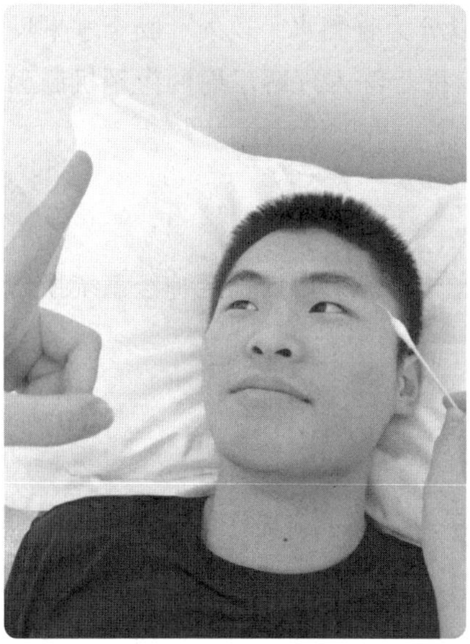

图9-1 角膜反射检查

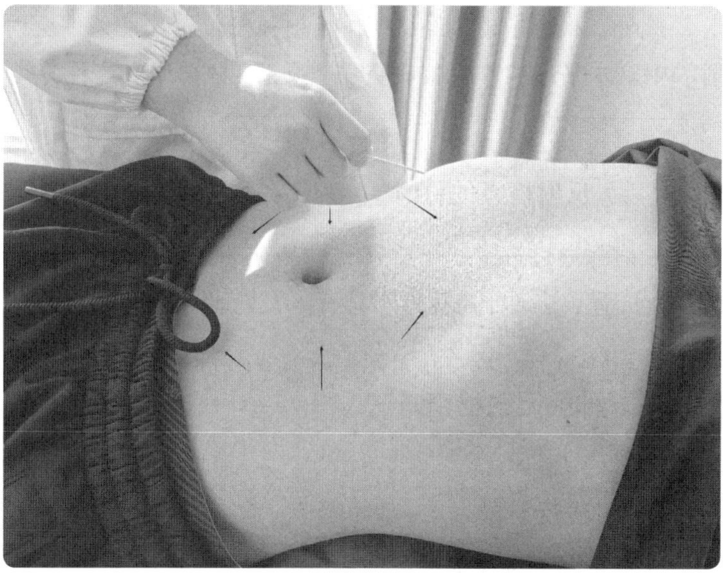

图9-2 腹壁反射检查

3. 提睾反射

（1）操作：患者仰卧，双下肢屈曲，腹部放松。使用钝头竹签从下向上轻划股内侧上方皮肤。

（2）正常反应：同侧睾丸上提。

（3）结果分析

1）双侧反射消失：指示$L_{1\sim2}$的病损。

2）单侧反射减弱或消失：表明锥体束受损。

（4）注意事项：患者患有阴囊水肿、腹股沟疝等疾病时会干扰反射结果。

4. 跖反射

（1）操作：患者平躺，双下肢伸展。使用棉签钝头从足底外侧由后向前轻划至小跖趾关节处，再转向踇趾侧。

（2）正常反应：足趾屈曲。

（3）结果分析：正常时表现为巴宾斯基（Babinski）征阴性。

5. 肛门反射

（1）操作：轻划肛门周围的皮肤。

（2）正常反应：肛门外括约肌收缩。

（3）结果分析：反射异常提示$S_{4\sim5}$损伤。

6. 球-肛门反射

（1）操作：检查者将一手指轻柔地插入患者的肛门内，同时用另一根手指轻轻刺激患者的外生殖器，男性刺激龟头，女性刺激阴蒂。

（2）正常反应：肛门外括约肌收缩。

（3）结果分析：同肛门反射。

（二）深反射检查

深反射也称为腱反射，是通过刺激骨膜、肌腱等深部感受器引发的反射。这些反射的不对称性是判断神经损伤的重要标志。

微课：腱反射检查

1. 肱二头肌腱反射

（1）操作：①坐位检查，将患者肘关节屈曲，前臂搭放在检查者前臂上，检查者将左手拇指按于患者肘窝上的肱二头肌肌腱，右手持叩诊锤轻叩击左拇指的指甲（图9-3）。②卧位检查，患者前臂半屈曲，手放在腹部，保持放松。检查者用左手拇指按于患者肘关节上方的肱二头肌肌腱上，随后使用叩诊锤轻叩左手拇指。

（2）正常反应：肱二头肌收缩，导致屈肘动作。

（3）结果分析：反射异常提示$C_{5\sim6}$受损。

2. 肱三头肌腱反射

（1）操作：检查者用左手托住患者上臂，使患者肩外展、肘屈曲，右手持叩诊锤轻叩位于鹰嘴上方的肱三头肌肌腱（图9-4）。

（2）正常反应：肱三头肌收缩，引起前臂伸展。

（3）结果分析：反射异常提示$C_{7\sim8}$受损。

3. 桡骨膜反射

（1）操作：检查者用左手支持患者的腕部，使其前臂保持半屈曲、半旋前位，腕关节自然下

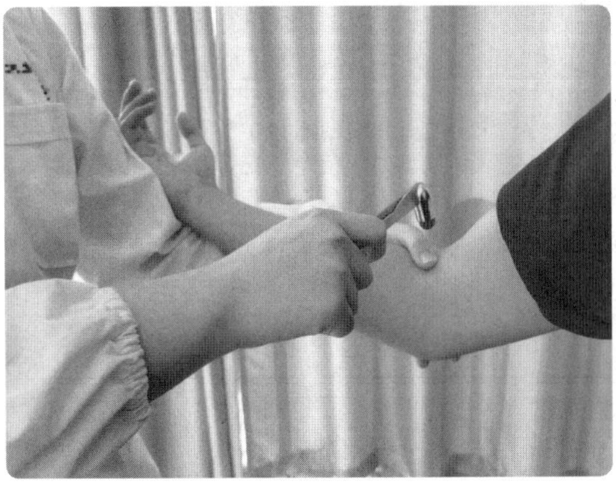

图9-3 肱二头肌腱反射检查

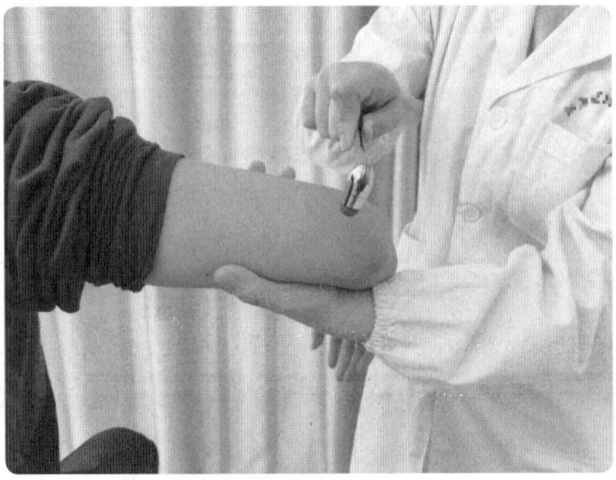

图9-4 肱三头肌腱反射检查

垂，然后右手持叩诊锤轻敲患者桡骨茎突（图9-5）。

（2）正常反应：叩击引起屈肘和前臂旋前动作。

（3）结果分析：反射异常提示$C_{5\sim6}$受损。

4. 膝腱反射

（1）操作：①坐位检查，患者足跟离地，小腿自然下垂，持叩诊锤轻叩髌骨下方的股四头肌肌腱。②卧位检查，检查者一手托起小腿，使大腿和小腿间夹角约120°，足跟离床，另一手持叩诊锤轻叩股四头肌肌腱（图9-6）。

（2）正常反应：引起小腿伸展。

（3）结果分析：反射异常提示$L_{2\sim4}$受损。

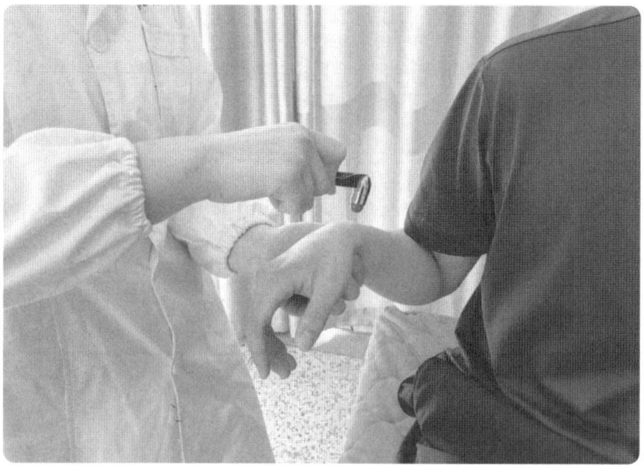

图9-5　桡骨膜反射检查

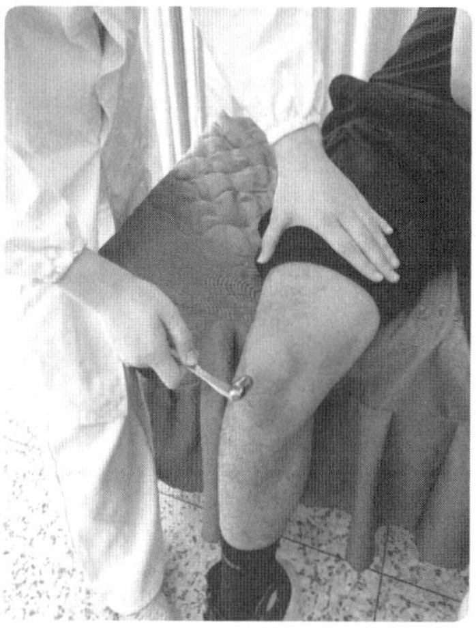

图9-6　膝腱反射检查

5. 跟腱反射

（1）操作：①仰卧位检查，髋关节屈曲、外展、外旋，膝关节微屈曲，接着背屈患者踝关节，使用叩诊锤轻叩其跟腱。②跪位检查，患者跪在床上，双足放松，接着轻叩其跟腱（图9-7）。

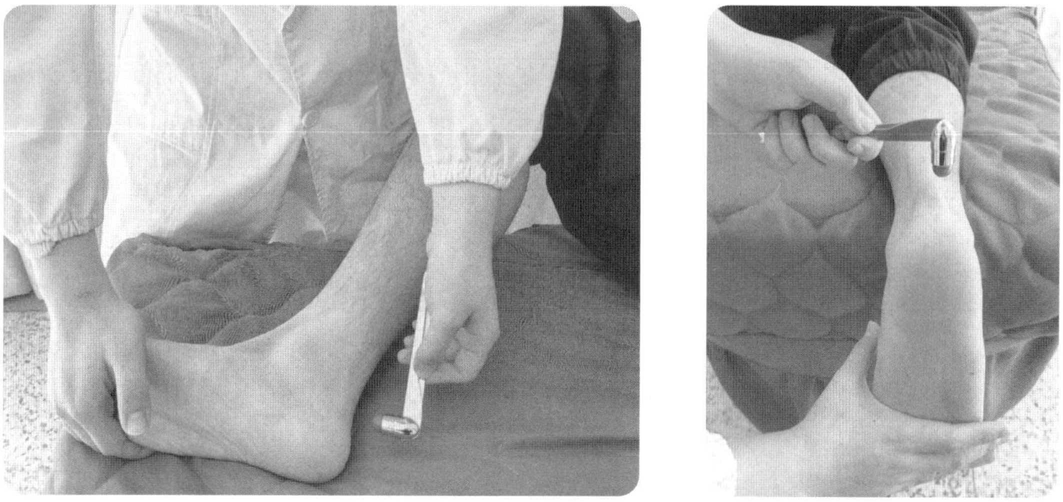

a

b

图9-7　跟腱反射检查

a.仰卧位检查；b.跪位检查。

（2）正常反应：叩击后可观察到腓肠肌收缩，足部呈现跖屈动作。

（3）结果分析：反射异常提示$S_{1\sim2}$受损。

（三）病理反射检查

病理反射是在锥体束受损时出现的异常反射，主要是由大脑对脑干和脊髓的抑制作用减弱导致的。值得注意的是，1岁半以下的婴幼儿因神经系统发育尚未成熟，也可能出现这些反射。

1. 巴宾斯基（Babinski）征

（1）操作：患者仰卧，检查者用竹签沿足外侧缘划至小趾根部后转向内侧（图9-8）。

（2）阳性反应：踇趾背屈，余四趾扇形分开。

2. 查多克（Chaddock）征

（1）操作：患者仰卧，检查者用竹签在外踝下方足背外缘划至跖趾关节处（图9-8）。

（2）阳性反应：同巴宾斯基征。

3. 奥本海姆（Oppenheim）征

（1）操作：检查者用拇指和示指沿胫骨前缘由上至下用力滑压至踝部（图9-8）。

（2）阳性反应：同巴宾斯基征。

4. 戈登（Gordon）征

（1）操作：检查者捏压腓肠肌（图9-8）。

（2）阳性反应：同巴宾斯基征。

5. 贡达（Gonda）征

（1）操作：检查者在足外侧两趾背面按压后突然放松。

（2）阳性反应：同巴宾斯基征。

6. 霍夫曼（Hoffmann）征　即上肢锥体束征。

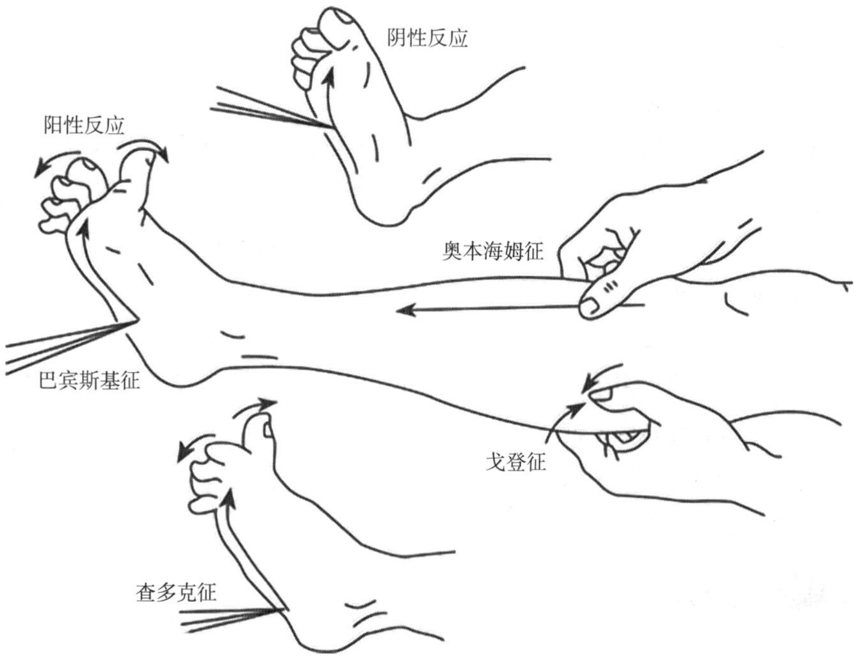

图9-8　病理反射检查

（1）操作：检查者用中指与示指夹住患者中指并稍向上提，使腕部轻度过伸，接着用拇指弹刮患者中指指甲。

（2）阳性反应：其余四指轻度掌屈。

7. 踝阵挛（ankle clonus）

（1）操作：患者仰卧，检查者一手托患者腘窝部，使髋、膝关节稍屈曲，另一手握持患者足底前端，迅速背屈踝关节并保持（图9-9）。

（2）阳性反应：踝关节连续性节律性交替屈曲、伸展。

（3）结果分析：上运动神经元损害时可出现。

8. 髌阵挛（patellar clonus）

（1）操作：患者仰卧，下肢伸展，检查者用拇指和示指夹住患者髌骨上缘，向远端快速、连续推动数次后并维持推力（图9-10）。

（2）阳性反应：髌骨因股四头肌节律性收缩而有节律上下移动。

（3）结果分析：同踝阵挛。

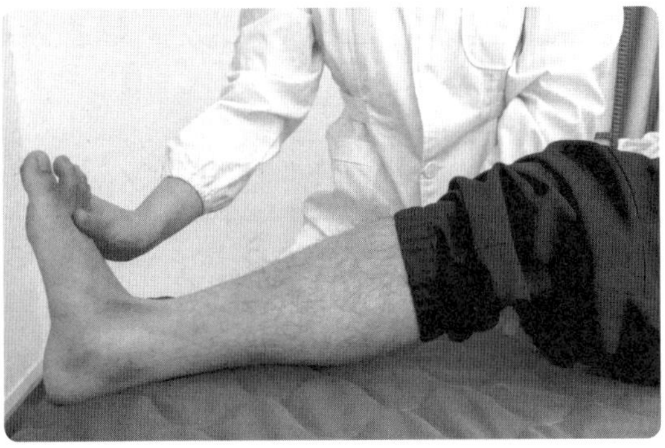

图9-9　踝阵挛检查

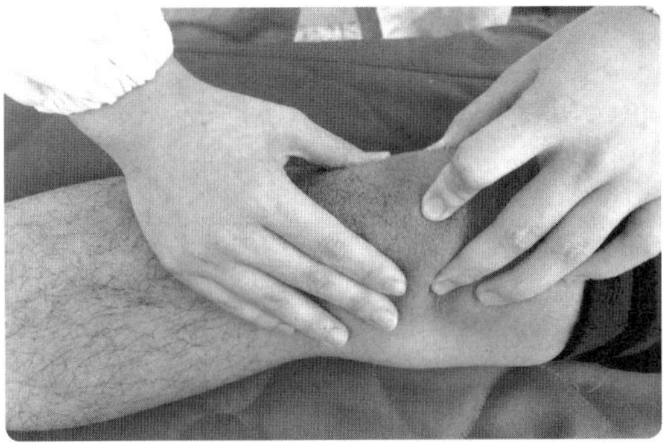

图9-10　髌阵挛检查

（四）脑膜刺激征检查

1. 颈强直（cervical rigidity）

（1）操作：患者平躺，颈部放松，检查者用左手支撑患者头部，右手轻压胸部做屈颈动作检查。

（2）阳性反应：若颈部屈曲时遇到异常阻力，可能表明颈强直。

（3）注意事项：只有在排除颈椎或颈部肌肉问题后，才能确认颈强直。

2. 克尼格（Kernig）征

（1）操作：患者平躺，一腿屈髋屈膝成直角，检查者尝试将腿伸直。

（2）阳性反应：若腿伸直时膝盖无法超过150°且伴有疼痛或肌肉痉挛，视为阳性。

3. 布鲁津斯基（Brudzinski）征

（1）操作：患者平躺，双腿伸直，检查者一手托头，一手轻按胸部。

（2）阳性：头部前屈时，若髋关节和膝关节自动屈曲，即阳性。

（五）自主神经反射检查

1. 眼心反射

（1）操作：患者平躺，闭眼，检查者轻压患者眼球两侧，持续20～30秒，记录脉率变化。

（2）正常反应：脉率减少10～12次/分钟。
（3）结果分析
1）脉率减少：副交感神经功能亢进会使脉率减少超过12次/分钟。
2）脉率无变化：迷走神经麻痹。
3）脉率增加：交感神经功能亢进。

2. 卧立位试验

（1）操作：患者先平躺后站立，各记录1分钟脉率。
（2）正常反应：脉率变化在10次/分钟以内。
（3）结果分析
1）脉率增加：交感神经兴奋。
2）脉率减少：迷走神经兴奋。

3. 皮肤划痕试验

（1）操作：用钝头竹签在皮肤上画线，观察反应。
（2）正常反应：皮肤先白后红。
（3）结果分析
1）白色持续超5分钟：交感神经兴奋。
2）红色迅速出现且持久：副交感神经兴奋或交感神经麻痹。

4. 竖毛反射

（1）操作：冰敷患者颈后或腋窝，观察竖毛肌反应。
（2）正常反应：毛囊隆起。
（3）结果分析：竖毛肌受交感神经控制，异常提示功能障碍。

5. 发汗试验

（1）操作：用碘淀粉法检测皮肤对刺激的反应。
（2）正常反应：出汗处淀粉变黄。
（3）结果分析：无汗处颜色不变，反映交感神经障碍。

6. 握拳试验

（1）操作：患者紧握拳5分钟。
（2）正常反应：心率和血压上升。
（3）结果分析：自主神经异常时反应减弱，检测交感神经功能。

7. Valsalva动作

（1）操作：患者深吸气后屏气，用力呼气10～15秒，计算心搏间期比值。
（2）正常反应：心搏间期比值大于1.4。
（3）结果分析：心搏间期比值低于1.4提示压力感受器或反射弧损害。

（六）检查注意事项

1. 患者应在检查过程中保持合作，身体放松，以便检查的准确性。
2. 检查时，应确保患者处于标准姿势，以便正确评估反射和反应。
3. 进行腱反射检查时，使用叩诊锤的力度应保持一致，以确保结果的可比性。

4．患者精神紧张或过分关注检查部位可能会抑制反射。为了帮助患者放松，可以在检查期间与患者交谈或让其阅读，以促进反射的自然出现。

5．如果腱反射难以引出，可以采用特定的增强技术来辅助检查。

6．在检查深、浅反射时，反射的对称性减弱或增强本身并不一定意味着神经损伤，而反射的不对称性则可能是神经损伤的明显迹象。因此，检查时应对比左右两侧及上下部位的反射，任何差异都可能提示相应侧或部位存在问题。

三、结果记录和分析

（一）结果记录

神经反射检查记录见表9-1。

1．浅反射检查结果的记录

（1）正常反射：标记为（＋）。

（2）反射减弱：标记为（±）。

（3）反射消失：标记为（－）。

2．深反射检查结果的记录

（1）反射消失：标记为（＋）。

（2）轻度减弱：标记为（±）。

（3）正常反射：标记为（－）

（4）反射亢进：如下。①轻度亢进：标记为（＋＋）。②中度亢进：标记为（＋＋＋）。③高度亢进：标记为（＋＋＋＋）。

3．病理反射检查结果的记录

（1）阳性反应：标记为（＋）。

（2）可疑反应：标记为（±）。

（3）阴性反应：标记为（－）。

4．脑膜刺激征检查结果的记录

（1）阳性反应：标记为（＋）。

（2）阴性反应：标记为（－）。

5．自主神经反射检查结果的记录

（1）眼心反射：记录压迫眼球前后的脉率变化。

（2）卧立位试验：记录平卧位和立位的脉率。

（3）皮肤划痕试验：记录白色划痕和红色划痕的出现时间和持续时间。

（4）竖毛反射：记录冰块刺激后的竖毛肌收缩情况。

（5）发汗试验：记录出汗部位和范围。

（6）握拳试验：记录握拳前后心率和血压变化情况。

（7）Valsalva动作：记录深吸气后屏气状态下的最长心搏间期与最短心搏间期的比值。

（二）结果分析

1. 锥体束损伤

（1）巴宾斯基征呈现阳性。

（2）深反射显示增强，可伴有踝阵挛。

（3）腹壁反射表现出减弱或消失。

2. 周围神经病变

（1）反射普遍减弱或完全消失。

（2）病理反射通常为阴性。

3. 癔症性损害

（1）跖反射和病理反射均表现为阴性。

（2）深反射在两侧均呈现亢进状态。

（3）腹壁反射较为活跃。

表9-1 神经反射检查记录（示例）

姓名：		性别：	年龄：	病案号：	
诊断：			检查日期： 年 月 日		
反射类型	检查项目	正常（＋）	减弱/低下（±）	消失（－）	亢进（＋＋～＋＋＋＋）
浅反射	腹壁反射				
	提睾反射				
	角膜反射				
	跖反射				
	肛门反射				
	球-肛门反射				
深反射	肱二头肌反射				
	肱三头肌反射				
	桡骨膜反射				
	膝腱反射				
	跟腱反射				

续　表

反射类型	检查项目	阳性（+）	可疑（±）	阴性（-）
病理反射	霍夫曼征			
	巴宾斯基征			
	奥本海姆征			
	戈登征			
	查多克征			
	贡达征			
	髌阵挛			
	踝阵挛			

反射类型	检查项目	阳性（+）	阴性（-）
脑膜刺激征	颈强直		
	克尼格征		
	布鲁津斯基征		

反射类型	检查项目	检查结果
自主神经反射	眼心反射	
	卧立位试验	
	皮肤划纹试验	
	竖毛反射	
	发汗试验	
	握拳试验	
	Valsalva动作	

▶知识拓展

神经反射异常的病因

浅反射减弱或消失常见于脊髓疾病或周围神经病，如脊髓灰质炎、脊髓损伤、周围神经病变等。

深反射减弱或消失通常提示下运动神经元病变，如神经根炎、脊髓前角细胞病变等。而深反射亢进则可能提示上运动神经元病变，如脑出血、脑梗死等。

病理反射通常在锥体束损害时出现，如巴宾斯基征、查多克征、奥本海姆征等，这些反射的阳性结果提示大脑皮质的抑制功能丧失，常见于脑卒中、脑部肿瘤、多发性硬化等脑部疾病。

自主神经反射与心血管稳态有关，如压力感受性反射。自主神经反射异常常见于脊髓横断性损伤后，尤其是在胸段以上水平的损伤，可导致血压异常。

在神经反射检查时，检查者要通过细致的观察和分析来发现患者存在的问题，进而尽早解决问题。

第二节 发育性反射与反应评定

一、概述

（一）反射发育的过程

中枢神经系统的成熟过程是从脊髓开始向脑干、大脑发育，即从低级向高级中枢发育的过程。判断脑的发育是否成熟要从三个方面进行。①形态学方面：通过肉眼观察大脑的形态特征，并测量其重量。②组织学方面：在显微镜下检查神经轴突的髓鞘化程度及树突的发育状况。③功能学方面：通过观察个体的姿势反应和自发运动的整合与分化，评定其发育阶段。

在儿童的正常成长过程中，从胎儿晚期到新生儿阶段，直至两岁，会陆续出现各种反射和反应，涵盖了脊髓、脑干、中脑和大脑皮质不同层面。一般而言，中脑和大脑皮质水平的反射较高级，被定义为“反应”，它们多在婴儿期（出生后第4～12个月）显现，并终身存在。脊髓和脑干水平的反射则依旧被称为“反射”，其中脊髓水平的反射中枢位于脊髓，自出生起即存在，并在出生后2个月内视为正常。脑干水平的反射，中枢位于脑干，属于静态姿势反射，负责调节全身肌张力，通常在出生后第4～6个月出现。随着中脑和大脑皮质更高级神经中枢发育的成熟，它们将逐渐整合或抑制较低级别的脊髓和脑干反射。

（二）发育性反射与反应的分类

根据反射发育水平的不同，反射被划分为4个层次。

1. 脊髓水平反射 这些反射多在妊娠晚期（大约第28周）至出生后2个月内出现，包括伸肌伸展反射、屈肌收缩反射、交叉性伸展反射等。

2. 脑干水平反射 大多数脑干水平的反射在出生时即可观察到，并持续至出生后4～6个月，涉及对称性和非对称性紧张性颈反射、紧张性迷路反射、联合反应、阳性支持反射和阴性支持反射等。

3. 中脑水平反应 这些反应多在出生时或出生后4～6个月出现，主要涉及多种调整反应。

4. 大脑皮质水平反应 这些反应从出生后4个月开始发展，直至21个月时完全形成，并持续终身，主要包括各种平衡反应。

（三）发育性反射与反应评定的目的

1. 评估中枢神经系统发育情况 若胎儿或新生儿在妊娠期或出生时大脑受损，其反射发育可能会表现出异常。异常的反射发育往往提示神经反射发育迟缓、中枢神经系统发育成熟延迟。因此，通过检查婴幼儿的反射，可以对神经系统发育状况进行评估。

2. 评估中枢神经系统损伤程度 脑卒中等中枢神经系统疾病发生后，患者可能会出现退行性变化，即由于脑损伤导致原始反射失去抑制而重新出现。如脑卒中后偏瘫患者可能会表现出联合反应、非对称性紧张性颈反射等原始反射。因此，原始反射的检查，对评定中枢神经系统损伤的程度具有重要意义。

3. 指导康复治疗方案的制订 依据评估结果确定脑瘫儿童的发育情况，并据此设计康复治疗方案，旨在抑制应当消失的原始反射，并促进应当出现的反射形成。如在正常发育的婴儿中，出生后1～2个月，俯卧位时的头部迷路调整反应和视觉调整反应通常呈阳性，若脑瘫儿童未出现这两种反应，则需要针对性地进行俯卧位视觉调整反应的促进训练。

二、评定方法

在进行发育性反射检查时，应按照发育的顺序，从脊髓水平的反射开始，逐步检查至大脑皮质水平的反射。

微课：脊髓水平反射检查

（一）脊髓水平反射

脊髓水平反射主要涉及脑桥下1/3水平的前庭外侧核传导的运动反射，当受到刺激后肢体肌肉会出现完全的屈曲或伸展动作模式。在正常发育的儿童中，2个月以内可观察到脊髓反射的阳性反应。如果超过2个月的婴儿仍然表现出阳性反应，可能提示中枢神经系统发育延迟。

1. 屈肌收缩反射（flexor contractile reflex）

（1）检查体位：患者取仰卧位，头部保持中立，下肢伸直。

（2）诱发刺激：对患者一侧足底进行刺激。

（3）阴性反应：受刺激侧下肢保持伸直或对刺激做出快速回避动作。

（4）阳性反应：受刺激侧下肢出现不受控的屈曲动作。

（5）临床意义：在出生后2个月内出现阳性反应视为正常发育现象，若阳性反应持续存在超过2个月，表明反射发育延迟（图9-11）。

2. 伸肌伸展反射（extensor thrust reflex）

（1）检查体位：患者取仰卧位，头部保持中立，一侧下肢伸直，另一侧下肢保持屈曲状态。

（2）诱发刺激：对屈曲侧下肢的足底进行刺激。

（3）阴性反应：屈曲侧下肢保持原姿势，无明显变化。

（4）阳性反应：屈曲侧下肢出现不受控的伸直动作。

（5）临床意义：在出生后2个月内出现阳性反应属于正常发育现象，若阳性反应持续超过2个

月，暗示中枢神经系统发育延迟（图9-12）。

3. 第一种交叉伸展反射（the first kind of cross-stretch reflex）

（1）检查体位：患者取仰卧位，头部保持中立位，一侧下肢保持伸直，另一侧下肢保持屈曲。

（2）诱发刺激：使伸直侧下肢屈曲。

（3）阴性反应：当伸直侧下肢被屈曲时，对侧原本屈曲的下肢维持其屈曲状态不变。

（4）阳性反应：当伸直侧下肢被屈曲时，对侧原本屈曲的下肢转变为伸直状态。

（5）临床意义：在出生后2个月内出现阳性反应视为正常发育现象，若阳性反应持续超过2个月，则提示中枢神经系统发育延迟（图9-13）。

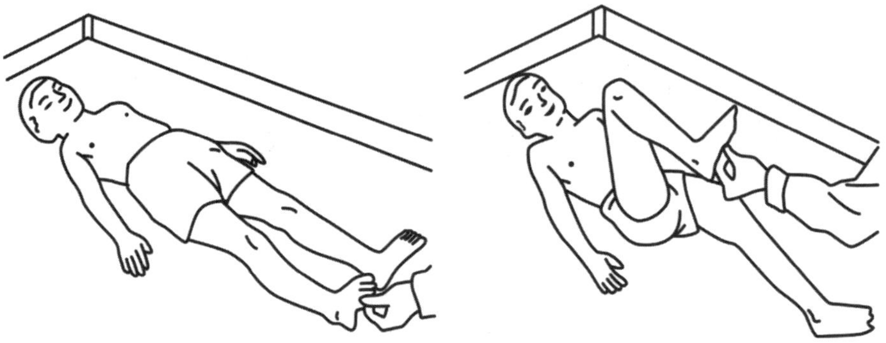

a　　　　b

图9-11　屈肌收缩反射

a.阴性反应；b.阳性反应。

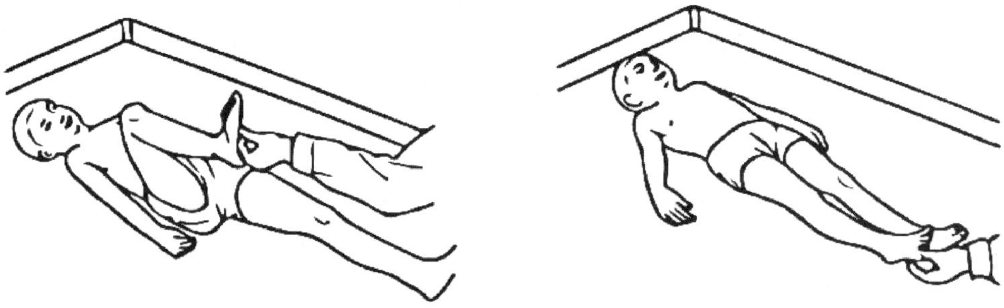

a　　　　b

图9-12　伸肌伸展反射

a.阴性反应；b.阳性反应。

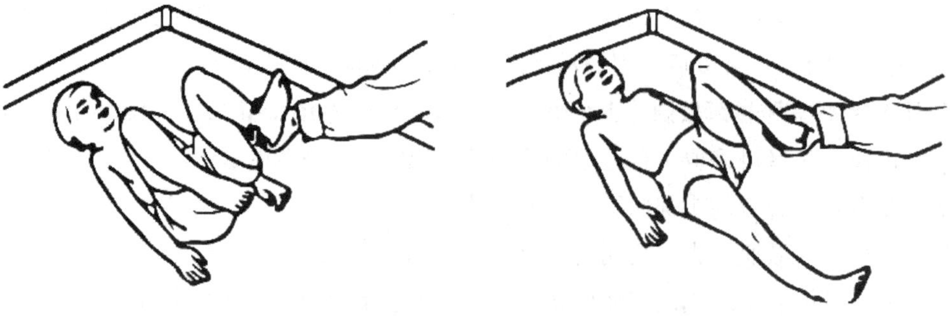

a　　　　b

图9-13　第一种交叉伸展反射

a.阴性反应；b.阳性反应。

4. 第二种交叉伸展反射（the second kind of cross-stretch reflex）

（1）检查体位：患者取仰卧位，头部保持中立位，双侧下肢保持伸直。

（2）诱发刺激：连续轻叩击大腿内侧。

（3）阴性反应：双侧下肢对刺激无反应。

（4）阳性反应：对侧下肢髋内旋、内收，踝跖屈，形成典型剪刀状姿势。

（5）临床意义：同第一种交叉伸展反射（图9-14）。

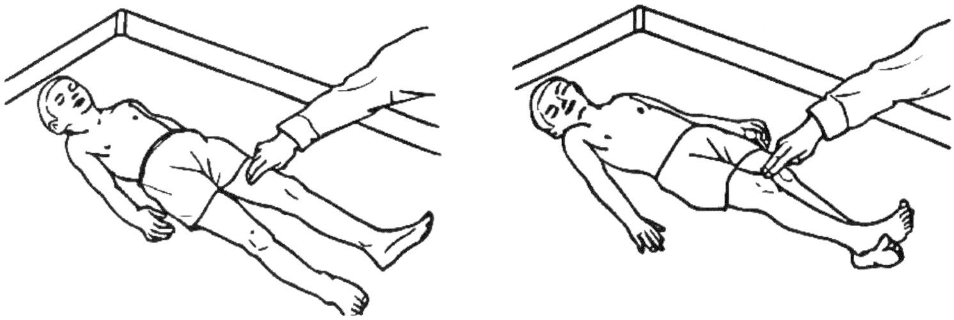

a　　　　　　　　b

图9-14　第二种交叉伸展反射

a. 阴性反应；b. 阳性反应。

微课：脑干水平反射的检查

（二）脑干水平反射

脑干水平反射属于静态姿势反射，其传导路径从前庭外侧核延伸至红核区域，对全身肌张力具有调节作用。这类反射与头部和身体的空间位置及其姿势有着直接的联系。通常，正常发育的儿童在出生后的第4～6个月表现出脑干反射的阳性反应。若儿童超过6个月后脑干反射仍呈阳性，提示发育迟缓。

1. 非对称性紧张性颈反射（asymmetrical tonic neck reflex）

（1）检查体位：患者取仰卧位，头部保持中立位，双侧下肢保持伸直。

（2）诱发刺激：将头转向一侧。

（3）阴性反应：两侧肢体无反应。

（4）阳性反应：头转向侧，上、下肢伸展或伸肌肌张力增高；头转向对侧，上、下肢屈曲或屈肌张力增高。

（5）临床意义：出生时即存在该反射，且在出生后的4～6个月，阳性反应均为正常发育现象。若阳性反应持续至出生6个月以后，则提示神经反射发育迟滞（图9-15）。

2. 第一种对称性紧张性颈反射（the first kind of symmetrical tonic neck reflex）

（1）检查体位：患者可采取手足着地的俯卧位，或趴在检查者的膝上。

（2）诱发刺激：使患者的头部向腹部方向屈曲。

（3）阴性反应：四肢肌张力未见明显变化。

（4）阳性反应：上肢出现屈曲或屈肌张力增强；下肢出现伸展或伸肌张力增强。

（5）临床意义：出生后4～6个月时出现，8～12个月消失，若阳性反应持续至出生12个月以后，则提示神经反射发育迟滞（图9-16）。

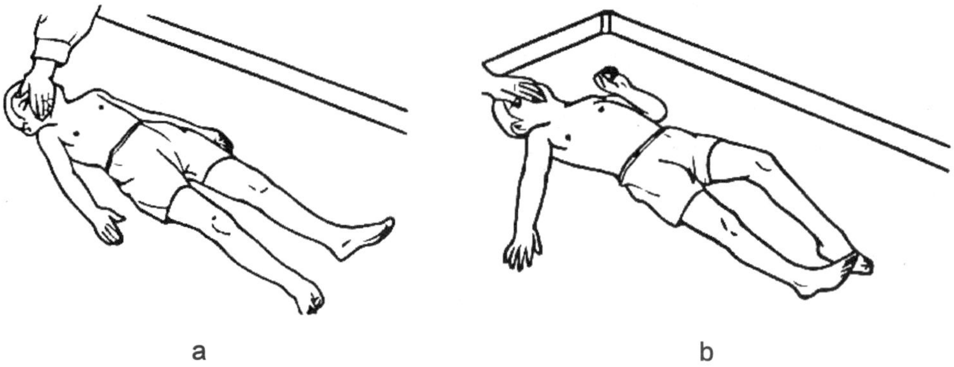

图9-15　非对称性紧张性颈反射

a. 阴性反应；b. 阳性反应。

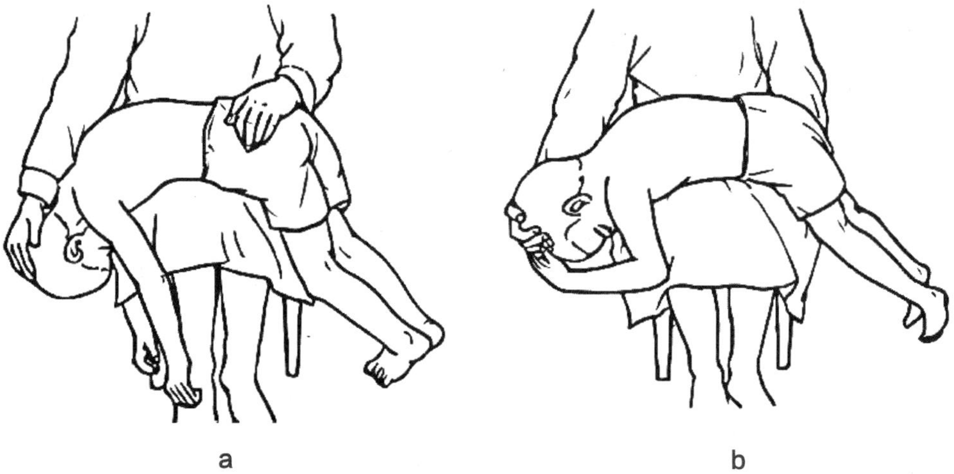

图9-16　第一种对称性紧张性颈反射

a. 阴性反应；b. 阳性反应。

3. 第二种对称性紧张性颈反射（the second kind of symmetrical tonic neck reflex）

（1）检查体位：患者应处于手足着地的俯卧位，或置于检查者膝上。

（2）诱发刺激：使患者的头部向背部方向伸展。

（3）阴性反应：上、下肢肌张力未见明显变化。

（4）阳性反应：上肢出现伸展或伸肌张力增高；下肢出现屈曲或屈肌张力增高。

（5）临床意义：同第一种对称性紧张性颈反射（图9-17）。

4. 仰卧位紧张性迷路反射（tonic labyrinthine reflex in supine position）

（1）检查体位：患者取仰卧位，头部居中，上、下肢伸直。

（2）诱发刺激：保持患者处于仰卧位。

（3）阴性反应：伸肌张力未见变化。

（4）阳性反应：伸肌张力增高。

（5）临床意义：出生后4个月内出现阳性反应属于正常发育现象，若阳性反应持续至4个月之后，则提示神经反射发育迟滞（图9-18）。

5. 俯卧位紧张性迷路反射（tonic labyrinthine reflex in prone position）

（1）检查体位：患者处于俯卧位，头部保持中立。

（2）诱发刺激：保持患者处于俯卧位。

（3）阴性反应：屈肌张力维持不变，头部、躯干及四肢保持伸直状态。

（4）阳性反应：患者无法实现头部后伸、肩部后缩，以及躯干和四肢的伸展。

（5）临床意义：同仰卧位紧张性迷路反射（图9-19）。

6. 联合反应（associated reactions）

（1）检查体位：患者取仰卧位。

（2）诱发刺激：指导患者紧握一物体，对于偏瘫患者则使用健侧肢体抗阻主动运动。

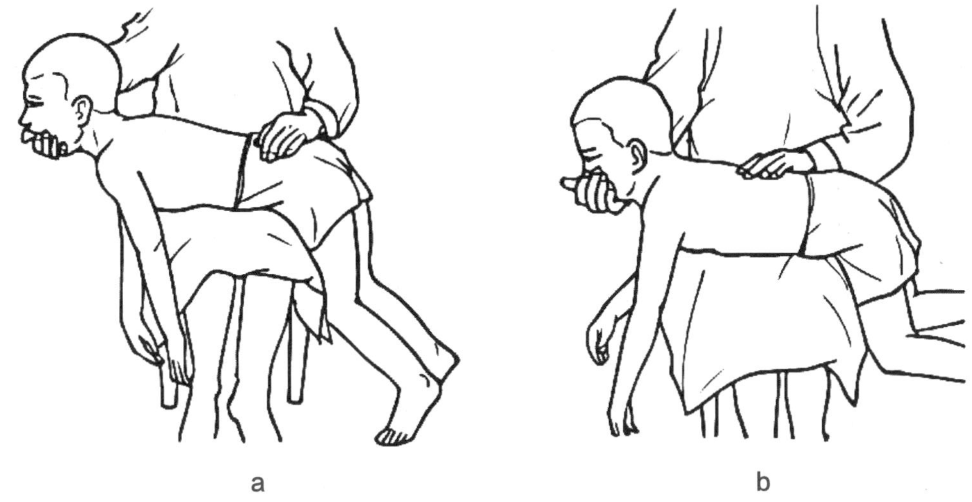

图9-17 第二种对称性紧张性颈反射

a.阴性反应；b.阳性反应。

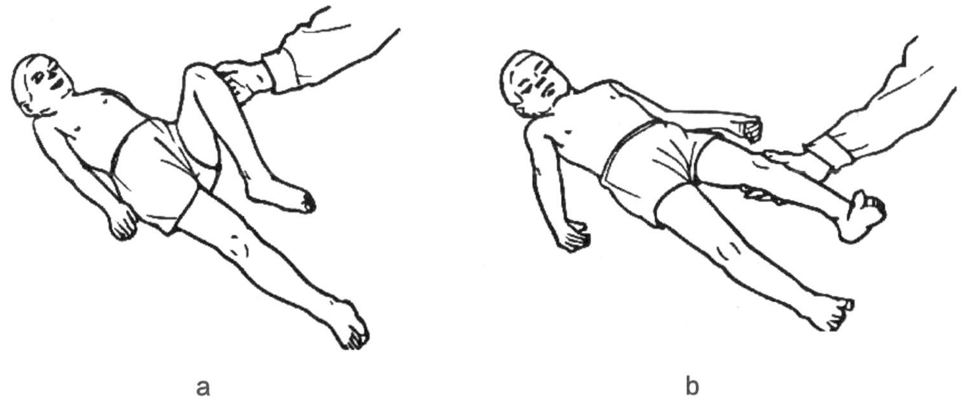

图9-18 仰卧位紧张性迷路反射

a.阴性反应；b.阳性反应。

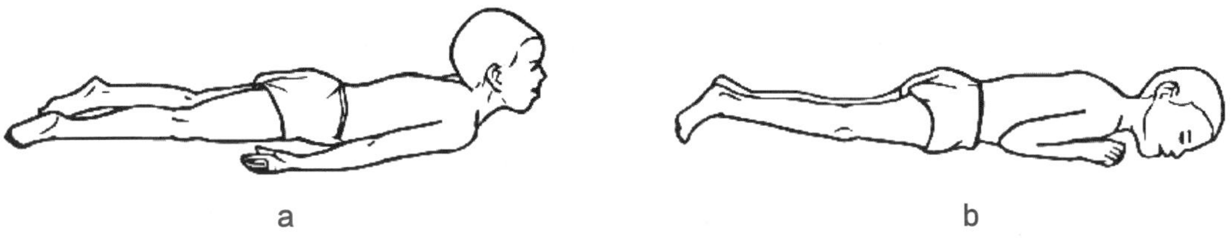

图9-19 俯卧位紧张性迷路反射

a.阴性反应；b.阳性反应。

（3）阴性反应：在患者身体的其他部位未出现相应动作或仅出现轻微的反应，肌张力仅有轻微增高。

（4）阳性反应：患者对侧肢体出现相同动作，或者身体其他部位的肌张力显著增高。

（5）临床意义：联合反应在出生时至出生后3个月内出现，8～9岁消失，若阳性反应持续至9岁之后，则提示神经反射发育迟滞（图9-20）。

7. 阳性支持反射（positive supporting reaction）

（1）检查体位：扶持患者以保持站立姿势。

（2）诱发刺激：引导患者用足底进行几次跳跃动作，或让其足跖部连续触地数次。

（3）阴性反应：肌张力未见改变，下肢保持屈曲状态。

（4）阳性反应：患者下肢伸肌张力增高，踝跖屈，可能伴随膝关节过伸。

（5）临床意义：出生时出现，在出生后4～8个月出现阳性反应属于正常发育现象，若阳性反应持续至8个月之后，则提示神经反射发育迟滞（图9-21）。

8. 阴性支持反射（negative supporting reaction）

（1）检查体位：协助患者成站立姿势。

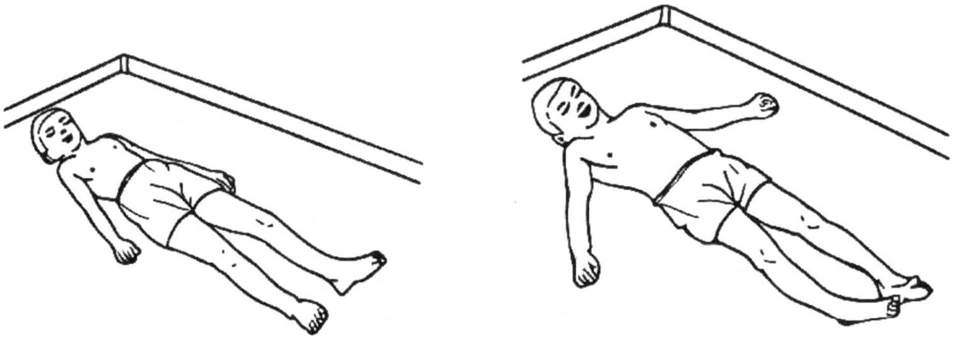

a　　b

图9-20　联合反应

a.阴性反应；b.阳性反应。

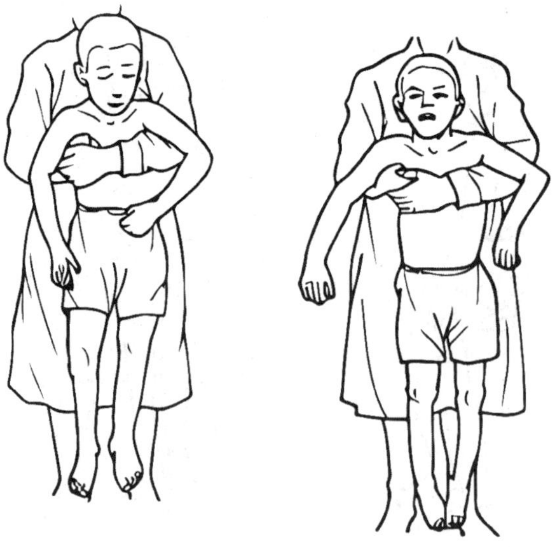

a　　b

图9-21　阳性支持反射

a.阴性反应；b.阳性反应。

（2）诱发刺激：让患者承受自身体重。

（3）阴性反应：由阳性支持反射引起的伸肌张力降低，踝关节可成90°位，下肢可屈曲。

（4）阳性反应：患者伸肌张力未见降低，阳性支持反射依然存在。

（5）临床意义：若超过8个月的儿童仍显示出阳性反应，则为异常（图9-22）。

（三）中脑水平反应

微课：中脑水平反射的检查——调整反应

1. 调整反应（righting reaction） 是在中脑红核上方区域进行整合的，这一过程不涉及大脑皮质。这些反应相互作用，以维持头部和身体在空间中的正确位置。调整反应作为婴儿出生后第一批发育的反射，其效应在10～12个月时达到顶峰。随着大脑皮质控制力的增强，部分反射会逐渐变化并受到抑制，并在5岁左右消失。调整反应的组合使儿童能够完成翻身、手足支撑俯卧、从卧到坐，以及从膝手位站立等动作。

（1）颈部调整反应（neck righting reaction）

1）检查体位：患者取仰卧位，头部居中，上下肢伸直。

2）诱发刺激：使患者的头部被动或主动地向一侧转动。

3）阴性反应：患者身体不发生旋转。

4）阳性反应：患者整个身体向头部转动的同侧旋转。

5）临床意义：出生后6个月内出现阳性反应视为正常发育，若阳性反应持续超过6个月，则提示神经反射发育迟滞（图9-23）。

（2）躯干调整反应（body righting reaction）

1）检查体位：患者处于仰卧位，头部保持中立，上下肢伸直。

2）诱发刺激：使患者的头部主动或被动地向一侧转动。

3）阴性反应：患者身体整体旋转，而非分节段旋转。

4）阳性反应：身体分节段旋转，即头部先转动，随后是肩部，最后是骨盆。

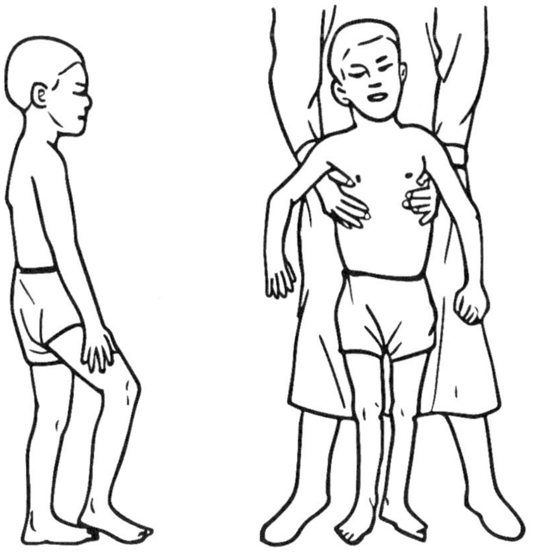

a　　　　b

图9-22　阴性支持反射

a. 阴性反应；b. 阳性反应。

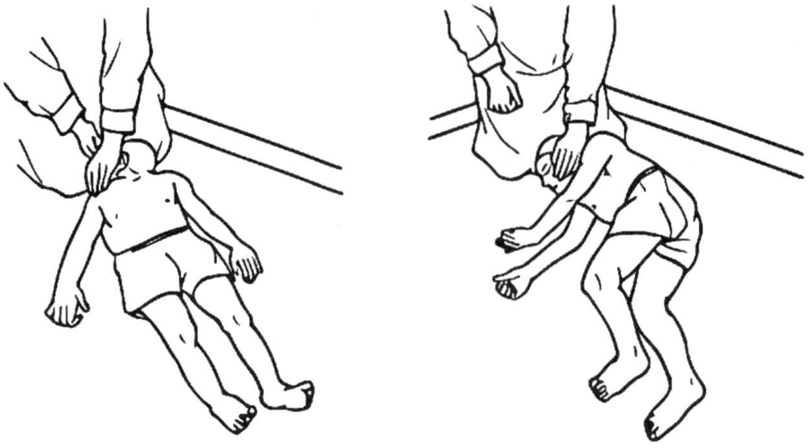

图9-23 颈部调整反应

a. 阴性反应；b. 阳性反应。

5）临床意义：通常在出生后6～18个月可观察到阳性反应，若6个月后仍为阴性反应，则提示神经反射发育迟滞（图9-24）。

（3）第一种头部迷路调整反应（the first kind of head labyrinthine corrective reaction）

1）检查体位：遮住患者的眼睛，使其处于俯卧位。

2）诱发刺激：保持患者在俯卧位。

3）阴性反应：头部无法自动抬起至正常直立位。

4）阳性反应：头部抬起至正常直立位，面部垂直，口部水平。

5）临床意义：出生后1～2个月出现阳性反应是正常的，并且持续终身。若2个月后仍表现为阴性反应，则提示神经反射发育迟滞（图9-25）。

（4）第二种头部迷路调整反应（the second kind of head labyrinthine corrective reaction）

1）检查体位：遮住患者的眼睛，使其处于仰卧位。

2）诱发刺激：保持患者仰卧位。

3）阴性反应：头部未能自动调整至正常直立位。

4）阳性反应：头部自动调整至正常直立位，面部保持垂直，口部保持水平。

5）临床意义：出生后6个月出现，直至终身阳性反应都是正常的，若6个月后仍未出现阳性反

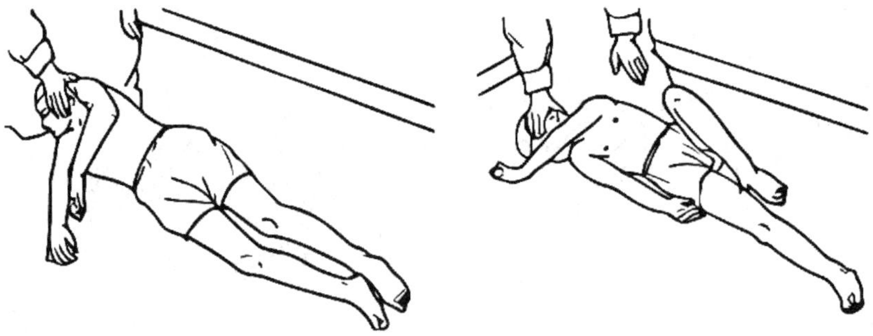

图9-24 躯干调整反应

a. 阴性反应；b. 阳性反应。

应，则提示神经反射发育迟滞（图9-26）。

（5）第三种头部迷路调整反应（the third kind of head labyrinthine corrective reaction）

1）检查体位：遮住患者的眼睛，抱持患者使其处于直立悬空位。

2）诱发刺激：使患者身体向右侧倾斜。

3）阴性反应：头部未能自动调整至正常直立位。

4）阳性反应：头部自动调整至正常直立位，面部垂直，口部保持水平。

5）临床意义：从出生后6～8个月出现，持续至终身的阳性反应属于正常发育范围。若8个月后仍为阴性反应，则提示神经反射发育迟滞（图9-27）。

（6）第四种头部迷路调整反应（the fourth kind of head labyrinthine corrective reaction）

1）检查体位：遮住患者的眼睛，抱持患者使其处于直立悬空位。

2）诱发刺激：使患者身体向左侧倾斜。

3）阴性反应：头部未能自动调整至正常直立位。

4）阳性反应：头部自动调整至正常直立位，面部垂直，口部保持水平。

5）临床意义：同第三种头部迷路调整反应（图9-28）。

（7）第一种视觉调整反应（the first kind of visual conditioning reaction）

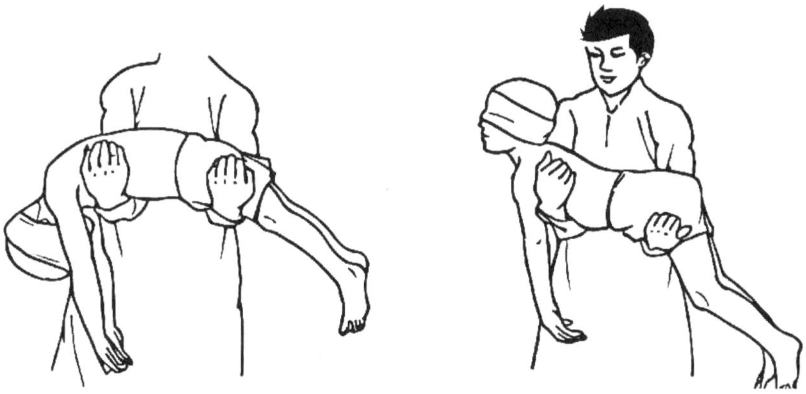

a　　　　b

图9-25　第一种头部迷路调整反应

a.阴性反应；b.阳性反应。

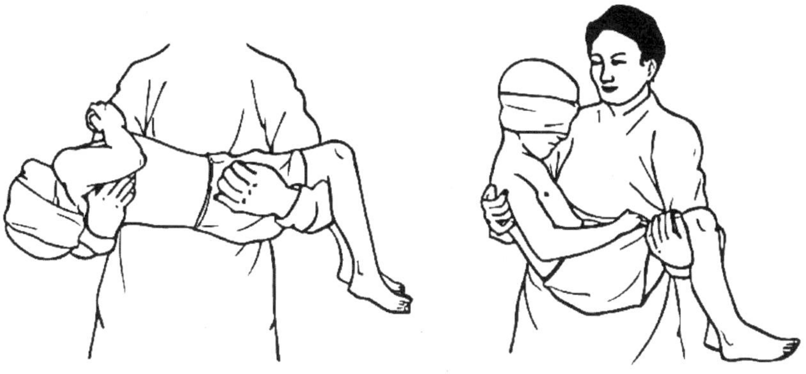

a　　　　b

图9-26　第二种头部迷路调整反应

a.阴性反应；b.阳性反应。

1）检查体位：检查者双手抱持患者，使其在空中保持俯卧姿势。

2）诱发刺激：保持患者在俯卧位。

3）阴性反应：头部未能自动调整到正常直立位。

4）阳性反应：头部自动调整到正常直立位，面部保持垂直，口部保持水平。

5）临床意义：出生后1～2个月出现阳性反应是正常的，并且持续终身。若2个月后仍表现为阴性反应，则提示神经反射发育迟滞（图9-29）。

（8）第二种视觉调整反应（the second kind of visual conditioning reaction）

1）检查体位：双手抱持患者，使其在空中保持仰卧姿势。

2）诱发刺激：维持患者的仰卧位。

3）阴性反应：头部未能自动调整到正常直立位。

4）阳性反应：头部自动调整到正常直立位，面部保持垂直，口部保持水平。

5）临床意义：出生后6个月出现阳性反应，直至终身。6个月后仍为阴性反应，则提示神经反射发育迟滞（图9-30）。

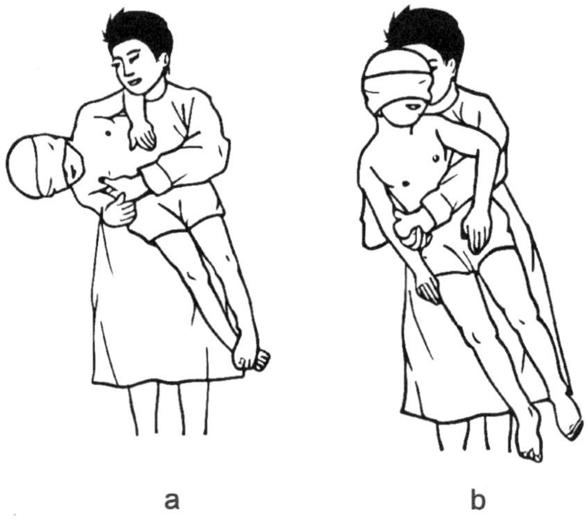

图9-27　第三种头部迷路调整反应

a.阴性反应；b.阳性反应。

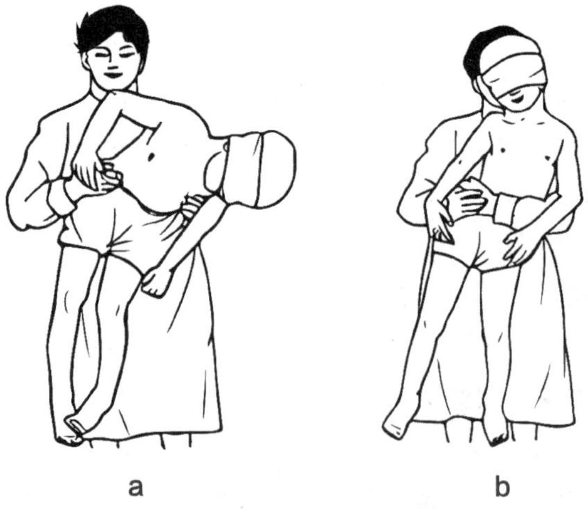

图9-28　第四种头部迷路调整反应

a.阴性反应；b.阳性反应。

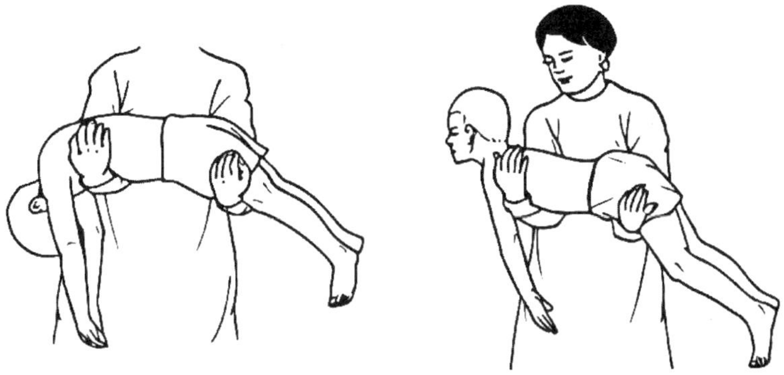

a　　　　b

图9-29　第一种视觉调整反应

a.阴性反应；b.阳性反应。

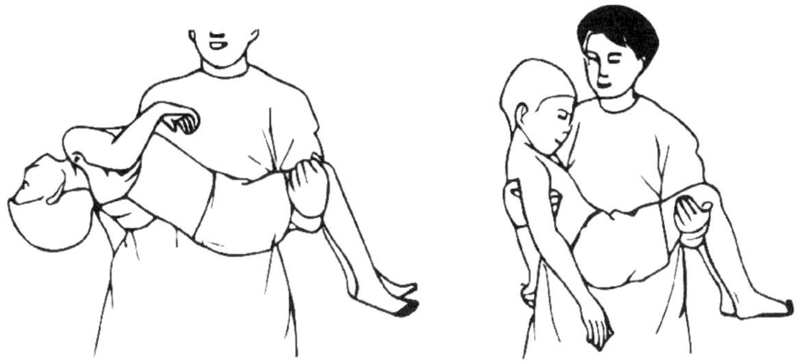

a　　　　b

图9-30　第二种视觉调整反应

a.阴性反应；b.阳性反应。

（9）第三种视觉调整反应（the third kind of visual conditioning reaction）

1）检查体位：检查者抱持患者，使其呈直立悬空位。

2）诱发刺激：使患者身体斜向右侧。

3）阴性反应：头部未能自动调整至正常直立位。

4）阳性反应：头部自动调整至正常直立位，面部保持垂直，口部保持水平。

5）临床意义：从出生后6～8个月起，持续终身的阳性反应属于正常发育现象。若8个月后仍未出现阳性反应，则提示神经反射发育迟滞（图9-31）。

（10）第四种视觉调整反应（the fourth kind of visual conditioning reaction）

1）检查体位：检查者抱持患者，使其呈直立悬空位。

2）诱发刺激：使患者身体斜向右侧。

3）阴性反应：头部未能自动调整至正常直立位。

4）阳性反应：头部自动调整至正常直立位，面部保持垂直，口部保持水平。

5）临床意义：同第三种视觉调整反应（图9-32）。

（11）两栖动物反应（amphibian reaction）

1）检查体位：患者取俯卧位，头部居中立位，双下肢伸直，双上肢向头部方向伸展。

2）诱发刺激：抬起患者的一侧骨盆。

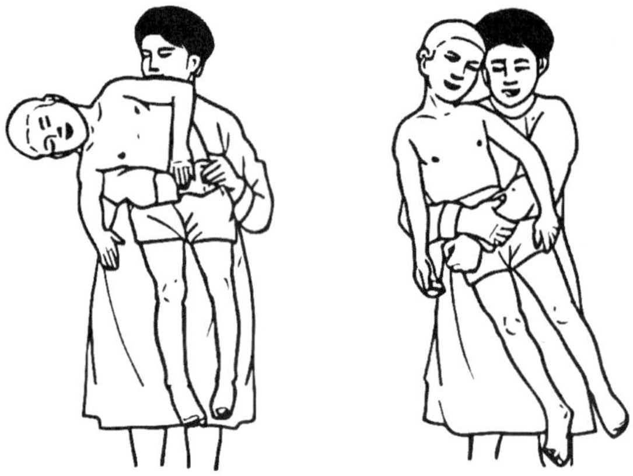

图9-31 第三种视觉调整反应

a. 阴性反应；b. 阳性反应。

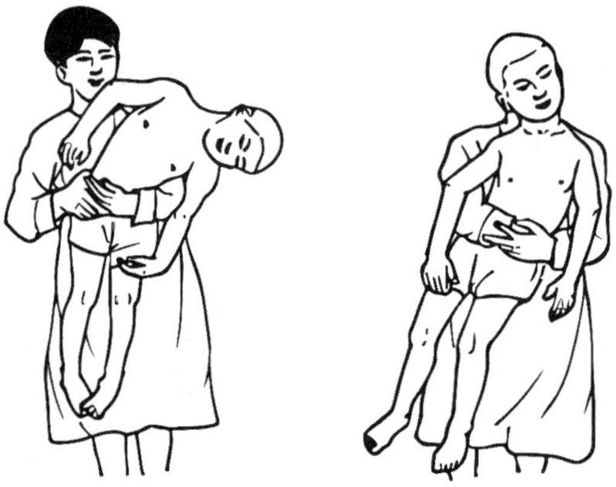

图9-32 第四种视觉调整反应

a. 阴性反应；b. 阳性反应。

3）阴性反应：未出现明显调整动作。

4）阳性反应：抬起侧的上肢屈曲，髋关节和膝关节出现屈曲。

5）临床意义：从出生后6个月起至终身持续出现的阳性反应属于正常发育现象。若6个月后仍显示阴性反应，则提示神经反射发育迟滞（图9-33）。

2. 自动运动反应（automatic movement reaction） 是一组可在婴幼儿中观察到的反射，虽然严格来说它们不属于调整反应，但这些反应会随着头部位置的改变而变化，涉及半规管、迷路或颈部的本体感觉。与调整反射相似，自动运动反应在特定的发育阶段出现，其持续存在或缺失可能与某些疾病相关。

微课：中脑水平反射的检查——自动运动反应

（1）拥抱反射（moro reflex）

1）检查体位：检查者用前臂和手支托患者头颈部，使其处于半仰卧位。

2）诱发刺激：检查者将自己前臂和手突然向后下方向运动，带着患者的头颈部突然向后下方伸展。

3）阴性反应：无明显反应或仅有轻微的惊愕反应。

4）阳性反应：肩外展、外旋，肘伸直或屈曲，手指伸展并外展。

5）临床意义：出生后4个月内出现阳性反应属于正常发育范围，若4个月后仍观察到阳性反

应，则提示神经反射发育迟滞（图9-34）。

（2）抬躯反射（landau reflex）

1）检查体位：检查者抱持患者，使其在空中保持俯卧位。

2）诱发刺激：患者主动或被动地抬起头部。

3）阴性反应：脊柱和下肢保持屈曲状态。

4）阳性反应：患者脊柱和下肢伸展。

5）临床意义：从出生后6个月至2岁或2岁半，出现阳性反应属于正常发育现象。若超过2岁半仍观察到阳性反应，则提示神经反射发育迟滞（图9-35）。

（3）保护性伸展反应（protective extension reaction）

1）检查体位：患者取俯卧位，两上肢上举过头。

2）诱发刺激：握住患者的踝部或骨盆将其提起，悬空后突然使头部向地面方向移动。

3）阴性反应：上肢未能伸展以保护头部，但可能展现其他原始反射，如对称性或非对称性紧张性颈反射。

4）阳性反应：上肢迅速伸展，伴随手指伸展和外展，以保护头部。

5）临床意义：阳性反应通常在6个月后出现，并持续终身，是正常的。若6个月后仍未出现阳性反应，则提示神经反射发育迟滞（图9-36）。

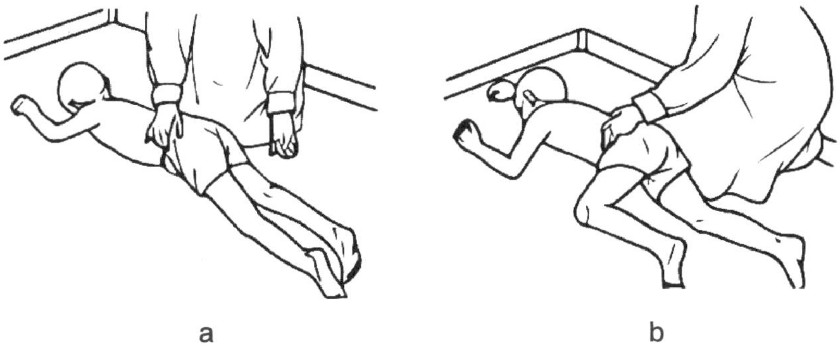

图9-33 两栖动物反应

a.阴性反应；b.阳性反应。

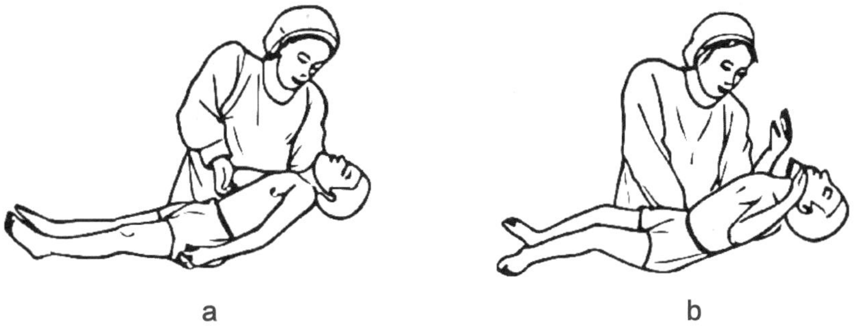

图9-34 拥抱反射

a.阴性反应；b.阳性反应。

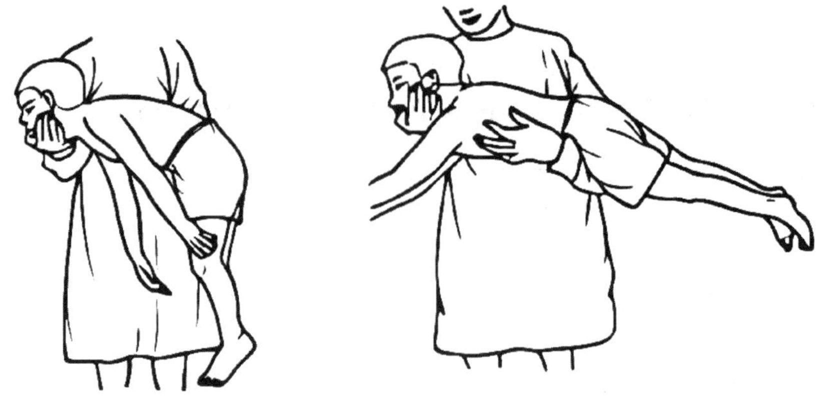

a　　　　　　　　　　　　b

图9-35　抬躯反射

a. 阴性反应；b. 阳性反应。

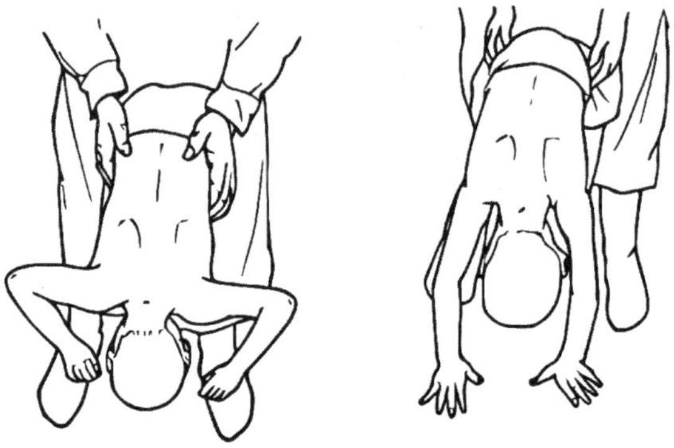

a　　　　　　　　　　　　b

图9-36　保护性伸展反应

a. 阴性反应；b. 阳性反应。

（四）大脑皮质水平反应

1. 仰卧位平衡反应（supine balance reaction）

（1）检查体位：患者仰卧于平衡板上，上下肢保持伸直。

（2）诱发刺激：将平衡板倾斜偏向一侧。

（3）阴性反应：患者头部和躯干无法自动调整，肢体无反应。

（4）阳性反应：患者头部和躯干向平衡板抬起的一侧弯曲；同侧上下肢伸展、外展；对侧（平衡板下斜侧）肢体出现保护性伸展反应。

（5）临床意义：阳性反应从出生后6个月开始，持续至终身，是正常的。若6个月后仍为阴性反应，则提示神经反射发育迟滞（图9-37）。

2. 俯卧位平衡反应（prone balance reaction）

（1）检查体位：患者俯卧于平衡板上，上下肢保持伸直。

（2）诱发刺激：将平衡板倾斜偏向一侧。

（3）阴性反应：头部和躯干无法向中线调整，肢体无反应。

（4）阳性反应：头部和躯干自我调整，即头部和躯干向平衡板抬起的一侧弯曲；同侧上下肢伸

展、外展；对侧（平衡板下斜侧）肢体出现保护性伸展反应。

（5）临床意义：同仰卧位平衡反应（图9-38）。

3. 膝手四点位平衡反应（four-foot kneeling balance reaction）

（1）检查体位：患者采取膝手四点位。

（2）诱发刺激：拉或推患者，使其身体向一侧倾斜。

（3）阴性反应：头部和躯干无法向中线调整，肢体无反应。

（4）阳性反应：头部和躯干自动调整，抬高侧的上下肢伸展并外展，下斜侧出现保护性伸展反应。

（5）临床意义：从出生后8个月起，阳性反应是正常的，并将持续终身。若8个月后仍未出现阳性反应，则提示神经反射发育迟滞（图9-39）。

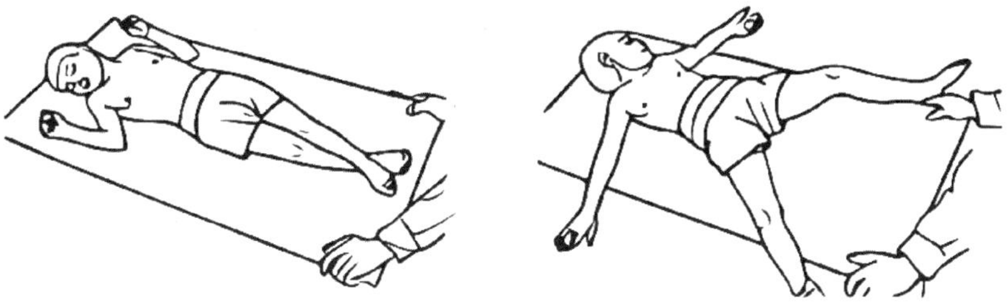

a　　　　b

图9-37　仰卧位平衡反应

a.阴性反应；b.阳性反应。

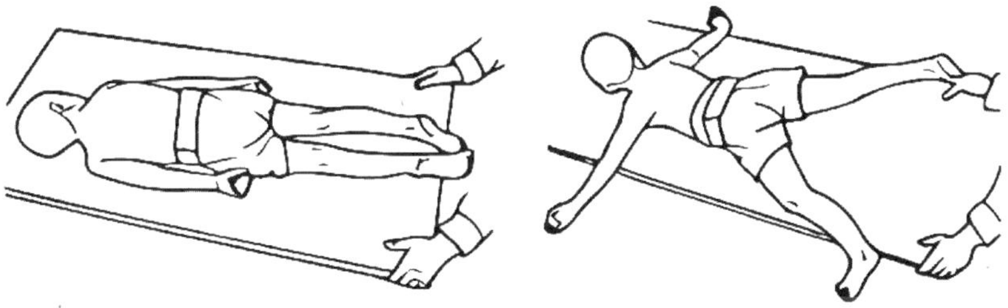

a　　　　b

图9-38　俯卧位平衡反应

a.阴性反应；b.阳性反应。

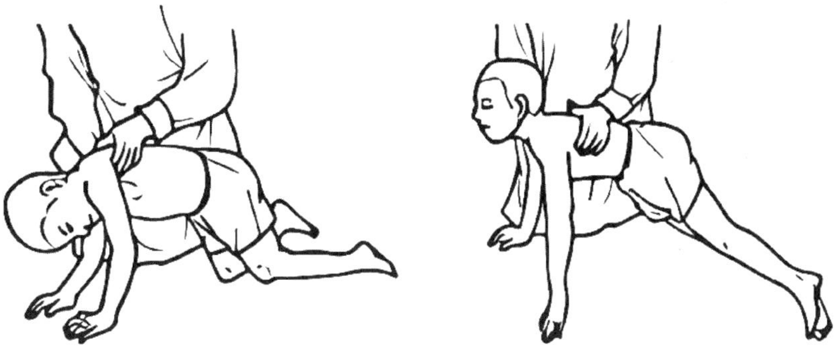

a　　　　b

图9-39　膝手四点位平衡反应

a.阴性反应；b.阳性反应。

4．坐位平衡反应（sitting balance reaction）

（1）检查体位：患者坐在无靠背和扶手的椅子上，保持端坐位。

（2）诱发刺激：拉或推患者，使其身体向一侧倾斜。

（3）阴性反应：头部和躯干无法自动调整，肢体无反应。

（4）阳性反应：头部和躯干自动调整，抬高侧的上下肢伸展并外展，下斜侧出现保护性伸展反应。

（5）临床意义：出生后10～12个月时，出现阳性反应，并持续终身，是正常的。若12个月后仍未出现阳性反应，则提示神经反射发育迟滞（图9-40）。

5．双膝立位平衡反应（kneel-standing balance reaction）

（1）检查体位：患者保持双膝跪位。

（2）诱发刺激：拉或推患者，使其向一侧倾斜。

（3）阴性反应：头部和躯干无法自动调整，肢体无反应。

（4）阳性反应：头部和躯干自动调整，抬高侧的上下肢伸展并外展，下斜侧出现保护性伸展反应。

（5）临床意义：出生15个月后，出现阳性反应，并持续至终身，是正常的。若15个月后仍未出现阳性反应，则提示神经反射发育迟滞（图9-41）。

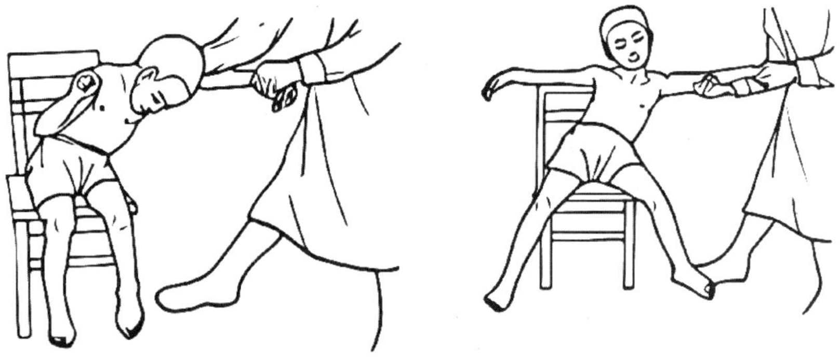

a　　b

图9-40　坐位平衡反应

a.阴性反应；b.阳性反应。

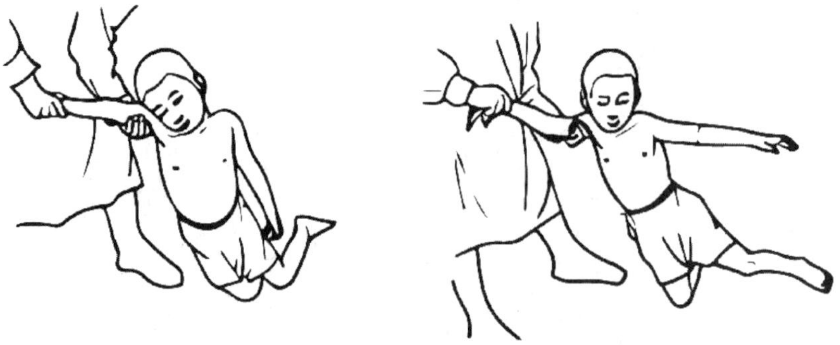

a　　b

图9-41　双膝立位平衡反应

a.阴性反应；b.阳性反应。

6. 第一种跨步及跳跃反应（the first kind of hopping reaction）

（1）检查体位：患者处于站立位，检查者扶持患者的双侧上臂。

（2）诱发刺激：拉或推患者，使其向左或右侧移动。

（3）阴性反应：头部和躯干无法自动调整，且无法通过跨步来保持平衡。

（4）阳性反应：头部和躯干自动调整，患者向移动方向跨步以建立新平衡。

（5）临床意义：出生后15～18个月，出现阳性反应，并持续终身，是正常的。若18个月后仍未出现阳性反应，则提示神经反射发育迟滞（图9-42）。

7. 第二种跨步及跳跃反应（the second kind of hopping reaction）

（1）检查体位：患者处于站立位，检查者扶持患者的双侧上臂。

（2）诱发刺激：拉或推患者，使其向前移动。

（3）阴性反应：头部和躯干无法自动调整，且无法通过跨步来保持平衡。

（4）阳性反应：头部和躯干自动调整，患者向前方跨步以建立新平衡。

（5）临床意义：同第一种跨步及跳跃反应（图9-43）。

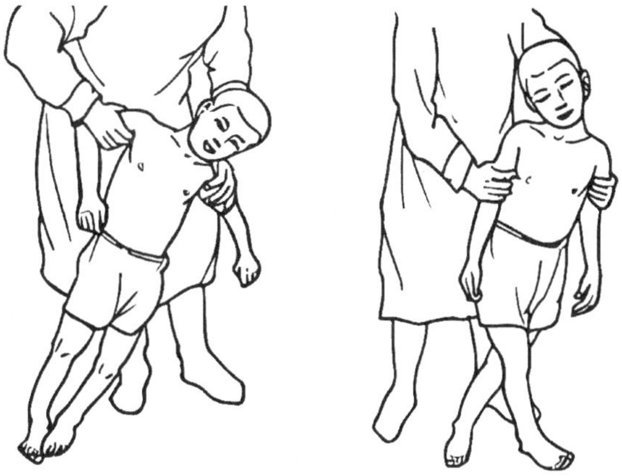

a　　　　b

图9-42　第一种跨步及跳跃反应

a. 阴性反应；b. 阳性反应。

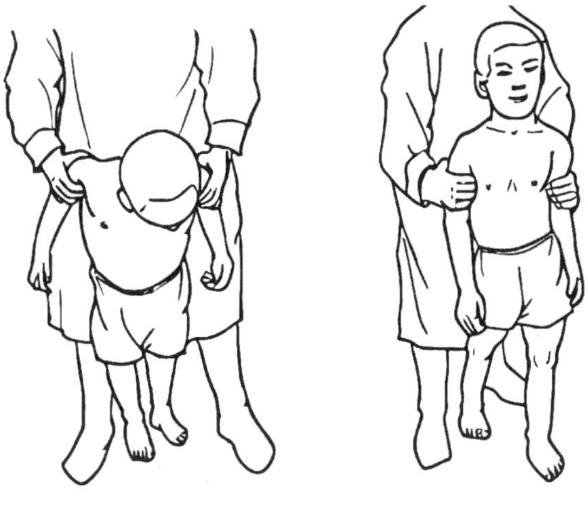

a　　　　b

图9-43　第二种跨步及跳跃反应

a. 阴性反应；b. 阳性反应。

8. 第三种跨步及跳跃反应（the third kind of hopping reaction）

（1）检查体位：患者处于站立位，检查者扶持患者的双侧上臂。

（2）诱发刺激：拉或推患者，使其向后移动。

（3）阴性反应：头部和躯干无法自动调整，且无法通过跨步来保持平衡。

（4）阳性反应：头部和躯干自动调整，患者向后方跨步以建立新平衡。

（5）临床意义：同第一种跨步及跳跃反应（图9-44）。

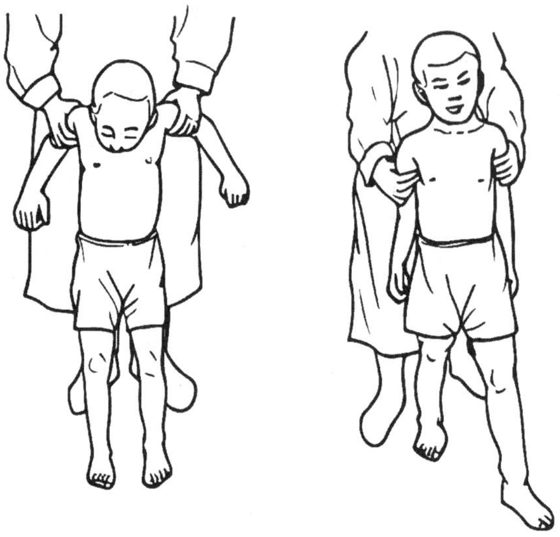

a　　　　b

图9-44 第三种跨步及跳跃反应

a. 阴性反应；b. 阳性反应。

9. 足背屈平衡反应（dorsiflexion balance reaction）

（1）检查体位：检查者双手扶持患者腋下，使其保持站立位。

（2）诱发刺激：使患者身体向后倾斜。

（3）阴性反应：头和躯干无法自动调整，踝关节未出现背屈动作。

（4）阳性反应：头和躯干自动调整，踝关节出现背屈动作。

（5）临床意义：同跨步及跳跃反应（图9-45）。

10. 跷跷板平衡反应（see saw balance reaction）

（1）检查体位：患者在能保持站立的前提下，取站立位，检查者双手分别握住患者同侧的手臂和腿部，并使膝部和髋部屈曲。

（2）诱发刺激：轻柔且缓慢地向外侧拉动患者的手臂。

（3）阴性反应：头部和躯干无法自动调整，站立平衡无法维持。

（4）阳性反应：头部和躯干自动调整，握住的下肢的膝关节伸展并轻微外展以保持平衡。

（5）临床意义：出生后15个月时出现阳性反应属于正常现象，并持续终身。若15个月后仍未出现阳性反应，则提示神经反射发育迟滞（图9-46）。

11. 猿位平衡反应（simian position balance reaction）

（1）检查体位：患者处于蹲坐姿势。

（2）诱发刺激：拉或推患者，使其向一侧倾斜。

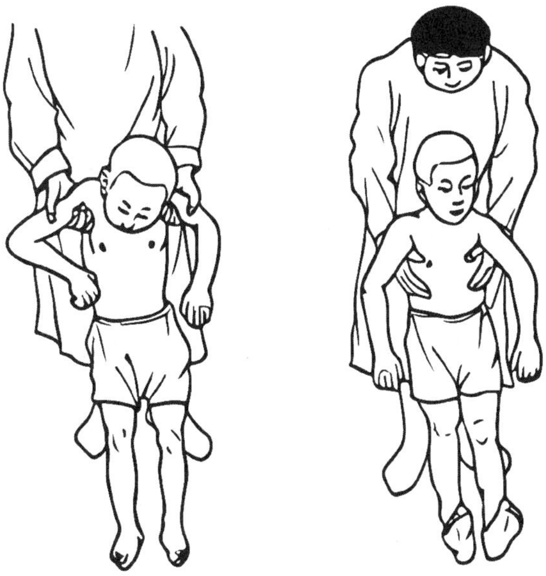

a　　　　b

图9-45　足背屈平衡反应

a. 阴性反应；b. 阳性反应。

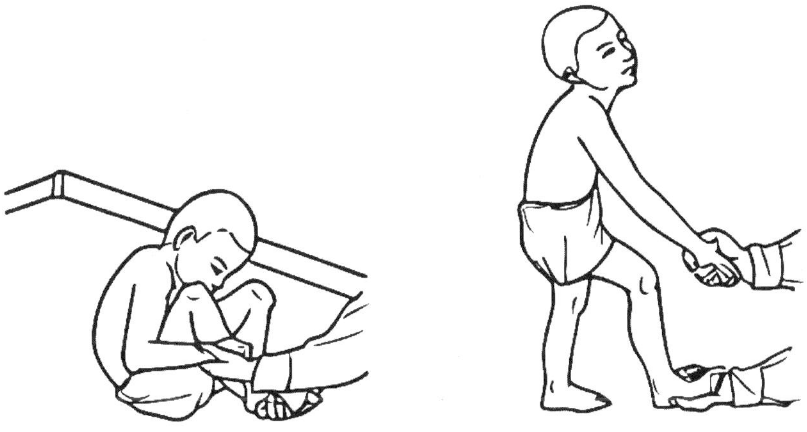

a　　　　b

图9-46　跷跷板平衡反应

a. 阴性反应；b. 阳性反应。

（3）阴性反应：头部和躯干未能自动调整，维持原位，肢体无反应。

（4）阳性反应：头部和躯干自动调整，抬高的一侧上下肢外展、伸直（平衡反应），较低的一侧出现保护性反应。抬高侧的上下肢伸展并外展以保持平衡，另一侧肢体出现保护性伸展反应。

（5）临床意义：在出生后15～18个月出现阳性反应属于正常发育现象，并将持续终身。若18个月后仍未转变为阳性反应，则提示神经反射发育迟滞（图9-47）。

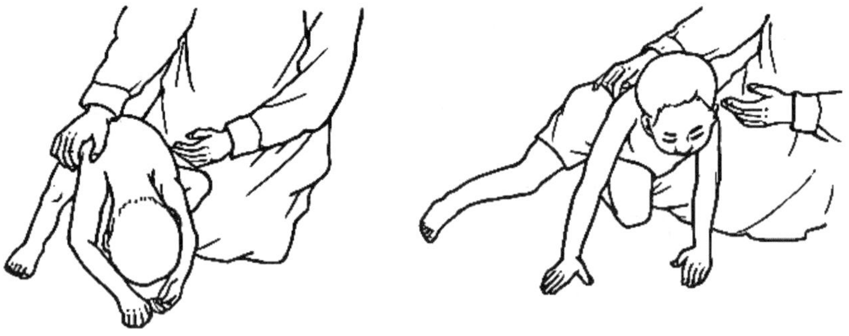

a　　　　b

图9-47 猿位平衡反应

a. 阴性反应；b. 阳性反应。

三、结果记录和分析

（一）结果记录

检查结果应以“阳性反应”或“阴性反应”来标注（表9-2）。此外，还应详细记录受检者对刺激的反应情况（反应的迅速性和变化的范围）及其质量。

表9-2 反射发育评定记录表

姓名		性别		出生日期（年龄）		病案号	
科室		病房/床			临床诊断		
反　　射		年　月　日		年　月　日		年　月　日	
		阴性	阳性	阴性	阳性	阴性	阳性
脊髓水平的反射	屈肌收缩反射						
	伸肌伸张反射						
	第一种交叉伸展反射						
	第二种交叉伸展反射						

续 表

反　　射		年　月　日		年　月　日		年　月　日	
		阴性	阳性	阴性	阳性	阴性	阳性
脑干水平的反射	非对称性紧张性颈反射						
	第一种对称性紧张性颈反射						
	第二种对称性紧张性颈反射						
	仰卧位紧张性迷路反射						
	俯卧位紧张性迷路反射						
	联合反应						
	阳性支持反射						
	阴性支持反射						
中脑水平的反应	颈部调整反应						
	躯干调整反应						
	第一种头部迷路性调整反应						
	第二种头部迷路性调整反应						
	第三种头部迷路性调整反应						
	第四种头部迷路性调整反应						
	第一种视觉调整反应						
	第二种视觉调整反应						
	第三种视觉调整反应						
	第四种视觉调整反应						
	两栖动物反应						
	拥抱反射						
	抬躯反射						
	保护性伸展反应						

续　表

反　射		年　月　日		年　月　日		年　月　日	
		阴性	阳性	阴性	阳性	阴性	阳性
大脑皮质水平的反应	仰卧位平衡反应						
	俯卧位平衡反应						
	坐位平衡反应						
	膝手位平衡反应						
	跨步及跳跃反应						
	足背屈平衡反应						
	跷跷板平衡反应						
	猿位平衡反应						

（二）结果分析

在对不同发育阶段的反射活动进行详尽检查后，检查者需特别关注患者能够实现的最高反射控制水平。如果这一水平与患者的年龄相符，则表明反射发育正常；反之，则可能表明中枢神经系统受损。如发育早期遭受脑损伤（如脑瘫），将导致运动行为主要受脊髓和脑干反射的支配（而这些反射在正常发育过程中本应逐渐消失），随意运动的控制发展会受阻。若脑损伤发生在成年期，原本被高级中枢（大脑皮质）抑制的低级反射会因抑制解除而重新出现。因此，若成年人存在影响运动控制的脊髓或脑干水平的反射（如非对称性紧张性颈反射），这通常暗示中枢神经系统受到了重大损伤。

反射整合障碍对运动功能的影响可体现在以下多个层面。①限制躯干的节段性运动能力。②减少或消除运动的分离性。③降低肌肉对姿势调整的适应性。④降低抗重力肌群的功能。⑤加剧联合运动现象。此外，原始反射的再现对日常功能活动也有显著的影响。如当非对称性紧张性颈反射呈现阳性时，可能会干扰从仰卧位到俯卧位的体位转换。

▶知识拓展

原始反射

原始反射（primitive reflexes，PR），也称为婴儿反射或初级反射，是新生儿与生俱来的一系列非条件反射，这些反射主要受脊髓和脑干的控制。它们在婴儿出生后的前六个月内很容易被引出，但随着儿童神经系统的逐步成熟，这些原始反射会逐步被更复杂的反射模式所取代，这标志着儿童神经系统功能的进步和成熟。已经确定的原始反射有70余种，其中包

括交叉伸展反射、非对称性紧张性颈反射、对称性紧张性颈反射、联合反应、脊柱侧弯反射、阳性支持反射等。这些反射不仅是评估儿童神经发育状况的重要工具，也与儿童的运动发展和神经发育障碍症状密切相关。

对于检查者而言，了解并掌握如何正确评定这些发育性反射至关重要。这不仅涉及评估方法的准确性，还包括了对评估过程中可能出现的各种情况的理解和处理。准确的评定结果对于制订有效的康复计划和预测儿童的发育进程至关重要。

第三节　中枢运动控制功能评定

一、概述

运动控制是用于描述管理姿势与运动功能的术语。它是在运动学习及个体成长和发育过程中逐步形成的。正常的运动控制系统能够适当地制约身体的活动范围，确保动作流畅、有效且协调一致。当中枢神经系统受到损伤后，会在多个方面表现出运动控制的问题，这包括肌张力异常、运动模式异常、反射异常、平衡能力的减退、运动协调性的降低，以及在进行日常活动如自行翻身、坐起、行走、穿衣和沐浴等能力方面的障碍。

（一）中枢运动控制障碍的表现

中枢神经系统发生损伤后，引起的运动控制障碍是多方面的，常见的表现如下。

1. 肌张力异常　正常肌张力允许运动流畅进行，既不过分僵硬也不过于松弛。肌张力低下，也称为弛缓，会导致被动活动时阻力减少，肢体失去正常的弹性和张力，容易受重力影响而失控。相反，痉挛即肌张力过高，会在被动活动中产生过度的阻抗，使四肢感到沉重。痉挛是由抑制性神经信号的缺失导致的紧张性反射活动，常以固定模式出现，对偏瘫患者的运动功能造成显著影响，形成其特有的姿势。

脑卒中患者发病后会立即出现弛缓性瘫痪，这种状态一般持续几个小时、几天或几周，时间较短。此后约90%的患者出现痉挛。痉挛主要发生在抗重力肌群，即上肢为屈肌型痉挛，下肢为伸肌型痉挛。由于伸、屈肌，旋前、旋后肌肌张力分布异常，致使偏瘫患者出现痉挛性的姿势模式（表9-3）。

2. 运动模式异常　在正常情况下，肌肉活动模式通过精确的时空协调，使多个关节能够协同工作，产生协调且有目的的动作。相反，异常运动模式即联带运动，也称为异常的协同运动模式，是由肌群间的组织错误导致无法进行独立的单关节运动，而是以一种固定的整体模式出现，这种模式缺乏实用性。在中枢神经系统损伤后，如脑卒中，这种联带运动模式成为偏瘫肢体的一个显著特征。

根据Brunnstrom的偏瘫恢复阶段理论，联带运动在痉挛的第二阶段开始显现，此时患者开始出现痉挛，其运动特点为联带运动。在痉挛的第三阶段，这种模式变得更加刻板和固定。到了痉挛的第四阶段，联带运动开始减少。运动的刻板性越强，患者完成精细动作（如扣纽扣、系鞋带、编织）的难度和所需时间就越长，粗大运动功能（如行走）同样会受到影响。

上肢和下肢的联带运动都包括伸展和屈曲两种类型。上、下肢联带运动模式见表9-4。

表9-3 典型的痉挛性的姿势模式

部位	表现模式
头部	旋转并向患侧屈曲，面向健侧
上肢	上肢肩胛骨回缩，肩带下降，肩关节内收、内旋
肘关节	屈曲伴前臂旋后（可有旋前）
腕关节	屈曲、尺偏
手指	屈曲、内收
躯干	向患侧屈曲并向后方旋转
骨盆	患侧骨盆旋后、上提
髋关节	伸展、内收、内旋
膝关节	伸展
足	跖屈、内翻，足趾屈曲、内收

表9-4 上、下肢联带运动模式

肢体	部位	屈肌联带运动	伸肌联带运动
上肢	肩胛带	回缩、上提	前突
	肩关节	屈曲、外展、外旋	伸展、内收*、内旋
	肘关节	屈曲*	伸展
	前臂	旋后	旋前*
	腕关节	掌屈、尺偏	背伸
	手指	屈曲	伸展
下肢	髋关节	屈曲*、外展、外旋	伸展、内收*、内旋
	膝关节	屈曲	伸展*
	踝关节	背屈、内翻（外翻）	跖屈*、内翻
	足趾	伸展	屈曲

*表示该联带运动中的强势成分。

3. 反射异常 在脑卒中患者的康复过程中，反射的变化会随着恢复阶段的不同而变化。早期，受影响肢体可能会出现肌张力降低和反射消失；到了中期，痉挛和病理性协同运动会逐渐加剧，深反射由缺失转为活跃，且可能出现Babinski征等病理反射。同时，原始反射会显现，而高级平衡反应可能受损或缺失。

4. 联合反应 联合反应是当身体某一部位进行主动用力或抗阻运动时，出现与运动无关部分或身体更大范围的活动或呈姿势被固定的异常变化。在偏瘫患者中，这种反应表现为在健侧肢体进行抗阻运动或主动收缩时，患侧肢体出现不自主的肌张力增高或异常的运动反应。这是一种张力性姿势反射，通常见于已失去随意运动控制能力的肌群。联合反应通常以特定模式出现，如上肢屈曲或伸展动作会诱发对侧上肢同向运动，而下肢的伸展可能诱发对侧下肢屈曲。此外，还包括Souques现象（偏瘫上肢上抬诱发手指伸展和外展）和Raimiste现象（健侧肢体内收或外展抗阻力运动诱发对侧肢体相同反应），以及单侧肢体联带运动（屈曲偏瘫上肢诱发同侧下肢屈曲）。具体的诱发方法和反应形式见表9-5。

表9-5 联合反应的诱发

联合反应	诱发方法	患侧肢体反应
上肢对侧联合反应	抵抗健侧肘关节屈曲	患侧上肢屈肌张力增加或出现联带运动模式的运动
	抵抗健侧肘关节伸展	患侧上肢伸肌张力增加或出现伸肌联带运动模式的运动
	抵抗健侧肩关节内收或外展健侧紧握拳	患侧内收或外展肌收缩可触及或出现相同的运动患侧抓握反应
下肢对侧联合反应	抵抗健侧髋关节内收或外展	患侧内收或外展肌收缩可触及或出现相同的运动
	健侧下肢抗阻力屈曲	患侧下肢伸肌联带运动模式的运动
	健侧下肢抗阻力伸展	患侧下肢屈肌联带运动模式的运动
同侧联合反应	患侧上肢上抬	患侧手指伸展、外展
	患侧下肢抗阻力屈曲	患侧上肢屈肌收缩或肌张力增高

（二）中枢运动控制功能评定目的

康复医师通过评估来确定患者的关键问题，以便制订康复治疗计划，如下。

1. 患者当前的运动功能阶段。
2. 原始反射对患者运动功能的具体影响。
3. 有无肌张力异常及其分布范围。
4. 是否存在异常的运动模式。
5. 功能性活动关键成分是否有缺失、过剩或执行不当。
6. 患者整体的功能性活动能力。

二、中枢运动控制功能的评定方法

中枢神经系统损伤后引起的与运动控制相关的障碍反映在异常肌张力、平衡和协调、功能性活动能力障碍等多方面，许多障碍在其他各章已有阐述，本节仅就运动模式的异常进行介绍。

目前，用于评定运动控制功能的方法有很多，如布伦斯特伦（Brunnstrom）技术、Fugl-Meyer运动功能评定法和上田敏评定法，均通过评估患者是否采用联带运动模式及能否脱离这些模式来进行。Bobath技术专注评估偏瘫患者异常运动模式的程度，尤其侧重于测试选择性运动控制的能力。

（一）Brunnstrom技术

瑞典学者布伦斯特伦（Brunnstrom）提出的"偏瘫恢复六阶段理论"，系统地概述了中枢神经系统损伤后偏瘫患者运动功能恢复的各个阶段，揭示了运动功能恢复的自然规律和过程。该过程可能因个体差异、病理变化、治疗措施、环境因素等多种因素而停留在不同阶段。该理论的特点如下。

1．运动功能的恢复通常先从躯干开始，然后是四肢。

2．通常先恢复的是下肢功能，随后是上肢功能。

3．在四肢中，近端关节的运动恢复先于远端关节。

4．上肢运动功能恢复初期以屈曲模式为主，后期转变为伸展模式；而下肢运动功能恢复则先以伸展模式为主，后转变为屈曲模式。

5．运动功能的恢复先从反射活动开始，逐步过渡到随意运动。

6．运动功能恢复先出现大范围的粗大运动，随后发展为分离的、精细的运动。

Brunnstrom运动功能恢复分期见表9-6。

表9-6 Brunnstrom运动功能恢复分期

分期	运动特点	上肢	手	下肢
Ⅰ	无随意运动	无任何运动	无任何运动	无任何运动
Ⅱ	引出联合反应、共同运动	仅出现协同运动模式	仅有极细微的屈曲	仅有极少的随意运动
Ⅲ	随意出现的共同运动	可随意发起协同运动	可有钩状抓握，但不能伸指	在坐和站立位上，有髋、膝、踝的协同性屈曲
Ⅳ	共同运动模式打破，开始出现分离运动	出现脱离协同运动的活动： 1. 肩0°，肘屈90°的条件下，前臂可旋前、旋后； 2. 肘伸直的情况下，肩可前屈90°； 3. 手臂可触及腰骶部	能侧捏及松开拇指，手指有半随意的小范围伸展活动	1. 坐位屈膝90°以上，可使足向后滑动； 2. 在足跟不离地的情况下能使踝背屈
Ⅴ	肌张力逐渐恢复，有分离精细运动	出现相对独立于协同运动的活动： 1. 肘伸直时肩可外展90°； 2. 肘伸直，肩前屈30°～90°时，前臂可旋前和旋后； 3. 肘伸直，前臂中立位，上肢可举过头	可作球状和圆柱状抓握，手指同时伸展，不能单独伸展	1. 健腿站立，病腿可先屈膝后伸髋； 2. 在伸膝下可做踝背屈
Ⅵ	运动能力接近正常水平	运动协调近于正常，手指指鼻无明显辨距不良，但速度比健侧慢（≤5秒）	所有抓握均能完成，但速度和准确性比健侧差	1. 在站立位可使髋外展到抬起该侧骨盆所能达到的范围； 2. 坐位下伸直膝可内外旋下肢，合并足内外翻

（二）Fugl-Meyer运动功能评定法

Fugl-Meyer运动功能评定法是在Brunnstrom评定法的基础上发展起来的，用于全面量化评估躯体运动功能的方法。该量表涵盖上肢、下肢、平衡、感觉功能和关节活动度的评估，具有较高的科学性。上肢运动功能的评分为66分，下肢运动功能的评分为34分，平衡功能的评分为14分，感觉功能的评分为24分，关节活动度的评分为88分（其中，运动功能总分44分，疼痛总分44分），Fugl-Meyer评估运动功能评估量表的总分是226分。

简化Fugl-Meyer量表。是一种专门针对上肢和下肢运动功能的精简版评定工具，因其省时和易操作性而应用广泛。简化Fugl-Meyer量表评分标准：能够充分完成得2分，能够部分完成得1分，完全不能完成得0分。其中，上肢总分66分，下肢总分34分，两者合计满分为100分。上肢的评定内容和评分标准见表9-7，下肢的评定内容和评分标准见表9-8，评定结果判定标准见表9-9。

表9-7　简化Fugl-Meyer量表之上肢运动功能评定

评定内容	评分标准		
	0分	1分	2分
1.有无反射活动 （1）肱二头肌 （2）肱三头肌	不能引出反射		能引出反射
2.屈肌共同运动 （3）肩上提 （4）肩后缩 （5）肩外展≥90° （6）肩外旋 （7）肘屈曲 （8）前臂旋后	完全不能进行	部分完成	无停顿充分完成
3.伸肌共同运动 （9）肩内收、内旋 （10）肘伸展 （11）前臂旋前	完全不能进行	部分完成	无停顿充分完成
4.伴有共同运动的活动 （12）手触腰椎	没有明显活动	手仅可向后越过髂前上棘	能顺利进行
（13）肩关节屈曲90°（肘关节位0°时）前臂旋前、旋后	开始时手臂立即外展或肘关节屈曲	在接近规定位置时肘关节外展或肘关节屈曲	能顺利充分完成
（14）在肩关节0°肘关节90°时前臂旋前、旋后	在进行该活动时肘关节0°但肘关节不能保持90°和完全不能完成该动作	肩肘关节正确为时能在一定的范围内主动完成该活动	完全旋前，旋后活动自如

续　表

评定内容	评分标准		
	0分	1分	2分
5.分离运动 （15）肩关节屈曲90°肘关节0°位，前臂旋前、旋后	一开始肘关节就屈曲、前臂偏离方向不能旋前	可不分完成这个动作或者在活动肘关节屈曲或前臂不能旋前	顺利完成
（16）肩关节屈曲90°～180°肘于0°位时前臂旋前旋后	开始时肘关节屈曲或肩关节外展	在肩部屈曲时，肘关节屈曲，肩关节外展	顺利完成
（17）肩关节屈曲30°～90时、肘关节0位时前臂旋前旋后	前臂不正臂旋前旋后完全不能进行或肩肘不正确	能在要求肢位部分完成旋前、旋后	顺利完成
6.正常反射（注：患者在第5项必须得6分，该项才有可能得2分） （18）检查肱二头肌反射、肱三头肌反射和指屈肌反射	至少2～3个反射明显亢进	1个反射明显亢进或至少2个反射活跃	反射活跃不超过1个并且无反射亢进
7.肩0°和肘屈90° （19）腕背伸 （20）腕屈伸	不能背伸腕关节达到15° 不能随意屈曲	可完成腕背伸，但不能抗阻力 不能在全关节范围内主动活动腕关节	有些轻微阻力仍可保持腕关节腕背伸 能平滑地不停顿地进行
8.肘伸直前屈，肩前屈30°时 （21）腕背伸 （22）腕屈伸	不能背伸腕关节达到15° 不能随意屈曲	可完成腕背伸，但不能抗阻力 不能在全关节范围内主动活动腕关节	有些轻微阻力仍可保持腕背伸 能平滑地不停顿地进行
（23）环形运动	不能进行	活动费力或不完全	正常完成
9.手指 （24）共同屈曲	不能屈曲	能屈曲但不充分	（与健侧比较）能完全主动屈曲
（25）共同伸展	不能伸展	能放松主动屈曲的手指	能充分地主动伸展
（26）钩状抓握（掌指关节伸展并且近端和远端指间关节屈曲）	不能保持要求位置	握力微弱	能够抵抗相当于大的阻力抓握
（27）侧捏（所有关节于0位时，拇指内收）	不能进行	能用拇、示指捏住一张纸，但不能抵抗拉力	可牢牢捏住纸

续　表

评定内容	评分标准		
	0分	1分	2分
（28）对捏（拇、示指可夹住一支铅笔）	不能保持要求位置	捏力微弱	能够抵抗相当大的阻力
（29）柱状抓握（能握住一个圆筒物体） （30）球状抓握（如握网球）	不能保持要求位置	握力微弱	能够抵抗相当大的阻力
10.协调性与速度（手指指鼻试验连续5次） （31）震颤	明显震颤	轻度震颤	无震颤
（32）辨距不良	明显的或不规则辨距障碍	轻度的或不规则的辨距障碍	无辨距障碍
（33）速度	较健侧长6秒	较健侧长2～5秒	两侧差别少于2秒

注：检查时标准体位为坐位。

表9-8　简化Fugl-Meyer量表之下肢运动功能评定

体位	评定内容	评分标准		
		0分	1分	2分
仰卧位	1.有无反射活动 （1）跟腱反射 （2）膝腱反射	无反射活动		有反射活动
	2.屈肌共同运动 （3）髋关节屈曲 （4）膝关节屈曲 （5）踝关节背伸	不能进行	部分进行	几乎与对侧相同
	3.伸肌共同运动 （6）髋关节伸展 （7）髋关节内收 （8）膝关节伸展 （9）踝关节背伸	没有运动	微弱运动	几乎与对侧相同
坐位	4.部分分离运动 （10）膝关节屈曲	无主动运动	膝关节能从微伸位屈曲，但≤90°	膝关节屈曲≥90°
	（11）踝关节背伸	不能主动背伸	主动背伸不完全	正常背伸

续　表

体位	评定内容	评分标准		
		0分	1分	2分
站立位	5.完全分离运动（髋关节0°） （12）膝关节屈曲	在髋关节伸展位时不能屈膝	髋关节0°时膝能屈曲，但屈膝不过90°或进行时髋关节屈曲	能运动自如
	（13）踝背伸	不能主动活动	能部分背伸	能充分背伸
坐位	6.正常反射 （14）跟腱反射 膝腱反射 膝部屈肌反射	2～3个亢进	1个反射亢进或2个反射活跃	反射活跃不超过1个且无反射亢进
仰卧位	7.协调性和速度（跟膝胫试验快速连续做五次） （15）震颤	明显震颤	轻度震颤	无震颤
	（16）辨距障碍	明显的不规则的辨距障碍	轻度的规则的辨距障碍	无辨距障碍
	（17）速度	比健侧长6秒	比健侧长2～5秒	两侧相差少于2秒

注：检查时的体位分为仰卧位、坐位、立位三种。

表9-9　上、下肢运动功能评定结果判定标准（简化Fugl-Meyer量表）

上、下肢运动评分（分）	分级	临床意义
＜50	1	患肢严重运动障碍，几乎无运动
50～84	2	明显运动障碍
85～95	3	中度运动障碍，手功能障碍
96～99	4	轻度运动障碍

（三）上田敏评定法

上田敏评定法在Brunnstrom偏瘫恢复六阶段理论的基础上进行了优化，形成一套更为细致的12级评定标准，能够区分动作完成的充分、部分或不充分的程度。它的评价方法更为具体，容易掌握。Brunnstrom评定法和上田敏评定法的比较见表9-10。

表9-10 Brunnstrom评定法和上田敏评定法的比较

检查序号	判定	Brunnstrom运动功能恢复阶段	上田敏评定法分级
1（联合反应）	不充分（2、3、4也不充分）	Ⅰ	0
1（联合反应）	充分	Ⅱ-1	1
2（随意收缩）	充分	Ⅱ-2	2
3、4（联带运动）	一项不能，另一项不充分	Ⅲ-1	3
	一项不能，另一项充分，或两项不充分	Ⅲ-2	4
	一项充分，另一项不充分	Ⅲ-3	5
	两项均充分	Ⅲ-4	6
5、6、7（部分分离运动）	一项充分	Ⅳ-1	7
	两项充分	Ⅳ-2	8
8、9、10（分离运动）	一项充分	Ⅴ-1	9
	两项充分	Ⅴ-2	10
	三项充分	Ⅴ-3	11
11（速度检查）	三项充分且速度检查也充分	Ⅵ	12

（四）Bobath评定法

Bobath评定法则专注评估偏瘫患者异常运动模式的程度，尤其侧重测试选择性运动控制的能力。该方法为上肢、下肢和手指的运动模式及其执行质量提供了一套全面的评估工具。Bobath运动模式质量评定表见附录A。

三、评定时的注意事项

1. 首先评估患者的关节活动范围是否在正常范围内，如有异常，需详细记录。
2. 执行检查动作时，确保操作规范，以减少代偿动作的干扰。
3. 对于失用症患者或听力理解有障碍的患者，需耐心地反复示范检查动作。
4. 在进行某项动作检查之前，先对患者痉挛的肢体进行放松。

四、结果记录和分析

（一）结果记录

在对中枢神经系统损伤后的运动控制障碍进行评定时，主要采用的是定性分析方法。这意味着在评定过程中，无论是分析原始反射、异常运动模式还是功能性活动，都需要对观察到的异常情况进行详细的记录和描述。为了确保评定的系统性和一致性，临床上常使用标准化的评定量表，如Bobath运动模式质量评定表，指导评定过程。

此外，为了监测治疗进展或进行科学研究，也可以采用各种量表工具进行更量化的评估。这些量表包括但不限于简化Fugl-Meyer量表和上田敏评定量表等。这些工具能够提供量化的数据，帮助专业人员评定治疗效果，比较不同患者或同一患者在不同时间点的状况，以及为科研收集可靠的数据。通过这些综合评定方法，可以更全面地了解患者的功能状态，制订个性化的康复计划。

（二）结果分析

运动控制理论为运动障碍患者的康复评定和治疗提供了理论基础。而评定方法的选择反映了对中枢神经系统（central nervous system，CNS）发育、损伤及其恢复过程的不同理解。相应的，不同的评估方法会引导制订不同的治疗策略。

如Brunnstrom及Bobath等神经发育学疗法（neurodevelopment therapy，NDT）技术，都是基于等级模式理论，该理论认为大脑皮质的运动功能障碍可能导致脑干和脊髓的原始反射失去高级中枢的抑制。在这种观点下，脑卒中后常见的神经运动问题包括痉挛和张力性原始反射的增强。因此，这些治疗方法的目标通常是减少肌张力、抑制异常反射和运动模式，以改善患者的功能状态。这些治疗计划的制订，旨在通过针对特定神经运动问题的治疗，促进患者的康复进程。

—• 考试知识点总结 •—

—• 本章小结 •—

—• 协和云课堂……　拓展练习及参考答案 •—

（耿姣姣）

教学课件

第十章　平衡和协调功能评定

学 习 目 标

素质目标

（1）具备认真观察、深入分析、严谨细致、实事求是的工作态度。

（2）具备规范操作意识。

（3）具备安全操作意识。

知识目标

（1）掌握：平衡、支撑面、稳定极限的概念；协调的定义和平衡的维持机制；常见的协调功能障碍；平衡和协调功能评定的评定方法及注意事项。

（2）熟悉：平衡评定的目的、适应证和禁忌证。

（3）了解：协调障碍的机制。

能力目标

（1）能与患者进行有效沟通。

（2）能选择合适的方法对患者进行平衡和协调功能评定。

（3）能规范、准确记录评定结果。

（4）具备分析问题、解决问题的能力和团队协作能力。

案例导入

【案例】

患者，女性，31岁。因左侧肢体功能障碍4个月余，伴肢体震颤2周入院。该患者无明显诱因出现左侧肢体活动不灵活，诊断为小脑出血并行小脑内血肿清除术，术后44天又行经导管动静脉畸形介入栓塞术。在当地医院进行康复治疗。两周前出现肢体震颤。

入院查体：坐轮椅，营养良好，表情淡漠，说话缓慢、停顿、发音模糊、各音节重读不等；神经查体未见明显异常；计算力、记忆力、定向力未见明显异常；无肌张力障碍；肢体深、浅感觉正常；Brunnstrom分期，左侧上、下肢及手均为Ⅳ期；被动关节活动度无明显受限；坐位平衡3级，立位平衡2级；Berg平衡量表评分16分；步态，宽基底步态，躯干及四肢表现僵硬，扶持下可短距离步行，平衡、协调欠佳，迈步不稳较站立不稳明显，偏向左侧，左侧膝反张，肢体震颤；ADL评分65分，如厕5分，转移10分，平地行走5分，上下楼梯0分，洗澡0分；社交参与，不能独立外出，不能参加社会活动和工作。

【问题】

1．Berg平衡量表评分16分的临床意义是什么？坐位平衡3级的表现是什么？如何进行坐位平衡检查？

2．是否需要对患者进行协调功能评估？如果需要，应包含哪些内容？

·核心知识拆解·

在运动功能康复评定中，平衡与协调功能评定占据着极为关键的地位。平衡和协调功能障碍同时也是神经系统功能障碍的主要表现形式，在日常生活活动与社会参与两个方面影响深远。平衡功能评定按照三级平衡的顺序进行，根据人体重心和支撑面的情况而进行评定；协调功能评定则通过特定运动项目进行观察。两者都需要综合分析导致平衡或协调功能障碍的问题，对于脊髓损伤、脑卒中、周围神经病及神经退行性病变等中枢神经系统损伤类疾病，以及关节置换术后的康复、骨折术后恢复等肌肉骨骼系统疾病有着极高的临床价值，不仅帮助医务人员进行诊断，为制订康复治疗方案提供科学依据，还在预测预后中具有重要意义。同时，平衡和协调功能的评估对于预测跌倒风险具有极高价值。

第一节　平衡功能评定

平衡是动作的基本保证，要使活动中的身体保持平稳、准确，就必须有良好的平衡与协调功能。平衡与协调功能关系密切，互相联系、互相影响，共同维持人体正常的活动。

一、概述

微课：平衡功能评定的概述

（一）相关概念

1．平衡（balance） 是指人体在不同环境和情况下保持身体各种姿势状态稳定的一种能力，是一种自发的、无意识的或反射性的活动。它使人体在保证身体稳定和安全的情况下，保持良好的

体态控制和重心调整，降低摔伤的危险。

正常人体的平衡功能通常体现在以下几个方面。①正常生理体位的保持能力。②随意运动中的姿势调整能力。③日常活动中的安全保障能力。

2. 重心 重心（center of gravity）是总体重矢量通过的点。人体的重心大致处于盆骨周围的腹部区域。重心是维持站立姿势或进行运动过程中保持平衡稳定的关键所在。人体平衡能力主要受制于重心与支撑面这两大要素。当人体拥有出色的平衡能力时，其重心能够平稳地保持在支撑面的正上方，或是支撑面所划定的范围以内。重心所处位置的高低，支撑面的尺寸大小、质地特性、稳定程度，均与人体维持平衡的能力紧密相连。

3. 支撑面 指人体在处于站立、坐、卧及行走等各类不同体位时，身体所依赖的与外界接触的平面。以站立位为例，此时的支撑面是由两只脚底及双脚脚底之间所涵盖的区域共同组合而成（图10-1）。

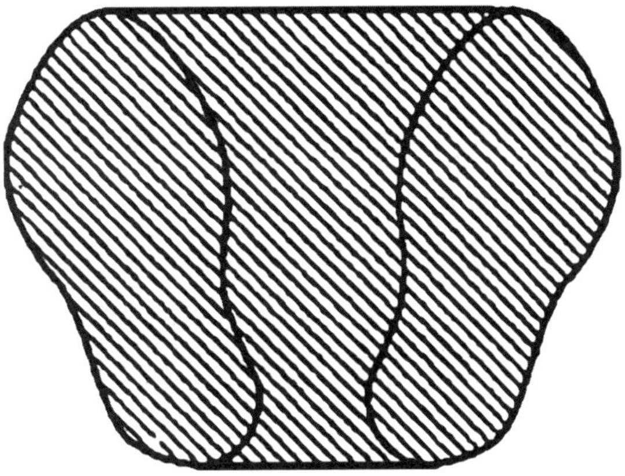

图10-1 双足站立时的支撑面

支撑面的大小和质地对人体平衡产生重要影响。当支撑面不稳定，或是面积小于双脚脚底总面积，又或者质地太软、表面坑洼不平，使双脚与地面实际接触面积减少，人体平衡稳定性便会下降。通常来讲，支撑面越大，体位的稳定性越好，平衡更容易维持；反之，支撑面越小，人体重心相对就会升高，这时候就需要更强的平衡能力来维持体位稳定。只有当身体重心处于支撑面范围之内时，人体才能保持平衡。

4. 稳定极限 稳定极限（limit of stability，LOS）是指用于衡量正常人在站立位不失去平衡的前提下，身体所能倾斜的最大角度，或是身体在能够维持平衡的范围之内进行倾斜时，与垂直线所形成的最大角度值。

在稳定极限的范围内，人体平衡不会被破坏，身体重心可安全地进行移动，并且无须借助脚步挪动或依靠外部支撑来防止摔倒。当正常人以自然分开双脚的姿势，站立于平坦且坚实的地面时，稳定极限前后方向的倾斜或摆动角度约为12.5°，左右方向上约为16°，这两个角度共同框定出一个椭圆形的稳定区域。稳定极限的数值大小，与支撑面的大小及质地相关。一旦重心出现偏移且超越了稳定极限，平衡便会被打破。面对这种情况，正常人能够凭借快速跨出一步及下意识的姿态调整，重新找回平衡。然而，对于平衡功能存在损伤的患者，因无法做出正常的应对反应，故而更容易摔倒。

（二）人体平衡的维持机制

由于中枢对感觉系统和运动系统的调控，以及两者之间的相互作用和协同作用，人体在各种情况下（包括来自自身和外部环境的变化）都能保持平衡。躯体感觉、视觉系统和前庭系统这三个感觉系统在维持平衡的过程中，各自承担着不同的责任。另外，在维持人体平衡中还需要健全的骨骼系统、协调的肌力及正常的姿势反射系统。

1. 感觉输入

（1）视觉系统：视觉系统通过视网膜收集信息，这些信息经视通路传递至视中枢，提供周围环境、身体运动和方向信息。在视环境保持稳定不动的状态下，个体能够精确地感知周围物体的运动及眼睛与头部的空间定位信息。一旦身体的平衡状态因躯体感觉受到干扰或损害，视觉系统便会启动，通过颈部肌肉的收缩作用，使头部维持向上的直立姿态并保持视线的水平，以此促使身体恢复或保持原有的直立状态，进而重新获取平衡。倘若视觉输入被消除或阻断，如闭眼或佩戴眼罩，相较于睁眼站立的状态，姿势的稳定性会显著降低。这是视觉障碍者或老年人平衡能力降低的原因之一。

（2）躯体感觉：包括皮肤触觉，关节、肌肉的压力觉和本体感觉。当正常人在稳固的支撑面上站立时，足底皮肤和肌肉的触觉与压觉功能，以及踝关节的本体感觉会输入中枢神经系统。与支撑面接触的触觉与压觉感受器可以将身体体重的分布状况，以及重心的准确位置传递到大脑；而位于肌梭和关节中的本体感受器，则向大脑皮质提供关于身体各部位空间位置和运动方向的一系列精确信息，这些信息会根据支撑面的变化，如面积的大小、硬度的强弱、稳定性的高低，以及表面的平整度等因素而有所差异。若足底皮肤与下肢的本体感觉输入完全丧失，姿势的稳定性将遭受显著影响。在此情况下，尝试闭目站立（失去视觉信息的辅助）时，身体会出现明显的倾斜与摇晃，极大地增加了跌倒的风险。

（3）前庭系统：主要由两个耳石器（椭圆囊和球囊），以及三个半规管构成。其中，耳石器能够接受瞬间的直线加速运动，以及与直线重力加速有关的头部位置改变的信号。而半规管可以感受人体旋转速度变化的运动。在体位发生变化时，前庭系统会发挥重要作用，它能够通过头的调整反射来改变颈部肌肉的张力，以此来维持头部的直立姿态。同时，前庭系统还会通过精确感知的头部位置及其运动状态，促使身体各部位跟随头部做出恰当的调整与协调动作，从而保障身体平衡。在躯体感觉与视觉功能均正常时，前庭系统对于控制身体重心位置的影响相对有限。但当躯体感觉与视觉信息的输入被阻断，或是输入的信息出现不准确、相互冲突时，前庭感觉的输入就会在维持身体平衡过程中占据关键地位，成为保障身体平衡的核心因素。

2. 中枢整合　上述的躯体感觉、前庭感觉和视觉信息，会在多个层级的平衡觉神经中枢进行深度处理，包括脊髓、脑干的网状结构、前庭核、内侧纵束、小脑及大脑皮质，会经历一系列复杂的整合与处理流程，最终形成运动策略。当个体的体位或姿势发生改变时，为了准确判断身体重心的位置及支撑面的状况，中枢神经系统会对这三种感觉信息进行综合评估与迅速决策，筛选出能够精确反映定位信息的感觉输入，同时排除那些误导性的感觉输入。

3. 运动控制　中枢神经系统在综合多种感觉信息的基础上，会发出调整平衡的运动指令。随后，运动系统会根据不同的运动模式来控制姿势的变化，以确保身体重心能够恢复到原来的范围内，或者在必要时重新建立一个新的平衡状态。人体平衡发生变化时，重心向偏离支撑面的方向移动时，为了维持重心的稳定，人体下肢与躯干肌肉会以特定的组合形式，并按照一定的时间顺序和强度规律地进

行收缩，用于保护站立平衡的运动应对策略，包括踝调节策略、髋调节策略及跨步调节策略三种。

（1）踝调节策略：当人体站立于稳固且面积较大的支撑面上，遭遇较小的外界干扰时，身体重心会以踝关节为轴，进行前后方向的转动或摆动，通过这种方式来调整身体姿态，进而维持身体的平衡状态。

（2）髋调节策略：当人体站立在面积小于双足面积的支撑面上时，一旦遭遇较强的外界干扰，其身体稳定性会显著下降。此时，机体难以单纯依靠踝调节策略来维持平衡，更容易出现失衡倾向，为有效缩减身体摆动幅度，促使身体重心再度回归至双足所涵盖的范围之内，人体会借助髋关节的屈伸动作，以此对身体重心的位置重新调整，从而重新恢复身体平衡。

（3）跨步调节策略：当外力干扰强度过大，致使身体摆动幅度急剧增大时，一旦人体重心逾越稳定极限，髋调节机制难以维系平衡，人体便会迅速触发跨步调节机制，即人体会自动向倾倒的方向快速迈出或跳跃一步，重新构建身体重心的支撑点，使身体重心再次稳定在站立的支持面中，避免摔倒。

（三）平衡反应

平衡反应指的是当人体的平衡状态被破坏时，身体启动的一系列机制以恢复新的平衡状态。这个过程涵盖了感知响应期和动作执行期两个时间过程。①感知响应期：是指从感知到平衡变化到肌肉开始产生动作这一时间过程。②动作执行期：是指从肌肉动作开始到动作完成，进而达到新的平衡状态的时间跨度。平衡反应允许人体在卧位、坐位或站立位等不同体位下维持稳定，是一种无意识的、由大脑皮质及脑干共同调控的复杂反射活动，属于较高级别的神经发育反应。通过有意识地练习和训练，个体的平衡能力可以得到显著的提升。

保护性伸展反应和跨步及跳跃反应是特殊的平衡反应。①保护性伸展反应：指当身体受到外力作用而偏离原支撑点时，所引发的一种平衡反应，表现为上肢和/或下肢伸展，其作用在于支撑身体，防止摔倒。②跨步及跳跃反应：指当外力使身体偏离支撑点或在意外情况下，为了避免摔倒或受到损伤，身体顺着外力的方向快速跨出一步，以改变支撑点，建立新平衡的过程，其目的在于通过重新建立平衡状态，防止自身受到伤害。

1. 平衡反应的形成规律 在个体的生长发育历程中，平衡能力会逐步发展并适应不同的体位。通常在出生6个月形成俯卧位平衡反应，7～8个月形成仰卧位和坐位平衡反应，9～12个月形成蹲起反应，12～21个月形成站立位平衡反应。

2. 平衡反应的表现方式 见图10-2。

（1）第1种方式：坐位或站立位，一旦身体的支撑点发生改变，躯干会朝向外力作用的方向发生弯曲。与此同时，肢体也会向外侧伸展。

（2）第2种方式：坐位或站立位，一旦身体的支撑点发生倾斜或是重心发生移位，躯干会朝向倾斜的上方弯曲。与此同时，同侧的肢体会向外伸展，而对侧的肢体则会呈现出一种保护性的伸展姿态。

（3）第3种方式：体位同上，由前向后推测试者，会依次出现足趾背屈、髋关节屈曲、躯干前屈、上肢向前平伸，直至头部微微前倾的一系列动作。

（4）第4种方式：体位同上，由后向前推测试者，会依次出现足趾屈曲、踝关节背曲、髋关节伸展、躯干后伸、肩关节后伸，头部后仰的一系列动作。

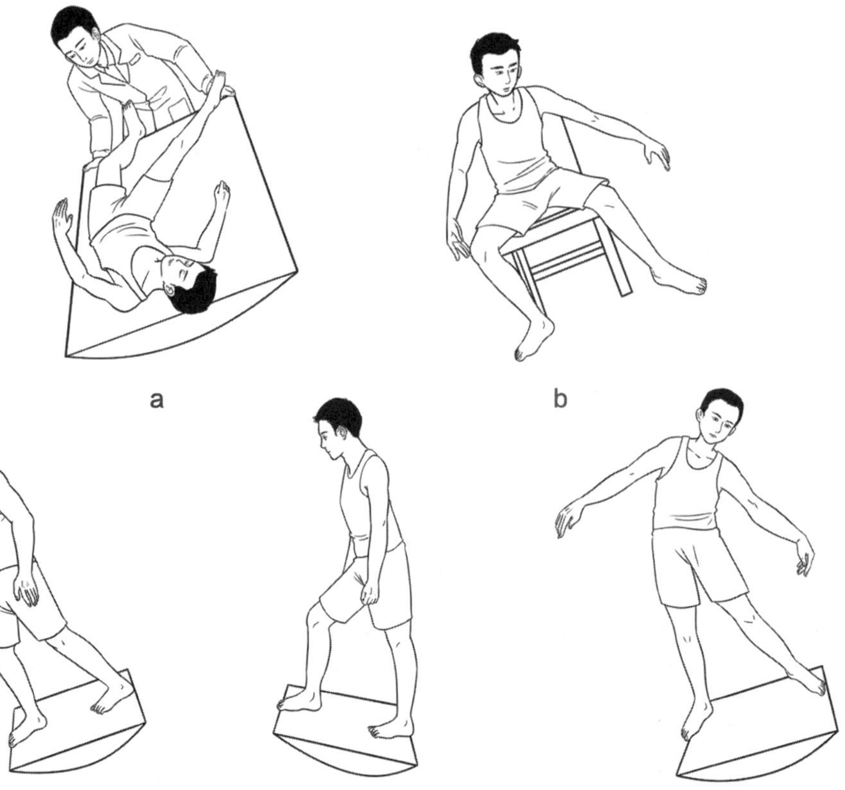

图10-2　人体平衡的表现方式

a.卧位平衡反应；b.坐位平衡反应；c.后前向站立平衡反应；d.前后向站立平衡反应；e.侧向站立平衡反应。

（四）平衡的种类和分级

平衡分为静态平衡和动态平衡。在坐位、立位，平衡可分为三级如下。

1. 一级静态平衡　指人体处于某种特定的姿势时，如坐位或站立位等姿势时保持稳定状态的一种能力。

2. 二级自动态平衡　指人体在进行自主进行动作，如从坐位到站立位、从站立位到坐位或行走等不同姿势间的转换时，能够重新恢复身体稳定的能力。

3. 三级他动态平衡　指人体对抗来自外界的外力干扰，如受到推或拉等干扰时，能够通过保护性调整反应来恢复身体稳定的能力。

二、平衡评定的目的、内容与指标

（一）评定的目的

1. 判断平衡障碍及障碍的严重程度。
2. 分析平衡障碍的相关因素。
3. 预测发生跌倒的可能性。
4. 针对障碍的特点，指导制订康复治疗方案。

5．评定疗效。

（二）评定内容

平衡功能的评估可以根据实际需求在不同的体位下进行，具体体位包括坐位、跪位、双腿并立的站立位及单腿站立的体位等。

1．静止状态 在各种不同体位下，仍能保持平衡、维持姿势稳定，包括睁眼和闭眼两种情形。并在一定时间范围内，能针对外界环境的变化，做出维持平衡所必需的姿势调整与反应。

2．运动状态 能够精准地完成运动任务，不论在匀速运动或变速运动中（包括加速、减速），既能平稳回归初始位置，也能在新体位上保持良好平衡状态。以伸手拿取物品为例，无论处于站姿、坐姿、蹲姿等各类体位，都能在保持平衡的情况下完成该动作。

3．动态支撑面 在支撑面处于动态变化的情况下，人体具备维持自身平衡的能力。如当个体置身于行驶中的汽车或者火车内，在车厢移动的过程中，仍能够稳步地在过道中行走。

4．姿势反射 当人体处于不同的体位状态时，若遭受外部施加的推力或者拉力等外力作用，身体便会发生位移倾倒，中枢神经系统调节骨骼肌的肌紧张或产生相应的运动，以保持或改正身体空间的姿势反射活动。在评定过程中应当包括两个关键的时间维度，一是机体作出反应以重新建立平衡状态的反应时间，它反映了神经系统感知外力并迅速发出指令的速度；二是从开始作出反应到最终达成新平衡状态的运动时间，体现了肌肉骨骼系统根据神经指令，实际调整身体姿态与位置的耗时。

（三）评定指标

微课：平衡反应评定

1．稳定性 指个体能够将身体姿势控制在一个较小的波动范围内，波动范围越窄，表明姿势维持能力越强。

2．对称性 指身体重量在身体两侧的均匀分配，如在站立时重量均匀分布于两条腿，而在坐姿时则均匀分布于两侧臀部。

3．动态稳定性 指个体在进行运动时，能够保持姿势稳定的能力。

三、适应证与禁忌证

（一）适应证

1．中枢神经系统损害 脑外伤、脑血管意外、帕金森病、多发性硬化、小脑疾患、颅内肿瘤、脑瘫、脊髓损伤。

2．耳咽喉科疾病 由前庭器官问题导致的眩晕症。

3．骨关节疾病 下肢骨折及骨关节疾病、截肢、关节置换术；影响姿势与姿势控制的颈部与背部损伤，以及各种涉及平衡问题的运动损伤、肌肉疾患及外周神经损伤等。

4．老年人 针对运动功能老龄化下降可以开展跌倒风险的预测。

5．特殊职业人群 如运动员、飞行员、宇航员等职业选拔也需要平衡功能评定。

（二）禁忌证

1．下肢骨折未愈合。
2．下肢不能负重站立。
3．严重心肺疾病。
4．发热、急性炎症。
5．不能主动合作者。

四、平衡的评定方法

微课：平衡的评定方法

（一）观察法

该方法通过评估受试者在多种不同场景下维持平衡的能力来进行评定。它的优势在于操作简单，能够对可能存在平衡障碍的患者进行初步筛选，具备一定的敏感度和评估价值。然而，这种方法也存在不足，比如评估结果较为粗糙和主观，缺少精确的量化数据。尽管如此，它在临床实践中仍然被广泛采用。临床上往往会在不同的体位，如卧位、跪位、坐位或站立位进行平衡反应的观察。检查者会先打破患者原本姿势的稳定性，随后观察患者的反应，属于定性评定。具体实施方法如下。

1．坐位平衡反应　受试者坐在椅子上，检查者拉动受试者的上肢使其向一侧倾斜。

（1）阳性反应：受试者的头部和上半身向身体中线调整，被拉侧展现保护性动作，而对侧的上肢和下肢则伸展并展开。

（2）阴性反应：受试者的头部和上半身没有向中线调整，被拉侧及对侧的上下肢未展现上述动作，或者仅有身体的某一部分表现出积极反应。

2．跪位平衡反应　受试者采取跪位，检查者同样拉动上肢使其倾斜。

（1）阳性反应：包括受试者的头部和上半身向中线调整，被拉侧有保护性动作，对侧的上下肢伸展并展开。

（2）阴性反应：受试者的头部和上半身未向中线调整，被拉侧及对侧的上下肢未展现上述动作，或者仅部分身体部位有积极反应。

3．站立位平衡反应　受试者站立，检查者从前、后、左右四个不同方向推动受试者，使其向一侧倾斜。

（1）阳性反应：受试者的脚快速向侧方、前方、后方迈出一步，头部和躯干出现调整。

（2）阴性反应：受试者不能为维持平衡而快速迈出一步，头部和躯干不出现调整。

（二）平衡仪测试法

平衡仪测试系统是近期发展起来的一种用于评估个体平衡技能的先进技术（图10-3）。这些设备利用高精密度压力传感技术和电子计算技术，由以下几部分组成：受力检测平台、显示单元、电子计算设备及专用分析软件。压力传感器能够捕捉到身体摇摆的细微变化，并将这些变化转换成电子信号，随后传输至计算机。在专用软件的辅助下，计算机对这些信号进行深入分析，并实时绘制出压力中心在检测平台上随时间变化的轨迹图。

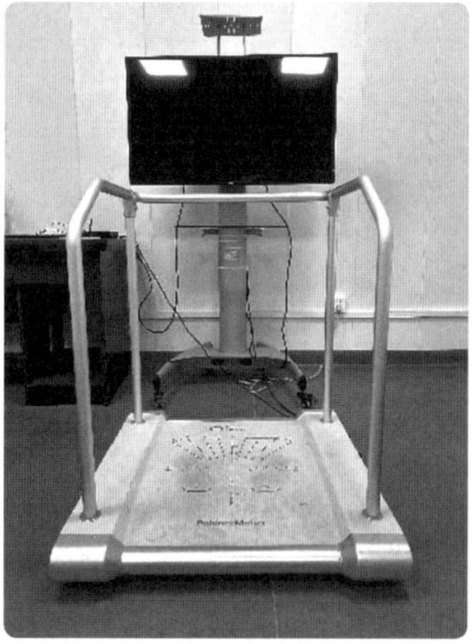

图10-3 平衡仪

平衡仪能够准确测定人体重心的确切位置、移动轨迹的面积及其形状。这些设备不仅能够评估平衡功能障碍的具体位置和严重程度，还能衡量康复治疗的效果。除此之外，平衡仪也被用于平衡能力的训练。它们能够以定量和客观的方式展现参与者的平衡状况，并通过视觉反馈辅助进行平衡训练，辅助制订康复方案，并执行平衡练习，对评估治疗效果至关重要。

平衡仪包括静态平衡功能测试仪和动态平衡功能测试仪两类，如下。

（1）静态平衡功能测试仪：在进行静态平衡能力的测试时，参与者需站在力敏平台上，保持直立且静止的姿态。在这种状态下，人体会围绕自身的平衡点进行微小的自然摆动，这种摆动能够体现个体对姿势控制的自主反射能力。力敏平台装备有压力传感器，能够实时监测在微小摆动期间双脚间压力的变化，并将这些变化的信号通过模数转换器传输给计算机。计算机随后根据这些数据绘制出代表人体重心在水平面上随时间变化的轨迹图，即静态姿势图。通过对这些数据的深入分析，可以得到多种测试结果，包括重心偏移的幅度、重心分布区域及其面积、摆动路径的长度，以及评估视觉对姿势控制影响的Romberg比值（闭眼测试姿势图面积/睁眼测试姿势图面积）。不同的设备型号可能会在这些基本测试和观测指标的基础上提供额外的测试内容，如不同站立位置的测试、稳定极限范围的测试等。静态平衡仪主要描述和分析在静态条件下压力中心的变化，以此来评定平衡功能。然而，静态平衡功能测试仪的缺点在于无法完全区分并研究影响平衡功能的三个主要感觉系统，即躯体感觉、视觉和前庭系统。

适用范围：普通群众的体质状况检测，专业射击、射箭运动员状态检测，以及在临床医疗和康复过程中的监控与评定。

（2）动态平衡功能测试仪：动态平衡仪是在静态平衡仪的基础上进行了扩展，通过特定的机械装置控制固定平台，使其能够进行水平移动，并围绕踝关节进行旋转（部分设备甚至能够测量足部与下肢之间的角度）。此外，一些设备还提供视觉干扰，模拟真实或虚假的视觉信息。在这种情况下，神经系统主要依赖前庭系统来进行定位，因为此时本体感觉和视觉信息均不够准确。记录得到的足部对平台的压力随时间变化的曲线，有助于单独研究三个感觉系统。这种动态平衡姿势图的研究有助于分析平衡障碍的成因。一些设备集成了表面肌电图技术和在髋部、肩部、头部装配的运动

传感器，这些设备能够监测维持平衡时肌肉的收缩与舒张状态及身体各部位的运动响应，从而使得对平衡功能的研究更加全面和深入。

适用范围：评估参与者在肌肉和神经层面上维持运动或静止状态的平衡能力，并可用于针对特定平衡问题的训练，以增强参与者在多样化情境下的平衡功能。

（三）量表法

这种方法是基于主观评估的记录方法。它的优势在于无须依赖专业设备，便于对结果进行量化处理，评分过程简洁明了，且易于实施。在临床实践中，一些广受认可的评估工具因其可靠性和有效性而被频繁使用，包括但不限于Berg平衡量表评定、Fugl-Meyer平衡功能评定及站立行走时间测试等。

微课：Berg平衡量表评定

1. Berg平衡量表 Berg平衡量表（Berg balance scale，BBS）是Katherine Berg在1989年提出的平衡功能评定的重要工具，属于半定量的评定量表。此量表旨在评估患者主动转移身体重心的能力，通过细致观察其在执行多种功能性活动时的表现，同时对患者坐位和站位下的静态与动态平衡进行详尽的检查。

（1）评定内容：Berg平衡量表包含14项动作评估项目，每项动作的评分范围从0至4，共分为5个等级。其中，4分表示参与者能够独立完成相应的动作，而0分则意味着参与者无法自行完成动作或需要显著的帮助才能执行。量表的最低可能得分为0分，而最高得分为56分。得分越低，反映出的平衡功能障碍程度越重。若总分低于40分，则表明参与者存在较高的跌倒风险。

（2）分级标准：根据评分结果，将其所代表的平衡能力分为三组。

1）0～20分：平衡能力差，只能坐轮椅。

2）21～40分：平衡能力可，能辅助下步行。

3）41～56分：平衡能力好，能独立行走。

其中，若得分＜40分，预示有跌倒的风险。

（3）评定工具：测试工具包括一块秒表、一根软尺、一个台阶和两把高度适中的椅子，非常简便，已广泛应用于临床。评定内容及标准见表10-1。

表10-1 Berg平衡量表评定项目及评分标准

评定项目	评定口令	评分标准
1.由坐到站	请站起来，尽量不用手帮助	0分：需要中度或较大的帮助才能够站起来 1分：需要较小的帮助能够站起来或保持稳定 2分：用手帮助经过几次努力后能够站起来 3分：用手帮助能够自己站起来 4分：不用手帮助能够站起来且能保持稳定
2.独立站立	请尽量站稳	0分：没有帮助不能站立30秒 1分：经过几次帮助能够独立站立30秒 2分：能够独立站立30秒 3分：能够在监护下站立2分钟 4分：能安全站2分钟

续 表

评定项目	评定口令	评分标准
3.独立坐	请将上肢交叉放在胸前并尽量坐稳	0分：没有支撑则不能坐10秒 1分：能够坐10秒 2分：能够坐30秒 3分：能在监护下坐2分钟 4分：能够安全地坐2分钟
4.由站到坐	请坐下，尽量不要用手帮助	0分：需要帮助才能坐下 1分：能够独立坐在椅子上，但不能控制身体重心下移 2分：需要用双腿后侧抵住椅子来控制身体重心下移 3分：需要用手帮助来控制身体重心下移 4分：用手稍微帮助即能够安全地坐下
5.床-椅转移	请坐到有扶手的椅子上，然后再坐到无扶手的椅子上	0分：需要两人帮助或监护才能完成转移 1分：需要一人帮助才能完成转移 2分：需要监护或语言提示才能完成转移 3分：必须用手帮助才能够安全转移 4分：用手稍微帮助即能够安全转移
6.闭眼站立	请闭上眼，尽量站稳	0分：需要帮助以避免跌倒 1分：闭眼时不能站立3秒但睁眼站立时能保持稳定 2分：能够站立3秒 3分：能够在监护下站立10秒 4分：能够安全站立10秒
7.双足并拢	请将双脚并拢并尽量站稳	0分：需帮助才能将双脚并拢，且并拢后不能站立15秒 1分：需帮助才能将双脚并拢，且并拢后能够站立15秒 2分：能够独立将双脚并拢，但不能够站立30秒 3分：能够独立将双脚并拢，并在监护下站立2分钟 4分：能够将双脚并拢，并独立站立1分钟
8.立位上肢前伸	双臂抬高90°，伸直手指并尽力前伸，请注意双脚不要移动	0分：当试图前伸时失去平衡或需要外界支撑 1分：能够前伸但需要监护 2分：能够前伸＞5cm的距离 3分：能够前伸＞12cm的距离 4分：能够前伸＞25cm的距离
9.站立位从地上拾物	请把你脚前面的物品捡起来	0分：不能尝试此项活动或需要帮助以避免失去平衡或跌倒 1分：不能捡起，当试图努力时需要监护 2分：不能捡起，但能达到距离拖鞋2～5cm的位置并且独立保持平衡 3分：能够在监护下捡起拖鞋 4分：能够安全而轻易地捡起拖鞋
10.转身向后看	双脚不要动，先向左侧转身向后看，然后再向右侧转身向后看	0分：需要帮助以避免失去平衡或跌倒 1分：转身时需要监护 2分：只能向侧方转身，但能够保持平衡 3分：只能从一侧向后看，另一侧重心转移较差 4分：能够从两侧向后看，且重心转移良好

续　表

评定项目	评定口令	评分标准
11.转身一周	请转一圈，暂停，然后再另一个方向转一圈	0分：转身时需要帮助 1分：转身需要密切监护或言语提示 2分：能够安全地转一圈，但用时超过4秒 3分：只能在一个方向用4秒或更短的时间转一周 4分：两个方向能只用4秒或更短的时间安全地转一周
12.双足交替踏台阶	请将左右脚交替放到台阶上，每只脚都踏过4次台阶	0分：需帮助以避免跌倒或不能尝试此项活动 1分：需较小的帮助能完成2个或者2个以上的动作 2分：在监护下不需要帮助能够完成4个动作 3分：能独立安全站立，但完成8个动作的时间超过20秒 4分：能独立安全站立，且在20秒内完成8个动作
13.双足前后站立	一只脚向前迈步放在另一只脚的正前方（前脚后跟靠近后脚足趾），并尽量站稳。	0分：当迈步或站立时失去平衡 1分：需要帮助才能向前迈步但能保持15秒 2分：能够独立将一只脚向前迈一小步，且能保持30秒 3分：能够独立将一只脚放在另一只脚的正前方且保持3秒（步长应超过另一只脚的长度，站姿的宽度应接近被试的正常步幅） 4分：能够独立地将一只脚紧贴着放在另一只脚的正前方且保持30秒
14.单腿站立	请单腿站立尽可能长的时间	0分：不能完成或需要帮助以避免跌倒 1分：能抬起一侧下肢，保持时间不足3秒，但能够保持平衡 2分：能够单独抬起一侧下肢，且保持3秒以上 3分：能够单独抬起一侧下肢，且保持5～10秒 4分：能够单独抬起一侧下肢，且保持10秒以上

2. 站立行走计时测试　站立行走计时测试（Timed Up and Go Test，TUGT）这项测试最初由Mathias及其同事在1986年提出，主要用于预测跌倒风险。

（1）评定工具：一把高约46cm有靠背及扶手的椅子、秒表、红色胶带。

（2）评定方法：以椅子为起始点，在距离该椅子3m的位置贴上红色胶带作为标记。先让患者端坐于椅子上，双手自然放置于两侧扶手上。当听到检查者“开始”指令后，患者立刻从椅子上站起，沿着直线行走3m，随后转身并走回原来的椅子处坐下。测试计时从“开始”指令起，到患者坐回椅子臀部触及椅子的那一刻结束，时间以秒为单位进行记录。

（3）评分标准

1）＜10秒：可自由活动。

2）10～19秒：大部分可独立活动。

3）20～29秒：活动不稳定。

4）＞30秒：存在活动障碍。

（4）注意事项

1）正式测试时允许患者练习1～2次，以确保患者理解整个测试过程。

2）根据测试过程中可能涉及的摔倒危险性进行打分记录，如下。①正常：1分。②轻度异常：2分。③中度异常：3分。④重度异常：4分。

（3）根据适用助行具的情况进行评分，如下。

1）未使用：1分。

2）单脚拐：2分。

3）四脚拐：3分。

4）助行架：4分。

3. Fugl-Meyer平衡功能评定 是Fugl-Meyer评定量表的组成部分，最初由Fugl-Meyer及其团队在1975年开发。这项测试在Brunnstrom评定法的基础上进一步发展，主要用于评估中风后偏瘫患者的平衡能力。

该平衡功能评定包含7项不同的检查项目，每项检查按照0～2分共3个等级进行评分，满分为14分，最低得分为0分。得分越高，表明患者的平衡能力越强。具体的评分标准详见表10-2。

表10-2 Fugl-Meyer平衡功能评定项目及评分标准

评定项目	评分标准
1.无支撑坐位	0分：不能保持坐位 1分：能坐但少于5分钟 2分：能坚持坐位5分钟以上
2.健侧"展翅"反应	0分：肩部无外展、肘关节无伸展 1分：反应减弱 2分：正常反应
3.患侧"展翅"反应	0分：肩部无外展、肘关节无伸展 1分：反应减弱 2分：正常反应
4.支撑站立	0分：不能站立 1分：他人完全支撑时可站立 2分：一个人稍给支撑能站立1分钟
5.无支撑站立	0分：不能站立 1分：不能站立1分钟或身体摇晃 2分：能平衡站1分钟以上
6.健肢站立	0分：不能维持1～2秒 1分：平衡站稳达4～9秒 2分：平衡站立超过10秒
7.患肢站立	0分：不能维持1～2秒 1分：平衡站稳达4～9秒 2分：平衡站立超过10秒

4. MAS平衡功能评定

MAS运动功能评定（motor assessment scale，MAS）是由澳大利亚学者Carr和Shepherd基于运动再学习（Motor Relearning Program，MRP）技术设计出来的运动检测方法，主要应用于上运动神

经元损伤的偏瘫患者，包括九项运动测试：仰卧位到床边坐位、坐位平衡、从坐到站、步行、上肢功能、手的运动、手的精细活动、全身肌张力。每项测试按照0～6分进行评分，其中肌张力部分不计入总分，满分为48分。分数越低，表示运动功能障碍程度越重。在MAS运动功能评定中，与平衡功能相关的评分占12分，具体的评分标准详见表10-3。

表10-3 MAS运动功能评定-平衡功能相关评定项目与评分标准

评定项目	评分标准
坐位平衡	0分：完全不能完成
	1分：在支持下保持坐位平衡（治疗者给予受试者帮助）
	2分：无支撑下保持坐位平衡10秒（受试者不抓握任何物体，膝足并拢，双足平放在地上）
	3分：无支撑下保持坐位平衡，身体前倾，体重均匀分布（头部直立、挺胸、重心在髋关节前，体重分布在双侧下肢）
	4分：无支撑下保持坐位平衡，并能向后转动头部及躯干（双足并拢平放在地上，手放在膝上，不接触身体）
	5分：无支撑下保持坐位平衡，并能向前弯腰，用手摸地，然后回到坐位平衡（双足平放在地上，不抓任何物体，保持下肢不动，必要时可支撑患侧上肢，手至少接触足前10cm的地面）
	6分：无支撑坐在椅上，向侧方弯腰，用手摸地，然后回到坐位平衡（双足平放在地上，不抓任何物体，保持下肢不动，必要时可支撑患侧上肢）
坐位到站立位	0分：完全不能完成
	1分：在治疗者帮助下站起来
	2分：借助辅具站起来，但体重分布不均匀，需要用手来支撑
	3分：独立站起，重心分布均匀，不需要用手支撑
	4分：独立站起，重心分布均匀，并能保持髋、膝伸直5秒
	5分：独立站起，重心分布均匀，髋、膝完全伸直，然后再坐下。
	6分：10秒内，不需要任何帮助，自己站起来，坐下，重复3次，体重分布均匀

▶**知识拓展**

中国传统功法与平衡功能

中国传统的健身方法是中国养生文化中的瑰宝，它们以调整身体形态、精神状态和呼吸节奏为核心，属于中低强度的有氧活动。这些健身方法以其低成本、高安全性、易于掌握而著称，并且不需要任何特别的健身器材或特定的运动环境，因此非常适合普及。八段锦作为

一种低强度的有氧运动，特别适合用于脑卒中后痉挛期患者的运动障碍康复。在练习八段锦时，参与者需要通过变换身体重心或移动四肢及躯干来调整平衡，这有助于提高下肢的平衡能力和对身体的控制。

第二节　协调功能评定

微课：协调功能评定的概述

一、概述

协调（coordination）是指在中枢神经系统的调控下，参与特定动作或运动的肌肉群按照一定的时间和空间顺序协同工作，从而实现流畅、精确、可控的运动。在正常的自主运动中，需要多块肌肉的协同作用。当主动肌收缩时，拮抗肌需要放松，同时稳定肌提供必要的支撑，协同肌则协助主动肌收缩，共同精确地完成动作。这种肌肉间的协同作用被称为协调运动。协调运动的特点在于能够产生流畅、准确、控制得当的运动，同时伴随着适宜的速度、距离、方向、节律和力量。

（一）协调运动产生的机制

协调性运动的产生主要依赖于小脑、基底节和脊髓后索，这些区域共同参与并调节运动的协调性。除此之外，前庭系统、本体感觉和视觉系统也对维持肌肉张力、运动协调和身体姿势平衡起到辅助作用。当大脑或小脑出现损伤时，会影响四肢的协调运动和行走时的平衡能力，导致协调功能障碍，也称为共济失调（ataxia）。

（二）协调功能障碍的主要表现

1. 协同不良　指在进行运动的进程中，主动肌、协同肌与拮抗肌之间，无法达成高效且协调的配合，导致机体难以对躯干、四肢及言语等肌群施加精准且正常的控制。

2. 辨距不良　是指由于小脑功能受损后，机体无法比较外部运动信息与大脑的运动指令，进而发出修正信号来精准控制肌肉收缩，导致在空间和时间上对肌肉收缩的控制出现障碍，具体表现为动作幅度过大（辨距过度）或过小（辨距不足）。

3. 动作分解　即各肌群在时间上的配合不协调，使得原本流畅的动作被分割成多个独立的收缩阶段。

4. 轮替动作障碍　指肌肉在收缩和放松时的不协调，在进行反复地来回动作（交替动作）时尤为明显。

5. 眼球震颤　眼球震颤通常是小脑病变导致的脑干损伤，影响到前庭神经核的功能。

6. 平衡失调　小脑、前庭系统或迷路的损伤都可能导致平衡失调，表现为平衡反应的延迟、过度或不当，影响坐、站和行走。

（三）协调功能障碍的常见类型

协调功能障碍的常见类型主要包括共济失调和不随意运动，其中共济失调根据中枢神经系统受

累的具体区域可以分为五种类型：小脑性共济失调、大脑性共济失调、感觉性共济失调、前庭性共济失调、不随意运动。

1. 小脑性共济失调　小脑并非运动的直接发起者，但通过与脊髓、前庭系统和大脑皮质的紧密联系，对运动的调节起着关键作用。小脑的核心功能包括维持身体平衡、调整肌张力和控制自主运动。当小脑半球受损时，会影响同侧肢体的协调能力，这种影响与视觉无关，不会因睁眼或闭眼而改变，并且不伴有感觉障碍或位置觉与振动觉的损害。小脑性共济失调的特征在于协调自主运动的速度、节奏、范围和力度方面的能力受损，具体表现如下。

（1）姿势和步态异常：患者可能表现出站立不稳、阔基底步态、酩酊步态。小脑上蚓部损伤时，患者易向前跌倒；下蚓部损伤时，易向后跌倒；小脑半球受损时，行走多向患侧倾斜。

（2）协调运动障碍：表现为辨距不良和意向性震颤，精细动作差；轮替动作障碍；书写障碍，字越写越大，称为大写征。

（3）言语障碍：由于发音器官唇、舌、喉肌的共济失调，引起语音、语调、语速异常。声音可能断断续续、顿挫，表现为爆发性或吟诵式语言。

（4）眼球震颤：眼外肌共济运动失调可出现粗大的眼球震颤，偶尔可见下跳性或反弹性眼球震颤。

（5）肌张力减低：肌张力减低导致不能维持姿势或体位，轻微外力即可使肢体移动，行走时上肢摆动幅度增加；腱反射减弱或消失，可能出现钟摆样腱反射和回弹现象。

2. 大脑性共济失调　大脑的额叶、颞叶和枕叶与小脑半球之间的联系通过额桥束和颞枕桥束实现，以上的神经区域受损均可能导致大脑性共济失调。然而，与小脑性共济失调相比，大脑性共济失调的症状通常不那么显著，眼球震颤也较少见。

（1）额叶性共济失调：见于额叶实质或额桥小脑束病变，临床表现主要为对侧肢体共济失调，类似于小脑性共济失调，但常伴有锥体束征阳性，如巴宾斯基征阳性、肌张力增高、肌肉僵硬、腱反射亢进等。此外，还常伴有精神症状，如注意力不集中、情绪不稳，以及强握反射等额叶损害表现。

（2）顶叶性共济失调：特征是患者对侧肢体出现程度各异的共济失调表现，且在闭眼状态下，这种失调状况会显著加剧。与其他类型共济失调有所不同的是，该病伴随的深感觉障碍一般程度较轻，或者仅呈现为短暂发作的一过性现象。当两侧旁中央小叶受损时，可出现双下肢感觉性共济失调及二便障碍。

（3）颞叶性共济失调：由颞叶组织或颞桥束发生病理性损害所致。其临床表现相对轻微，多呈现为一过性平衡功能失调，可伴有颞叶相关的其他症状或体征，如同向性象限偏盲及失语等。

（4）枕叶性共济失调：由枕叶本身病变，或是枕桥束受损所引致。临床表现为患者对侧肢体出现程度相对较轻的共济失调。这种共济失调往往伴随着较为明显的深感觉障碍，在患者闭眼时，症状会进一步加剧。与此同时，患者还可能出现枕叶受损相关的症状与体征。其中，视觉障碍较为常见，如视野缺损、视物变形、幻视等。

3. 感觉性共济失调　是由脊髓后索的损伤所引起的，这种损伤导致深度感觉障碍，使得患者无法准确感知自己肢体的位置和运动方向，因此又称脊髓后索性共济失调。这类患者在视觉辅助下症状会有所缓解，而在失去视觉线索时，症状会加剧。由于运动反馈机制受损，患者在行走时动作笨拙，步幅控制不当，脚踩棉花感，常需要依赖视觉来辅助行走，常常低头看地面以确定步态及路面，

在光线不足的环境中行走变得困难。临床检查中，会发现患者的震动觉和关节位置感缺失，闭目直立征（龙贝格征）呈阳性。

4．前庭性共济失调 由于前庭损害引起机体丧失对自身在空间中的位置感知与定向能力而导致的共济失调。主要表现为平衡障碍，患者在站立或行走时易向患侧倾斜，在沿直线行走时更为明显，头部位置的改变可能加剧症状。尽管如此，患者的四肢协调运动通常不受影响。特征性表现为明显的眩晕、恶心和呕吐，以及眼球震颤。前庭功能测试结果异常。

5．不随意运动 不随意运动（involuntary movement）是指患者在意识清醒时（也可能在轻度意识障碍或浅昏迷时出现）骨骼肌产生的无法被主观意志控制的异常运动。这类运动往往自发产生，患者难以通过自身意愿进行启动、停止或调整；表现形式不定，一般在情绪激动时加重，睡眠时停止；其病变大多发生在锥体外系大脑皮质运动区脑干、小脑脊髓周围神经甚至肌肉病变时也可引起。临床常见的不随意运动表现包括以下类型。

（1）震颤：两组拮抗肌以交替、节律性的方式进行收缩，进而引发的一种不受主观意识控制的身体动作，包括以下三种类型。①静止性震颤：在身体处于静止状态时出现的节律性、不自主的抖动，而在执行有目的的动作时，这种抖动会减轻甚至消失，通常伴有肌肉张力的增加，常见于帕金森病等神经系统的疾病。这类震颤的频率一般在4～6Hz，且在睡眠状态下会停止出现。②动作性震颤：在肢体运动时出现的震颤动作，且当肢体越接近目标物体时，震颤越明显，多见于小脑相关疾病。这可能与小脑在运动协调中的调控功能受损有关。③老年性震颤：主要表现为姿势性震颤，即身体某部位在保持特定姿势时发生震颤，发病多呈两侧对称性，且不会影响肌肉张力。这种震颤在60岁以上的老年人群中较为多见，可能与年龄增长导致的神经系统退行性变化有关。

（2）舞蹈样运动：这是一种不受控制的、无明确目的的、快速的、不规律的、幅度较大的动作，动作形态类似于舞蹈。肢体、面部、躯干等部位都可能出现，常由基底节病变等引起，会对正常运动和姿势控制产生干扰。在亨廷顿病等遗传性疾病中，这种运动障碍较为常见。

（3）手足徐动症：主要表现为手足缓慢、不规则、扭转样的不自主运动。通常是由于脑的基底节部位病变导致，动作幅度大小不一，这种运动可能在情绪紧张等情况下加剧，会持续不间断地出现，影响肢体正常功能。

（4）抽搐：是指肌肉突然、快速、非自主的收缩，可导致身体局部（如面部肌肉抽搐）或全身（如癫痫大发作时的全身抽搐）的动作变化，可能是由神经系统疾病、电解质紊乱、高热等多种因素引起的短暂发作性现象。

（5）痉挛：指的是肌肉突然紧张、非自主地强直收缩，伴有强烈的肌肉紧绷感。痉挛可以是局部的（如小腿痉挛）或全身性的，通常由肌肉疲劳、寒冷刺激、神经系统病变等因素诱发，持续时间可长可短。

（6）肌阵挛：表现为肌肉或肌群突发、短暂、类似闪电的收缩，可以是一个或多个肌肉同时收缩，可能是生理性的，也可能是由于脑部病变、代谢紊乱等病理性因素导致，发作的频率和程度会因具体情况而有所不同。

（四）协调功能的分级

依据协调活动的评定评分标准及实际完成情况，可将协调功能分为5级。

Ⅰ级：正常完成。

Ⅱ级：轻度残损，能完成指定活动，但运动速度和技巧稍有欠缺。

Ⅲ级：中度残损，能完成指定活动，但动作表现缓慢、迟钝，且缺乏稳定性。

Ⅳ级：重度残损，仅有启动动作，不能完成。

Ⅴ级：没有启动动作，不能完成活动。

二、协调功能评定的目的、内容

协调评定是对肌肉或肌群协同完成某项作业或功能活动能力的评定。

（一）协调功能评定的目的

1. 明确是否存在协调功能障碍，并评估肌肉或肌群协同完成一种作业或功能活动的能力。
2. 帮助理解协调障碍的程度、具体类型及其根本原因。
3. 为康复计划的制订与实施提供坚实而有力的依据。
4. 对治疗效果实施精准而有效的评估。
5. 辅助研发新型的协调功能评估与训练设备。

（二）协调功能评定的内容

在进行协调功能的评估时，以下内容应重点检测。

1. 完成动作的时间是否正常。
2. 运动是准确、直接、交替进行。
3. 加快速度是否影响运动质量。
4. 进行活动时有无额外的不随意运动。
5. 睁眼与闭眼时运动的质量比较。
6. 患者是否很快感到疲劳。
7. 了解增加或减少不协调运动的体位或情况。

三、协调功能评定方法

（一）观察法

观察患者在维持各种体位和姿势及完成指定动作时有无异常、能否达到平滑、准确和有控制性。

1. 协调功能正常的表现　正常协调运动的人群应该具有以下特征：①运动方式可灵活多变。②具有良好的平衡保持能力。③即便身体特定部位被制动，其余部位仍能流畅且高效地完成既定动作任务。

2. 观察患者姿势改变及体位转移　观察患者在各种体位和姿势下的启动和停止动作是否准确、运动的平滑与顺畅程度，有无震颤。如要求患者从俯卧位翻身转变为仰卧位，或者从俯卧状态起身变为侧坐位，随后逐步过渡到四点跪位、双膝跪位、单膝跪位、站立位等。

3. 观察患者的日常生活活动　如穿衣、系扣、取物、进食等，并通过与健康人比较，判断患者

是否存在协调功能障碍。

微课：协调试验

（二）协调试验

协调功能评定时，采取先睁眼后闭眼分别测评的方式，常用的方法有平衡性与非平衡性协调试验两类。

1. 平衡性协调试验 旨在评估身体在直立状态下的姿势稳定性，以及静态与动态平衡成分。

（1）双足站立试验：此试验需观察受试者能否在不同状态下维持站立姿势，以及保持身体的平衡：①正常舒适位站立。②双足并拢站立。③一足在另一足前方站立。④站立位时，上肢交替地放在身旁、头上方或腰部。⑤在保护措施的辅助下，突然让受试者失去平衡感。⑥进行弯腰动作后再恢复到直立状态。⑦睁眼和闭眼站立。

（2）单足站立试验：让受试者单足站立，分别观察在睁眼和闭眼两种状态下的反应。

（3）躯体活动试验：受试者站立位，嘱其将上肢交替地放在身旁、头上方或腰部，观察是否能维持姿势和保持身体稳定。也可让受试者身体侧弯或弯腰，再返回直立位，进行观察。

（4）平衡维持试验：受试者站立位，在保护下，通过推、拉等方式出其不意地让受试者失去平衡，观察其姿势、平衡维持情况。

（5）步行试验：此试验需观察受试者在不同行走状态下的姿势、平衡维持情况：①直线走，一足跟在另一足尖之前。②侧方走和倒退走。③变换速度走。④突然停止后再走。⑤环形走和变换方向走。⑥足跟或足尖走。

（6）闭目难立征检查：即龙贝格（Romberg）征，正常站立位，两臂前伸，做睁眼和闭眼运动，阳性表现为评定对象睁眼时能保持平衡，而闭眼时却不能保持平衡，提示本体感觉缺失。

2. 非平衡性协调试验 非平衡性协调试验旨在评估身体在非直立位时静止与运动成分的表现。

（1）指鼻试验：患者需先将上肢最大限度地伸直，同时向外展开并做外旋动作，然后将示指尖精准触碰至鼻尖处。完成一次动作后，需变换手臂运动方向，以不同速度重复进行触碰鼻尖的动作。需分别在睁眼状态和闭眼状态下完成，并且对双侧上肢的功能表现进行对比。

当患者小脑半球存在损伤时，在同侧上肢测试中，会显著出现准确性变差的问题，在示指接近鼻尖时动作变缓，或出现意向性震颤，甚至超出目标（辨距不良）。而在感觉性共济失调的患者身上，会出现在睁眼时测试无障碍，但在闭眼时会遇到困难的情况。

（2）指-指试验：受试者将示指伸直，同时屈肘，使前臂处于弯曲状态。然后，在眼睛睁开的情况下，缓慢地伸直前臂，用自己的示指去触碰对面检查者伸出的示指。然后闭眼重复上述动作。需注意，要分别在睁眼和闭眼时进行试验。若试验结果总是手指偏向一侧，无法触碰检查者示指，则提示该侧小脑或迷路有病损。

（3）肢体放置试验：受试者需将双上肢向前抬起，使肩关节前屈90°，肘关节伸直，并保持这个姿势。在此过程中，要求受试者尽量维持上肢稳定，避免晃动或下落。亦可进行下肢的屈髋90°伸膝位的肢体放置试验。

（4）轮替试验：受试者将上臂自然下垂，双肘屈曲至 90°，此时双手自然张开。随后，双手做出不同方向的转动动作，一只手向上转动，另一只手向下转动，并且两只手交替进行这样的转动，形成连续且有节奏的动作。也可以在肩前屈90°、伸肘的位置上进行。

（5）还原试验：受试者与检查者相对而坐或站立，受试者先将双上肢前屈至90°，这是起始位

置。随后，根据检查者的指令进行两种不同的动作。一种是将上肢继续前屈至180°，然后再缓慢、准确地还原到 90°。另一种是将上肢放回身体一侧，即0°位置，然后再还原至90°。在整个过程中，要求受试者尽量保持动作的平稳、准确和流畅。

（6）示指对指试验：让受试者双肩外展90°，肘伸直，然后双手靠近，用一手示指触及另一手示指头。

（7）拇指对指试验：让受试者用其拇指头依次触及其他手指头，并逐步增加对指速度。

（8）握拳试验：受试者需将双手同时握拳，然后同时伸开，重复进行这一动作，形成有节奏的握拳、伸开循环；亦可一只手握拳的同时，另一只手伸开，然后交换。在进行过程中，速度可以根据受试者的情况逐渐增加，以更全面地观察手部的功能表现。

（9）跟－膝－胫试验：受试者仰卧位，先将其中一侧下肢抬起，用该侧足跟去触碰对侧膝盖，在准确触碰后，再让足跟沿着胫骨前缘缓慢下滑，过程中需保持动作的连贯性和稳定性，一般要求双侧下肢都要进行测试。小脑损害时，抬腿触膝时容易出现辨距不良和意向性震颤，足跟下滑时常摇晃不稳。感觉性共济失调时，患者足跟于闭目时难以触碰到膝盖。

（10）跟－膝试验、跟－趾试验：受试者仰卧位，抬起一侧下肢，足跟先后放在对侧下肢的膝部或脚趾上。

（11）旋转试验：受试者上肢在身体一侧屈肘90°，前臂快速反复地作旋前、旋后动作。

（12）拍地试验：足跟触地，抬起足尖，做拍地动作，可以双足同时或分别进行。

（13）拍手试验：受试者屈肘，前旋前，用手拍膝。可以双手同时或分别进行。

（14）趾－指试验：受试者仰卧位，抬起下肢，趾触及评定者手指，检查者可以通过改变手指的位置来评定患者对方向、距离改变的应变能力。

（15）画圈试验：受试者抬起上肢或下肢，在空中画出想象中的圆。

3．评分标准

（1）1分：不能完成活动。

（2）2分：重度障碍。仅能完成发起运动，不能完成整个运动。运动无节律性，明显地不稳定或摆动，可见无关的运动。

（3）3分：中度障碍。能完成指定的活动，但动作速度慢、笨拙、不稳定。在增加运动速度时，完成活动的节律性更差。

（4）4分：轻度障碍。能完成指定的活动，但完成的速度和熟练程度稍差。

四、协调功能评定的注意事项

1．评定时患者必须意识清晰。

2．评定前要向患者说明检查的目的和检查方法，以充分取得患者的合作。

3．评定时应注意双侧对比，注意协调障碍是一侧性的还是双侧性的。

4．评定时应注意被检肢体的肌力情况，当肌力不足4级时，该项评定无意义。

5．评定时应注意障碍最明显的部位（头、躯干、上肢、下肢），以及在睁眼、闭眼条件下障碍的差别。

▶**知识拓展**

智能技术在运动协调与康复中的应用

在运动医学领域，智能技术能够深入探究不同运动项目和动作的运动协调特征，这对于揭示运动员执行特定动作时的神经-肌肉-关节协调控制机制至关重要。这种机制的理解不仅能够优化运动训练计划，提升运动表现，还能为运动损伤的预防和康复提供科学依据。此外，通过深入探究外显性关节协调与内在性神经肌肉控制之间的关系，可以全面理解运动控制的复杂性，指导运动训练、损伤预防和康复治疗。

在康复医学领域中，智能技术可以依据疾病类型、损伤部位、病情严重程度，以及神经控制异常表现，结合肌肉协同提取技术与肢体协调量化分析手段，对患者的动作予以精准的诊断与详尽的评估。这种个性化的评估手段，有利于制订极具针对性的康复治疗计划，进而提升治疗成效。

结合计算机视觉、人工智能、机器学习及康复医学等前沿技术，智能系统能够深入分析和理解人体动作、姿态和行为，不仅能提高康复治疗方案的精准度，还实现了个性化治疗，从而显著提升了康复效果。

—• 考试知识点总结 •—

—• 本章小结 •—

—• 协和云课堂…… 拓展练习及参考答案 •—

（江 毅）

第十一章 步态分析

教学课件

学习目标

素质目标

（1）具备严谨认真、一丝不苟、实事求是的工作态度。

（2）具备科学规范操作流程意识。

（3）具备安全操作意识。

知识目标

（1）掌握：步行周期；步态分析技术的常用方法。

（2）熟悉：正常步态相关参数；常见异常步态的特点。

（3）了解：正常步态的运动学和动力学变化；步态异常的影响因素。

能力目标

（1）能与患者进行有效沟通。

（2）能选择合适的方法对患者进行步态分析。

（3）能规范、准确记录检查结果。

（4）具有分析问题、解决问题能力和团队协作能力。

案例导入

【案例】

患者，男性，45岁。因车祸致右侧胫腓骨上段骨折，合并腓总神经损伤3个月，患者曾在医院行骨折内固定术，骨折愈合良好。患者生命体征平稳，意识与认知正常。经过一段时间康复治疗后，下肢功能较以前有所改善。主要表现为右足下垂及踝关节控制不能，医生建议患者配置矫形器。患者平时喜欢运动，希望辅具使用时轻便、省力，能进行高强度运动，尽快回归社会。

【问题】

1．患者目前的主要问题是什么？

2．请你根据患者的情况，设计步态评定方案。

· 核心知识拆解 ·

步态分析（gait analysis，GA）是利用力学原理，通过人体解剖学与运动生理学的结合，评估个体在行走或跑步过程中的运动模式，目的是进行对比与分析其行为特征。步态是人在步行或跑步时所展现的身体运动模式。在临床实践中，对于因神经或骨骼肌肉系统问题导致行动障碍的患者，步态分析有助于判断步态是否异常及其具体性质与程度，不仅为识别步态问题的原因提供支持，还有助于矫正不正常的步态，并为个性化的康复治疗方案制订提供依据。此外，步态分析还用于评估步态矫正效果。

第一节　正常步态

在进行步态分析之前，应了解正常步态及其相关知识，只有这样才有可能对正常和异常步态模式进行比较和分析。自然步态是指健康人在无须外力干扰的情况下，按照自我感觉最为舒适和自然的方式行走时展现的步态。自然步态通常具备三个主要特点：①步长、步宽和步频的协调性良好。②行走时上身姿势保持稳定。③能量利用效率达到最优水平。

自然步态的生物力学特点包括以下几个方面。第一，具有足够的肌肉力量或机械能来维持肢体的前进动力。第二，在足部接触地面时，能够有效吸收冲击力，并控制身体的前行轨迹，从而减少撞击。第三，支撑阶段要求肌肉力量合理分配，且髋、膝、踝的角度协调，同时支撑面需要充分接触地面。第四，摆动阶段要求下肢能够产生足够的推动力，确保良好的地面通过性和合理的足部接地姿势。

正常步态的形成包括三个主要阶段：体重支持、单腿支撑和摆动腿的推进，同时依赖中枢神经系统的指挥，通过骨盆、髋关节、膝关节、踝关节及足趾之间的协调合作实现，且躯干必须保持在支撑面之上。步态的核心特征包括稳定性、周期性、协调性及方向性。然而，步态并非与生俱来，而是在个体的成长过程中通过学习获得的，因此每个人的步态都有独特性。这些特征在不同个体之间的表现也因人而异，主要受个体差异的影响。病理状态时，自然步态的这些特征通常会发生显著的变化。

一、正常步态的基本构成

步态分析涉及多个参数，如步长、步幅、步宽、足偏角步频、步速、步行周期及步行时相。其中，步长、步频和步速是分析中最为关键的指标，它们构成了对行走生物力学分析的基础。在进行步态分析时，检查者必须对这些基本要素有充分的了解和掌握。

1. 步长　又称单步长，指的是一只脚的足跟（或足尖）着地时，到对侧足跟（或足尖）接触地面时的直线距离，通常以厘米（cm）为单位。在健康人的平地行走中，步长一般在50～80cm。步长直接反映了步伐的大小，并与个体的腿长等因素密切相关。

2. 步幅 又称复步长或跨步长，是指行走时，同一侧的足跟从一次接触地面到下一次接触地面之间的直线距离，常以厘米（cm）为单位。通常，步幅约为步长的两倍。

3. 步宽 指行走时，两脚之间的水平距离，通常从每只足跟的中点起始进行测量。该距离通常以厘米（cm）为单位，健康人的步宽大约为8cm，范围在±3.5cm。

4. 足偏角 指在步态过程中，人体前进方向与足部长轴之间的夹角。该角度通常用度（°）表示，健康人的足偏角大约为6.75°。

5. 步频 行走中每分钟迈出的步数称为步频，又称步调，通常以steps/min为单位，体现了行走的速率与节奏感。健康人通常步频是95～125 steps/min，东方男性的步频为112.2±8.9 steps/min，女性平均为123.4±8.0 steps/min。双人并肩行走时，一般是短腿者步频大于长腿者。

6. 步速 指行走过程中，单位时间内沿前进方向的移动距离，亦可称为行走速度，是评估步态效率的重要指标，通常以米/分钟（m/min）为单位。对于健康人而言，正常的步速通常在65～95m/min。

7. 步行周期 指从一侧足跟接触地面开始，直到该足跟再次接触地面的完整过程。其时间单位通常为秒（s）。成人的步行周期通常持续1.00～1.32秒。

步行周期（gait cycle）是行走步态的基本功能单元，承担着支撑相的承重（包括双腿支撑和单腿支撑）和摆动相下肢的向前挪动的功能。正常的步行周期及各时相发生过程如下。

（1）支撑相：支撑相指的是步行周期中，脚与地面接触的阶段。这个阶段可细分为单支撑相和双支撑相。

1）单支撑相：是指在行走时，某一侧的下肢从足跟接触地面到同侧足尖离开地面的过程。该阶段的时间通常以秒（s）为单位，约占整个步行周期的40%。

2）双支撑相：双支撑相是步行周期中的一个关键阶段，指的是在一个完整的步行周期内，一只脚从足跟抬起直到足尖离地时，另一只脚则开始接触地面并完成足底着地的过程，从而形成双脚同时接触地面的阶段。通常，双支撑相约占步行周期的20%。这一阶段的持续时间与行走速度成反比，步速增加时，双支撑相的时长会相应缩短。在步态转变为跑步时，双支撑相完全消失，其持续时间降为零。因此，双支撑相的消失通常意味着步态从走步转变为跑步，这一变化在竞走比赛中被用作判定犯规的标准。

（2）摆动相：是步行周期中，当双腿一侧完全离开地面的阶段。该阶段从一侧足尖离地开始，持续到同侧足跟重新接触地面。通常，这一阶段的持续时间以秒（s）为单位进行测量，约占整个步行周期的40%。

8. 步行时相 步行的周期可以分为不同的阶段，每个阶段对应不同的时间段，称为步态时相。步行周期通常划分为支撑相和摆动相两大阶段。步态的各个时相比例常以百分比表示，或者以秒（s）为单位进行计量。

二、正常步态的运动学变化

（一）身体主要部位及关节的活动

在行走过程中，人体各部位会保持在正常活动范围内进行运动，以最大限度地减少能量消耗，

并通过这种方式尽量减少身体重心的位移。支撑相、摆动相下肢各关节的变化见表11-1、表11-2。

表11-1 支撑相下肢各关节的变化

部位	首次着地	承重反应	支撑中期	支撑末期	摆动前期
骨盆	旋前5°	旋前5°	中立位	旋后5°	旋后5°
髋关节	屈30°	屈30°	屈30° ~ 0°	0° ~过伸10°	过伸10° ~ 0°
膝关节	0°	0° ~屈15°	屈15° ~ 5°	屈5°	屈5° ~ 35°
踝关节	0°	0° ~跖屈15°	跖屈15° ~背屈10°	背屈10° ~ 0°	0° ~跖屈20°

表11-2 摆动相下肢各关节的变化

部位	摆动初期	摆动中期	摆动末期
骨盆	旋后5°	中立位	旋前5°
髋关节	0° ~屈20°	屈20° ~ 30°	屈30°
膝关节	屈35° ~ 60°	屈60° ~ 30°	屈30° ~ 0°
踝关节	跖屈20° ~跖屈10°	跖屈10° ~ 0°	0°

1. 骨盆 骨盆的运动反映了重心的变化。在成人正常站立姿势下，重心位于骨盆的中心线。男性的重心通常位于身高的约55%，而女性的重心则大致在50%位置。从下方观察，步行周期中，重心的上下波动呈正弦曲线。在一个完整的步行周期内，这种波动发生两次，振幅约为4.5cm。重心的最高点通常出现在支撑相的中期，而最低点则发生在首次足跟接触地面时。骨盆的侧向位移同样呈正弦曲线，左右各发生一次，振幅大约为3cm。骨盆的最大偏移发生在单支撑相中期，在双支撑相时，重心位于两足之间的中点。

在水平面上，骨盆围绕垂直轴旋转的角度单侧约为5°，双侧合计约为10°。这种旋转有助于减少骨盆上下位移的幅度。足跟着地后，骨盆的内旋达到最大，而外旋则主要出现在摆动初期。在矢状面上，骨盆沿冠状轴的倾斜角度大约为5°。在双足支撑阶段，骨盆几乎保持水平状态；而在支撑相的中期，骨盆的倾斜角度达到最大，这有助于减少重心的垂直位移。在一个完整的步行周期中，骨盆会左右倾斜各一次。

2. 髋关节 在正常步态中，髋关节展示的屈伸运动总范围为50°。在这个范围内，最大的屈曲角度是30°，通常在摆动相的中期达到；最大的伸展角度是20°，这一角度在足跟离地时实现。在内收与外展运动中，髋关节的最大外展角度约为6°，发生在足跟离地时；而最大内收角度为4°，在足底接触地面时，整体的运动范围大约为10°，并且变化趋势接近直线。在内外旋运动方面，髋关节的外旋角度约为4°，发生在从足趾离地至足跟着地的摆动阶段；内旋角度同样为4°，出现在从足跟着地到足跟离地的摆动阶段。整体的旋转范围为8°。这一旋转过程呈曲轴状变化，且在支撑相与摆动

相的过渡阶段，髋关节的运动模式会发生明显的变化。

3. 膝关节 在正常步态中，膝关节的屈伸运动范围大致为60°，其中最大屈曲角度约为60°，发生在摆动相的中期；而最大伸展角度为0°，即足跟接触地面时。膝关节的屈伸运动包括两个不同的动作，一次是轻微的屈伸，另一次则是较大范围的屈伸，这种现象被称为双重膝作用。在支撑相阶段，足跟着地和离地时，膝关节几乎完全伸展；而在支撑相中期，膝关节呈现大约15°的屈伸动作。

膝关节不仅负责屈伸运动，而且还参与旋转运动。在步态过程中，当足跟离地时，膝关节的外旋达到最大值，约为4°；而在摆动相的中段，膝关节的内旋可达到最大12°，整体旋转范围为16°。旋转的顺序是从足跟着地时的内旋开始，经过足底接触时的内旋，直到足跟离地时的外旋。

4. 踝关节 在正常步态中，踝关节的跖屈和背屈的活动范围约为30°。其中，足跟离地时，最大背屈角度为10°，而最大跖屈角度也出现在足跟离地时，约为20°。在一个步行周期内，踝关节会经历两次跖屈和两次背屈，尤其在支撑相的驱动阶段，跖屈迅速转换为背屈。除了屈伸运动，踝关节还涉及旋转、内外翻等运动。踝关节的外旋角度大约为8°，内旋约为2°，旋转总范围为10°；外翻角度约为3°，内翻角度约为12°，总体范围为15°。

5. 上肢 在正常步态中，双上肢会交替进行前后摆动，以保持身体的平衡。上肢摆动的方向与同侧下肢的摆动方向及骨盆的旋转方向相反。如当左下肢和左侧骨盆向前摆动并旋转时，左上肢会向后摆动，而右上肢则向前摆动。此时，上肢的关节运动主要发生在肩关节，足跟着地时为最大伸展，约为21.1°，足跟离地时为最大屈曲，约为17.4°，共约40°范围。肘关节屈伸是在双足同时支撑时改变运动方向，最大屈曲约为38.9°，最大伸展约为−0.4°，共约40°范围。

6. 头颈部 头部的上下移动与重心的垂直位移几乎同步，振幅为5～6cm；而头部的左右移动则与重心的横向位移相对应，振幅同样为5～6cm。在头上下、前后移动的同时，颈部也做着相应的移位。

（二）参与的主要肌肉活动

步行过程中，下肢和躯干的肌肉提供了主要的动力支持。在每个步行周期内，肌肉的作用涉及多个方面，包括保持平衡、吸收地面冲击、调节加速与减速及驱动四肢运动。

1. 竖脊肌 该肌肉位于脊柱的两侧，在步行周期的支撑相初期与末期达到最大活跃度。竖脊肌的收缩有助于在行走过程中保持躯干的直立性与稳定性。

2. 臀大肌 起源于髂骨外侧、骶骨背面及骶结节韧带，附着在股骨臀肌粗隆和髂胫束上。臀大肌作为髋关节的伸肌，其收缩从摆动相的末端开始，并在支撑相中期，也就是足底完全接触地面时，达到最强收缩。在摆动相后期，臀大肌收缩的主要作用是减缓大腿的前摆，当步行周期进行到85%时，大腿的运动方向开始转向后方，为下一个步行周期的开始做好准备。进入支撑相后，臀大肌则负责稳定骨盆、控制躯干的前倾，且有助于维持髋关节的伸展状态。

3. 髂腰肌 起始于T_{12}及$L_{1\sim5}$的椎体和横突，而髂肌则从髂窝起源，呈扇形排列，位于腰大肌的外侧。两者肌肉逐渐融合，经过腹股沟韧带的深面，最终附着于股骨的小转子。

髂腰肌是主要负责髋关节屈曲的肌肉。在步行周期中，从足跟离地到足趾离地的过程中，髋关节的伸展角度通常会达到10°～15°。为了对抗这种伸展，髂腰肌从支撑相中期开始，通过离心性收缩，直到足趾离地前，促使髋关节从伸展转为屈曲。到了摆动相初期，髂腰肌再次收缩，帮助髋关

节屈曲，从而确保下肢能够顺利摆动向前。

4. 股四头肌 是人体最大的肌肉，位于大腿前部，主要功能是膝关节的伸展，还参与髋关节的屈曲动作。该肌肉由四个部分组成：股直肌、股中肌、股外侧肌和股内侧肌。

股四头肌的收缩始于摆动相末期，并在支撑相的负重阶段达到最大。作为膝关节的主要伸肌，它通过离心性收缩控制膝关节的屈曲范围，避免支撑相中期膝关节过度屈曲，从而减少因膝部过度弯曲引起的跌倒风险。

在步行周期中，股四头肌的第二次收缩始于足跟离地后，并在足趾离地时达到最大强度。此时，股四头肌发挥双重作用。首先，作为髋关节屈肌，股四头肌帮助抬起下肢，推动其进入摆动相。其次，作为膝关节伸肌，股四头肌通过离心性收缩限制小腿在摆动相初期和中期的后摆动作，从而确保下肢能够顺利向前摆动。

5. 缝匠肌 起源于骨盆的髂前上棘，止于胫骨内侧髁的内侧，接近胫骨粗隆。作为人体最长的肌肉之一，它参与髋关节屈曲与膝关节屈曲，并能够使已经屈曲的膝关节进行内旋。在步行周期的支撑相末期和摆动相初期，缝匠肌主要负责屈膝和屈髋，而在摆动相末期及支撑相初期，则主要作用于膝关节的内旋。

6. 腘绳肌 是由三块肌肉组成：股二头肌、半腱肌和半膜肌。这些肌肉的起始位置分别在坐骨结节或股骨相应部位，最终附着在腓骨头、胫骨上端内侧及胫骨内侧髁后方。它们在运动中共同作用，主要参与髋关节伸展及膝关节屈曲。

腘绳肌的活动从摆动相的末期开始，直到足跟着地时达到最大收缩，持续影响支撑相的动作。具体来说，在摆动相结束时，腘绳肌通过离心性收缩来减缓小腿前摆，起到屈膝的作用，这一过程与臀大肌的收缩协调，后者帮助控制大腿的前摆动作，以便为足跟接触地面做准备。当足跟接触地面时，腘绳肌转变为伸髋肌，协同臀大肌完成髋关节的伸展动作，并通过稳定骨盆，防止躯干出现前倾。

7. 胫前肌 该肌肉起始于胫骨外侧面，向下延伸，最终附着于内侧楔骨内侧和第一跖骨底部。其主要作用是使踝关节发生背屈，同时引起足部的内翻。

当足跟接触地面时，胫前肌通过离心收缩控制踝关节的跖屈角度，避免足前部发生撞击。足趾离地后，胫前肌再次收缩，进一步调整跖屈角度，确保足趾平稳脱离地面，并为摆动相的开始提供支持。

8. 小腿三头肌 由腓肠肌和比目鱼肌组成，这两部分肌肉均起源于股骨内、外侧髁，并最终通过跟腱附着于跟结节。它们的主要作用是屈曲踝关节和膝关节。

在跑步、跳跃和行走时，腓肠肌主要负责提供推动力；而比目鱼肌含有大量红肌纤维，具有较强的耐力，主要在站立时帮助小腿和足部保持稳定。在支撑相阶段，比目鱼肌对踝关节和膝关节进行稳定控制，有效防止躯干发生过度前倾。

三、正常步态的动力学变化

正常步态的动力学是描述运动或分析使关节和肢体运动的力。尽管可以通过运动学原理分析下肢在行走过程中的力的变化，但客观和定量的信息只能通过仪器的测量和分析获得。

（一）步行中的动力学改变

在步行过程中，地面的反作用力和力矩会对人体产生影响。地面反应力可被细分为垂直分力、前后分力和侧向分力，同时还包含扭矩。

1. 垂直分力 垂直分力反映了支撑下肢在步行过程中承受的负荷和离地能力。其变化规律在完整的步行周期内表现为“双峰一谷”的模式。步行周期开始时，足跟接触地面所产生的冲量使垂直力迅速增大。进入支撑相中期时，单足支撑的力量会迅速增加，达到体重的110% ～ 125%。这一初始峰值通常出现在步行周期的约12%，恰逢对侧足离地并迅速将体重转移至支撑足，重心上升并伴随向上的加速度，从而形成第一个高峰。随着步速加快，冲量增强，峰值也随之升高。当身体向前移动时，膝关节伸展，重心达到最高点，支撑腿承受整个身体的重量。在这一阶段，地面反应力与体重平衡，且加速度为零。接着，重心开始下沉，并伴随加速度增加，导致地面反应力逐渐减小，达到最低值，此时地面反应力约为体重的75%。这一最低点出现在步行周期的约30%，接近足跟离地的时刻。尽管重心继续下降，但由于向下的加速度消失，垂直分力开始回升。随着身体继续前移，支撑腿的足跟离地并由前足蹬地，重心再次升高，并伴随向上的加速度，产生第二个高峰。蹬地的力度越大，峰值也越高，这一峰值通常出现在步行周期的50%左右，即对侧足跟接触地面之前。最终，垂直分力迅速下降，足趾离地时，垂直分力降至零，发生在步行周期的约62%。

2. 前后分力 前后分力描述了在行走过程中，支撑腿的驱动与制动作用。初始，足跟接触地面时，地面摩擦力对足部的前进产生制约，形成一个向后的分力。然而，随着对侧腿的足跟离地并进行蹬地动作，身体开始向前移动，原本的向后分力迅速转变为向前分力。尽管支撑腿在此时保持相对静止，但由于身体重心开始从支撑腿的后方向前移动，支撑腿所受的摩擦力方向发生了变化，进而产生了向前的剪切力。

这个向前的剪切力的峰值出现在步行周期的大约12%处，与垂直分力的第一峰值位置相近，即对侧足的足趾离地时。随着体重转移到支撑腿上并继续前移，该向前的分力逐渐减少，直到支撑腿的足跟离地瞬间（约为步行周期的34%），此时垂直分力为零。

随后，支撑腿开始蹬地，从被动腿转变为主动腿，产生向后的摩擦力，从而形成向后的分力。当支撑腿蹬地到出现垂直分力的第二高峰值时（约为步行周期的50%），其向后的分力也达到最大值。然后，这个向后的分力逐渐减少，直到足趾离地时变为零。

3. 侧向分力 反映侧方负重能力与稳定性。当足跟外侧着地时，足部的外翻动作会引发一个向内的摩擦力，能够有效帮助维持步态的稳定，防止身体在行走过程中出现过度的侧向偏移。这个向内的分力对负重能力和稳定性有重要影响。在步行周期约7%的阶段，足部完全接触地面后，另一条腿开始用力蹬地，推动身体向前并带动外侧的运动。虽然支撑腿此时几乎保持静止状态，但由于身体重心的前移和外移，支撑腿会承受来自地面的向前与向外的摩擦力，形成一个相应的侧向分力。直到支撑腿离开地面时，这一向前和向外的分力才会停止作用。这些侧向分力的变化对维持行走过程中的稳定性和平衡至关重要，同时也反映了人体如何通过调整脚部位置和肌肉活动来适应不同的行走条件和需求。

4. 扭矩 在一个步行周期中，扭矩的变化是显而易见的。当足跟外侧着地后，足部会立刻发生外翻，同时胫骨内旋，这一动作在步行周期的大约7%处达到峰值（前足着地）。这种扭转有助于身体在行走过程中保持稳定。随着身体的前移，重心逐渐超过支撑腿，胫骨开始外旋以保持身体能

够直线前进。这一外旋动作持续到步行周期的大约34%时（足跟离地）。在这个过程中，胫骨的旋转帮助调节身体的平衡和推进力。

（二）正常行走状态的动力学区别

在静止站立的状态下，地面反应力（F）与体重（G）相等。然而，在行走过程中，人的重心会随着步伐的进行而不断上下波动。双支撑相时，重心位于最低点，即以双腿为边、步长为底的等腰三角形的高度。在摆动相的中期，重心处于最高点，这一高度不仅取决于腿长，还需加上一个常量。根据牛顿第二定律，力等于质量与加速度的乘积（$F=ma$），因此此时的地面反应力，将是体重与重心上下运动产生的加速度相乘后的结果，可能是体重的增加或减少。

如在行走过程中，地面反应力的最大值通常在体重的110%～125%，因此可以表示为$F=1.10\sim1.25G$。产生这一加速度的关键在于后足的蹬地动作。行走速度越快，所需的加速度也越大，相应地，蹬地的力量也随之增强。中长跑时最大蹬地力约$4G$，短跑是$5G$，跳远是$6G$，跳高是$8G$。可见足部承受的重量远超体重本身。

四、步行中的能量消耗

（一）影响步行能量消耗的决定因素

步行是一种能量消耗最小的节律性和平滑移动，其高效性主要源于对身体重心变化的精细控制。在正常情况下，人体的重心通常位于第二骶椎前方的某一特定解剖位置。行走时，重心沿着正弦曲线轨迹发生上下与左右的摆动。需要强调的是，与克服水平位移相比，重心的垂直位移需要消耗更多的能量，且重心的上下波动幅度越大，所消耗的能量也会相应增加。

如果没有身体各部分的有机协调和配合，人在行走过程中重心转移的幅度将显著增加，甚至可能达到正常值的两倍，从而导致能量消耗大幅增加。因此，保持身体各部分的协调配合对实现高效步行至关重要。

步行过程中的能量消耗与多重因素有关。不仅与身体重心的转移幅度有关，患者的心情和温度、心肺功能、气候等因素均可能影响患者的步行能量消耗。

（二）估算步行的能量消耗

Burdett等人提出，使用生理能耗指数（Physiological Cost Index，PCI）作为衡量标准，可以估算能量消耗，公式如下。

生理能耗指数＝（步行时心率－静息时心率）÷步行速度（m/min）

PCI越大，意味着步行能耗越大。

测定PCI的方法如下。首先，确保测量环境安静无干扰。患者需坐位静息10分钟，记录基础心率。随后，患者沿着一个25m长的8字形路线行走10圈，每完成一圈后记录所用时间（单位：分钟）和每圈结束时的心率（单位：次/分钟）。完成10圈后，患者继续坐下休息，测量其心率，直到心率恢复到基础心率。如果心率无法恢复至基础水平，则记录10分钟时的心率，并取这两次测量中的最低值作为静息心率。每圈的行走速度可通过将圈长除以完成该圈的时间来计算。接着，计算10

圈的平均速度，以得出步行速度。随后，测得10圈结束时的平均心率，作为步行期间的心率指标。基于这些数据，可以计算出PCI。正常成人的PCI平均为0.35b/m，范围在0.20～0.55b/m；而青少年的PCI范围为0.15～0.65b/m。

▶**知识拓展**

增加步行能量消耗的方法

步行能量消耗的增加也可用于非步行能力障碍患者的使用。在日常生活中，通过增加步行能量消耗，能帮助身体燃烧更多的能量，从而有助于减少体内脂肪堆积，达到控制体重甚至减肥的效果，促进患者体重管理。通过增加步行能量消耗，可提高心肺的耐力和功能，降低罹患高血压、冠心病等疾病的风险。增加步行能量消耗常可通过增加速度和延长步行时间来完成，有助于增强肌肉力量，提高肌肉的耐力和爆发力，增加身体灵活性，帮助维持关节的稳定性，减少关节疾病的发生。在增加步行能量消耗的过程中，身体的代谢效率得到提升，这意味着身体在休息时也能消耗更多的热量，有助于维持身体的能量平衡，提高身体的整体代谢水平，使人更有活力。行走过程中，身体会分泌内啡肽等神经递质，达到缓解压力、焦虑和抑郁情绪，使人感到轻松和愉悦的目标，有助于提高心理健康水平。

生活中增加步行能量消耗的常用方法如下。

1. 增加步速 在身体状况允许的情况下，逐渐提高步行速度是增加步行能量消耗最直接的方法。可以尝试从悠闲的散步速度过渡到中速步行，再到快速步行，甚至可以尝试竞走。一般来说，速度越快，能量消耗就越大。

2. 提高坡度 利用有坡度的道路或在跑步机上设置坡度进行步行，使腿部肌肉需要克服更大的阻力，从而增加能量消耗。如在爬山或者在有一定坡度的公园道路上步行，都能达到这样的效果。

3. 延长时间 确保身体能够承受的前提下，适当延长步行的时间，也可以有效增加步行能量消耗。如从每天步行30分钟增加到60分钟甚至更长。

4. 提高负重 通过携带一定重量的物品来增加步行的能量消耗，如使用背包携带适量的重物，但一定要注意重量适中，避免对身体造成损伤。或者可以佩戴一些负重装备，如绑在脚踝或手腕上的负重沙袋等。

5. 步行方式多样化 可以尝试一些不同的步行方式，如倒走、侧身走、扭身走等，这些方式会用到一些平时正常步行较少利用的肌肉，从而增加能量消耗，同时还能锻炼到不同的肌肉群，增加锻炼的趣味性，使锻炼效果更加全面。

第二节 步态分析方法

针对患者的步态，可以通过定性分析、定量分析进行分别评估。

一、定性分析

步态的定性分析是通过康复医师或治疗师对患者行走过程的直接观察进行，结合所观察到的印象或通过特定评估项目逐项评价，最终得出步态分析结果。这种方法在临床上最为常用，简单、直观且易于实施。通过观察，治疗师可以初步判断患者的步态是否存在问题，并进一步制订个性化的治疗计划。虽然这种方法依赖于观察者的经验和主观判断，但在很多情况下仍然是一种有效的评估手段。

（一）评定内容

1. 了解病史 详细地了解病史是正确地进行步态分析的前提，也是获得与步态相关信息不可替代的手段。通过现病史的采集，可以了解与步态相关的症状，如行走时有无伴随疼痛、持续的时间，有助于识别可能影响步态的潜在问题；通过询问既往史，可以了解既往有无影响步态的疾病，如骨折、肌肉或神经疾病、肿瘤等，揭示了长期或短期对步态产生影响的因素。

2. 进行体格检查 要求既全面，又有侧重点。应系统检查身体状况，如心肺功能、脊柱是否有侧弯、头颈的活动度等，重点地检查与行走有关部位的关节活动度、肌力、肌张力、肢体长度和周径（围度）及身体的协调性和平衡能力等，对疑患有神经系统疾病者应评定其本体感觉，如关节位置觉。体格检查有助于分析步态异常的原因。常见导致步态异常的原因如下。

（1）神经系统疾病

1）中枢性神经疾病：如脑卒中、脑外伤、多发性硬化、帕金森病、代谢性疾病、脊髓损伤等。

2）周围性神经疾病：周围神经炎、周围神经损伤及代谢性疾病等。

（2）肌肉骨骼系统疾病

1）肌肉疾病：局部损伤引起的肌无力、遗传因素导致的肌营养不良等。

2）骨及关节疾病：下肢关节炎、骨关节损伤、脊柱侧弯、截肢等。

（3）老年步态：随着年龄的增长和身体多脏器功能的退化，老年人行走时呈现出特征性的步态。

3. 观察 要进行准确的观察，获得有效的数据，对观察的场地、内容和程序有如下要求。

（1）观察场地：光线要充足，面积至少为6m×8m，让患者尽可能地少穿衣物，尽量暴露患者的关节部位，衣物应贴合患者皮肤，以便能够清晰地观察患者步行时的变化和异常。

（2）观察内容：异常步态模式的评定应首先评定以下四个方面的内容。

1）能量消耗：主要是观察行走时重心的上下、左右移动幅度。较大的移动幅度通常意味着更高的能量消耗，这可能表明步行效率较低。

2）安全性：评定行走过程中出现跌倒的风险，特别是在摆动相中应付失代偿的能力。这涉及平衡和稳定性的维持，是确保患者安全的关键因素。

3）生物力学损伤：常见的问题包括髋关节屈曲挛缩、股四头肌无力、马蹄足内翻等。这些问题不仅影响步态的美观，还可能导致进一步的功能障碍和疼痛。

4）外观：

在详细观察患者行走时，需要关注多个方面的变化和细节。①头部：观察患者的头是否抬起，颈部是否居中。这些因素可以影响视线和平衡。②肩：检查患侧肩带是否下压，肩胛骨是否后缩或

微课：步态分析——目测法

前伸。肩部的异常可能导致上肢运动受限。③躯干：观察躯干是否存在痉挛，向患侧扭曲或向健侧倾斜。躯干的不正常姿势会影响整体的平衡和步态。④骨盆：注意患侧骨盆是否上提、后突、向前或向后旋转。骨盆的稳定性对下肢的运动至关重要。⑤下肢排列：检查髋、膝、踝关节的线性排列是否正常，这关系到下肢的运动效率和舒适度。⑥负重与重心转移：观察患侧下肢负重及重心转移的情况，这对于评估步态的稳定性和安全性非常重要。⑦肌肉张力：注意下肢伸肌、外展肌肌张力是否增高，以及屈髋、屈膝、踝背屈的程度。肌肉张力的异常会影响步态的自然流畅性。⑧双臂摆动：观察双臂摆动的幅度，这有助于判断上肢与下肢运动的协调性。⑨步长、步宽和对称性：测量步长、步宽，并评估其对称性和步速，以了解步态的效率和一致性。⑩膝关节控制能力：评估膝关节的控制能力，特别是在支撑相和摆动相的表现。⑪足的位置：观察足的内翻和外翻情况，这可能指示着下肢的力学问题。⑫整体运动的协调性与对称性是判断步态是否正常的关键因素，分析这两者的表现至关重要。⑬疼痛和疲劳：注意患者在行走过程中是否有疼痛或疲劳的表现，这些可能是潜在问题的指示。⑭鞋子：不要忽视患者所穿的鞋子，不合适的鞋子可能会加剧步态问题。⑮异常步态模式的评定还应考虑美观性。

（3）程序：让患者以其日常步态和速度在指定场地上来回走动数次。检查者应从不同角度，包括前后和侧面，多次观察，重点关注步态的支撑相和摆动相，并比较两侧的表现。

（4）辅助工具：由于肉眼很难同时观察身体的多个部位和关节的运动，录像带成为定性分析中最有效的工具之一。录像带的使用可以提供以下优势：多角度观察、慢速播放和暂停、重复观看、教学和培训、记录和比较、远程会诊、三维运动分析、客观性增强、患者自我感知、长期跟踪等。

使用录像带来辅助步态的定性分析不仅可以提高评估的准确性和效率，还能为临床决策提供更多的信息和支持。

（二）常用的方法

1. 四期分析法 步态分析通常将步行过程划分为四个阶段，分别是两个双支撑期、一个单支撑期及一个摆动期。正常情况下，步态左右应对称。双支撑期在步行周期中的占比大约为12%每次，总计约为24%；单支撑期（包括双支撑期）占60%～62%；而摆动期占比则在38%～40%。各阶段时间长度与步行速度密切相关。随着行走速度的提高，双支撑期的持续时间会逐渐缩短，甚至在跑步时完全消失。当患腿出现问题时，由于该侧的负重能力受限，身体会更多依赖健侧支撑，导致患侧支撑期时间缩短，而健侧支撑期时间相应延长。

2. RLA八分法 该方法起源于美国加州Rancho Los Amigos康复医院的步态分析实验室。通过结合传统步态分期和步态分析棍图技术，RLA八分法在视觉观察分析的基础上进行了系统扩展，提供了对步态更加详细的描述。

（1）特点：一个步行周期中有八个典型动作姿位点，即首次着地、承重反应、支撑中期、支撑末期、摆动前期、摆动初期、摆动中期、摆动末期（图11-1）。

1）首次着地：这一时刻标志着步行周期和站立周期的开始，足跟或其他足底部位首次与地面接触。此时，髋关节屈曲约30°，膝关节完全伸展，踝关节处于中立置；地面反应力位于髋的前面，为维持平衡和髋稳定，臀大肌和腘绳肌收缩，踝关节因受地面反应力的影响而增加伸肌运动，此时因为腘绳肌的拮抗而使踝关节呈现中立位。

2）承重反应：这一阶段始于足跟接触地面，逐步过渡至足底完全接触地面。此过程持续从一

侧足跟接触地面开始，直到另一侧下肢足底离地，称为双支撑期。此时地面反应力在髋关节前方，髋关节必须进行向心性收缩以克服屈髋；随着膝关节的地面反应力由前方转变为后方，产生了一个外在的屈膝力矩，诱发股四头肌进行离心性收缩，出现屈膝15°的情况；踝关节由于地面反应力在其后方，外在的屈力矩诱发踝背屈的离心性收缩，使踝关节呈现跖屈约15°。

3）支撑中期：这一阶段从对侧下肢离地开始，持续到躯干完全位于支撑腿的正上方，此时为单腿支撑期。髋关节逐渐由屈曲过渡到伸直，此时地面反应力通过髋关节消除伸髋肌的收缩；膝关节由屈曲逐渐伸展，其地面反应力由后方转移至前方，股四头肌由被动的离心性收缩变为主动的向心性收缩；踝关节的地面反应力在其前方，踝跖屈肌离心性收缩以对抗外在的踝背屈力矩。

4）支撑末期：这一阶段开始于支撑腿的足跟离地，持续到对侧下肢的足跟接触地面，此时为单腿支撑期。在此期间，躯干从中立位置转为前倾，髋关节所受的地面反应力位于其后方，促使髋部被动地伸展，约10°；同时，膝关节的地面反应力略微向后偏移，导致膝关节被动地屈曲；当足跟离地时，踝前方的地面反应力产生的踝背屈力矩诱发踝跖屈，此时踝跖屈肌肉的活动已从离心性收缩转为向心性收缩。

5）摆动前期：此阶段是指从对侧下肢足跟着地，到支撑脚完全离地的这一时段。它对应步行周期中的第二个双支撑期。此时为向前摆动下肢做准备，地面反应力在髋关节和膝关节后方，髂腰肌、臀中肌和股直肌（髋部）呈向心性收缩，股直肌在膝关节处呈离心性收缩；踝的地面反应力在其前方，使踝跖屈肌肉持续向心性收缩，成约20°。

6）摆动初期：该阶段从支撑脚离开地面开始，直到该腿膝关节达到最大屈曲位置为止。此期间的关键目的是确保足底能够完全脱离地面（足廓清），从而避免下肢在摆动过程中被地面绊倒。肢体向前摆动，此时地面反应力位于髋、膝后方，屈髋肌的持续向心性收缩使屈髋角度加大，腘绳肌收缩使膝关节屈曲约60°；踝的地面反应力位于其前方，踝背屈肌向心性收缩使踝背屈。

7）摆动中期：此阶段始于支撑腿膝关节从最大屈曲角度开始，直到小腿垂直于地面为止。保持足底与地面之间的距离，仍然是此时的主要目标。下肢因惯性力的推动得以继续向前摆动，使髋被动地屈曲，肢体的重力诱发膝关节被动地伸展，踝背屈肌的持续运动使踝关节保持于中立位。

8）摆动末期：这一阶段从小腿垂直于地面开始，直到该侧足跟再次接触地面为止。在此期间，小腿调整足部位置，为下一个步行周期做准备。从摆动转为支撑时，要求髋关节屈曲速度减缓、膝关节伸展，并且踝关节从跖屈状态过渡到中立位置。为实现这些动作，股四头肌进行强有力的离心

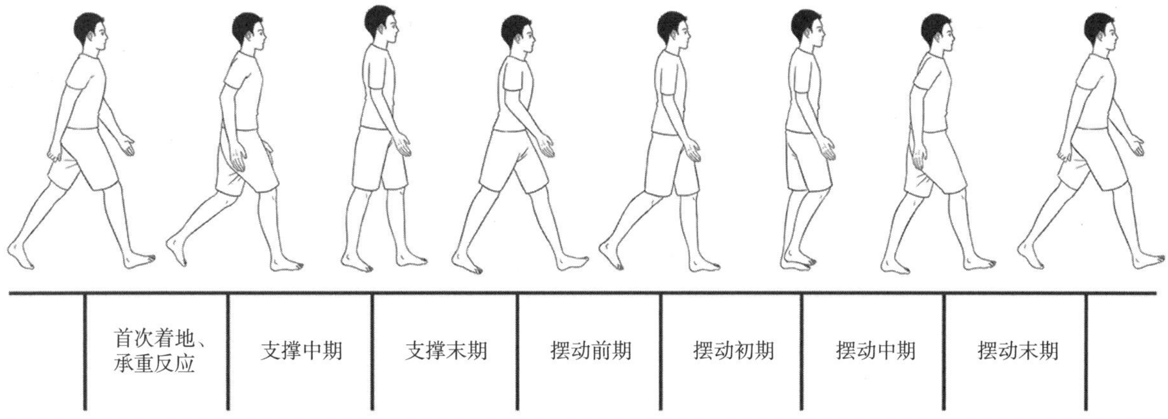

图11-1 RLA八分法

收缩以控制屈髋的速度并帮助膝关节伸展，踝背屈肌则收缩以确保踝关节处于中立位。

（2）RLA八分法与四期分析法的区别

1）观察内容：涵盖了47种常见的异常步态表现，这些表现包括但不限于足内翻、足外翻、膝过伸、髋屈曲不足等。该方法的全面性使其能够广泛应用于各种临床情况，帮助医生精确诊断步态异常。检查人员可以根据每个关节或部位在步行周期中的具体表现，结合提示表中的内容进行逐项分析。这种系统化的对照分析有助于确保评估的全面性和准确性，避免遗漏任何重要的细节。

2）观察顺序：应从远离身体的部位开始，依次向近端推进。首先从足部和踝关节开始，随后是膝关节、髋关节，再到骨盆及躯干。观察时，矢状面应首先被评估，接着从冠状面角度进一步分析患者的步态。在聚焦某一关节或身体部位时，应从首次接触地面的位置入手，依据步行周期的进展进行逐步观察。

（三）步行能力的评定

步行能力指的是个体执行步态活动的能力，这一能力是人体进行日常生活的基本功能之一。步行能力的发展和维持对个体的健康、生活和社会参与至关重要。步行能力是进行日常生活活动的基础，如购物、上学、工作等都需要步行能力的支持。步行能力也影响着个体的社会参与度。能够自由行走的人更容易与他人交流、参与社会活动，从而保持身心健康。步行能力的下降可能预示着某些健康问题的出现，如肌肉力量减弱、骨密度降低等。因此，关注步行能力也可以帮助个体及时发现并处理这些健康问题。

步行能力的评定是康复医学中的一个重要的评估过程，用于了解患者的行走能力，并制订相应的治疗方案。与步态分析相结合，可以更加全面地针对患者的步行能力进行科学有效的分析。

1. 步行能力分类 根据患者的步行是否具备相应的功能，将步行能力分为功能性步行、治疗性步行。

（1）功能性步行：根据个体的步行能力和活动范围，功能性步行通常分为社区功能性步行和家庭功能性步行两类。

1）特点与要求：具体如下。①安全：功能性步行要求个体在步行过程中不需要他人的帮助，且不容易跌倒。②姿势正确：步行姿势基本正常，站立时双手能游离做其他活动，不用步行框架等笨重的助行器。③心血管功能：心脏有足够的能力，表现为步行速度（m/min）/步行3分钟后的心率＞30%，即步行速度/步行3分钟后的心率×100%＞30%。④速度和耐力：有一定的速度和耐力，即能连续走5分钟，并走过575m左右。⑤注意力分配：步行时注意力不需要全部集中到步行上，以便进行其他活动。

2）社区功能性步行：主要表现为有能力在家庭周围地区采购、散步、上公园、到附近医疗机构就诊等，具体标准如下。①终日穿戴支具并能耐受。②能一口气走900m左右。③能上、下楼梯。④能独立地进行日常生活活动。

3）家庭功能性步行：除社区性步行的②外均能达到者，可列为家庭功能性步行。虽然速度和耐力可能达不到社区功能性步行的标准，但个体在家中能够胜任基本的步行活动，如从房间到厨房、从卧室到卫生间等。

（2）治疗性步行：是指患者在治疗师的指导下，借助辅助器具（如膝-踝-足矫形器、手杖等）进行短距离的步行训练。其主要目的是通过步行活动来促进患者的身体康复，提高步行能力，并带

来一系列积极的治疗效应。

治疗性步行是一种具有显著治疗价值的步行训练方式，适用于多种原因导致步行能力受限的患者。通过科学、合理的治疗性步行训练，可以促进患者的身体康复，提高步行能力，并带来一系列积极的治疗效应。具体措施如下。①心理支持：通过步行活动，患者可以感受到自己的身体在逐渐恢复，从而增强康复信心。②减少压疮：步行活动可以促进血液循环，减少长期卧床导致的压疮风险。③防止骨质疏松：适当的步行活动可以刺激骨骼生长，预防骨质疏松的发生。④改善血液循环：步行活动可以促进下肢的血液循环，减少深静脉血栓的形成风险。⑤减缓肌肉萎缩：步行活动可以加强患者的肌肉收缩，提高肌肉的兴奋性，减缓或防止肌肉萎缩。⑥促进二便排出：步行活动可以刺激肠道蠕动，促进二便的排出，预防便秘和尿潴留等问题。⑦提高独立性：患者尽早进行步行活动，可以减少对他人的依赖，拓展患者的活动范围。

2. 评定步行能力的方法

（1）Hoffer步行能力分级：该分级方法为客观评估，旨在通过分析患者的步态能力，判断其是否具备步行能力，并明确其行走形式（表11-3）。

表11-3 Hoffer步行能力分级

分级	评定标准
Ⅰ不能步行	完全不能步行
Ⅱ非功能性步行	在室内行走时，必须依赖膝-踝-足矫形器或手杖等辅助器具，这种情况被称为治疗性步行
Ⅲ家庭功能性步行	通过使用踝-足矫形器或手杖等辅助器具，患者能够在室内自由行走，但在室外则无法进行长时间步行
Ⅳ社区功能性步行	使用踝-足矫形器、手杖或独立行走时，患者能够在室外和社区内进行日常活动，如散步、公园游玩、就诊和购物等，但无法长时间持续行走。若需要长时间离开社区步行，则仍需依赖轮椅

Hoffer步行能力分级的依据主要包括以下几个方面。

1）辅助器具的使用：在评定过程中，会考虑患者是否需要使用辅助器具（如膝-踝-足矫形器、手杖、助行器等），以及使用这些辅助器具的能力。不同级别的步行能力对辅助器具的依赖程度有所不同。

2）步行的距离和耐力：评估患者在不同环境下能够行走的距离和时间。如家庭功能性步行的患者可能能够在家中轻松行走，但在室外无法持续行走。社区功能性步行的患者能够在社区内进行一些活动，但无法长时间维持步行。

3）步行的速度和效率：评估患者的步行速度和效率是步行能力评定中的关键因素之一。如某些非功能性步行的患者，尽管在治疗环境中可借助辅助器具进行步行，但其行走过程中通常表现出较低的速度、较短的行走距离及较高的能量消耗（步行效率低）。

4）步行的安全性和稳定性：评估患者在步行过程中的平衡与安全性。如某些患者虽然能够行走，但平衡能力差，步态不稳，且需要他人提供持续或间歇性的身体支持，以确保行走过程中的安全。

5）日常活动的完成情况：考虑患者在步行过程中是否能够完成日常活动，如散步、去公园、

购物、就诊等。如患有社区性步态障碍的患者能够在室外或社区范围内独立进行步行活动，但无法持续较长时间。

6）环境因素对步行的影响：不同的环境（如室内、室外、平坦地面、斜坡、楼梯等）对患者的步行能力有不同的影响。如有些患者可能在平坦地面上能独立行走，但在上下斜坡或楼梯时仍有困难。

综上所述，Hoffer步行能力分级的依据是综合考虑了患者在不同环境下使用辅助器具的能力、步行的距离和耐力、速度和效率、安全性和稳定性，以及日常活动的完成情况等多个方面。这种综合评估方法有助于更全面地了解患者的步行功能，为制订个性化的康复计划提供科学依据。

（2）Holden步行功能分级：又称Holden步行能力评定，是一种用于评估个体步行能力的等级体系。这种分级系统由Holden等人于1986年发表，具有简单、实用的特点，适用于不同疾病的患者。Holden步行功能分级主要分为6级，即0～5级（表11-4）。

表11-4 Holden步行功能分级

级别	表现
0级：无功能	患者无法独立行走，需依赖轮椅或至少两人的协助才能移动。在平行杠内、外行走时，必须由两人进行监护或提供帮助，以确保安全
1级：需大量持续性帮助	患者需要一人或双拐连续不断地搀扶或支撑才能行走或保持平衡。辅助者双手要持续地支撑患者身体重量，以维持身体平衡和协调
2级：需少量帮助	患者虽可行走，但存在平衡问题，存在安全隐患。为确保稳定性和安全性，必须有他人随时提供身体支持，或通过使用膝-踝-足矫形器（knee-ankle-foot orthosis，KAFO）、踝-足矫形器（ankle-foot orthosis，AFO）、单拐、手杖等辅助设备来协助维持平衡
3级：需监护或语言指导	患者具备行走能力，但动作不稳定或存在安全风险。为确保安全，需有人员在场进行监控或通过口头指导进行帮助，但无须直接接触患者身体
4级：平地上独立	患者在平地上能独立行走，但在上、下楼梯（使用扶手至少上、下7个台阶）、斜坡（长1.5m，坡度≥30°）或非平地上（指草地、沙砾、泥土、冰雪地）行走时仍有困难，需要他人帮助或监护
5级：完全独立	患者能在任何地方独立行走，包括平地、楼梯、斜坡和非平地等。步行功能完全恢复，无须任何辅助

Holden步行功能分级广泛应用于神经肌肉疾病、脊髓损伤、中风后康复等患者的步行能力评估。在评定过程中，检查者会观察患者在不同情境下的步行表现，并根据上述分级标准进行评估。评定时可能会考虑患者的步行速度、步行距离、稳定性、是否需要辅助器具等因素。同时，检查者还会结合患者的整体状态和康复需求，给出个性化的康复建议和治疗方案。

（3）Nelson步行功能评定：是一种半定量性质的评定方法，该方法结合了静态负重能力、动态重量转移和基本的步行效率三个关键方面，从而能够全面反映患者的步行功能状态。适用于轻度至中度步行功能障碍的患者。评定内容如下。

1）静态负重能力：为安全起见，一般在平行杠内进行，评估患者在平行杠内能否能正常站立，并维持稳定的时间（通常为30秒）。观察患者在站立过程中是否需要借助辅助设备，以及使用辅助

设备的方式和稳定性。

2）动态重量转移：检查者先在平行杠内示范，如迅速走8步，完成4个完整的双侧往返的体重转移，然后让患者尽可能快地照着做，用秒表测第一次提足到第八次提足的时间。为证明提足充分，提足时事先放于足下的纸应能自由地抽出。一般不能扶杠，如扶了要在记录中注明。

3）基本步行效率：先让患者在平行杠内尽快地行走6m，记录时间和步数。来回各一次，取平均值，如有必要，可扶杠，但要注明。然后让患者在杠外用或不用手杖走6m。来回各一次，记录两次的总时间取平均值，步数也是这样。

表11-5　Nelson步行功能评定

评定方面	具体内容	评估标准	示例描述
静态负重能力	双足站立	先观察在平行杠内能否正常地站立，再看能否维持30秒（这是步行稳定所必需的时间），如有必要，可让患者扶杠，但扶杠只能用来保持稳定而不能用来负重，而且扶杠要在记录中注明	在平行杠内能否正常站立并维持30秒
	健足站立	单足站立的时间，因为步行需要至少能站6秒，时间更长对步行不一定必要，但表明下肢有等长收缩的耐力	—
	患足站立	与健足站立一样记录单足站立的时间	—
动态重量转移	步行转移	重心转移流畅性	能否在步行时流畅转移重心
	上下楼梯	步伐稳定性	上楼梯时步伐是否稳定
基本步行效率	步速	每分钟步数	正常步速下每分钟行走的步数
	步长	每步平均长度	行走时每步的平均长度
	步行耐力	连续步行时间	能连续步行的时间长度

（4）功能独立性测量：功能独立性测量（functional independence measurement，FIM）综合考虑患者行走能力、依赖辅助工具的程度及对外部帮助的需求，结合步行距离和所需支持量两个维度，通过7分制对功能独立性进行量化评估。

7分：表明患者完全独立行走，无须任何辅助器具或设备，并能在安全的情况下，在合理时间内完成50m以上的步行。

6分：表示患者在一定条件下能够独立行走50m，但需依赖辅助设备，如下肢矫形器、假肢、特制鞋、手杖或步行器等。在行走时，所需时间超过正常步行时间，同时必须考虑安全因素。若不能步行，应能独立操作手动或电动轮椅前进50m，能转弯，能驱动轮椅到餐桌、床边或厕所；可上行30°的斜坡，能在地毯上操作轮椅，能通过门槛。

5分：患者可步行50m，但需要在他人的帮助下进行监护、指导或准备工作，才能确保安全行走。患者不能独立步行50m，但在没有他人帮助的情况下，不管是否使用辅助器具，均能步行17m到达室内生活功能区。

4分：患者能够独立行走至少37.5m，仅在步行时需要他人偶尔提供少量帮助或轻微接触。

3分：患者在步行时需他人适度地辅助其身体抬升，并能够至少独立行走25～39m的距离。

2分：患者可以自行行走12.5～24.5m，但在此过程中仍需一名人员提供全程协助。

1分：患者在步行时完全依赖他人协助，必须有两名人员提供帮助才能完成不足12.5m的行走。

（5）步行能力恢复的预测

1）偏瘫患者：一般用美国加州Rancho Los Amigos康复医院的直立控制试验（Upright Control Test，UCT）来评定。直立控制试验的核心目的是评估偏瘫患者在康复治疗后的步行能力恢复进展。通过该试验，医生可以了解患者在伸髋、屈髋和伸踝等方面的能力，预测患者将来行走能力的恢复情况，制订更加个性化的康复计划，提高患者的步行能力和生活质量。若屈髋、伸髋、伸踝动作均达不到强级（表11-6），则将来难以有良好的步行能力。

表11-6　偏瘫患者步行能力预测

动作	操作方法	判断标准	结果描述
屈髋	助手站在患者健侧，在股骨大转子处扶住患者。检查者让患者站直，尽可能快地将患膝屈向胸部，越快越好	屈髋大于60°，且10秒内能完成3次屈髋	强
		屈髋在30°～60°，10秒内能完成3次	中
		屈髋在30°以下，10秒内能完成3次	弱
伸髋	助手蹲在患者的患腿后方，一手握住患股骨前方，另一手握住患胫骨前方，使患膝保持在中立位，并稳定踝关节。检查者站在患者患侧，用手扶住患者上肢或手，先让患者用双腿站直，然后提起健腿，仅用患腿站立	能使躯干在髋上伸直或使躯干在髋的最大伸展范围上伸直	强
		不能完全伸直，但能控制躯干不再前倾，或躯干虽前后摆动，但不倾倒，或在髋上过伸躯干	中
		躯干在髋上发生不受控制地屈曲或不能维持站立	弱
伸踝	助手站在患者健侧，支持躯干伸直。检查者蹲在患腿后方，保持患膝于中立位，让患者用双腿站立。然后让他提起健腿，让患腿单足站立，进而让他足跟离地，用足前部支撑全身	患腿能单足站，并能按命令使足跟离地，用足前部支撑全身	强
		不能	弱

2）截瘫患者：脊髓损伤后截瘫的步行功能预测可以用步行运动指数（ambulatory motor index，AMI）。①方法和标准：评测髋屈肌、髋伸肌、髋外展肌、膝伸肌、膝屈肌5组肌群的肌力，评分要求是0分：无；1分：差；2分：尚可；3分：良；4分：正常；AMI最高分为20分。②预后判断：AMI≥12分，社区内行走；6分＜AMI＜8分，需在KAFO支具及双拐帮助下行走；AMI≤6分，有可能步行。

3）脑瘫患者：脑瘫（Cerebral Palsy，CP）是一种中枢性运动障碍和姿势异常为主要特征的疾病，常伴随精神发育迟滞、癫痫和言语障碍等问题。由于脑瘫的病因复杂且病损的部位、范围和程度各异，同时有伴随症状和自发恢复的差异，使得预后的评估存在较大挑战。尽管如此，以下内容

在预测步行能力方面仍具参考意义。

4～6岁时，若4岁时尚不能独立坐立，或6岁时依然无法自主跪立行走，则可能预示着未来无法独立步行。1岁或1岁以后为了预测步行能力可做以下7项检查。①非对称性紧张性颈反射。②颈调整反应。③拥抱反射。④对称性紧张性颈反射。⑤伸肌伸展反射。⑥紧张性迷路反射。⑦足放置反应。上述7项，每一项有反应计1分。总分0分，预后良好；1分，慎重考虑预后；≥2分，预后不良。

二、定量分析

步态的定量分析是指使用特定的设备和技术来测量和记录人体行走时的各种参数，以评估步态的质量和效率。这些参数通常包括步长、步频、步速、关节角度及肌肉力量等。所用的工具可从简单的设备，如卷尺、秒表、量角器及足印记录装置，到复杂的系统，如电子角度计、肌电图仪、录像设备、高速摄影机，甚至步态分析仪。通过这些设备，能够获取运动学、动力学、肌电活动和能量等数据，从而为步态特征提供更为详尽的分析。

（一）时间–距离参数分析

微课：步态分析——足印分析法

步态分析可通过记录行走的时间和距离来计算步长、步频、步速等关键参数，从而评定行走的速度与效率。

1. 足印分析法 这是一种简洁、定量且客观的临床研究方法，具有较高的实用性。

（1）准备工具和环境：选择一个宽敞平坦的场地，准备颜料、尺寸为1100cm×45cm的硬纸或地板胶、秒表、剪刀、直尺及量角器。

（2）步骤：选择具有足迹留下能力的地面，如走廊或操场，作为步道，步道的宽度为45cm，长度为1100cm。在步道的两端各自标出250cm的位置，并画上横线。中间600cm的区域为正式步态测量区。被测者需赤脚，确保足底沾有颜料。首先，在步道旁进行2～3次试走，然后让其目视前方，以自然步态穿过测量区域。当步行者跨越起始端的横线时启动秒表，直到经过终点横线并停止计时。记录其通过600cm测量区域所需的时间。此段600cm的步道应包括至少三个完整的步行周期，用于数据测量。

（3）分析足印：使用卷尺或其他测量工具测量足印的步长、步宽、足偏角。根据有关定义，可测算左右步幅、步长、步速（600cm/所需时间）及步频（600cm内所走步数/所用秒数×60），观察足印的形状和压力分布，以评估足部的支撑情况和可能存在的压力点。注意左右脚的足印是否对称，以及是否存在任何异常的模式或偏差。

2. 吸水纸法 吸水纸法通过在步道上铺设吸水材料，利用受试者体重的压力使吸水材料中的水分被上层干纸吸收，形成清晰的湿足印。通过对湿足印的测量和分析，可以获取步态的各种参数，从而评估受试者的步行能力和运动功能状况。该方法可以穿鞋测试，不会引起患者不愉快的触觉，依从性强。可以很容易地得到一个准确、永久的步行记录。

（1）准备工具和环境：三层纸巾或其他吸水材料（最下面为防水牛皮纸或其他防水材料，以防止水分渗透；中间为水合湿纸或含有适量水分的纸巾，作为水分传递的媒介；最上面为可以吸水的纸巾，用于形成清晰的湿足印）、秒表、直尺、量角器。

（2）步骤：将准备好的三层纸巾铺设在步道上，确保平整且各层之间紧密贴合。患者穿着舒适的鞋子在步道上行走，留下清晰的湿足印。待受试者完成行走后，用记号笔描出留在上层吸水纸上的足印，以便后续测量和分析。晾干吸水纸上的足印后，使用测量工具（如量角器、卷尺等）对足印进行测量，并记录相关数据。

（3）分析足印：测量参数与足印分析法相同。

3. 鞋跟绑缚标记笔法 通过在鞋跟上绑缚标记物（如笔、小旗子等），随着患者的行走，标记物会在地面上留下连续的标记，形成患者的行走轨迹。这种方法常用于评估患者的步态特征，如步长、步宽、足偏角、步速、步频等，以及检测步态的不对称性、协调性等问题。测量方法与足印分析法相似，用此法可以获得患者的步幅、步长、步宽、步速及步频，从而记录治疗前后的行走能力。

（二）步态分析系统

通常由以下四部分组成。

1. 运动捕捉系统 用于实时捕捉人体或动物的运动轨迹，通常采用红外线、摄像头等设备。它由多个红外摄像机组成，这些摄像机分布在不同的位置并配备红外线发射源，同时在测试部位（通常是关节）上粘贴反光标记点。

2. 测力台 用于测量地面反作用力，具体是衡量行走过程中脚与地面之间的相互作用力。

3. 肌电遥测系统 通过贴附在皮肤上的电极片采集肌肉电活动信号，从而测量肌肉的活动状态并生成动态肌电图。

4. 数据处理软件 负责对采集的数据进行分析和处理，包括信号滤波、特征提取及步态参数的计算等。参数如下。

（1）运动学参数：主要用于描述运动的形式、速度和方向等方面，涉及步态特征（如步长、支撑相、摆动相、步频、步速等）、关节角度的变化曲线、角度-角度图等，但不包括导致运动的力的相关参数。数据采集过程中，光标被贴附在患者的髋部、膝部、踝部等位置，患者需在预定的实验通道内行走。实验中，布置在两侧的多个摄像机配合频闪观测系统通过发射红外线照射光标，反射回来的红外线信号被摄像机捕捉记录。通过记录的运动轨迹形成分节棍图，进一步可以通过此图获取关节的运动角度并绘制动态曲线，从而得出关节角度变化曲线。对于某个关节的伸屈角度，通过“+”字坐标的纵坐标表示，将另一个关节的伸屈角度放置在横坐标上，在同一时间点上标记两关节的角度数据，并连接这些时间点，最终生成角度-角度图。所有数据由计算机处理，并可通过屏幕显示或打印输出。

（2）动力学参数：该类参数主要用于测量地面反作用力。地面反作用力指的是在站立、行走或跑步时，脚与地面接触时，地面对身体施加的反向力量。该力的方向与施加力量的方向相同，但大小相等。通过该反作用力，人体获得了行进的动力。地面反作用力可拆分为三个组成部分，即垂直分力、前后分力和侧向分力。垂直分力反映了下肢支撑时的承重能力及离地动作的表现；前后分力涉及支撑腿的推动力与制动力；而侧向分力则用于衡量身体在横向方向上的承重和稳定性。在实验中，通过设置力台来测量这些分力。患者行走时，当其踏上力台时，设备能同时记录垂直、前后和侧向分力，并将这些数据转换为曲线形式进行展示。

（3）肌电活动参数：监测下肢肌肉在步态中的电活动时，首先需在相关肌肉区域涂抹电极胶并将电极固定。电极线通过连接到患者腰部的小型肌电发射器，将肌电信号发送出去。实验室内的肌

电图机配有专用接收天线和前置放大系统，用于接收来自发射器的信号。放大后的肌电信号被传送至肌电图机，进行记录与分析。通过分析步态过程中的肌肉活动，可以获得肌肉活动的起始与结束时间，评估肌肉在行走中的作用，了解其收缩类型及与体位变化的相关反应，从而深入理解与步态相关的肌电表现。

步态分析系统能够测量多种参数并生成相关图像，提供详细的分析以支持全面结论，尤其在科研中具有重要应用价值。然而，由于设备价格昂贵，限制了其在实际中的普及。

（三）足底压力系统

足底压力分析仪是一种利用计算机系统评估站立或行走时足底压力分布的工具。该设备能够实时生成二维或三维彩色图像，清晰展示压力分布的图形及相关数值，与传统测量方法相比，这种系统具有更高的经济性、精确性、效率及易用性。该系统通常由硬件和软件两部分构成。硬件部分包括PC接口板、压力转换器、传输线、尼龙保护层及平板传感器等关键组件。

（四）动态肌电图

通过贴在皮肤上的表面电极采集肌肉的活动。表面肌电图使用可处理的胶粘电极记录来自表面电极或针电极的放大前的肌电图（electromyography，EMG）信号，由电缆或无线遥控器传送到与计算机系统相连的接收器上。通过显示的信号可以鉴别和分析步态的相关因素。它可以提供对步态分析有用的信息，如有关肌肉与活动是否恰当，非相位活动怎样影响步态，尤其是对痉挛性瘫痪的患者。

（五）电子测角器

电子测角器是装有电子计算机的简单测角装置，临床上通常用于测量关节活动度。主要的缺点是准确性不高。

▶知识拓展

步态分析在运动训练中的应用

步态分析是对步行运动进行系统研究的方法，在运动训练中具有多方面的重要应用。

通过步态分析，可以获取步长、步频、步速、支撑时间、摆动时间等多种参数，这些参数能综合反映运动员的身体协调性、平衡能力、肌肉力量及关节活动度等。如步长较短可能意味着腿部肌肉力量不足或髋关节活动受限；步频不稳定可能提示身体协调性欠佳。不同运动项目对步态有特定要求，通过步态分析可评定运动员在专项运动中的相关能力。

步态分析可用于精准定位运动员的步态问题。跑步时足过度内旋或外旋、膝关节内扣等问题，进而制订有针对性的训练方案。同时根据步态分析结果，可以对训练计划中的强度、频率、时间等要素进行调整。

运动训练中，不同的步态能量消耗不相同。错误的步态会导致运动效率低下，教练通过步态分析，更加细致直观地观察到运动员的错误动作，然后进行针对性的纠正和指导，帮助运动员形成正确的技术动作模式，提高运动表现。对优秀运动员的步态进行分析，可以总结

出其高效的运动模式和技术特点，为其他运动员提供参考和借鉴。同时，通过对运动员进行长期的步态跟踪分析，不断微调技术动作，挖掘运动员的潜力，进一步提升运动表现。

异常的步态往往是运动损伤的先兆。提前发现运动员身体力学结构和运动模式中的潜在问题，如关节受力不均、肌肉失衡等，根据步态分析识别出的潜在损伤风险，制订个性化的预防策略。对于存在髋关节外展肌群力量不足导致步态异常的运动员，可以通过安排加强髋关节外展肌群的训练，包括侧卧抬腿、蚌式开合等练习，以增强肌肉力量，纠正步态，减少髋关节和膝关节等部位的损伤风险。

在训练过程中，定期进行步态分析，通过对比不同阶段的步态数据，直观地了解运动员的训练效果。如果步态分析结果显示训练效果不明显或出现了新的问题，教练可以及时调整训练方向和方法。

第三节　常见异常步态模式的评定

任何神经、肌肉及骨关节疾病均有可能导致步行功能障碍。因此，对异常步态的分析和评定，首先应采集病史和进行体格检查，特别是神经系统、肌肉系统和骨关节系统的检查。这包括观察患者的步态、姿势、肌肉力量、关节活动度、感觉功能等，以获取更多关于患者身体状况的信息。

常见引起患者步态异常的因素如下。

1. 上运动神经元疾病　通常影响大脑皮质、基底神经节或脊髓等高级中枢神经系统结构，导致肌肉无力、僵硬或协调障碍。常见的上运动神经元疾病包括卒中、脑外伤、帕金森病等。

2. 下运动神经元疾病　主要影响周围神经系统，如神经根、神经丛或周围神经本身，可能导致肌肉无力、萎缩或感觉异常。常见的下运动神经元疾病包括脊髓灰质炎、进行性肌营养不良等。

3. 小脑或基底神经节的紊乱　影响小脑或基底神经节的功能，导致共济失调、步态不稳等症状。常见的疾病包括小脑萎缩、多系统萎缩等。

4. 骨骼肌肉疾病　直接影响骨骼和肌肉的结构或功能，如骨折、关节炎、肌肉拉伤等，可能导致疼痛、肿胀、活动受限等症状。

5. 心理疾病　心理因素如焦虑、抑郁等也可能导致步行功能障碍。

在区分疾病类型后，医生需要进一步分析异常步态模式的具体特征。这包括观察患者在行走过程中的姿势、步幅、步频、足部着地方式等，以识别出具体的异常步态类型，如短腿步态、减痛步态、关节强直步态等。

一、中枢神经疾病所致的异常步态

（一）偏瘫步态

1. 特征　偏瘫步态常呈现屈伸运动的联动或协调失调，形成固定的运动模式，导致下肢运动僵硬，患者难以协调各部位的动作。如在髋关节屈曲的过程中，膝关节无法同步伸展。偏瘫步态的表

现特征包括偏瘫侧上肢摆动时，肩部、肘部、腕部和手指大多处于屈曲和内收状态；而偏瘫侧下肢则表现出伸肌的协调活动，具体包括髋关节的伸展、内收和内旋，膝关节伸展，踝关节跖屈和内翻。患者的步态速度通常较慢，健侧步幅变小。由于踝关节的跖屈，足跟无法正常接触地面，膝关节常表现为反向伸展。患侧的站立期明显短于健侧，摆动期时，受影响下肢膝关节的屈曲角度显著减小，甚至可能完全丧失。为了补偿患侧下肢的推进，肩关节下沉，骨盆提高，髋关节出现外展和外旋。偏瘫下肢通过外侧弯曲轨迹代替正常的足趾动作，这种步态被称为划圈步态，见图11-2。

2. 病因 此类步态异常通常源于中枢神经系统的损伤，导致肌张力及运动控制发生变化。常见的病因包括脑卒中和脑外伤后的偏瘫患者。

（二）截瘫步态

1. 特征 截瘫患者如果损伤平面在L_3以下，有可能独立步行，但是由于小腿三头肌和胫前肌瘫痪，摆动相患者有显著的足下垂，只有增加屈髋跨步来克服地面廓清的障碍，称为跨阈步态。足部着地时，由于踝关节缺乏有效控制，导致稳定性下降，患者常通过膝关节过度伸展来提高膝部和踝部的稳定性。对于T_{12}水平的部分损伤患者，双下肢因肌张力过高，常处于伸直状态，足底接触地面时可能出现踝部阵挛。此类患者可通过使用双拐实现步态的摆动和跨步动作。$L_{1\sim5}$水平损伤患者，利用膝、踝关节矫形器和肘拐、手杖进行功能性步行；在不使用拐杖的情况下，步态可能表现为臀大肌步态或垂足步态（图11-3）。

2. 病因 脊髓损伤，损伤平面影响下肢肌肉功能。

（三）脑瘫步态

1. 特征 脑瘫患者根据神经损害的特点，分为痉挛型和共济失调型。

（1）痉挛型患者：通常会出现小腿肌群的痉挛，造成足部下垂，伴随可能出现足外翻或内翻。同时股内收肌痉挛会导致摆动期足部内侧偏移，腘绳肌的痉挛则使膝关节出现屈曲。结合这些症状，患者常呈现踮足剪刀步态。患儿行走时姿势硬如木偶状。由于上述肌群肌张力增高，患儿行走时，髋关节内收、内旋；髋、膝关节屈曲；踝关节跖屈并内旋。内收肌群痉挛导致髋关节过度内

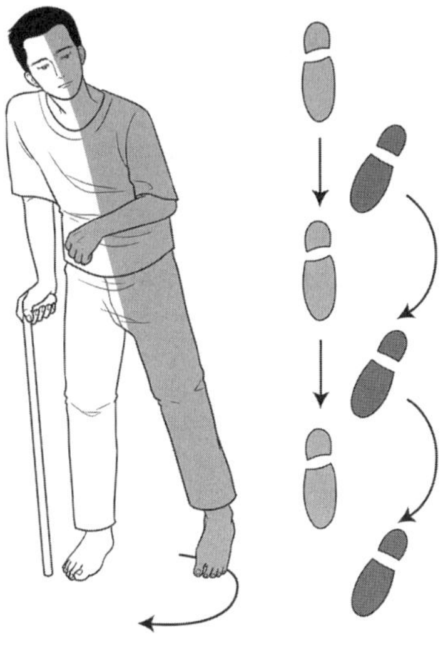

图11-2 偏瘫步态

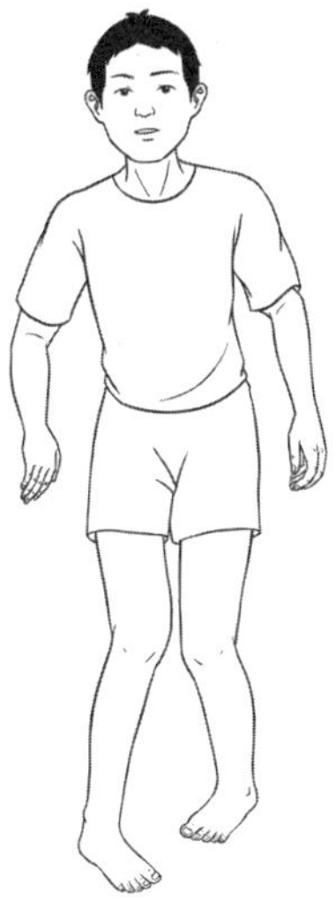

图11-3 截瘫步态

收，致使行走时迈步相下肢向前内侧迈出，双膝关节内侧发生摩擦碰撞，向前迈步的下肢僵硬并过度内收，交叉呈剪刀样运动，交叉严重时双足内旋而相互碰撞导致步行困难；腘绳肌痉挛使膝关节即使在站立相时也保持屈曲；胫骨后肌、踝关节跖屈肌、内翻肌痉挛导致踝关节跖屈，身体重心前移，迫使患儿以足前部着地方式行走，同时踝关节内旋，加之患儿行走时头颈部、躯干前屈，姿势僵硬，双上肢向前外侧张开（肘关节约屈曲90°）以维持行走时身体的平衡，故脑瘫患儿又表现为前冲步态或尖足步态；踝关节跖屈肌痉挛使下肢相对延长，下肢向前摆动时因足廓清障碍而足趾拖地。为此要求双侧髋、膝关节在迈步相时屈曲角度代偿性加大同时交替划圈前行。患儿在启动迈步时遇到困难，推动下肢前行需要极大的努力。站立相的持续时间显著延长，而迈步相则缩短。下肢屈伸交替的运动非常艰难，表现出明显的不稳定性，步态呈现疲劳状态。对痉挛严重的脑瘫患儿实施选择性脊神经后根切断术，可有效地缓解下肢痉挛状况，但术后必须配合康复训练才能达到最佳疗效。

（2）共济失调型患者：行走时，因肌肉张力不稳，通常通过加大步距来增强支撑相的稳定性。为了保持躯干在前后方向上的稳定，患者会加快步频，并利用上身和上肢的摆动来调整平衡。整体步态表现为快速且不稳定，类似醉酒状态下的行走姿势。

2. 病因 大脑发育不全或受损导致的运动功能障碍。

（四）帕金森步态

1. 特征 帕金森病以普遍性肌肉张力异常增高为特征，因此表现为步行启动困难、下肢摆动幅度减小、髋膝关节轻度屈曲、重心前移、步频加快以保持平衡，表现为慌张步态。患者身体前倾，重心前移，步幅缩短，步伐逐渐变短，步频增快，呈现“小步快走”的特征。难以启动和停止，一旦启动后又难以停止。缺乏手臂摆动或手臂摆动减少、消失。由于重心前移，患者常常不自主地加速行走，以防止跌倒，但又难以控制速度。在行走过程中，帕金森病患者有时会出现突然的步伐停顿，即使他们试图继续行走也难以迈出步伐。这种情况被称为冻结步态，是帕金森病患者常见的步态障碍之一（图11-4）。

2. 病因 黑质多巴胺能神经元的退行性变性导致基底节功能失调。

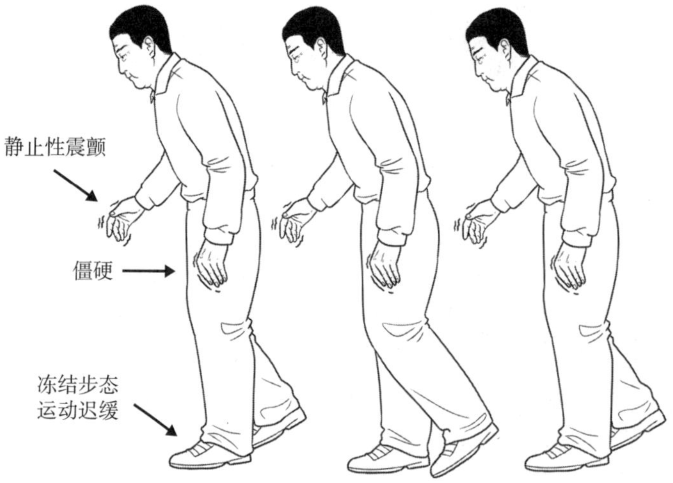

图11-4 帕金森步态

二、外周神经损伤所致的异常步态

（一）臀大肌步态

1. 特征 臀大肌步态的典型表现为躯干前后摆动显著增加，步态类似于鹅的行走姿势，通常被称为鹅步。臀大肌负责伸展髋关节并稳定脊柱，其在足底接触地面时起到支撑重心向前的作用。当肌力减弱时，韧带和棘旁肌会补偿臀大肌的功能，导致支撑相早期臀部向后移动，腰部在中期出现前凸，从而帮助维持重心线位于髋关节后方。在某些情况下，腘绳肌可能部分承担臀大肌的功能。然而，若发生外周神经损伤，腘绳肌和臀大肌的神经支配通常会同时受到影响（图11-5）。

2. 病因 臀大肌肌力减弱通常由于外周神经损伤引起，腘绳肌虽能在一定程度上代偿其功能，但两者的神经支配常同时受到损害。此类情况常见于坐骨神经损伤、腰椎间盘突出及外伤等疾病。

（二）臀中肌步态

1. 特征 臀中肌步态表现出躯干左右摆动显著增加，类似鸭行走的姿态，又称为鸭步（图11-6）。

（1）当一侧臀中肌受损时，患者在行走过程中会表现出以下特征。由髋关节展肌（臂中肌、臀小肌）无力所致。表现为在站立相时，当对侧下肢抬腿向前迈步时负重侧展肌丧失了稳定骨盆的作用，从而使骨盆向对侧（非负重侧）倾斜。与此同时，为了保持身体重心在负重关节上方，躯干代偿性地向患侧（负重侧）倾斜，维持骨盆的水平位。此外，骨盆下降使处于迈步相的下肢相对变长，进而影响足趾地面廓清动作的完成。因此，髋、膝关节屈曲角度及踝关节背屈角度相应增加，通过夸张的运动来完成迈步相的足趾廓清动作。

（2）双侧臀中肌受损时，患者的步态特征更为明显，表现为行走时上身左右交替摇摆，形如鸭子走路，因此也被称为鸭步。

2. 病因 多见于臀上神经损伤，亦见于1神经根病和脊髓灰质炎。此外，髋关节骨性关节炎引起髋关节疼痛时亦可表现出臀中肌步态。

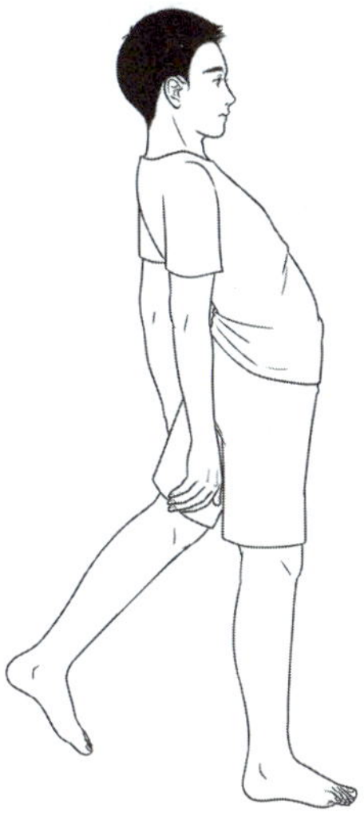

图11-5 臀大肌步态

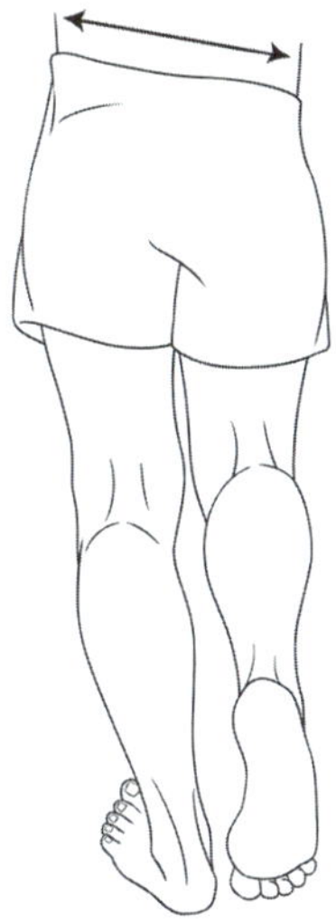

图11-6 臀中肌步态

（三）屈髋肌无力步态

1. 特征 患侧步幅明显变小，肢体的移动缺乏足够的动力。在步态的摆动相中，屈髋肌起着主要的加速作用，然而其肌力减弱会导致该相的肢体前进动力不足。为弥补这一不足，患者通常通过支撑相末期躯干向后移动，以及摆动相初期躯干突然向前摆动来进行代偿，因此患侧步长显著缩短。

2. 病因 外周神经损伤导致屈髋肌肌力下降。

（四）股四头肌无力步态（扶膝步态）

1. 特征 股四头肌属于跨双关节肌。在正常步态中，股四头肌的活动从迈步相末期开始，主要通过伸展小腿来启动，直到站立相负重期达到最大收缩。此时，股四头肌作为膝关节伸肌，通过离心性收缩控制膝关节屈曲度，通常保持在15°～20°，防止膝关节过度屈曲导致跪倒，从而稳定膝关节。股四头肌的另一收缩活动发生在足跟离地后，作为双关节肌，它发挥双重作用。首先，作为髋关节屈肌，股四头肌帮助将摆动的下肢拉向前方；其次，作为膝关节伸肌，它控制小腿在支撑相初期的后摆量，进而协助启动下肢迈步。股神经损伤会导致股四头肌麻痹，主要表现为对足跟着地期的影响。为保证膝关节不出现过度屈曲的情况，患侧足跟着地时，臀大肌和小腿三头肌代偿性收缩，使髋关节伸展并将受累膝关节锁定在过伸展位。如果同时伴有髋关节伸肌无力时，有些患者常在足跟首次着地期和站立相时俯身用手按压大腿以助膝关节伸展。快速行走时，由于患肢于迈步相动作滞后，因而可见足跟过度抬高。膝关节反复过伸展将使韧带和关节囊受到牵拉并导致站立相时膝关节呈反张状态（图11-7）。

2. 病因 外周神经损伤导致屈髋肌肌力下降。常见于股神经受损、脊髓灰质炎后遗症等。

（五）踝背屈肌无力步态（跨阈步态）

1. 特征 在足部与地面接触后，由于踝关节未能有效控制跖屈，支撑相的初期阶段通常较短，并迅速进入支撑相的中期。在较重的情况下，患者可能在摆动相出现足部下垂，导致下肢功能性增长，通常通过过度屈髋和屈膝进行补偿，从而呈现出上台阶步态。此外，患者在支撑相开始时，常常是全脚掌或前脚掌先着地（图11-8）。

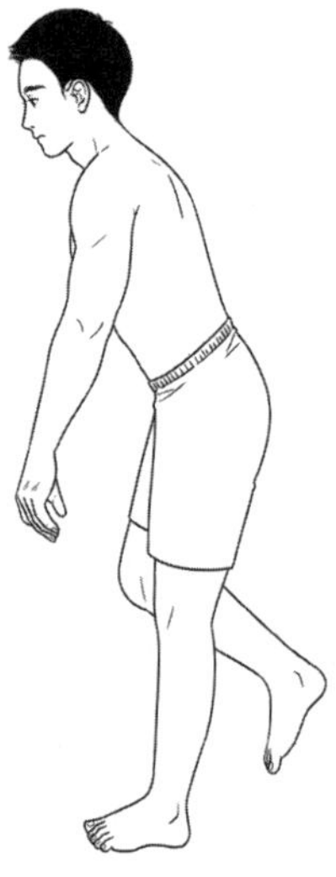

图11-7 股四头肌无力步态

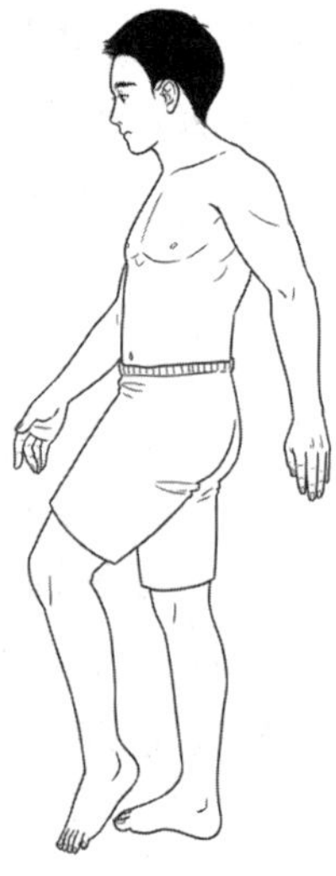

图11-8 踝背屈肌无力步态

2. 病因 常见于腓总神经损伤，也见于脊髓灰质炎、多发性硬化症、吉兰－巴雷综合征、椎间盘突出、腓神经损伤、腓骨肌萎缩等病症。

（六）腓肠肌/比目鱼肌无力步态

1. 特征 表现为膝塌陷步态。支撑相中期踝关节背屈控制障碍，支撑相末期延长和下肢推进力降低。患侧膝关节屈曲力矩增加，导致支撑相中期膝关节屈曲和膝塌陷，然后伸膝肌激活进行代偿。同时还伴随着非受累侧骨盆向前运动延迟、步长缩短。

2. 病因 外周神经损伤导致腓肠肌肌力下降，无法维持踝关节背屈控制。

三、骨骼肌肉疾病所致的异常步态

（一）短腿步态

1. 特征 当患肢缩短超过2.5cm时，患者在行走时会表现出骨盆下降，肩部倾斜下沉，以及腿部摆动，故短腿步态又称斜肩步。如果患肢缩短超过4cm，患者会通过让患肢的足尖先着地来进行代偿，形成异常的跳跃步态。

2. 病因 常见于先天性肢体发育异常、骨折后愈合不良等。

（二）关节僵直步态

1. 特征 下肢各关节出现挛缩和僵硬时，表现出一系列代偿机制。如髋关节屈曲挛缩时，骨盆会出现前倾，伴随腰椎过度伸展，步幅明显缩短；当膝关节屈曲超过30°时，可能导致短腿步态的出现；如果膝关节发生伸直挛缩，摆动期的患肢可能会外展，或者同侧骨盆上提，以避免足趾拖地；当踝关节出现跖屈挛缩时，足跟无法着地，患者常通过增加屈髋和屈膝来进行代偿，以保持步态的顺利进行。

2. 病因 常见于类风湿关节炎、强直性脊柱炎、脊柱侧弯等。

（三）疼痛步态

1. 特征 当因各种原因导致患腿负重时产生疼痛，患者会尽量缩短患肢的支撑相，造成对侧腿以跳跃式方式摆动以推动身体前进，导致步幅缩短，此种步态被称为短促步。

2. 病因 膝关节炎、髋关节炎、足底筋膜炎等各种引起下肢疼痛的疾病。

（四）假肢步态

1. 特征 由于假肢与身体之间存在不自然的机械结构，导致行走时步态可能发生改变。假肢步态可能表现为步幅不均、步速不稳、身体摇晃等；支撑不稳，假肢可能无法提供足够的支撑力，导致患者步态不稳；关节僵硬，由于假肢的限制，关节活动可能受限，影响自然行走。这可能导致患者在行走时表现出关节僵硬、动作不流畅等特征；肌肉疲劳，长期使用假肢可能导致肌肉疲劳和不适。这可能是因为患者在行走时需要额外用力来保持平衡和稳定，或者因为假肢的重量和形状对肌肉造成了额外的负担。

2. 病因 假肢的设计可能无法完全模仿人体自然结构，导致行走时步态异常。此外，假肢的

材料、重量、形状等因素也可能影响步态；适配性不佳，假肢的接受腔与患者的残肢之间可能存在适配性问题，导致假肢无法紧密贴合或提供足够的支撑力；力线问题，假肢的力线是指假肢接受腔相对于假肢脚板的空间定位。如果力线调整不当，可能会导致步态不稳、关节僵硬等问题；使用习惯，患者在使用假肢时可能存在不良习惯或缺乏正确的训练，导致步态异常。

（五）老年步态

1. 特征 行走速度减慢，关节活动范围减少及步幅缩短；步长、步幅，摆动相和支撑相的比例，髋关节活动角度下降，而步行周期及支撑相的持续时间均长，75岁以上者步宽增加，80岁以上在支撑相末期足跟离地及足趾离地时的推进力均下降，妇女50岁以后步幅缩短；通过肌电图（electromyography，EMG）的描记对老年人步态分析发现，摆动相需要的能量增多，准备足跟落地时所需能量减少，支撑相末期踝关节跖屈及足趾离地的推进力下降因而能量的产生减少，支撑相末期及摆动相早期股四头肌对能量的吸收也减少，导致以上能量产生和吸收减少的原因与步幅缩短有关，膝、髋关节的力和能量的变化在老年人也呈低下状态。平衡能力下降，容易失去平衡或摔倒。

2. 病因 随着年龄的增长，老年人的生理功能逐渐退化，包括视觉、位置觉、心肺功能、运动能力、平衡能力和步态能力等方面。正常老年人的步行能力受到认知、感觉、运动、平衡功能及肌肉力量等多方面因素的影响。

▶知识拓展

减痛步态

感觉异常也会导致异常步态。减痛步态也是一种常见的异常步态模式，发生在患者由于某些部位的疼痛而出现的一种适应性步态改变。目的是尽量减少疼痛部位的负重或活动，从而减轻疼痛感受。这种步态改变并非一种独立的疾病，而是多种疾病或损伤在步态上的外在表现，虽然无法精准导向病因，但可提示医生患者身体可能存在的问题，为疾病的诊断和治疗提供重要线索。

减痛步态的具体表现因疼痛部位的不同而有所差异，但总体上具有一些共同的特征。患者在患肢着地时，往往会快速地将身体重心转移，导致支撑相时间明显缩短，而摆动相时间相对延长。行走时，步幅会变小，且双侧步幅不对称，患肢侧步幅通常小于健侧。在患肢支撑期，患者可能会出现踮脚、足尖着地或避免全脚掌着地的情况，以减少疼痛部位的受力。同时，患者的身体姿势也会发生改变，如为了减轻患侧髋关节的压力，可能会出现骨盆倾斜、躯干向健侧倾斜等代偿性姿势。此外，减痛步态还可能导致患者行走速度变慢，节律不规整，身体的协调性和稳定性下降。

如当患者足部患有跖骨骨折时，在行走过程中，为了避免骨折部位受压，会尽量减少受伤足部的负重时间，快速将身体重心转移到健侧，表现为患侧足着地时迅速抬起，步幅明显减小，且行走时身体会向健侧倾斜以减轻患足的压力。又如，髋关节骨性关节炎患者，由于髋关节疼痛，在支撑相时会尽量缩短患侧髋关节的负重时间，同时为了减轻疼痛，可能会出现骨盆向患侧过度倾斜，以减少髋关节的压力，导致行走时呈现一种跛行的步态。

—• 考试知识点总结 •—

—• 本章小结 •—

—• 协和云课堂…… 拓展练习及参考答案 •—

（张　漪）

第十二章　日常生活活动能力和生活质量评定

教学课件

学习目标

素质目标

（1）具有细致、科学、严谨的工作态度。

（2）具备发现问题、创新方法的临床思维。

（3）具备人文关怀意识。

知识目标

（1）掌握：基础性日常生活活动、工具性日常生活活动的概念及分类；改良Barthel指数、功能独立性评定量表的评定步骤、评定方法及评定注意事项。

（2）熟悉：改良PULSES量表、Frenchay活动指数。

（3）了解：生活质量评定的定义、分类及常用生活质量评定普适性量表和疾病专用量表。

能力目标

（1）能准确收集患者病史。

（2）能准确辨别功能史。

（3）能合理运用相应量表对患者日常生活活动作出评定，为康复方案的制订提供依据。

案例导入

【案例】

患者，男性，52岁。因“双下肢运动障碍及大小便功能障碍1年”入院。1年前，患者在劳累后出现背部疼痛，症状逐渐加重，并伴有双下肢活动障碍及大小便失禁。在某医院急诊接受CT检查，诊断为椎管内出血，并接受手术治疗。术后患者遗留双下肢运动功能障碍及大小便失禁，且双下肢深浅感觉基本消失。患者曾在当地医院接受系统的康复训练，但症状改善不明显，因此转入我院康复医学科继续治疗。查体：患者神志清，精神可，言语流利，对答切题。生命体征稳定，心肺功能正常。球海绵体反射存在。患者在佩戴康复支具辅助训练时，能够完成坐站转移。

【问题】

1. 作为患者的主管治疗师，你如何通过问诊获取其功能史资料？

2. 患者日常生活活动能力的哪些方面受到了影响？

· 核心知识拆解 ·

第一节　日常生活活动能力评定

日常生活活动（activities of daily living，ADL）能力是指在个体发育成长过程中，为适应环境，在每天反复进行的、最基本的活动中逐步形成的实践能力，是个体从事其他一切活动的基础。实现最大程度日常生活活动的自理，不仅是康复医学的核心目标，也是患者重建生活信心的关键途径。当患者能够最大限度地恢复ADL时，他们将更容易重新融入家庭和社会，确立自身角色和价值，从而获得更多成就感和尊重。

一、概述

（一）日常生活活动定义

日常生活活动指的是人们在家庭和社区环境中进行自我照料的日常行为。日常生活活动能力涉及一系列基本活动，这些活动对于维持基本生活状态和适应环境至关重要，包括穿衣、进食、出行、个人卫生和独立参与社会生活等活动。它不仅涵盖了个体在家庭环境、工作环境、社区环境的自我管理能力，还包括了人际交往能力，以及在经济、社会和职业等方面合理规划个人生活的能力。

ADL包含狭义和广义两个方面。

1. 狭义的ADL　是指个体为维持基本生存及适应环境，每日必须反复完成的最基本、独立的生活活动，包括穿衣、进食、个人卫生、如厕、移动（行走/转移）及简单的居家功能等。

2. 广义的ADL　是指一个人在家庭环境、工作环境及社区环境里自己管理自己的能力。除了包括最基本的生活能力外，还包括与他人交往的能力，以及在经济上、社会上和职业上合理安排自己生活方式的能力，应包括家居独立、工作独立和社区独立的能力。

（二）ADL分类

微课：ADL分类

根据人们每天从事日常生活活动时，是否需要各种工具及其他技能的运用情况，我们将日常生活活动分为以下两大类。

1. 基础性日常生活活动（basic activities of daily living，BADL）　涉及患者在家庭或医疗环境中每日所需执行的基本的、粗大的、无须借助工具的日常生活活动，涵盖自我照顾活动与功能

性移动两大类。自我照顾活动包括穿衣、个人卫生、梳妆打扮、进食、排泄、洗漱沐浴等，而功能性移动则包括床上翻身、床上坐起等床上活动，以及由坐位到站位、行走、操作轮椅、上下楼梯等转移活动等。BADL的评估结果能够体现患者肢体在较大的关节活动范围内的运动功能，通常适用于评估较严重的残疾状况，常在医疗环境中进行评定。在此评定中，不涉及言语和认知功能，仅反映基本的躯体功能的ADL，所以也称为躯体性ADL（physical Activities of daily living，PADL）。

2. 工具性日常生活活动（instrumental activities of daily living，IADL） 指的是个体在社区环境中维持独立生活所必需的相对高级的技能，这些技能通常涉及使用各种工具和设备，如手机、电脑、汽车等。IADL的评定结果能够反映个体较为精细的肢体运动功能状态。该评定适用于轻度残疾人群，其受限程度往往在残疾的早期比BADL更为严重。因此，IADL评定在社区老年人群和残疾人群中的应用较为广泛。

二、评定目的及方法

（一）评定目的

日常生活活动能力评定是评定个体水平的功能障碍，其基本内容包括运动、自理、交流、家务活动和娱乐活动五个方面。不同的评定工具和量表，评定的具体内容略有不同。ADL评定是确定康复目标、制订康复计划、选择康复治疗措施、评估康复效果的临床依据。其目的如下。

1. 判断患者的ADL独立程度。
2. 根据评定结果，拟定治疗目标，制订治疗方案。
3. 评价治疗效果，调整治疗方案。
4. 判断患者的功能预后。
5. 进行投资—效益分析。

（二）评定内容

ADL能力评估的内容分为以下四类。

1. ADL能力评定 在标准化环境如医疗环境下进行，便于客观评价。

2. ADL潜能评定 多在模拟生活环境中评定，着重关注患者能进行日常生活的潜在能力，此项评定多考虑环境因素对功能的影响。

3. 自我感知困难程度评定 通过患者主观报告了解其日常生活困难程度，有助于掌握患者总体生活状态的受限程度。

4. 真实生活表现评定 观察患者在真实环境下的自主生活能力，评价其依赖或困难程度。

（三）评定方法

评定方法应是对患者综合自理能力的评定，故评定前应了解患者身体功能各方面影响因素以选择合适的方法。另外，还应考虑其感知觉和认知功能，以了解其学习ADL的能力。评定结果有可能受环境和主观意识及其他社会心理因素的影响，在评定时应对这些因素给予充分的考虑。临床上，评定方法以量表法为主，也运用适当工具结合观察、交流等主观方法进行辅助，具体分类如下。

1. 直接观察法 该方法通过直接观察患者的生活自理情况来评定其ADL。其优势在于能够较为客观地反映患者的真实功能状态，有效避免患者对自身能力的夸大或缩小表述。然而，此方法的局限性在于耗时且需患者积极配合。直接观察通常在医疗环境或居家环境中进行。

2. 间接评定法 该方法通过询问的方式获取信息并进行评定。信息来源包括患者家属、患者周围人员、电话或短信交流，以及康复医疗小组的讨论。此方法简便快捷，但其缺点在于评定结果的可信度较低，因此主要用于不便直接观察或演示的活动评定，如二便控制、洗澡等。

3. 量表法 采用专用评定量表（如Barthel指数评定量表）或操作课题进行ADL能力测试，此方法能够将评估结果进行量化。

4. 问卷调查 采用特定的评估量表，如功能活动问卷或自评量表进行评定，亦可使用邮寄版本量表由患者自行评分。

评定方法的选择应满足以下质量要求。①全面性：评定内容应涵盖所有日常生活活动。②可信性：评定标准需明确，结果能可靠地反映患者当前的功能水平。③敏感性：能准确反映患者功能变化，增强患者与治疗师的信心。④适应性：应适应不同病情患者的需求，适用于各种类型的患者。⑤统一性：应有相对统一的标准，便于不同评估者对患者功能状况进行交流。

三、常用的评定量表

临床上通常运用量表法评定以对患者ADL进行量化，量表化评定结果更易于确定康复治疗计划，制订康复治疗方案。常用的BADL评定量表有Barthel指数评定量表、改良Barthel指数评定量表、改良PULSES量表、功能独立性评定量表等。常用的IADL评定量表有Frenchay活动指数评定量表、快速残疾评定量表、工具性日常生活活动能力量表等。以下介绍几种临床应用较广的量表。

（一）BADL标准化评定量表

视频：Barthel指数评定

1. Barthel指数评定量表 是20世纪50年代中期由美国学者Florence Mahoney与Dorothy Barthel共同设计，并在临床实践中广泛应用的评估工具。Barthel指数（Barthel Index，BI）评定量表自20世纪70年代末期起，被中国众多医疗机构采纳，用于评估患者的ADL能力。Barthel指数与其他量表相比评定更为简便、操作性更强，且可靠性和敏感性更高，因而成为目前临床应用最为广泛、研究最为深入的ADL评估方法之一。但是，BI亦存在局限性，如在对具有更高功能性水平的患者进行残疾评估方面存在不足。

Barthel指数评定涵盖了进食、大小便控制、穿衣、转移、行走、如厕、上下楼梯和洗澡等十个方面。评分根据是否需要协助及协助的程度，分为0分、5分、10分和15分四个档，总分为100分。分数越高，表明其在生活中独立性越强，对帮助的依赖性越低（表12-1）。

微课：BADL评定方法——Barthel指数

（1）Barthel指数分级标准为：0～20分，极严重功能缺陷；25～45分，严重功能缺陷；50～70分，中度功能缺陷；75～95分，轻度功能缺陷；100分，ADL完全自理。

针对中枢神经系统病损患者，临床研究揭示了以下结果：在疾病发作的一个月内，入院时Barthel指数处于0～20分的患者，其死亡率高达35%，能够回归家庭生活的比例仅为16%；Barthel指数大于40分者的康复治疗效益最高；入院时Barthel指数在60～100分的患者，有95%的概率能够回归家庭生活，且无一例患者死亡。经过2～3个月的治疗，Barthel指数平均提升了约30分。

表12-1　Barthel指数评定量表

项目	评分标准	得分
1.大便	0＝失禁 5＝偶尔失禁（每周＜1次） 10＝能控制	
2.小便	0＝失禁或昏迷或需由他人导尿 5＝偶尔失禁（每24小时＜1次，每周＞1次） 10＝能控制	
3.修饰	0＝需帮助 5＝独立洗脸、梳头、刷牙、剃须	
4.如厕	0＝依赖他人 5＝需部分帮助 10＝自理	
5.进食	0＝完全依赖他人帮助 5＝需部分帮助 10＝全面自理	
6.床椅转移	0＝完全依赖他人，不能坐 5＝能坐，但需大量帮助 10＝需少量帮助或指导 15＝自理	
7.步行	0＝不能完成 5＝能独立操作轮椅活动 10＝需1人帮助 15＝独立步行，包括使用辅助器	
8.穿衣	0＝完全依赖他人帮助 5＝需一半帮助 10＝自理（系上纽扣，关、开拉锁和穿鞋）	
9.上下楼梯	0＝不能完成 5＝需帮助（体力或语言指导） 10＝自理	
10.洗澡	0＝完全依赖他人帮助 5＝自理	
总分		
评定者		

（2）Barthel指数的评分注意事项如下。

1）进餐

10分：将食物放置在盘子或桌面上，能在正常时间内独立完成进食。

5分：需要他人协助或花费较长时间才能完成进食。

2）床–椅转移

15分：能够独立完成从床到轮椅的转移全过程。

10分：需要他人提醒、监督或给予一定帮助才能安全完成转移。

5分：能够独立坐起，但在从床到轮椅的转移过程中或使用轮椅时需要较多帮助。

3）修饰

5分：能够独立完成所有修饰活动。

4）如厕

10分：能够独立完成进出厕所、穿脱裤子、使用卫生纸等操作；若使用便盆，能自行倾倒并清洗。

5分：在以下方面需要帮助：穿脱裤子、保持平衡或便后清洁。

5）洗澡（包括浴池、盆浴或淋浴）

5分：能够独立完成洗澡的全部过程。

6）步行

15分：能够独立行走至少50m，可使用假肢、矫形器、腋杖或手杖，但不可使用带轮助行器；若使用矫形器，需能独立完成站立或坐下时的锁定与解锁操作。

10分：在少量帮助下行走至少50m，或在监督下完成上述活动。

5分：仅能使用轮椅，但能独立操作轮椅，包括向各个方向移动及进出厕所。

7）上、下楼梯

10分：能够独立上、下一层楼梯，可使用扶手或借助手杖、腋杖完成。

5分：需要帮助或监督才能完成上下楼梯。

8）穿、脱衣服

10分：能够独立穿脱所有衣物，包括系鞋带和腰带；能独立穿脱矫形器。

5分：需要帮助，但能在正常时间内独立完成至少一半的穿脱活动。

9）大便控制

10分：能够完全控制大便，无失禁现象。

5分：需要借助栓剂或灌肠，偶有大便失禁。

10）小便控制

10分：能够完全控制小便，脊髓损伤患者需能正确使用并清洁尿袋等辅助用具。

5分：偶有小便失禁。

2. 改良Barthel指数评定量表 改良Barthel指数（Modified Barthel Index，MBI）是在Barthel指数内容的基础上将每一项得分都分为5个等级，改良后的版本具有更良好的信度和效度，且具有更高的敏感度，能较好地反映等级间变化和被检查者的生活依赖水平，见表12-2。

（1）改良Barthel指数分级标准：0～20分功能障碍极为严重；21～45分，功能障碍严重；46～70分，功能障碍中度；71～99分，功能障碍较轻；100分，ADL完全自理。

表12-2　改良Barthel指数项目及评分

项目	完全独立	最小帮助	稍依赖	最大帮助	完全依赖	分数
进食	10	8	5	2	0	
洗澡	5	4	3	1	0	
修饰	5	4	3	1	0	
更衣	10	8	5	2	0	
控制大便	10	8	5	2	0	
控制小便	10	8	5	2	0	
如厕	10	8	5	2	0	
床椅转移	15	12	8	3	0	
行走	15	12	8	3	0	
轮椅操作（如需）	5	4	3	1	0	
上下楼梯	10	8	5	2	0	

（2）改良Barthel指数评分分级标准如下。

每个活动的评分分为5个等级，不同等级反映了不同的独立性水平，其中1级最低，5级最高，等级越高，独立性越强。

1级：完全依赖他人帮助才能完成整个活动。

2级：能够参与部分活动，但超过一半的活动需要他人帮助才能完成。

3级：能够完成大部分活动，但仍有不超过一半的活动需要他人帮助。

4级：除活动准备或结束阶段需要帮助外，患者可以独立完成活动，或者在活动过程中需要他人监督或提示以确保安全。

5级：能够完全独立完成整个活动，无须他人监督、提示或帮助。

（3）改良Barthel指数各项活动的评分标准如下。

1）进食：使用适当餐具将食物从容器送入口中，包括咀嚼和吞咽过程。①评分标准：0分，完全依赖他人协助进食。2分，能使用餐具（如勺子或筷子），但在进食全程需他人帮助。5分，能使用餐具（如勺子或筷子），但在进食部分环节仍需他人协助。8分，除准备或收拾外，患者可自行进食；或进食时需他人监督或提示以确保安全。10分，患者能完全独立进食，无须他人监督、提示或协助。②先决条件：患者需有合适的座椅或腰部支撑，食物准备好后放置在患者可触及的桌面上。③进食方式：通过口腔进食或使用胃管进食。④准备或收拾活动：包括佩戴或取下进食辅助工具。⑤考虑因素：若患者进食时出现吞咽困难或呛咳，评分应降低；不考虑进食时的平衡能力，但若安全受影响，评分也应降低；胃管进食时，不考虑胃管的插入和取出过程。

2）洗澡：洗澡包括从颈部到脚部的冲洗、清洁和擦干。①评分标准：0分，完全依赖他人帮助完成洗澡。1分，虽能参与部分过程，但整个洗澡过程仍需他人协助。3分，能完成大部分洗澡过程，但某些环节仍需他人帮助。4分，除准备或收拾外，患者可自行洗澡，或洗澡过程中需他人监督或提示以确保安全。5分，患者能使用任何合适的方式独立完成洗澡，无须他人监督、提示或协助。②先决条件：在浴室环境中进行测试，所有相关用品需放置在浴室范围内。③洗澡方式：包括盆浴（浴缸）、淋浴（花洒）、冲凉椅或浴床等。④准备或收拾活动：包括洗澡前后的准备或更换清洁用水，以及开关热水器等。⑤考虑因素：包括在浴室内的体位转移或行走表现，但不涉及进出浴室的行走能力，也不包括洗头、搬运衣物、使用物品进出浴室及洗澡前后的穿衣或脱衣。

3）个人卫生：涵盖洗脸、洗手、梳头、口腔清洁（包括假牙护理）、男性剃须及有需求的女性化妆等。①评分标准：0分，完全依赖他人完成个人卫生。1分，能够参与部分活动，但整个过程需他人协助才能完成。3分，能完成大部分活动，但某些环节仍需他人帮助。4分，除准备或收拾外，患者可独立完成个人卫生；或过程中需他人监督或提示以确保安全。5分，患者能独立完成个人卫生，无须他人监督、提示或协助；男性患者可自行剃须，女性患者可自行化妆和整理头发。②先决条件：在配备齐全的环境中进行测试，所有用品需触手可及，如电动剃须刀已通电并安装好刀片。③活动场所：床边、洗漱台旁或卫生间内。④准备或收拾活动：如准备或更换清洁用水；将患者推至洗漱台旁；整理洗漱区域；穿戴辅助器具等。⑤考虑因素：不考虑进出卫生间时的行走能力；化妆仅适用于日常有化妆需求的女性；梳洗不包括发型设计或辫子编结。

4）穿衣：包括穿、脱衣物及系好扣子；必要时还包括佩戴腰围、假肢及矫形器。①评分标准：0分，完全依赖他人帮助穿衣。2分，能够参与部分活动，但整个过程需他人协助才能完成。5分，能完成大部分活动，但某些环节仍需他人帮助。8分，除准备或收拾外，患者可独立穿、脱衣；或过程中需他人监督或提示以确保安全。10分，患者能独立穿、脱衣，无须他人监督、提示或协助。②先决条件：所有衣物需放置在患者可触及的范围内。③衣物种类：包括衣服、裤子、鞋子、袜子，必要时还包括腰围、假肢及矫形器；不包括帽子、胸围、皮带、领带及手套。④准备或收拾活动：如穿衣后系好纽扣、拉链，穿鞋后系好鞋带或魔术贴。⑤考虑因素：不考虑从衣柜或抽屉取衣时的行走情况。

（5）大便控制：指能够完全控制肛门功能或有意识地避免大便失禁。①评分标准：0分，完全无法控制大便，持续失禁。2分，需要他人帮助调整姿势或刺激肠道活动，且频繁出现大便失禁。5分，患者能采取合适姿势，但无法自主刺激肠道活动；或在清洁身体和更换纸尿裤时需他人帮助。8分，偶尔出现大便失禁，使用栓剂或灌肠器时需他人监督或定期提醒以防止失禁。10分，无大便失禁，患者可自行使用栓剂、灌肠器、管理造瘘口或使用纸尿裤。②考虑因素：频繁失禁指每月超过一半时间出现失禁；偶尔失禁指每月不超过一次失禁。评分时需考虑患者是否能保持身体清洁及使用栓剂或灌肠器的能力，但衣物或环境的污染不纳入评分。长期便秘需他人帮助排便的情况应视为失禁。若患者能自行管理造瘘口或纸尿裤，则视为无失禁。若造瘘口或纸尿裤出现异味且患者未能及时更换，则应降低评分。

6）小便控制：指能够完全控制膀胱功能或有意识地避免小便失禁。评分标准如下。0分，完全无法控制小便，持续失禁。2分，频繁出现小便失禁。5分，小便失禁主要发生在夜间，使用辅助器具时需他人帮助。8分，患者通常能保持隔天干爽，但偶尔失禁；或在使用内置或外置辅助器具时需他人监督或定期提醒。10分，无小便失禁，患者可自行使用内置或外置辅助器具（如导尿管、尿套或纸尿裤）。

7）如厕：包括在坐便器等如厕设备上坐下和站起，脱穿裤子，防止弄脏衣物和周围环境，使用厕纸和冲洗厕所。①评分标准：0分，完全依赖他人帮助完成如厕。2分，能够参与部分活动，但整个过程需他人协助。5分，能完成大部分活动，但某些环节仍需他人帮助。8分，除准备或收拾外，患者可独立如厕；或过程中需他人监督或提示以确保安全。10分，患者能独立如厕，无须他人监督、提示或协助，必要时可在夜间使用便盆、便椅或尿壶，并能自行倾倒和清洗器具。②先决条件，在配备齐全的厕所内进行测试，厕纸需触手可及。③如厕设备，包括尿壶、便盆、便椅、导尿管、纸尿裤、痰盂、坐便器或蹲便器。④准备或收拾活动，如如厕前后的准备、清理或清洗设备。⑤考虑因素：包括在厕所内的体位转移或行走表现，但不考虑进出厕所的行走能力。允许使用辅助器具，如助行器和扶手。不考虑患者是否能表达如厕需求，但如果患者将洗脸盆或漱口盆误作如厕设备，则应降低评分。

8）床椅转移：患者将轮椅推至床边，锁紧刹车并抬起脚踏板，随后将身体从轮椅转移到床上并躺下。之后，患者再坐回床边（如有需要可调整轮椅位置），并从床上转移回轮椅。①评分标准：0分，完全依赖他人或需两人协助，或需使用机械装置完成转移。3分，能参与部分活动，但整个过程需他人帮助才能完成。8分，能完成大部分活动，但某些环节仍需他人帮助。12分，除准备或收拾外，患者可独立完成转移；或过程中需他人监督或提示以确保安全。15分，患者能独立在床椅之间转移，无须他人监督、提示或帮助。②其他转移方式：从便椅到床、从座椅到床。③准备或收拾活动：如将椅子调整到合适的角度。④考虑因素：包括将椅子移动到合适位置，使用扶手或椅背等辅助设施不会降级。

9）行走：从站立开始，在平地上行走至少50m。可穿戴矫形器、假肢等辅助器具，并适当使用助行器。①评分标准：0分，完全无法行走。3分，能参与部分活动，但整个过程需他人帮助才能完成。8分，能完成大部分活动，但某些环节仍需他人帮助。12分，行走距离不足50m，或需他人监督或提示以确保安全。15分，患者能独立行走50m，无须他人监督、提示或帮助。②考虑因素：使用助行器行走不会降级，但助行器的正确摆放和使用需纳入评分。

10）轮椅使用（如适用）：在平地上推动轮椅、转弯并操控轮椅至桌边、床边或洗手间等；推动轮椅至少50m视为有效使用。①评分标准：0分，完全无法操控轮椅。2分，能在平地上推动轮椅并移动短距离，但整个过程需他人帮助。3分，能完成大部分轮椅操作，但某些环节仍需他人帮助。4分，能驱动轮椅前进、后退、转弯并移至指定位置，但准备或收拾时需帮助，或需他人监督或提示以确保安全。5分，能完全独立操控轮椅并移动至少50m，无须他人监督、提示或帮助。②先决条件：仅适用于第9项中被评定为"完全无法行走"的患者，且患者需接受过轮椅操控训练。③准备或收拾活动：如移除障碍物，转弯时刹车或启动轮椅。

11）上下楼梯：指能在两段各有八级台阶的楼梯上安全上下行走。①评分标准：0分，完全依赖他人帮助上下楼梯。2分，能参与部分活动，但整个过程需他人帮助。5分，能完成大部分活动，但某些环节仍需他人帮助。8分，基本无须他人帮助，但准备或收拾时需帮助，或需他人监督或提示以确保安全。10分，患者能在无监督、提示或帮助的情况下，安全上下楼梯，可使用扶手或助行器。②先决条件：患者能行走。③准备或收拾活动：如将助行器放置在合适位置。④考虑因素：使用扶手或助行器不降级。

3. 改良的PULSES量表　6个评估项目，采用4级评分制，主要依据患者的功能依赖程度进行评分。该量表通常与其他评估工具联合使用，以综合评定患者的康复潜力、治疗进程，并辅助制

订及调整康复治疗方案。评定的内容如下。①躯体状况（physical condition，P）。②上肢功能（upper limb functions，U）。③下肢功能（lower limb functions，L）。④感官功能（sensory components，S）。⑤排泄功能（excretory functions，E）。⑥精神和情感状况（mental and emotional status，S），简称为“PULSES”。

改良PULSES量表分级标准为每项1～4分。1分：正常，无功能障碍；2分：轻度功能障碍；3分：中度功能障碍；4分：重度功能障碍。总分6分为功能最佳，6～12分表示生活自理能力轻度受限，13～16分表示生活自理能力重度受限，大于16分表示严重残疾，24分为功能最差（表12-3）。

表12-3 改良的PULSES量表评分标准

P（躯体状况）：内脏情况如心血管、消化、泌尿、内分泌和神经等系统的疾病
1分：内科情况稳定，只需每隔3个月复查一次
2分：内科情况尚属稳定，只需每隔2～10周复查一次
3分：内科情况不大稳定，最低限度每周复查一次
4分：内科情况不太稳定，每天需进行严密的医疗监护
U（上肢功能）：上肢功能及日常生活自理情况如进食、穿衣、穿戴假肢或矫形器、梳洗等
1分：生活自理，上肢无残损
2分：生活自理，但上肢有一定残损
3分：上肢不能自理，需他人辅助或指导，上肢有残损或无残损
4分：生活完全不能自理，上肢有明显残损
L（下肢功能）：步行、上下楼梯、使用轮椅、身体从床移至轮椅或从轮椅移至床、如厕等活动的情况
1分：独立步行移动，下肢无残损
2分：基本能独自行动，下肢有一定残损，需使用步行辅助器械、支具或假肢，或利用轮椅能在无梯级的地方充分行动
3分：在辅助或指导下才能行动，下肢有残损或无残损，利用轮椅能做部分活动
4级：完全丧失独立行动能力，下肢存在严重功能障碍
S（感觉功能）：言语和视觉等功能
1分：能独自做语言交流，视力无残损
2分：基本上能作语言交流，视力基本无障碍，但感官及语言交流功能有一定缺陷
3分：在他人帮助或指导下能进行语言交流，视力严重障碍
4分：盲、聋、哑不能进行语言交流，无有用视力
E（排泄功能）：大、小便自理和控制程度
1分：大、小便完全自控
2分：基本上能控制膀胱括约肌和直肠括约肌，虽然有尿急或急于解便，但尚能控制，因此可参加社交活动；或虽插导尿管，但尚能自理
3分：在他人的帮助下，能处理好大、小便排泄问题，偶尔有尿床或溢粪
4分：大、小便失禁，常有尿床或溢粪
S（精神和心理状况）：智力、感情适应的能力、家庭的支持、经济能力和社会关系等
1分：能完成日常任务，并能尽家庭或社会职责
2分：基本上适应，但需在环境上、工作性质和要求上稍作调整和改变
3分：适应程度差，需要在他人帮助、指导或鼓励下，才能适应家庭和社会环境，进行极少量力所能及的家务或工作
4分：完全不适应在家庭和社会环境下生活，需长期治疗或休养

4. 功能独立性评定量表　功能独立性评定量表（functional independence measure，FIM）为医疗服务人员提供患者残疾程度和医疗康复记录，是常用的康复结局比较测量工具。自推出以来，FIM量表已被广泛应用于多个国家。

FIM作为ADL评定工具其核心在于功能独立性的测量，是一个有效的、公认的等级评分量表。该量表主要评估患者的残疾程度和实际的活动能力，而非器官或系统的功能障碍程度。量表包含18个条目，涵盖13项身体功能条目和5项认知功能条目，详见表12-4。身体功能条目基于Barthel指数制订，每个条目评分范围为1～7分，总分最高可达126分（运动功能评分最高为91分，认知功能评分最高为35分），最低分为18分。量表可由接受过规范化培训的医生、护士、治疗师或其他评估人员进行评定。FIM总分在18～126分，得分越高，表明独立性越强。培训一名评分人员掌握FIM的使用需耗时1小时，而对一位患者进行评估则需30分钟。

（1）FIM的分级标准：126分，完全独立；108分～125分，基本独立；90～107分，有条件的独立或极轻度依赖；72～89分，轻度依赖；54～71分，中度依赖；36～53分，重度依赖；19～35分，极重度依赖；18分，完全依赖。

（2）各等级评分标准

1）完全独立（7分）：能够规范且完整地完成活动的全部过程，无须修改条目或使用辅助设备，并能在合理时间内完成。

2）有条件独立（6分）：满足以下一项或多项条件：活动需要借助辅助设备；完成活动所需时间比正常更长；或存在安全方面的顾虑。

3）有条件依赖：患者付出50%或以上努力，帮助水平分为以下几类。①监督和准备（5分）：患者仅需备用、提示或建议，帮助者与患者无身体接触，或仅需帮助准备必需用品，或协助佩戴矫形器。②少量身体接触辅助（4分）：患者仅需轻微身体接触辅助，自身能完成75%或以上努力。③中度身体接触辅助（3分）：患者需中等程度的帮助，自身能完成50%～74%的努力。

4）完全依赖：患者需超过一半的帮助或完全依赖他人，否则无法完成活动。①大量身体接触辅助（2分）：患者付出的努力少于50%，但大于等于25%。②完全依赖（1分）：患者付出的努力少于25%。

（3）各项评分细则

1）进食：包括使用合适餐具将食物送入口中、咀嚼和吞咽。此过程不涉及食物准备，如清洗、烹饪、备餐或切割食物等。由于勺子比筷子更易使用，患者无须强制使用筷子，关键在于尽可能独立完成进食。评分标准如下。

7分：能够独立完成进食，操作时间合理且安全。

6分：需借助假肢或辅助器具（如改装餐具）进食，或进食时间过长，或存在安全风险（如呛咳）。使用胃管的患者能够独立完成胃管进食及护理。

5分：需他人监督、提示或引导，或他人协助切割食物、开瓶盖、倒水、拿取辅助器具等。

4分：能完成75%以上的进食过程，偶尔需他人帮助使用辅助器具。

3分：能完成50%～74%的进食过程，常需他人帮助使用辅助器具。

2分：能完成25%～49%的进食过程，可主动配合他人喂食。

1分：仅能完成25%以下的进食过程，主要依赖他人喂食或通过胃管进食。

分解评分：对于1～4分的评定，可采用分解方式，如将进食过程分为夹取食物、送入口中、

表12-4 功能独立性评定量表

项目				评估日期		
运动功能	自理能力	1	进食			
		2	梳洗修饰			
		3	洗澡			
		4	穿裤子			
		5	穿上衣			
		6	上厕所			
	括约肌控制	7	膀胱管理			
		8	直肠管理			
	转移	9	床、椅、轮椅间			
		10	如厕			
		11	盆浴或淋浴			
	行走	12	步行/轮椅			
		13	上下楼梯			
	运动功能评分					
认知功能	交流	14	理解			
		15	表达			
	社会认知	16	社会交往			
		17	解决问题			
		18	记忆			
	认知功能评分					
FIM总分						
评估人						

咀嚼、吞咽四项，每项1分。全部独立完成为5分；1项不能独立完成为4分；2项为3分；3项为2分；4项为1分。其他项目也可参考此方式分解。

2）梳洗：包括刷牙、梳头、洗手、洗脸、男性刮胡或女性化妆等活动。还包括操作水龙头、调节水温、使用卫生设备及涂抹牙膏、开瓶盖等动作。评分标准如下。

7分：能够安全地完成所有动作，独立进行个人准备。

6分：需要借助支具、假肢等辅助器具，或操作时间过长，或过程存在安全隐患。

5分：需要他人监督、提示或引导，或帮助准备卫生设备。

4分：偶尔需要他人协助将毛巾递给患者或帮助完成一项活动。

3分：经常需要他人协助递毛巾或帮助完成多项活动。

2分：能够主动配合他人完成梳洗。

1分：无法主动配合他人完成梳洗。

分解评分：将活动分解为口腔卫生、梳头、洗手/脸，以及剃须或化妆四项，每项1分。

3）洗澡：包括洗、冲、擦干过程，包含颈部以下部位（背部除外），洗澡可为盆浴、淋浴或擦浴等方式。如果患者无法行走，但能在床上独立完成擦浴，仍可评为7分。评分标准如下。

7分：能够完全独立且安全地完成洗澡全过程，无论采用哪种方式。

6分：需要借助特殊设备（如假肢、支具、辅助器具等），或时间过长，或有安全顾虑。

5分：需要他人监督、提示或引导，或帮助放水、调节水温、准备浴具或支具等。

4分：偶尔需要他人协助递毛巾或帮助完成1～2个部位的洗澡。

3分：经常需要他人协助递毛巾或帮助完成2个以上部位的洗澡。

2分：需要他人帮助洗澡，但能主动配合。

1分：需要他人帮助洗澡，且无法主动配合。

分解评分：将洗澡活动分解为洗双上肢、双下肢、胸部、臀部和会阴部四项，每项1分。

4）穿上衣：涉及穿脱腰部以上衣物，以及穿脱上肢假肢或支具。评分标准如下。

7分：完全独立完成穿脱上衣，包括从衣柜/抽屉取衣、处理胸罩、穿脱套头或前开式睡衣、操作纽扣、拉链、搭扣，以及穿脱假肢、支具（如有），操作安全且时间合理。

6分：需要使用特殊辅助工具（如尼龙搭扣）或假肢、支具，或穿脱时间过长。

5分：需要他人监督、提示或引导，或他人准备上肢假肢、支具，或他人取衣或准备穿脱设备。

4分：偶尔需要他人帮助处理纽扣、拉链、搭扣等。

3分：经常需要他人帮助处理纽扣、拉链、搭扣等。

2分：需要他人帮助穿衣，但能主动配合。

1分：需要他人帮助穿衣，但无法有效配合。

分解评分：将穿脱上衣分解为套入上肢、套入头部或胸部、处理纽扣/拉链、处理胸罩或内衣四项，每项1分。也可根据穿衣数量和难度进行评估。

5）穿下衣：涉及穿脱腰部以下衣物，以及穿脱假肢或支具。评分标准如下。

7分：完全独立完成穿脱下衣，包括从衣柜/抽屉取衣、处理内裤、裤子、裙子、腰带、袜子和鞋子，操作纽扣、拉链、搭扣，以及穿脱假肢、支具（如有），操作安全。

6分：需要使用特殊辅助工具（如尼龙搭扣）或假肢、支具，或穿脱时间过长。

5分：需要他人监督、提示或引导，或他人准备下肢假肢、支具，或他人取衣或准备穿脱设备。

4分：偶尔需要他人帮助处理纽扣、拉链、搭扣等。

3分：经常需要他人帮助处理纽扣、拉链、搭扣等。

2分：需要他人帮助穿衣，但能主动配合。

1分：需要他人帮助穿衣，但无法有效配合。

分解评分：将穿脱下衣分解为套入下肢、套入腰部、处理纽扣/拉链、处理鞋袜四项，每项1分。也可根据穿衣数量和难度进行评估。

6）如厕：如厕（使用坐便器或便盆）前后对会阴部的清洁，以及衣物的整理。如果大便和小便所需的帮助程度不同，以较低的评分为准。导尿管的处理不纳入此项评估。评分标准如下。

7分：大小便后能独立完成会阴清洁、更换卫生巾（如有需要）、整理衣物，操作安全。

6分：如厕时需借助特殊设备（如假肢/支具），或操作时间过长，或存在安全隐患。

5分：需要他人监督、提示或引导，或帮助准备辅助器具、打开包装盒等。

4分：偶尔需要他人在上述动作中协助身体稳定或保持平衡。

3分：经常需要他人在上述动作中协助身体稳定或保持平衡。

2分：需要他人帮助，但能主动配合。

1分：需要他人帮助，但无法主动配合。

分解评分：将如厕过程分解为脱裤、取卫生纸或卫生巾、擦拭会阴部、穿裤四项，每项1分，同时需结合完成时间进行评估。

7）膀胱控制：是指患者是否能够独立完成排尿，以及是否需要借助导尿管或药物等辅助手段来解决排尿问题，同时还需考虑患者在排尿过程中需要帮助的程度。尿失禁频率是指在单位时间内尿失禁发生的次数。通常情况下，患者需要帮助的程度与尿失禁的严重程度密切相关，即尿失禁越频繁，患者所需的帮助越多。然而，在某些情况下，两者可能并不一致。在这种情况下，应以最低得分进行记录。评分标准如下。

7分：患者能够完全自主控制膀胱，且从未发生尿失禁。

6分：患者无尿失禁，但需要使用尿壶、便盆、导管、尿垫、尿布、集尿装置、集尿替代品或药物来辅助控制排尿。如果使用导尿管，患者能够独立完成消毒和插入操作；如果采用膀胱造瘘，患者必须能够独立处理造瘘口及排尿过程；如果使用辅助器具，患者必须能够自行组装、应用器具，并独立完成倒尿、安装、拆除及清洁尿袋的操作。

5分：患者需要他人进行监护、提示或引导，以准备排尿器具、协助倒尿或清洁尿具。由于未能及时获得尿盆或如厕，患者可能偶尔发生尿失禁，但频率低于每月1次。

4分：患者需要最低限度的接触性帮助来维持外部装置（如导尿管、集尿器或膀胱造瘘口）。患者能够独立完成75%的排尿过程，但可能偶尔发生尿失禁，频率低于每周1次。

3分：患者需要中等程度的接触性帮助来维持外部装置。患者能够独立完成50%～74%的排尿过程，但可能偶尔发生尿失禁，频率低于每天1次。

2分：尽管获得协助，患者仍频繁发生尿失禁，或几乎每天均有失禁。无论是否使用导尿管或膀胱造口装置，患者仍需使用尿布或其他尿垫类物品。患者能够独立完成25%～49%的排尿过程。

1分：患者完全依赖他人帮助。尽管获得协助，患者仍频繁发生尿失禁，或几乎每天均有失禁。无论是否使用导尿管或膀胱造口装置，患者仍需使用尿布或其他尿垫类物品。患者能够独立完成的排尿过程少于25%。

8）直肠控制：直肠控制的评估主要涉及患者是否能够完全自主地控制排便，以及在必要时是否能够使用相关器具或药物来辅助排便。其评分原则与膀胱控制相似，主要依据患者需要帮助的程度及大便失禁的频率进行评判。评分标准如下。

7分：患者能够完全自主排便，无须任何辅助器具或药物。

6分：患者在排便时需要使用便盆、手指刺激、通便剂、润滑剂、灌肠或其他药物辅助。如果患者有直肠造瘘，能够独立完成排便及造瘘口的处理，无须他人帮助。

5分：患者需要他人监护、提示或引导，由他人帮助准备排便器具。患者可能偶尔发生大便失禁，但频率低于每月1次。

4分：患者需要最低限度的接触性帮助以确保排便顺畅，可使用排便药物或外用器具辅助。患者能够独立完成75%以上的排便过程，但可能偶尔发生大便失禁，频率低于每周1次。

3分：患者需要中等程度的接触性帮助以确保排便顺畅，可使用排便药物或外用器具辅助。患者能够独立完成50%～74%的排便过程，但可能偶尔发生大便失禁，频率低于每日1次。

2分：尽管给予最大接触性帮助，患者仍频繁发生大便失禁，几乎每天均有失禁。即使有直肠造瘘，患者仍需使用尿布或其他尿垫类物品。患者能够独立完成25%～49%的排便过程。

1分：尽管给予最大接触性帮助，患者仍频繁发生大便失禁，几乎每天均有失禁。即使有直肠造瘘，患者仍需使用尿布或其他尿垫类物品。患者能够独立完成的排便过程不足25%。

9）床-椅/轮椅转移：评分标准如下。

7分：步行为主者能够独立完成从床到椅子的转移，包括坐下和站起的全部过程。使用轮椅者能够独立完成床与轮椅之间的转移，包括锁定轮椅刹车、抬起脚踏板，并使用合适的辅助工具或设备（如扶手、滑板、支架、拐杖等），且能够安全返回原位。整个过程操作安全。

6分：需要借助辅助器具（如滑板、升降器、扶手、特殊椅子、支架或拐杖）来完成转移，或者转移过程耗时较长。用于转移的假肢和支架也归为此类。

5分：需要他人监护、提示、引导，或者需要他人准备辅助器具（如滑板、移除脚踏板等）。

4分：在转移过程中，偶尔需要他人协助以维持平衡。

3分：在转移过程中，经常需要他人协助以维持平衡。

2分：需要他人帮助完成转移，但患者能够主动配合。

1分：需要他人帮助完成转移，且患者无法主动配合。

10）如厕：评分标准如下

7分：能够独立完成如厕全过程。步行者可自主进入卫生间，完成坐下和起身的动作，无须任何辅助。使用轮椅者能够独立进入卫生间，自行操作轮椅刹车、移除侧板、抬起脚踏板，并安全地从轮椅转移到坐便器上，无须辅助器具。整个过程时间合理，且操作安全。

6分：需要借助辅助器具（如滑板、升降器、扶手、特殊座椅、支架或拐杖）来完成如厕过程，或者操作时间较长。使用假肢或支架进行转移的情况也归为此类。

5分：需要他人监护、提示或引导，或者需要他人准备辅助器具（如滑板、移除脚踏板等）。

4分：在转移过程中，偶尔需要他人协助以维持平衡。

3分：在转移过程中，经常需要他人协助以维持平衡。

2分：需要他人帮助完成如厕转移，但患者能够主动配合。

1分：需要他人帮助完成如厕转移，且患者无法主动配合。

11）入浴：评分标准如下。

7分：步行者能够独立进入浴室，完成进入浴缸或淋浴的过程，无须任何辅助。使用轮椅者能够独立进入浴室，自行完成轮椅刹车、移除侧板、抬起脚踏板，并安全地从轮椅转移到浴缸或淋浴区域，整个过程无须辅助器具，且操作安全。

6分：需要借助辅助器具（如滑板、升降器、扶手、特殊座椅、支架或拐杖）来完成入浴过程，或者操作时间较长。使用假肢或支架进行转移的情况也归为此类。

5分：需要他人监护、提示或引导，或者需要他人准备辅助器具（如滑板、移除脚踏板等）。

4分：在转移过程中，偶尔需要他人协助以维持平衡。

3分：在转移过程中，经常需要他人协助以维持平衡。

2分：需要他人帮助完成入浴转移，但患者能够主动配合。

1分：需要他人帮助完成入浴转移，且患者无法主动配合。

12）步行/轮椅：在评估步行或轮椅使用能力时，需首先明确患者的主要活动方式，部分患者可能同时具备步行和使用轮椅的能力，但评估时应依据其主要活动方式确定评分。使用轮椅或辅助器具的患者，最高评分为6分。若患者在出院时改变主要移动方式，则需根据出院时的移动方式重新评估其入院时的得分。评分标准如下。

7分：步行者能够独立行走至少50m，无须任何辅助器具，且行走时间合理，活动安全。

6分：步行者能够独立行走至少50m，但需借助拐杖、假肢、支具、矫形鞋或步行器等辅助器具完成行走。轮椅使用者能够独立操作轮椅（手动或电动）移动至少50m（包括转弯、靠近椅子或床、爬3%坡度、跨越门槛、开关门等动作），但可能时间过长或存在安全性问题。

5分：有两种评估标准。①在监护、提示或引导下，患者能够独立行走或使用轮椅移动至少50m。②家庭行走：患者能够独立行走较短距离（17～49m），无须任何辅助器具；或独立操作轮椅（手动或电动）移动17～49m，但时间过长或安全性欠佳。

4分：需要最低限度的接触性帮助以移动至少50m，且患者能够独立完成75%以上的距离。

3分：需要中度接触性帮助以移动至少50m，患者能够独立完成50%～74%的距离。

2分：在最大限度的接触性帮助下，患者能够移动至少17m，且能够独立完成25%～49%的距离，至少需要1人协助。

1分：患者能够独立完成的行走或轮椅移动距离不足25%，至少需要2人协助。患者无法步行，但能够使用轮椅移动至少17m。

13）上下楼梯：上下楼梯的评估仅适用于能够步行的患者，主要考察患者是否能够独立完成一层楼（12～14级台阶）的上下楼梯动作，以及在此过程中是否需要辅助工具或帮助。评分标准如下。

7分：患者能够独立完成一层楼以上（含12～14级台阶）的上下楼梯动作，无须任何辅助工具或支持，且操作时间合理、活动安全。

6分：患者能够独立完成一层楼以上（含12～14级台阶）的上下楼梯动作，但需要使用扶手、手杖或其他辅助工具，操作时间可能过长或存在安全问题。

5分：有两种评估标准。①在监护、提示或引导下，患者能够独立完成一层楼的上下楼梯动作。②在家庭环境中，患者能够独立上下4～6级台阶（无论是否使用辅助工具），或上下7～11级台阶，但无须监护、提示或引导。然而，操作时间可能过长或安全性欠佳。

4分：患者在上下楼梯时，偶尔需要他人接触性帮助以维持平衡。

3分：患者在上下楼梯时，经常需要他人接触性帮助以维持平衡。

2分：患者能够完成少于7～12级台阶的上下楼梯动作，但需要1人协助步行。

1分：患者仅能完成少于4～6级台阶的上下楼梯动作，或需要2人以上协助步行。

14）理解：理解能力的评估涵盖听觉和视觉理解，即患者是否能够理解口头或视觉信息（如书面语言、肢体语言等）。评估时需重点关注患者最常用的交流方式。如果患者在听觉和视觉交流方面能力相当，则需结合两种方式进行综合评估。评分标准如下。

7分：完全独立。患者能够理解复杂的抽象内容，无论是口头语言还是书面文字。

6分：在大多数情况下，患者对复杂或抽象内容的理解仅存在轻微困难，无须特殊准备，但可能需要使用听力或视力辅助器具，或需要额外时间来理解相关信息。

5分：在超过90%的日常活动中，患者无明显理解和交流障碍。需要通过放慢语速、重复、强调关键词、暂停或使用视觉/姿势提示等辅助手段的情况少于10%。

4分：在最低限度的提示下，患者能够在75%～90%的基本日常生活中理解和进行交流。

3分：在中等程度的提示下，患者能够在50%～74%的基本日常生活中理解和进行交流。

2分：在最大程度的提示下，患者仅能在25%～49%的基本日常生活中理解和进行交流。患者仅能理解简单的常用口语（如“你好”“再见”）或肢体语言（如挥手告别、表示感谢），超过50%的情况下需要提示。

1分：完全依赖。患者在少于25%的基本日常生活中能够理解和进行交流，或无法理解简单的常用口语（如“你好”“再见”）或肢体语言（如挥手告别、表示感谢），即使在提示或准备下仍无法做出适当反应。

15）表达：表达能力的评估涉及患者是否能够通过口语或非口语方式（如符号、文字等）清晰地传达复杂和抽象的概念。评估时需重点关注患者最常用的表达方式（口语或非口语）。如果患者同时使用两种方式，则需综合考虑两者的使用情况。评分标准如下。

7分：能够清晰、流利地表达复杂和抽象的内容，无须任何辅助设备或提示。

6分：在绝大多数情况下，患者能够清晰、流利地表达复杂和抽象的内容，仅存在轻微困难。无须频繁提示，但可能需要使用增强交流的设备（如扩音器等）。

5分：在超过90%的时间内，患者能够表达日常活动的基本需求和想法，但需要偶尔的提示或重复（少于10%的时间）。

4分：在最低限度的提示下，患者能够在75%～90%的时间内表达日常活动的基本需求和想法。

3分：在中等程度的提示下，患者能够在50%～74%的时间内表达日常活动的基本需求和想法。

2分：在最大程度的提示下，患者仅能在25%～49%的时间内表达日常活动的基本需求和想法。

1分：患者在少于25%的时间内能够表达日常活动的基本需求和想法，或即使在提示下，仍无法适当表达基本需求。

16）社会交往：社会交往能力是指个体在治疗或社会活动中与他人（包括医护人员、家庭成员、病友、朋友等）友好互动的能力。它反映了个体如何平衡自身需求与他人需求，是否能够适当地管理情绪，接受批评，意识到自身言行对他人的影响，以及情绪稳定性（如是否存在易怒、喧闹、言语粗俗、情绪多变、身体攻击、沉默寡言、昼夜颠倒等行为）。评分标准如下。

7分：能够完全独立地处理社会交往，无须药物干预。

6分：在大多数情况下，能够与医护人员、家庭成员、病友或朋友等友好相处，仅偶尔出现情绪失控。无须持续监护，但可能需要更多时间适应社会环境，或需要药物辅助。

5分：仅在应激或不熟悉的环境中需要监护（如监督、语言引导、提示或鼓励），需要监护的时间不超过10%。可能需要额外鼓励以增强参与积极性。

4分：在轻度指导下，患者能够在75%～90%的时间内恰当处理社交情境。

3分：在中度指导下，患者能够在50%～74%的时间内恰当处理社交情境。

2分：在高度指导下，患者能够在25%～49%的时间内恰当处理社交情境。由于社交行为不当，可能需要限制或管制。

1分：完全依赖，患者在少于25%的时间内能够恰当处理社交情境，或几乎无法适应社交环境。由于社交行为不当，可能需要限制或管制。

17）问题解决：问题解决能力主要涉及个体在日常生活中处理事务的能力，包括合理、安全且及时地解决家庭琐事、工作问题、个人财务和社会事务等。此外，还包括个体是否能够主动开展、完成任务，并在必要时进行自我修正。评分标准如下。

7分：患者能够识别问题的存在，做出恰当的决策，并按步骤解决复杂问题直至任务完成。若出现错误，患者能够自行纠正。

6分：在绝大多数情况下，患者能够识别问题，做出适当决策，并按步骤解决问题直至完成。若出现错误，患者能够自行纠正，但可能需要更长时间。

5分：在应激或不熟悉的环境中，患者需要监护（如提示或引导），但需要监护的时间不超过10%。

4分：患者能够在75%～90%的时间内解决常规问题。

3分：患者能够在50%～74%的时间内解决常规问题。

2分：患者能够在25%～49%的时间内解决常规问题。在一半时间里，患者需要指导来启动、计划或完成简单的日常活动。可能需要限制以确保安全。

1分：患者能够在少于25%的时间内解决常规问题。患者几乎总是需要指导，或无法有效解决问题。可能需要一对一指导来完成简单的日常活动，并需要限制以确保安全。

18）记忆：记忆能力的评估涉及患者在工作或社会环境中执行日常活动时的认知和记忆技能。具体而言，记忆能力包括信息的存储与提取，尤其是对口头和视觉内容的记忆。其表现特征包括：能否识别熟悉的人和物品、记住日常活动的规律，以及在无须重复提示的情况下执行他人的指令。记忆障碍可能会影响学习和任务执行。评分标准如下。

7分：患者能够识别熟悉的人，记住日常活动的规律，并在无须重复提示的情况下执行他人的指令。

6分：患者仅表现出轻微困难，能够识别熟悉的人，记住日常活动的规律，并对他人请求做出反应。可能需要自我提示、环境提示、辅助工具或其他支持。

5分：在应激或不熟悉的环境中，患者需要偶尔的提示（如重复、提醒等），但这种情况不超过日常活动时间的10%。

4分：在最低限度的提示下，患者能够在75%～90%的时间内完成识别和记忆任务。

3分：在中等程度的提示下，患者能够在50%～74%的时间内完成识别和记忆任务。

2分：在高度提示下，患者能够在25%～49%的时间内完成识别和记忆任务。

1分：完全需要帮助，患者在少于25%的时间内能够完成识别和记忆任务，或无法有效识别和记忆信息。

（4）FIM评定注意事项：如下。①入院资料需在患者住院后72小时内完成。②出院资料应在患者出院前72小时内完成。③随访资料应在患者出院后80～180天内完成。④准确记录患者FIM各项评分。⑤评定并记录患者的实际功能表现，而非其潜在能力。⑥若患者在不同环境或时间的功能评分存在差异，应记录最低评分。差异的常见原因可能包括患者尚未掌握该功能、过于疲劳或缺乏主动性。⑦若患者活动需要他人提前准备，则在所有评定项目中均记为5分。⑧若评定过程中存在对患者造成伤害的风险，则记为1分。⑨患者无法完成的项目记为1分，如采用床浴的患者在“洗澡转移”项目中记为1分。⑩若某项目需要2人协助，则记为1分。⑪FIM评定中不得留空，任何项目均不得填写“无法评定”。⑫步行/轮椅：选择患者最常用的方式进行评定。⑬理解和表达：选择患者最常用的方式，但也可结合两种方式进行评定。⑭移动项目（步行/轮椅）的入院和出院评定方式应保持一致。如果患者出院时的移动方式与入院时不同（如从轮椅改为步行），则按出院时最常用的移动方式重新评定入院时的评分。⑮随着功能障碍的改善，FIM评分会发生变化。因此，应加强治疗前后的定期阶段性评定，不仅要关注总分变化，还要注意每个项目的评分变化，以便了解患者的康复进展，并为制订康复目标提供依据。⑯评定前应常规与患者及其家属沟通，了解患者病前的生活习惯和自理能力，作为评定的参考依据。⑰部分项目可分解为多个动作或子项目，根据患者完成情况的百分比进行评分。⑱部分项目（如括约肌控制）的评分标准包含多个方面。当各方面得分不一致时，以最低分作为最终得分。移动和运动项目的评估受环境因素影响较大，因此要求在患者习惯的环境中进行评定，并保持前后评定场所的一致性，以便于比较。⑲随着辅助设备条件的改善，某些项目可能从依赖等级提升到独立等级。如原本在手动操作下需要帮助的项目，改为电动或自动控制后无须帮助，则评分可相应调整。

（二）IADL标准化评定量表

微课：IADL评定方法

1. Frenchay活动指数评定量表 Frenchay活动指数作为一种国际广泛使用的评估工具，已被成功应用于社区脑卒中患者的评估。该量表不仅评估患者的日常生活自理能力，还涵盖了使用工具的能力。其操作简单、易于实施，评估者无须专业培训即可操作。作为一种问卷形式的工具，Frenchay活动指数评定量表可通过多种方式完成评定，包括访谈、邮件自填或在护理人员协助下完成。近年来，该量表的应用范围已从脑卒中患者扩展至其他神经系统疾病患者，并被用于评估正常老年人的工具性日常生活活动能力。

Frenchay活动指数评定量表共有15个项目，但是并未对所包含的项目进行分类，所以Frenchay活动指数评定量表也可视为一种对综合能力的评定。量表中的每一项活动均给予了0～3分的评定，0分表示程度最差，3分表示程度最好（表12-5）。

2. 工具性日常生活活动能力量表 是由美国的Lawton和Brody于1969年制订，经修正和扩充后的ADL分两大部分：躯体生活自理量表（physical self-maintenance scale，PSMS）和工具性日常生活活动量表（instrumental activities of daily living scale，IADL）。这里介绍的IADL量表主要有8个维度（表12-6）。

表12-5 Frenchay活动指数评定量表

项目	说明	0分（从来没有）	1分（＜1次/周）	2分（＜2次/周）	3分（大部分时）
1.准备主餐	需要参与计划、准备与烹饪主餐的大部分活动，不仅仅是做简餐或加热已准备好的食物				
2.洗餐具	必须做全部的工作，或每样都做，如洗、擦和放置，而不是偶尔冲洗一件				
3.洗衣服	计划洗衣及晾干衣，用机洗、手洗或洗衣店洗。完成必要的步骤，如放入、取出、晾挂、折叠				
4.轻度家务活	打扫、擦拭或整理小物件				
5.重度家务活	所有重体力家务活，包括整理床铺，清洁地板、炉灶和窗户，吸尘，移动椅子等				
6.当地购物	无论购物数量多少，应在计划与购买日常用品中扮演重要角色。必须到商店去，而不仅是推购物车				
7.偶尔社交活动	可包括去银行或去邮局，去公园、寺庙、教堂、电影院、剧院、茶馆、酒吧、聚餐等。要求患者必须主动参与，包括由患者发起的在家中的社交活动，如被邀请的家人或朋友，他们来访的目的不是照看，而是参与活动				
8.外出散步大于15分钟	持续步行至少15分钟（期间允许为调整呼吸而短暂停顿）。约走1.5km。如果步行距离足够，也可包括步行去购物				
9.兴趣活动	需要一定程度的主动参与和思考，如在家栽花种草、针织、画画、游戏、运动等（不仅是看电视中的运动节目）。可以是脑力活动，如阅读专业杂志，进行股票交易或逛街				
10.开车或坐车外出	需要驾车/骑车（而不只是乘客），或独立搭乘公交汽车/长途汽车外出				
11.外出旅游、开车兜风	乘长途汽车或火车，或驾车去某地游玩（不是常规的社会性外出，如购物或访本地朋友）。患者必须参与组织与决策。由机构组织的被动性的旅游除外，除非患者试图决定去与不去				

续　表

项目	说明	0分 （从来没有）	1分 （＜1次/周）	2分 （＜2次/周）	3分 （大部分时）
12.园艺	屋外的园丁劳动： 轻度：偶尔除草；中度：经常除草、修剪等；重度：所有必需的活动，包括重体力的挖掘等				
13.操持/汽车维护	轻度：修理小物件；中度：某些装饰活动、常规的汽车养护				
14.读书	必须是完整较厚的书籍，不是杂志、期刊和报纸				
15.带薪工作	患者从事有薪酬的工作。工作时数是以6个月为基础的周工作平均时数				

表12-6　工具性日常生活活动能力量表

项目	说明
1.上街购物【□不适用（勾选“不适用”者，此项分数记作满分）】	1或0，记为此项失能
□3分：独立完成所有购物需求	
□2分：独立购买日常生活用品	
□1分：每一次上街购物都需要有人陪	
□0分：完全不会上街购物	
2.外出活动【□不适用（勾选“不适用”者，此项分数记作满分）】	1或0，记为此项失能
□4分：能够自己开车、骑车	
□3分：能够自己搭乘大众运输工具	
□2分：能够自己搭乘计程车但不会搭乘大众运输工具	
□1分：当有人陪同可搭计程车或大众运输工具	
□0分：完全不能出门	
3.食物烹调【□不适用（勾选“不适用”者，此项分数记作满分）】	0记为此项失能
□3分：能独立计划、烹煮和摆设一顿适当的饭菜	
□2分：如果准备好一切佐料，会做一顿适当的饭菜	

续 表

项目	说明
□1分：会将已做好的饭菜加热	
□0分：需要他人把饭菜煮好、摆好	
4.家务维持【□不适用（勾选“不适用”者，此项分数记作满分）】	1或0，记为此项失能
□4分。能做较繁重的家事或需偶尔家事协助（如搬动沙发、擦地板、洗窗户）	
□3分：能做较简单的家事，如洗碗、铺床、叠被	
□2分：能做家事，但不能达到可被接受的整洁程度	
□1分：所有的家事都需要他人协助	
□0分：完全不会做家事	
5.洗衣服【□不适用（勾选“不适用”者，此项分数视为满分）】	0记为此项失能
□2分：自己清洗所有衣物	
□1分：只清洗小件衣物	
□0分：完全依赖他人	
6.使用电话的能力【□不适用（勾选“不适用”者，此项分数记作满分）】	1或0，记为此项失能
□3分：独立使用电话，含查电话簿、拨号等	
□2分：仅可拨熟悉的电话号码	
□1分：仅会接电话，不会拨电话	
□0分：完全不会使用电话	
7.服用药物【□不适用（勾选“不适用”者，此项分数记作满分）】	1或0，记为此项失能
□3分：能自己负责在正确的时间用正确的药物	
□2分：需要提醒或少许协助	
□1分：如果事先准备好服用的药物分量，可自行服用	
□0分：不能自己服用药物	

续　表

项目	说明
8.处理财务能力［□不适用（勾选“不适用”者，此项分数记作满分）］	0记为此项失能
□2分：可以独立处理财务	
□1分：可以处理日常的购买，但需要他人协助与银行往来或大宗买卖	
□0分：不能处理钱财	

注：上街购物、外出活动、食物烹调、家务维持、洗衣服五项中有三项以上需要协助者即为轻度失能。

3. 快速残疾评定量表　快速残疾评定量表（rapid disability rating scale，RDRS），由Linn于1967年首次提出，并于1982年进行了修订，适用于住院患者及社区生活者，尤其适合于老年患者。该量表包含18个评估项目，每个项目评分范围为0～3分，总分上限为54分（表12-7）。评分越高，表明残疾程度越严重。完全无残疾的评分为0分。在信度方面，RDRS是目前IADL量表中最可靠的，而在效度方面仅次于功能活动问卷（the functional activities questionary，FAQ），因此推广价值较高。

表12-7　快速残疾评定量表

内容	评分及其标准			
	0分	1分	2分	3分
A.日常生活需要帮助的程度				
（1）进食	完全独立	需一点帮助	需较多帮助	喂食或经静脉供给营养
（2）行走（可用拐杖或助行器）	完全独立	需一点帮助	需较多帮助	不能走
（3）活动（外出可用轮椅）	完全独立	需一点帮助	需较多帮助	不能离家外出
（4）洗澡（需要提供用品及监护）	完全独立	需一点帮助	需较多帮助	由他人帮助洗
（5）穿着（包括帮助选择衣物）	完全独立	需一点帮助	需较多帮助	由他人帮助穿
（6）用厕（穿脱衣裤、清洁、造瘘管护理）	完全独立	需一点帮助	需较多帮助	只能用便盆，不能护理造瘘管
（7）整洁修饰（剃胡子、梳头、修饰指趾甲、刷牙）	完全独立	需一点帮助	需较多帮助	由他人帮助洗漱、修饰
（8）适应性项目（钱币或财务管理、使用电话、买报纸、卫生纸和点心）	完全独立	需一点帮助	需较多帮助	自己无法处理
B.残疾的程度				
（1）语言交流（自我表达）	正常	需一点帮助	需较多帮助	不能交流
（2）听力（可用助听器）	正常	需一点帮助	需较多帮助	听力丧失

续 表

内容	评分及其标准			
	0分	1分	2分	3分
（3）视力（可戴眼镜）	正常	需一点帮助	需较多帮助	视力丧失
（4）饮食不正常	没有	轻	很重	需要静脉输入营养
（5）大小便失禁	没有	有时有	常常有	无法控制
（6）白天卧床（按医嘱或自行卧床）	没有	有、较短时间（4小时以内）	较长时间	大部分或全部时间
（7）用药	没有	有时用	每日服药	每日注射或口服
C. 特殊问题的严重程度				
（1）精神错乱	没有	轻	重	极重
（2）不合作、对医疗持敌对态度	没有	轻	重	极重
（3）抑郁	没有	轻	重	极重

四、评定注意事项

1. 在进行评定时，通常由评估人员向患者发出一个总体动作指令，要求患者独立完成特定任务，如“请坐起”或“请穿上这件衣服”，而不应指导患者如何坐起或如何穿衣。在评定过程中，若发现患者动作不当或存在困难，评估人员可提供适当协助，但必须在评估表中详细记录所提供的帮助。

2. 在评定过程中，仅当患者确实需要时，才提供必要的辅助器具或支撑装置。除非评定表中有特别说明，否则即使使用辅助器具、支撑装置或采取替代方法完成动作，亦应视为独立完成，但需明确标注。患者所使用的辅助器械或装置必须符合标准，否则将影响评估结果。

3. 能够无须任何说明和帮助独立完成的项目，应给予满分。任何需要外界帮助的活动，均不属于独立完成。

4. 评定应记录患者实际能够做到的，而非患者可能达到的程度。如对于一名右侧偏瘫的脑卒中恢复期患者，尽管他完全能够独立使用左手进食，但若自发病以来直至评估时一直由家人或护理人员喂食，则在进食项目中不能认定其为独立完成。

5. 在评定期间，应尽量减少患者的“失败”体验，但也不应过度提供帮助。若某项活动对患者而言显得极为困难，则可暂停评估，或给予一定的体力支持，随后继续进行下一项目的检查。

6. 在评定过程中，对于存在语言理解障碍或认知障碍的患者，可能由于患者未能理解治疗师的动作指令而导致评定失败。此时，动作示范或动作图示将有助于患者理解所需执行的动作。

7. 可以先从ADL评定表中选择简单、安全的项目开始评定，逐步过渡到较为困难和复杂的项目，对于患者不安全或无法完成的项目可省略并记录。对于体能较差无法完成整个评定过程的患者，可以分阶段进行评定。完成每一项活动的速度由评定人员掌握。

8. 在评定时，应尊重患者的个人生活方式、习惯及个人隐私。如若有些患者不愿意让医务人员查看和触摸自己的身体，对于如厕、穿脱衣物等私密活动应在私下进行或通过交谈了解其能力水平。

9. 日常生活活动能力的评估可能因不同国家、地区、民族、宗教、文化习俗等因素，导致评定内容上的差异。

10. 某些活动的评定应在正常生活过程中和适当的环境中进行。如在评估翻身起床能力时，最好在患者平时睡觉的床上进行。

11. 在评定过程中，治疗师应观察患者完成活动的过程与方法，记录并分析活动障碍的原因，为确定训练目标、训练程序、训练方法及是否需要辅助用具提供依据。

12. ADL能力的评定与其他评定不同，它是从实用角度出发的，因此在选择或制订评定表时，应考虑患者日常生活的实际功能需求。

13. 患者过去的日常生活习惯、文化素养、工作性质、所处的社会环境、评定时的心理状态和合作程度，以及评定者的专业水平和评定时的环境等因素，均会对ADL能力的评定产生影响。

▶知识拓展

人口老龄化与ADL功能降低

随着人口老龄化加剧及疾病谱的改变，老年人日常生活活动能力状况也随之变化。而日常生活活动能力的损失限制了老年人的活动自由，对其生命质量造成了严重影响，亦给家庭和社会带来沉重负担。中国老年人的ADL损失率为23.8%、IADL损失率为35.4%；ADL损失率排前3位的项目依次为如厕、洗澡和上下床；IADL损失率排前3位的项目依次为使用电话、做家务、理财。女性、年龄越大、文化程度越低、居住在中西部地区、患慢性病种类越多、残疾的老年人，其ADL和IADL损失的可能性均更高；离婚或分居、丧偶的老年人更可能ADL损失，农业户口的老年人更可能IADL损失。

应采取综合性防治措施延缓或减轻中国老年人日常生活活动能力的损失，同时为日常生活行为能力损失的老年人提供及时、适宜的照料。

第二节　生活质量评定

生活质量（quality of life，QOL），又称生存质量或生命质量，其定义不仅限于疾病消除与物质生活条件的改善，更广泛地包括了精神生活层面的质量状况，即个体对人生和生活的主观满意度。近年来，康复医学领域越发重视患者生存后的功能恢复及生活质量的维持与提升，这已成为康复医学的最终目标。从某种程度上讲，康复医学实际上是一门运用专业的现代医学技术帮助患者改善和

提升其生活质量的医学分支。

一、概述

（一）定义

生活质量作为康复医学领域关注的核心指标之一，在患者疾病转归后，尤其重视其功能恢复及生活质量的维护与提升。这一关注点构成了康复医学与其他临床医学学科相区分的显著特征。生活质量的评估是对个体生活状况优劣的量化衡量。尽管生活质量与客观的生活水平紧密相关，但二者并不完全相同。生活质量的概念建立在世界卫生组织（World Health Organization，WHO）提出的健康新理念之上，即健康不仅仅是身体无疾病和体能不衰退，而是躯体、精神及社会生活均处于良好状态。这一理念反映了医学模式从单一的生物医学模式向生物－心理－社会综合医学模式的转变。从广义上讲，生活质量涵盖了人类生存的自然环境和社会环境的优劣，其内容包括国民收入、健康状况、教育水平、营养状况、环境质量、社会服务及社会秩序等多个方面。

1999年WHO将生活质量定义为：不同文化和价值体系中的个体，对其生活目标、期望、标准及所关注事务相关的生活状态的综合体验。这种主观评价反映个体对自身生存状态的认知与情感回应，并决定其主观幸福感。其多维构成，如下。①生理健康：身体机能、活力水平及疾病对日常生活的影响。②心理健康：情绪状态（如焦虑、抑郁、积极情绪）、自尊、身体形象、认知功能（记忆、学习、注意力）及心理韧性。③独立能力：行动自主性（如活动能力、自理能力）、对医疗或社会支持的依赖程度、工作能力及经济独立性。④社会关系：亲密关系质量、社会支持网络可获得性、角色履行（如家庭、职场）及性生活的满意度。⑤环境领域：物质资源（收入、住房安全）、物理环境（污染、噪声、交通）、获取新信息与技能的机会、休闲娱乐的可及性，以及卫生与社会服务的公平性。⑥精神/宗教与个人信仰：对生命意义、宗教信仰或价值体系的认同与实践及其在应对生活挑战中的作用。

日本学者上田敏将客观的生存质量分为生命质量、生活质量，与健康相关生活质量的概念生活质量和人生质量三个层次，并与康复医学中障碍的三个水平，即功能障碍（残损）、能力障碍（残疾）、社会性障碍（残障）进行对比，同时加上主观的生存质量，最终把生存质量分为生物水平生活质量（生命的质量）、个人水平生活质量（生活的质量）、社会水平生活质量（人生的质量）和实际水平的生活质量（体验人生的质量）四个层面。

在医学研究领域，生活质量概念的提出，旨在从医学视角深入理解疾病对患者的影响以及医疗干预措施的有效性。生活质量被定义为个体生存状态和体验的综合体现，它涵盖了患者、受伤者及残疾人在不同程度的生理、心理和社会功能障碍下，保持其身体、精神和社会生活品质的能力与素质。生活质量的评定反映了人们对健康状态的科学和全面认识，即关注点不仅限于疾病和衰弱的存在，更在于个体在身体、心理和社会维度是否达到良好状态。医学领域与健康相关的生活质量评定能够更全面地反映个体的健康状况，适用于各类患者和残疾人群体。

在生活质量的评定过程中，重视的是个体的主观认知和体验，这要求评定对象能够进行相对客观的自我判断和评价。鉴于被评定者的主观感受可能与外部客观条件存在交互作用，生活质量的评定应当综合主观体验与客观指标。在综合分析评定结果时，应考虑纳入分层因素（如被评估者的年龄、性别、教育水平、经济状况、个人问题等），以全面评定生存质量的水平。

（二）生活质量评定在康复医学中的意义

1. 生活质量评定是康复评定的重要组成部分　生活质量评定是康复医学评定体系中不可或缺的重要组成部分。与临床医学以疾病诊断和治疗为主要目标不同，康复医学的核心宗旨在于提升患者的整体生活质量。生活质量评定作为康复评估的关键环节，与其他评定手段存在本质区别。如对心肺功能、肌力、肌张力和关节活动度等躯体功能的评定，主要目的是检测患者是否存在生理结构或功能上的异常，为疾病诊断提供依据。相比之下，生活质量评定侧重对患者整体状况的综合评价，能够全面反映疾病及其引发的身体、心理和社会功能障碍，以及康复干预的综合效果。此外，生活质量评估特别强调患者的主观认知和体验。

2. 生活质量评定有助于了解影响患者生活质量的主要因素　生活质量评定对于深入了解影响患者生活质量的因素具有重要意义。这种深入的理解对于制订针对性康复计划至关重要，有助于从康复的整体目标出发。在康复治疗过程中，生活质量评定能够揭示各项指标的动态变化，并通过患者的主观评价获取关键信息，从而全面评定康复治疗的综合效果。这为调整康复计划和后续治疗提供了科学依据。进一步而言，通过多维度分析生活质量评定量表，可以识别影响患者康复进程的主要因素，尤其是生活质量与损伤或残疾程度之间的关联。这有助于发现潜在问题，并据此制订针对性的康复干预策略。

3. 有利于综合评价和比较各种康复干预措施的疗效　生活质量评定为康复医学提供了一种全面评价和比较不同康复干预措施疗效的有效工具。国内外多项研究显示，积极且有效的康复干预能够显著提升残障人士、老年病患者及慢性病患者的生活质量。生活质量评定不仅为康复医学实现其最终目标提供了切实可行的途径，还有助于全面评价和对比不同康复干预措施的治疗效果。

综合而言，生活质量评定在康复医学中的核心作用在于：全面掌握患者的总体健康状况，评估疾病对生活质量的影响，识别功能障碍的根源，明确患者需求，并根据评定结果设定康复治疗的阶段性目标、制订或调整康复治疗方案。此外，生存质量评定还为康复相关研究提供了重要的数据支持。

二、生活质量评定方法

（一）生活质量评定的分类

生活质量的评估可依据患者主观与客观状况划分为两个维度，如下。

1. 客观指标的评定　是通过提出具体生活方式的有关问题，收集被调查者的相关信息。如通过调查旅行频率、沐浴次数及时间等，掌握被调查者社会指标的生活内容。

2. 患者主观意识的调查　关注个体的主观心理状态，采用记述式或重要性排序的方式进行。可参照国际通用的视觉模拟评分法，即利用一条标有刻度的直线（通常长度为10cm）来评估患者主观症状或障碍的严重性或缓解程度，患者依据其主观感受在直线上进行标记，以反映其主观症状。

（二）生活质量评定的内容

综合生活质量评定的主客观因素，可把评定内容分为以下四个方面。

1. 躯体功能、生活能力的评定　包括睡眠、饮食、日常生活料理、行走、大小便自我控制等。

2. 心理功能、情绪情感的评定 包括焦虑、抑郁、孤独感、自尊、记忆力、推理能力、应变能力等。

3. 社会功能评定 包括与他人交往、融入社会、家庭关系、社会支持、就业情况、经济状况等。

4. 疾病特征与治疗 包括疾病症状、躯体不适感、治疗副作用等。

在临床康复实践中，评定者应根据患者的实际情况，或者根据检查者的评定目的选用相应的信度和效度已得到公认的标准化生活质量评定量表进行评定。评定过程中不能对测量内容进行随意增减或替换，以保证测量结果的客观性和可比性。

（三）生活质量的评定方法

在对生活质量进行评定实施过程中，常采用以下几种方法。

1. 访谈法 是研究者通过与研究对象进行面对面的交流，以获取受访者的心理特征、行为模式、健康状况及生活标准等信息，进而对其生活质量进行综合评估的一种研究手段。在心理学研究领域，访谈法因其研究问题的性质、研究目的或研究对象的差异而呈现出多样化形式。通常，根据访谈过程的标准化程度，访谈法可划分为结构化访谈与非结构化访谈两种类型。

结构化访谈，亦称标准化访谈，属于定量研究方法，主要应用于测量研究领域。该方法旨在确保对每位受访者提出的问题顺序一致、内容相同，以提高答案的总体可靠性，并保证不同样本群体或不同测量周期之间的数据具有可比性。非结构化访谈，亦称非标准化访谈，是一种半控制或无控制的访谈方式。与结构化访谈不同，非结构化访谈事先不设定问卷、表格和提问的标准程序，而是仅向调查者提供一个主题，由调查者与受访者围绕该主题自由展开对话。因此，在非结构化访谈中，所提出的问题、提问方式及顺序，以及受访者的回答方式和对话的外部环境等均具有较大的灵活性和非统一性。

（1）访谈法的优点

1）适用范围广泛：访谈法适用于多种类型的对象，包括文盲、儿童及因疾病无法活动的个体。通过患者的简单叙述，可以收集到多方面的信息和资料。

2）灵活性高：访谈过程中，双方可根据交谈情况灵活调整交流和提问方式，从而获取一些量表难以反映的信息。

3）结果较为准确：访谈能够对某些信息进行核实和确认，同时还可以观察患者的表现，帮助检查者获取更多潜在信息，从而做出更综合、客观的判断。

（2）访谈法的缺点

1）专业要求高：尤其是结构性访谈，需要检查者具备专门的技巧，且需接受专业培训。

2）主观性较强：检查者的价值观、倾向、情绪，甚至诱导性措辞，都可能影响被访者的回答及其判断的准确性，导致收集到的信息失真。

3）成本较高：完成访谈需要投入大量时间和精力，工作成本相对较高。

4）分析处理复杂：访谈结果的分析和处理较为困难，需要更多的时间和精力来整理和解读。

2. 观察法 由检查者按量表项目，用自己的感官和辅助工具去直接观察患者，根据患者的心理行为、活动表现、症状及不良反应等判断其综合的生活质量。观察法适用于一些特殊患者，他们不能自己回答提问，不能正常交流，或者难以提供可靠的信息，如精神病患者、阿尔茨海默病患者、

植物人或危重病患者等。

科学的观察具有目的性、计划性、系统性和可重复性。检查者可以通过视觉、听觉等感官直接感知患者，并可借助现代设备（如照相机、摄像机、录音机等）辅助记录。

（1）观察法的优点

1）资料的真实性高：观察所得的资料直接来源于现场，无须依赖其他中间环节，确保了信息的真实性和可靠性。

2）资料的时效性强：观察法能够实时捕捉被观察者的实际状态，反映其当下的真实情况。

3）信息的全面性：观察法可以获取一些难以用语言表达的信息，如非言语行为、情绪表现等。

（2）观察法的缺点

2）主观性干扰：观察结果可能受到检查者主观意识的影响，导致对信息的解读存在偏差。

2）信息的局限性：观察到的往往是表面现象，难以深入揭示事物的本质或被观察者的内心想法。

3）适用范围有限：观察法在大规模应用时效率较低，不适用于大范围调查。

3. 主观报告法　被调查者依据自身健康状况及对生活质量的认知，直接填写量表并回答相关问题，以主观报告其生活质量的评价等级或分数。该方法操作简便，为一维的全局评价方式，能够直接反映患者的思维模式。若调查项目内容存在理解障碍，检查者进行适当阐释。

此方法的优势在于评定结果易于分析处理，然而其劣势在于主观报告的生活质量评价缺乏可靠性、客观性和综合性。因此，该方法通常与其他评定方法结合使用，作为补充。

4. 标准化的量表评价法　此法为目前应用最为广泛的评价方式，即通过使用具有良好信度、效度和反应度的标准化生活质量量表对被测者进行综合评价，随后依据量表的评分规则对评定结果进行统计分析，以确定生活质量等级。根据评价主体的不同，可分为自评法和他评法。

该方法操作简便，程序标准化，评定结果具有较高的客观性，可比性良好。然而，标准化量表的制订，尤其是综合考虑文化背景、地域差异、教育水平等因素的生活质量量表，需要跨学科合作，绝非易事。

在临床康复实践中，选择适宜的生活质量评定方法需综合考量评定对象、客观条件、评定需求等多重因素，有时需结合多种评定方法，以获得更为客观、精确的评定结果。

三、生活质量评定常用量表

在目前的医学领域，针对生活质量的评估量表可划分为三大类，具体如下。①普适性量表：适用于所有人群，涵盖健康人群及患有不同类型疾病的一般人群。②疾病特异性量表：为特定疾病患者量身定制的生活质量评估工具。③领域特异性量表：专注于评估生活质量各个领域的工具，旨在评估患者在特定方面的生活质量障碍。这些量表的选择应依据被评估者的具体情况及评估目的，无论是临床疗效评估还是科学研究。本节将重点介绍几种常用的普适性和疾病特异性生活质量评估工具。

（一）普适性量表

普适性量表的优势在于其广泛的适用范围，能够用于多种疾病的评估，并且在后期数据的采

集、整理与管理方面相对便捷。

然而，普适性量表也存在局限性。患者普遍面临认知障碍、语言障碍和心理障碍等问题，这些因素可能对测量结果产生干扰。某些量表可能表现出地板效应或天花板效应，即受试者得分极端化，使得不同患者生活质量的差异难以比较，从而影响对生活质量的精确评估。如健康调查简表（the MOS item short form health survey，SF-36）的某些分量表在一定程度上未能充分考虑疾病特性对生活质量的影响，导致得分极端化，影响评估的准确性。同时，由于缺乏针对性，该量表的有效性可能受到削弱。

1. 世界卫生组织生存质量评定量表（World Health Organization Quality of Life with 100 question，WHOQOL-100） 是世界卫生组织联合15个不同文化背景的国家共同编制的一套普适性生存质量评定工具，旨在评定个体与健康相关的生存质量。该量表已在37个地区中心经过考核验证。WHO/QOL-100包含100个问题，目前已有29种语言版本在全球范围内应用。该量表主要评定患者最近两周的生活质量，涵盖生理、心理、独立性、社会关系、环境、精神或宗教信仰、总体生活质量及健康状况等多个维度。

该量表中各领域和维度的得分均为正向指标，即得分越高，代表患者的生活质量越高。各维度的得分是通过累加其下属问题条目的得分计算得出的，其中每个条目对维度得分的贡献是相同的。条目计分方式取决于其所属维度的方向性，对于正向维度，所有负向问题条目需进行反向计分处理。此外，每个维度对领域得分的贡献也是相同的，各领域的得分是通过计算其下属维度得分的平均值得到的。

WHO/QOL-100能够全面评估与生活质量相关的多个方面，但其题目数量较多，评定耗时较长。因此，WHO基于该量表制订了世界卫生组织生存质量评定简表（WHOQOL-BREF）。经过对简表的信效度等计量指标的考核，发现简表具有良好的内部一致性、区分效度和结构效度。简表在问题的顺序、说明和格式上原则上保持不变，仅将量表中的问题按照回答格式进行分组，以评定回答者在其文化和价值体系内，与个人目标、期望、标准及关注事项相关的生活状况。世界卫生组织生存质量评定简表涵盖躯体功能、心理状况、社会生活、环境条件及综合等5个领域的26个项目，每个项目均设有5个等级的备选答案（表12-8）。

表12-8 世界卫生组织生存质量测定简表

以下问题涉及您对生活质量、健康或生活其他方面的看法。在我读出每一个问题的同时，请您做出选择。请选择最适当的答案。如果您暂时不能确定，则头脑中的第一反应往往是最正确的。
所有问题都请您按照自己的标准、愿望或自己的感觉来回答。注意所有问题都是您最近4周内的情况。

1.您如何评价您的生活质量？	很差1分	差2分	一般3分	好4分	很好5分
2.您对自己健康状况满意吗？	极不满意1分	不满意2分	一般3分	满意4分	很满意5分
下列问题是有关您在过去4周中经历某些事情的感觉					
3.您因躯体疼痛而妨碍您去做需要做的事感到有多烦恼？	根本没有5分	有点4分	中等3分	很大2分	极其1分

续　表

4.您对保持日常生活的医学治疗的需求程度有多大?	根本没有5分	有点4分	中等3分	很大2分	极其1分
5.您觉得生活有乐趣吗?	根本没有1分	有点2分	中等3分	很大4分	极其5分
6.您觉得自己的生活有意义吗?	根本没有1分	有点2分	中等3分	很大4分	极其5分
7.您能集中注意力吗?	根本没有1分	有点2分	中等3分	很大4分	极其5分
8.日常生活中您感觉安全吗?	根本没有1分	有点2分	中等3分	很大4分	极其5分
9.您的生活环境对健康好吗?	根本没有1分	有点2分	中等3分	很大4分	极其5分
10.您有充沛的精力去应付日常生活吗?	根本没有1分	有点2分	中等3分	多数有(能)4分	完全有(能)5分
11.您认为自己的外形过得去吗?	根本没有1分	有点2分	中等3分	多数有(能)4分	完全有(能)5分
12.您有足够的钱来满足您的需要吗?	根本没有1分	有点2分	中等3分	多数有(能)4分	完全有(能)5分
13.在日常生活中,您需要的信息都能得到吗?	根本没有1分	有点2分	中等3分	多数有(能)4分	完全有(能)5分
14.您有机会进行休闲活动吗?	根本没有1分	有点2分	中等3分	多数有(能)4分	完全有(能)5分
下列问题有关您在过去4周中做某些事情的能力					
15您行动的能力如何?	很差1分	差2分	一般3分	好4分	很好5分
16.您对自己的睡眠情况满意吗?	极不满意1分	不满意2分	一般3分	满意4分	很满意5分
17.您对自己做日常生活事情的能力满意吗?	极不满意1分	不满意2分	一般3分	满意4分	很满意5分
18.您对自己的工作能力满意吗?	极不满意1分	不满意2分	一般3分	满意4分	很满意5分
19.您对自己满意吗?	极不满意1分	不满意2分	一般3分	满意4分	很满意5分
20.您对自己的人际关系满意吗?	极不满意1分	不满意2分	一般3分	满意4分	很满意5分
21.您对自己的性生活满意吗?	极不满意1分	不满意2分	一般3分	满意4分	很满意5分
22.您对自己从朋友那里得到的支持满意吗?	极不满意1分	不满意2分	一般3分	满意4分	很满意5分
23.您对自己居住地的条件满意吗?	极不满意1分	不满意2分	一般3分	满意4分	很满意5分
24.您对您能享受到的卫生保健服务满意吗?	极不满意1分	不满意2分	一般3分	满意4分	很满意5分
25.您对自己的交通情况满意吗?	极不满意1分	不满意2分	一般3分	满意4分	很满意5分

续 表

下列问题是关于您在过去4周中经历某些事情的频繁程度					
26.您有消极感受吗？如情绪低落、绝望、焦虑、忧郁。	从不5分	很少4分	有时3分	经常2分	总是1分

2. 健康调查简表（the MOS item short form health survey, SF-36） 于20世纪80年代初期开始研制，90年代初，完成了含有36个条目的健康调查问卷简化版。量表共包括36个条目，涉及躯体健康和精神健康两方面，包括8个领域（躯体功能10项、生理职能4项、身体疼痛2项、一般健康状况6项、活力4项、社会功能2项、情感职能3项、精神健康5项），是目前国际上最为常用的生存质量标准化测量工具之一，评定耗时5～10分钟。SF-36是目前国际上广泛认可的具有高信度和效度的通用生活质量评估工具。Anderson等学者将其应用于脑卒中后患者的生活质量研究中，发现该量表在评估身体和精神健康方面表现出较高的敏感性，但在社会功能维度的评估效果相对较弱。SF-36主要用于14岁以上普通人群的健康状况测量，能够从定量角度直观且全面地反映个体或群体的健康水平，并且具有易于管理和操作的特点。

3. 疾病影响程度量表（sickness impact profile，SIP） 此量表由Gilson等在1975年制订，然后由Bergner等完成了量表的修改和定稿。它包括12个方面，136个条目，内容包括步行、活动、自理、情绪行为、社会交往、交流、行为动作的灵敏度、睡眠与休息、饮食、家居料理、娱乐与休闲及工作等内容。其中，交流、行为动作的灵敏度、情绪行为和社会交往能力比较适合神经疾病患者的后期测量，其余各项更表现在ADL方面。完成量表测试时间为20～30分钟，因此更适合用于多中心的研究。缺点是问卷缺少健康、幸福和生活满意度的条目。

4. 改良费城精神量表（philadelphia geriatric center，PGC） 现在应用于康复医学中，把原来的22个项目缩减为17个项目，包含心理上的动摇性、因孤独引起的不安感、对衰老的态度三个方面因素。PGC是主观评定QOL的代表性量表，适用于一般的心理调查，或是对患者，以及身体损伤的人进行社会、心理特征的调查。

（二）疾病专用量表

疾病专用量表的优势主要体现在：其内容高度针对性，确保了较高的有效性；量表完成时间较短，从而减少了因患者疲劳或注意力分散而对测量结果产生的影响；此外，该量表支持多种形式的填写，包括患者自填、面对面访谈、电话调查和邮件回复等，极大地提高了使用的便捷性。

然而，疾病专用量表也存在一些局限性：部分量表为近年来新开发，缺乏充分的应用研究支持，其信度和效度尚未得到广泛验证。特别是在引入使用国时，缺乏文化适应性调整，导致某些条目表述无法准确反映患者的实际感受。

1. 脑卒中专用生活质量量表（Stroke-Specific Quality of Life，SS-QOL） 该量表由美国学者Williams LS等开发，专门用于评估脑卒中患者的生活质量。量表涵盖了体能、家庭角色、语言、活动能力、情绪、个性、自理能力、社会角色、思想、上肢功能、视力和工作能力12个方面。其显著优势在于针对性强且覆盖范围广，有效补充了其他量表的不足，尤其在语言和认知评估方面表现出色。

2. 西雅图心绞痛量表（Seattle Angina Questionnaire，SAQ） 是针对冠心病心绞痛患者生活质量的特异性量表，也是目前心绞痛患者生存质量评价中应用较为广泛的健康量表。它由美国学者Spertus等在1994年研制，共19个问题来量化评价临床相关的5个维度：躯体受限程度（问题1）、心绞痛稳定状态（问题2）、心绞痛发作情况（问题3～4）、治疗满意程度（问题5～8）、疾病的认知和生存质量（问题9～11）。总分为100分，评分越高表明心绞痛患者的生活质量和机体功能状态越佳。

3. Oswestry功能障碍指数（Oswestry Disability Index，ODI） 作为一种针对腰痛的特异性评分工具，被广泛认为是评估腰痛患者自我功能状态的主观评价"金标准"。该量表最初由John O'Brien和Fairbank于1976年开始研发，并于1980年由专家多次修订后公开发表。目前广泛使用的版本是1989年英国医学研究委员会修订后的版本。ODI包含10个问题，涵盖疼痛强度、生活自理能力、提物、步行、坐姿、站立、睡眠干扰、性生活、社会生活和旅行10个方面。每个问题提供6个选项，最高得分为5分，最低得分为0分。计分方法如下：若回答了所有10个问题，得分为实际得分/50（最高可能得分）×100%；若未回答一个问题，则得分为实际得分/45（最高可能得分）×100%。得分越高，表明功能障碍越严重。ODI具有简单易懂的特点，患者可在5分钟内完成测试，并在1分钟内计算出分数。

四、生活质量评定注意事项

（一）QOL量表的指标选择

在选择量表进行QOL评估时，需根据测试对象、测试目的及量表本身的特性进行筛选。量表选择应关注其可测量性、高灵敏度、广泛的适用性及较好的理解性。无论是编制新的量表还是引入国外量表，都需对其信度和效度进行检验。

（二）QOL量表的文化适应性

QOL量表，尤其是通用性量表，既要具备国际通用性和可比性，又要考虑不同国家和地区的文化背景、风俗习惯和经济发展水平等差异。在进行评估时，优先使用经过本土化翻译的量表版本。必要时，可对部分内容进行适当调整，以更好地适应本国文化背景。如WHOQOL和SF-36均有适合中国文化背景的中文版本。若量表缺乏相应语言版本或未适应本国文化背景，则需在结果分析时对不适用内容进行针对性分析。

（三）疾病专用QOL量表的针对性使用

在对特定疾病患者进行生活质量评估时，建议选择专门为该疾病设计的量表。这不仅有助于深入了解该疾病患者特有的生活质量问题，还能在康复治疗过程中更好地监测患者的恢复情况和障碍原因。

（四）综合运用多种QOL评定方法

主观量表是QOL评估中使用最广泛的方法，但其主观性强。因此，在评估过程中应结合访谈法、观察法等其他方法，以相互补充，提高QOL评估结果的准确性。

▶ **知识拓展**

健康相关生命质量

随着社会经济的持续发展和科学技术的不断进步，人们对健康的认知也在逐渐发生变化。1977年，美国纽约州罗切斯特大学的恩格尔（Engel）教授提出，生物医学模式应逐步向生物-心理-社会医学模式转变。在现代健康观念的形成和医学模式的变革背景下，“健康”的定义不再仅仅局限于寿命的长短。传统的健康评价方法和指标，如生存率、患病率、死亡率、痊愈、好转和无效等，已无法全面涵盖健康的内涵。在社会学和伦理学领域，“生命质量”常被译为“生活质量和生存质量”，而在医学研究中，通常指的是健康相关生命质量（HR-QOL）。生命质量作为一种健康评价工具，能够从生理、心理和社会等多个维度综合反映个体或群体的健康状态，同时体现健康状态中的积极和消极因素。它不仅考虑了疾病的现状，还关注疾病的预后，能够在新的医学模式下更全面地反映人们的健康状况。

—• **考试知识点总结** •—

—• **本章小结** •—

—• **协和云课堂……　拓展练习及参考答案** •—

（杨　杰）

第十三章　情绪和心理功能评定

教学课件

学习目标

素质目标

（1）具备对焦虑和抑郁情绪障碍的认识和理解。

（2）具备同理心、耐心。

（3）具备自我调节能力，学会管理个人情绪，避免在工作中受到患者情绪的影响。

知识目标

（1）掌握：焦虑和抑郁情绪障碍的基本概念、分类和临床表现。

（2）熟悉：汉密尔顿焦虑量表和汉密尔顿抑郁量表的使用方法和评分标准。

（3）了解：抑郁自评量表的评分方法和标准分的分界值。

能力目标

（1）能熟练运用汉密尔顿焦虑量表和汉密尔顿抑郁量表对患者进行情绪状态的评估。

（2）能根据评估结果，准确判断患者焦虑和抑郁的严重程度，并提出相应的康复建议。

（3）能运用所学知识，为患者设计和实施有效的心理干预措施，帮助他们缓解焦虑和抑郁症状。

案例导入

【案例】

患者，女性，35岁，因持续性情绪低落、兴趣减退、睡眠障碍和集中注意力困难就诊。患者主诉情绪低落、睡眠障碍、注意力障碍症状已持续约三个月，近两天因工作压力增大而加剧。患者否认有重大生活事件或创伤史。患者表示，尽管工作稳定，但近期工作量增加，感到压力很大，自己经常感到疲倦，对以往喜欢的活动不再感兴趣，甚至与家人和朋友的互动也变得勉强。此外，患者还存在入睡困难和夜间多次醒来的问题。在进行心理评估时，患者表现出明显的悲伤情绪，语速缓慢，语调低沉。患者主诉自己经常感到无助和无望，但否认有自杀念头。经汉密尔顿抑郁量表评定，提示中度抑郁。认知功能测试结果显示患者注意力和记忆力轻度下降，但无明显认知障碍。

诊断：根据患者的症状、病史和心理评估结果，诊断患者患有中度抑郁症。

【问题】

1. 在此案例中，哪些症状提示了可能的抑郁症诊断？
2. 如何帮助患者改善当前的心理和情绪状况？

· 核心知识拆解 ·

第一节 概 述

一、概念

微课：情绪和心理评定概述

情绪和心理功能评定是通过一系列科学的方法和工具，对个体的情绪状态和心理功能进行全面、系统的评估和分析。旨在了解个体在情绪反应、情感体验、心理适应能力、认知功能等方面的表现和特点。

情绪评定通常关注个体的情绪稳定性、情绪反应的强度和频率、情绪调节能力，以及情绪对行为和认知的影响。通过情绪评定，可以识别个体是否存在情绪障碍，如焦虑、抑郁、愤怒管理问题等，并评定其严重程度。

心理功能评定包括认知功能、人格特质、社会适应能力、应对策略等。认知功能评定主要评定个体的记忆力、注意力、思维能力、解决问题的能力等。人格特质评定则关注个体的性格特点、行为倾向和心理需求。

二、情绪障碍和心理功能障碍的成因

（一）生物学因素

生物学因素在情绪障碍和心理功能障碍的形成中起着重要作用。如遗传因素可能使某些人更容易患上情绪障碍，如抑郁症和焦虑症。此外，大脑中的神经递质失衡也可能导致情绪调节功能的紊乱，从而引发情绪障碍。

（二）心理社会因素

心理社会因素是情绪障碍和心理功能障碍的重要成因。长期的压力、创伤经历、人际关系问题，以及社会支持系统的缺乏都可能对个体的心理健康产生负面影响。如经历重大生活事件或创伤性事件的人，可能会出现创伤后应激障碍（posttraumatic stress disorder，PTSD）或其他情绪障碍。此外，个体的性格特征，如过度敏感、悲观或完美主义，也可能增加情绪障碍的风险。

（三）环境因素

环境因素也在情绪障碍和心理功能障碍的形成中扮演着重要角色。不良的生活环境，如贫困、暴力或家庭不和，都可能对个体的心理健康产生负面影响。此外，社会文化背景和价值观也可能影响个体对情绪和心理问题的认知和应对方式，从而引起情绪障碍和心理功能障碍的发生和发展。

三、情绪障碍和心理功能障碍的临床表现

（一）情绪障碍临床表现

情绪障碍主要表现为情绪的异常波动，如抑郁症、焦虑症、双相情感障碍等。抑郁症患者通常会感到持续的悲伤、绝望和无助，对日常活动失去兴趣，甚至出现自杀念头。焦虑症患者则会经历过度的担忧和紧张，常伴有心悸、出汗、颤抖等症状。双相情感障碍患者则会在情绪高涨和情绪低落之间波动，表现出躁狂和抑郁交替出现的症状。这些障碍会导致患者情绪低落、焦虑不安、情绪失控等症状，严重影响其生活质量。

（二）心理功能障碍临床表现

心理功能障碍则涉及认知、行为和情感等多个方面，常见的有强迫症、创伤后应激障碍、人格障碍等。强迫症患者会经历反复出现的强迫思维和强迫行为，如反复洗手、检查门窗是否锁好等，这些行为会严重干扰其正常生活。创伤后应激障碍患者则会在经历或目睹创伤事件后，出现持续的噩梦、闪回和过度警觉等症状，严重影响其心理和情绪健康。人格障碍患者则会在认知、情感和行为上表现出显著的偏离正常模式，导致人际关系困难和社会功能受损。这些障碍会导致患者在认知、行为和情感上出现异常，影响其正常的社会功能和人际交往。

四、严重伤病后的心理状况

人们在严重伤病，特别是致残后出现的心理变化过程如下。

（一）心理休克阶段

心理休克是一种心理防御反应。突然发生的伤病或残疾使得患者来不及应对，表现为麻木、惊呆，出乎意料的镇静与冷淡，表情淡漠，答语简短；对伤残及治疗反应平淡，甚至无动于衷；有时思维混乱、意识可处于朦胧状态；有时也可能出现某种负性情绪并固着，而后发展为适应不良行为。

（二）焦虑和否认阶段

患者意识恢复后，常陷入极度恐惧和焦虑之中，难以接受残酷的现实，内心反复念叨“这不可能是我”“这绝不可能”。他们坚信只要积极配合治疗，就能恢复到病前状态。在此阶段，患者往往缺乏主动康复的意愿和动力，即便被动参与康复治疗，也容易在长期训练中产生抵触情绪。

（三）愤怒阶段

当患者意识到疾病或伤残已不可避免，或将其视为不公正的灾难时，便会陷入愤怒情绪。他们可能表现出焦虑、烦躁，对自己或他人产生无端怨恨，对亲友和医护人员表现出冷漠甚至敌意。在严重情况下，患者可能无法控制情绪，出现破坏物品、攻击他人或自伤、自残的行为。

（四）抑郁阶段

几乎所有身体残疾的患者都会经历抑郁情绪，其程度从轻度悲观到自杀念头不等。抑郁的程度并非由残疾的性质或严重程度决定，而是与患者的个性，以及残疾对其个人意义密切相关。患者可能表现为情绪低落、自我贬低，对周围环境缺乏兴趣。在严重情况下，患者会长期陷入悲伤，丧失自信心，感到悲观失望，对生活失去兴趣，甚至出现自杀行为。

（五）自卑和自责阶段

患者可能因社会角色的改变、生活和家庭的变故、事业的受挫、病痛的长期折磨，以及各种生理功能障碍等因素，产生自卑心理。同时，他们可能会因觉得自己给家人带来负担而自责，变得敏感、多疑，对生活失去热情。

（六）退化阶段

在经历心理危机后，部分患者可能会出现心理行为上的退化反应，这是一种正常的防御机制。成人可能表现为自我中心、要求过多、不配合治疗或嗜睡；儿童则可能表现出类似婴儿的行为，如不合作、遗尿等。

（七）适应阶段

经过一系列心理变化和挣扎后，大多数患者最终能够接受身体功能受损的现实，并在认知、情感和行为上逐渐适应。他们会重新审视自我，挖掘自身潜力，抓住康复机会，积极主动地配合治疗。

▶知识拓展

如何自我调节心理问题

当面临心理问题时，自我调节是一种有效的方法，可以帮助你恢复内心的平衡和稳定。首先，学会正视自己的情绪，不要逃避或否认自己的心理问题，而是要勇敢地面对它们。承认自己的感受是解决问题的第一步，也是自我接纳的重要体现。其次，尝试通过运动来释放压力。运动不仅可以增强身体素质，还能促进大脑释放多巴胺等神经递质，有助于提升心情。无论是散步、跑步还是瑜伽，找到适合自己的运动方式，并坚持下去。再者，保持规律的作息习惯。充足的睡眠和合理的饮食对于调节心理状态至关重要。确保每天有足够的睡眠时间，并尽量保持规律的饮食习惯，避免暴饮暴食或过度节食。最后，学会与他人交流。与亲朋好友分享自己的感受，寻求他们的支持和理解。倾诉本身就是一种很好的疗愈方式。

第二节　焦虑和抑郁评定

微课：焦虑和抑郁评定

情绪或情感的产生及其强度是由个体的认知评价决定的，患者出现上述种种不良情绪，如果只是暂时的，是人类正常的情绪反应；如果长时间不能缓解，则严重影响康复效果甚至影响患者的人身安全，须尽早发现，做出正确评定，以便采取及时干预措施。临床上常见的情绪情感障碍是抑郁与焦虑两种，针对抑郁和焦虑的研究，常采用的量表有汉密尔顿抑郁量表、汉密尔顿焦虑量表、抑郁自评量表和焦虑自评量表。

一、焦虑自评量表

焦虑自评量表（Self-rating Anxiety Scale，SAS）由Zung于1971年编制，用于评定焦虑者的主观感受，见表13-1。

表13-1　焦虑自评量表

评定项目	很少有	有时有	大部分时间有	绝大部分时间有
1.我觉得比平常容易紧张和着急	1	2	3	4
2.我无缘无故感到害怕	1	2	3	4
3.我容易心里烦乱或觉得惊恐	1	2	3	4
4.我觉得我可能将要发疯	1	2	3	4
*5.我觉得一切都很好，也不会发生什么不幸	4	3	2	1
6.我手脚发抖打战	1	2	3	4
7.我因头痛、头颈痛和背痛而苦恼	1	2	3	4
8.我感到容易衰弱和疲乏	1	2	3	4
*9.我觉得心平气和，并且容易安静坐着	4	3	2	1
10.我觉得心跳得很快	1	2	3	4
11.我因为一阵阵的眩晕而苦恼	1	2	3	4
12.我有晕倒发作或觉得要晕倒似的	1	2	3	4
*13.我呼气、吸气都感到很容易	4	3	2	1
14.手脚麻木和刺痛	1	2	3	4
15.我因为胃痛和消化不良而苦恼	1	2	3	4

续 表

评定项目	很少有	有时有	大部分时间有	绝大部分时间有
16.我常常要小便	1	2	3	4
17.我的手脚常常是干燥温暖的*	4	3	2	1
18.我脸红发热	1	2	3	4
19.我容易入睡，并且一夜睡得很好*	4	3	2	1
20.我做噩梦	1	2	3	4

注：*为负向评分。

（一）评分标准

SAS包括20个项目，评定的依据主要根据所定义症状出现的频率，其轻重程度分4级，包括正向评分和负向评分（*为负向评分），评分标准如下。1分：没有或很少时间；2分：少部分时间；3分：相当多时间；4分：绝大部分或全部时间。

正向评分题（15项）依次评为1、2、3、4分；反向评分题（5项）则为4、3、2、1分。评定结束后，将20个项目中的各项分数相加，得到总分（X）乘以1.25后取整数部分，得到标准分（Y）。

（二）焦虑程度分级

按照中国常模结果，SAS标准分的分界值为50分，其中50～59分为轻度焦虑；60～69分为中度焦虑；69分以上为重度焦虑。

（三）评定注意事项

1．表格由患者自行填写，要求患者在评定前，清楚量表的填写方法及每条问题的含义。

2．对于文化程度低、不能理解或看不懂SAS内容的患者，工作人员逐条宣读解释，让患者独自作出评定。

3．评定的时间范围为过去的一周。

4．患者在一个项目中只能打一个钩，不可以漏项。

二、汉密尔顿焦虑量表

汉密尔顿焦虑量表（Hamilton Anxiety Scale，HAMA）由汉密尔顿（Hamilton）于1959年编制。最早是精神科临床中常用的量表之一，包括14个项目《CCMD-3中国精神疾病诊断标准》将其列为焦虑症的重要诊断工具，临床上常将其用于焦虑症的诊断及程度划分的依据，见表13-2。

（一）评分标准

HAMA所有项目采用0～4分的5级评分法，各级的标准如下。0分，无症状；1分，轻；2分，

中等；3分，重；4分，极重。

（二）评分项目

1. 焦虑心境 担心、担忧，感到有最坏的事情将要发生、容易被激惹。

2. 紧张 紧张感、易疲劳、不能放松，情绪反应，易哭、颤抖、感到不安。

3. 害怕 害怕黑暗、陌生人、一人独处、动物、乘车或旅行及人多的场合。

4. 失眠 难以入睡、易醒、睡得不深、多梦、梦魇、夜惊、睡醒后感到疲倦。

5. 认知功能 或称记忆力、注意力障碍。注意力不能集中，记忆力差。

6. 抑郁心境 丧失兴趣、对以往爱好的事务缺乏快感、忧郁、早醒、昼重夜轻。

7. 躯体性焦虑 肌肉系统症状，肌肉酸痛、活动不灵活、肌肉经常抽动、肢体抽动、牙齿打战、声音发抖。

8. 感觉系统症状 视物模糊、发冷发热、软弱无力感、浑身刺痛。

9. 心血管系统症状 心动过速、心悸、胸痛、血管跳动感、晕倒感、心搏脱漏。

10. 呼吸系统症状 时常感到胸闷、窒息感、叹息、呼吸困难。

11. 消化系统症状 吞咽困难、嗳气、食欲不佳、消化不良（进食后腹痛、胃部烧灼痛、腹胀、恶心、胃饱胀感）、肠鸣、腹泻、体重减轻、便秘。

12. 生殖、泌尿系统症状 尿意频繁、尿急、停经、性冷淡、过早射精、勃起不能、阳痿。

13. 自主神经症状 口干、潮红、苍白、易出汗、易起“鸡皮疙瘩”、紧张性头痛、毛发竖起。

14. 与人谈话时的行为表现

（1）一般表现：紧张、不能松弛、忐忑不安、咬手指、紧握拳、摸弄手帕、面肌抽动、不停顿足、手发抖、皱眉、表情僵硬、肌张力高、叹息样呼吸、面色苍白。

（2）生理表现：吞咽、频繁呃逆、安静时心率快、呼吸加快（20次/分以上）、腱反射亢进。震颤、瞳孔放大、眼睑跳动、易出汗、眼球突出。

（二）焦虑程度分级

HAMA总分能够有效反映焦虑症状的严重程度，可用于评估焦虑和抑郁障碍患者的焦虑水平，以及对药物或心理干预的反应。根据我国量表协作组提供的数据：总分≥29分，提示可能存在严重焦虑；≥21分，表明存在显著焦虑；≥14分，确认有焦虑症状；超过7分，可能有轻度焦虑；若低于7分，则通常认为无明显焦虑症状。

表13-2 汉密尔顿焦虑量表

项目	无症状	轻	中等	重	极重
1.焦虑心境	0	1	2	3	4
2.紧张	0	1	2	3	4
3.害怕	0	1	2	3	4
4.失眠	0	1	2	3	4

续 表

项目	无症状	轻	中等	重	极重
5.认知功能	0	1	2	3	4
6.抑郁心境	0	1	2	3	4
7.肌肉症状	0	1	2	3	4
8.感觉系统症状	0	1	2	3	4
9.心血管系统症状	0	1	2	3	4
10.呼吸系统症状	0	1	2	3	4
11.消化系统症状	0	1	2	3	4
12.生殖泌尿系统症状	0	1	2	3	4
13.自主神经症状	0	1	2	3	4
14.会谈时行为表现	0	1	2	3	4

三、抑郁自评量表

抑郁自评量表（self-rating depression scale，SDS）评分标准与评分方法同焦虑的评分，但其按照中国常模结果，SDS标准分的分界值为53分，其中53～62分为轻度抑郁；63～72分为中度抑郁；72分以上为重度抑郁，见表13-3。

表13-3　抑郁自评量表

评定项目	很少有	有时有	大部分时间有	绝大部分时间有
1.我觉得闷闷不乐，情绪低沉				
2.我觉得一天之中早晨最好				
3.我一阵阵哭出来或想哭				
4.我晚上睡眠不好				
5.我吃的和平时一样多				
6.我和异性接触时和往常一样感到愉快				
7.我发觉我的体重在下降				

续　表

评定项目	很少有	有时有	大部分时间有	绝大部分时间有
8. 我有便秘的苦恼				
9. 我心跳比平时快				
10. 我无缘无故感到疲乏				
11. 我的头脑和平时一样清楚				
12. 我觉得经常做的事情并没有困难				
13. 我觉得不安而安静不下来				
14. 我对将来抱有希望				
15. 我比平常容易激动				
16. 我觉得做出决定是容易的				
17. 我觉得自己是个有用的人，有人需要我				
18. 我的生活很有意思				
19. 我以为如果我死了别人会生活得更好些				
20. 平时感兴趣的事我仍然照样感兴趣				

四、汉密尔顿抑郁量表

汉密尔顿抑郁量表（Hamilton Depression Scale，HAMD）由Hamilton于1960年编制，是临床上评定抑郁状态时应用得最为普遍的量表。本量表有17项、21项和24项3种版本。这项量表由经过培训的两名评定者对患者进行HAMD联合检查，一般采用交谈与观察的方式，检查结束后，两名评定者分别独立评分；在治疗前后进行评分，可以评价病情的严重程度及治疗效果，见表13-4。

评分标准：总分＜7分，正常；总分在7～17分，可能有抑郁症；总分在18～24分，肯定有抑郁症；总分＞24分，严重抑郁症。

表13-4　汉密尔顿抑郁量表

项目	评分标准	无	轻度	重度	重度	极重度
1.抑郁情绪	0.未出现	0	1	2	3	4
	1.只在问到时才诉述					
	2.在访谈中自发地描述					
	3.不用言语也可以从表情、姿势、声音或欲哭中流露出这种情绪					
	4.患者的自发言语和非语言表达（表情，动作）几乎完全表现为这种情绪					
2.有罪感	0.未出现	0	1	2	3	4
	1.责备自己，感到自己已连累他人					
	2.认为自己犯了罪，或反复思考以往的过失和错误					
	3.认为疾病是对自己错误的惩罚，或有罪恶妄想					
	4.罪恶妄想伴有指责或威胁性幻想					
3.自杀	0.未出现	0	1	2	3	4
	1.觉得活着没有意义					
	2.希望自己已经死去，或常想与死亡有关的事					
	3.消极观念（自杀念头）					
	4.有严重自杀行为					
4.入睡困难	0.入睡无困难					
	1.主诉入睡困难，上床半小时后仍不能入睡（要注意平时患者入睡的时间）					
	2.主诉每晚均有入睡困难					
5.睡眠不深	0.未出现	0	1	2		
	1.睡眠浅、多噩梦					
	2.半夜（晚12点钟以前）曾醒来（不包括上厕所）					

续 表

项目	评分标准	无	轻度	重度	重度	极重度
6.早醒	0.未出现	0	1	2		
	1.有早醒，比平时早醒1小时，但能重新入睡					
	2.早醒后无法重新入睡					
7.工作和兴趣	0.未出现	0	1	2	3	4
	1.提问时才诉说					
	2.自发地直接或间接表达对活动、工作或学习失去兴趣，如感到没精打采，犹豫不决，不能坚持或需强迫自己去工作或劳动					
	3.病室劳动或娱乐不满3小时					
	4.因疾病而停止工作，住院病者不参加任何活动或者没有他人帮助便不能完成病室日常事务					
8.迟缓	0.思维和语言正常	0	1	2	3	4
	1.精神检查中发现轻度迟缓					
	2.精神检查中发现明显迟缓					
	3.精神检查进行困难					
	4.完全不能回答问题（木僵）					
9.激越	0.未出现异常	0	1	2	3	4
	1.检查时有些心神不宁					
	2.明显心神不宁或小动作多					
	3.不能静坐、检查中曾起立					
	4.搓手、咬手指、头发、咬嘴唇					

续 表

项 目	评分标准	无	轻度	重度	重度	极重度
10.精神焦虑	0.无异常 1.问及时诉说 2.自发地表达 3.表情和言谈流露出明显忧虑 4.明显惊恐	0	1	2	3	4
11.躯体性焦虑	指焦虑的生理症状，包括口干、腹胀、腹泻、呃逆、腹部绞痛、心悸、头痛、过度换气和叹息，以及尿频和出汗等 0.未出现 1.轻度 2.中度，有肯定的上述症状 3.重度，上述症状严重，影响生活或需要处理 4.严重影响生活和活动	0	1	2	3	4
12.胃肠道症状	0.未出现 1.食欲减退，但不需他人鼓励便自行进食 2.进食需他人催促或请求和需要应用泻药或助消化药	0	1	2		
13.全身症状	0.未出现 1.四肢，背部或颈部沉重感，背痛、头痛、肌肉疼痛、全身乏力或疲倦 2.症状明显	0	1	2		
14.性症状	指性欲减退、月经紊乱等 0.无异常 1.轻度 2.重度 不能肯定，或该项对被评者不适合（不计入总分）	0	1	2		

续　表

项目	评分标准	无	轻度	重度	重度	极重度
15.疑病	0.未出现	0	1	2	3	4
	1.对身体过分关注					
	2.反复考虑健康问题					
	3.有疑病妄想，并常因疑病而去就诊					
	4.伴幻觉的疑病妄想					
16.体重减轻	按A或B评定	0	1	2		
	A.按病史评定：					
	0.不减轻					
	1.患者述可能有体重减轻					
	2.肯定体重减轻					
	B.按体重记录评定：					
	0.一周内体重减轻0.5kg以内					
	1.一周内体重减轻超过0.5kg					
	2.一周内体重减轻超过1kg					
17.自知力	0.知道自己有病、表现为忧郁	0	1	2		
	1.知道自己有病，但归咎伙食太差、环境问题、工作过忙、病毒感染或需要休息					
	2.完全否认有病					
总分						

综上所述，焦虑与抑郁作为康复医学领域中频繁出现的心理症状，即情绪障碍，康复医师通过实施对患者情绪状态的评估，能够准确地把握其心理症状的严重程度。基于此，治疗师能够协助患者采取积极的应对策略，激发其最大的康复潜力，以实现最优的康复效果。

▶**知识拓展**

心理治疗师的职业素养

心理治疗师的职业素养包括专业知识、临床技能、伦理道德、沟通能力、同理心、自我觉察和持续学习等。他们需要掌握心理学理论和治疗方法，具备评估和干预心理问题的能力。同时，心理治疗师应遵守职业伦理，保护患者隐私，避免利益冲突。有效的沟通技巧和同理心有助于建立治疗关系，而自我觉察则有助于识别和处理治疗过程中的个人偏见和情感反应。此外，心理治疗师应不断更新知识和技能，以提供最佳的治疗服务。

第三节　人格评定

人格是指一个人相对稳定的心理特征和行为模式的总和，它涵盖了个体的思维、情感、行为，以及与他人交往的方式。人格具有独特性、稳定性和整体性等特点。独特性意味着每个人的人格都是独一无二的，由遗传、环境及个人经历等多种因素共同作用而形成。稳定性则表明人格特征在一段时间内是相对不变的，尽管可能会受到外界环境和个人成长的影响而发生微妙的变化。整体性则强调人格是一个有机整体，各种特征之间相互关联、相互影响，共同构成一个人的独特个性。

人格评定是一种对个体人格特征进行全面、系统评定的过程。它通过多种方法和工具，如问卷调查、心理测验、行为观察、面试等，收集关于个体人格特点的信息。人格评定的目的在于深入了解个体的性格特征、行为倾向、情绪反应模式及与他人互动的方式，从而为心理咨询、职业规划、教育辅导、司法评估等领域提供科学依据。通过人格评定，可以帮助个体更好地认识自己，发现自身的优势和不足，进而促进个人成长和发展。目前常用的人格评测问卷是艾森克人格问卷。

艾森克人格问卷（Eysenck Personality Questionnaire，EPQ）由英国伦敦大学心理系和精神病研究所的艾森克教授编制。艾森克教授基于大量非认知特征的研究，通过因素分析归纳出三个相互独立的维度，提出了决定人格的三个基本维度：内－外向（introversion-extroversion，E）、神经质（neuroticism，N）和精神质（psychoticism，P）。个体在这三个维度上的不同倾向和表现程度，构成了独特的人格特征。

（一）因素解释

E这一维度最初由荣格基于精神动力学理论提出。艾森克通过实验室和临床研究发现，E与中枢神经系统的兴奋和抑制强度密切相关，N与自主神经的不稳定性相关。艾森克认为，遗传因素对E和N因素有显著影响，同时也与P因素相关。艾森克指出，正常人也具备神经质和精神质特质。在不利因素影响下，神经质可能发展为神经症，精神质可能发展为精神病。然而，这些特质本身并非病理性的，部分精神病患者和罪犯可能是在这些基础上进一步发展而来。

（二）人格的层级结构

艾森克认为，人格是由行为和行为群组成的层级结构。这一结构从低到高分为四个层次：①具体反应：直接可观察的个体行为。②习惯性反应：通过重复固定下来的行为倾向。③特质：一组习惯性反应的有机组合，如焦虑、固执等。④类型：由一组相关特质组合而成，具有高度概括性，对个体行为有广泛影响。

（三）人格的维度

通过对人格问卷数据的因素分析，艾森克确定了三个基本人格维度。①外倾性维度：将人格分为外倾型和内倾型。②情绪稳定性维度：将人格分为情绪型和稳定型。③心理变态倾向维度：将人格分为精神失调型和精神整合型。与其他基于因素分析编制的人格问卷相比，EPQ涉及的概念较少，施测方便，且具有一定的信度和效度。

（四）量表结构与功能

原EPQ是一种自陈量表，由三个人格维度和一个效度尺度量表组成。

（1）内－外向（E）量表。

（2）神经质（N）量表。

（3）精神质（P）量表。

（4）掩饰（Lie，L）：效度尺度量表，用于评估个体的掩饰或伪装倾向，反映社会性朴实或幼稚水平。

艾森克通过因素分析确认，前三个量表分别代表人格的三个独立维度，而L量表则用于评估效度，反映个体稳定的人格功能。

EPQ的测评结果可与多种实验心理学研究相互印证，是验证人格维度理论的重要依据之一。目前，艾森克人格问卷在医学、司法、教育和心理咨询等领域被广泛应用，是国际上使用最为广泛的问卷之一。

（五）施测时间建议

45分钟。

（六）艾森克人格问卷（EPQ）指导语

本测验由许多与你有关的问题组成，当你阅读每一题目时，请考虑是否符合你自己的实际情况和看法，如果情况符合，请选择“是”。

请尽快填写你看完题目后的第一印象，不要在每一道题目上费太多时间思索。答案无所谓对与不对，好与不好，完全不必有任何顾虑。

（七）艾森克人格问卷（EPQ）的具体内容

具体内容见表13-5。

表13-5　艾森克人格问卷（EPQ）

序号	问题	选项	
1	你是否有许多不同的业余爱好?	A.是	B.否
2	你是否在做任何事情以前都要停下来仔细思考?	A.是	B.否
3	你的心境是否常有起伏?	A.是	B.否
4	你曾有过明知是别人的功劳而你去接受奖励的事吗?	A.是	B.否
5	你是否健谈?	A.是	B.否
6	欠债会使你不安吗?	A.是	B.否
7	你曾无缘无故觉得“真是难受”吗?	A.是	B.否
8	你曾贪图分外之物吗?	A.是	B.否
9	你是否在晚上小心翼翼地关好门窗?	A.是	B.否
10	你是否比较活跃?	A.是	B.否
11	你在见到一小孩或一动物受折磨时是否会感到非常难过?	A.是	B.否
12	你常常为自己不该做而做了的事，不该说而说了的话而紧张吗?	A.是	B.否
13	你喜欢跳降落伞吗?	A.是	B.否
14	通常你能在热闹联欢会中尽情地玩吗?	A.是	B.否
15	你容易激动吗?	A.是	B.否
16	你曾经将自己的过错推给别人吗?	A.是	B.否
17	你喜欢会见陌生人吗?	A.是	B.否
18	你是否相信保险制度是一种好办法?	A.是	B.否
19	你是一个容易伤感情的人吗?	A.是	B.否
20	你所有的习惯都是好的吗?	A.是	B.否
21	在社交场合你是否总不愿露头角?	A.是	B.否
22	你会服用奇异或危险作用的药物吗?	A.是	B.否
23	你常有“厌倦”之感吗?	A.是	B.否

续　表

序号	问题	选项	
24	你曾拿过别人的东西吗（哪怕一针一线）?	A.是	B.否
25	你是否常爱外出?	A.是	B.否
26	你是否从伤害你所宠爱的人而感到乐趣?	A.是	B.否
27	你常为有罪恶之感所苦恼吗?	A.是	B.否
28	你在谈论中是否有时不懂装懂?	A.是	B.否
29	你是否宁愿去看书而不愿去多见人?	A.是	B.否
30	你有要伤害你的仇人吗?	A.是	B.否
31	你觉得自己是一个神经过敏的人吗?	A.是	B.否
32	对人有所失礼时你是否经常要表示歉意?	A.是	B.否
33	你有许多朋友吗?	A.是	B.否
34	你是否喜爱讲些有时确能伤害人的笑话?	A.是	B.否
35	你是一个多忧多虑的人吗?	A.是	B.否
36	你在童年是否按照吩咐要做什么便做什么，毫无怨言?	A.是	B.否
37	你认为你是一个乐天派吗?	A.是	B.否
38	你很讲究礼貌和整洁吗?	A.是	B.否
39	你是否总在担心会发生可怕的事情?	A.是	B.否
40	你曾损坏或遗失过别人的东西吗?	A.是	B.否
41	交新朋友时一般是你采取主动吗?	A.是	B.否
42	当别人向你诉苦时，你是否容易理解他们的苦衷?	A.是	B.否
43	你认为自己很紧张，如同“拉紧的弦”一样吗?	A.是	B.否
44	在没有废纸篓时，你是否将废纸扔在地板上?	A.是	B.否
45	当你与别人在一起时，你是否言语很少?	A.是	B.否
46	你是否认为结婚制度是过时了，应该废止?	A.是	B.否

续 表

序号	问题	选项	
47	你是否有时感到自己可怜?	A.是	B.否
48	你是否有时有点自夸?	A.是	B.否
49	你是否很容易将一个沉寂的集会搞得活跃起来?	A.是	B.否
50	你是否讨厌那种小心翼翼地开车的人?	A.是	B.否
51	你为你的健康担忧吗?	A.是	B.否
52	你曾讲过什么人的坏话吗?	A.是	B.否
53	你是否喜欢对朋友讲笑话和有趣的故事?	A.是	B.否
54	你小时候曾对父母粗暴无礼吗?	A.是	B.否
55	你是否喜欢与人混在一起?	A.是	B.否
56	你若知道自己工作有错误，这会使你感到难过吗?	A.是	B.否
57	你患失眠吗?	A.是	B.否
58	你吃饭前必定洗手吗?	A.是	B.否
59	你常常无缘无故感到无精打采和倦怠吗?	A.是	B.否
60	和别人玩游戏时，你有过欺骗行为吗?	A.是	B.否
61	你是否喜欢从事一些动作迅速的工作?	A.是	B.否
62	你的母亲是一位善良的妇人吗?	A.是	B.否
63	你是否常常觉得人生非常无味?	A.是	B.否
64	你曾利用过某人为自己取得好处吗?	A.是	B.否
65	你是否常常参加许多活动，超过你的时间所允许?	A.是	B.否
66	是否有几个人总在躲避你?	A.是	B.否
67	你是否为你的容貌而非常烦恼?	A.是	B.否
68	你是否觉得人们为了未来有保障而办理储蓄和保险所花的时间太多?	A.是	B.否
69	你曾有过不如死了为好的愿望吗?	A.是	B.否
70	如果有把握永远不会被别人发现，你会逃税吗?	A.是	B.否
71	你能使一个集会顺利进行吗?	A.是	B.否

续　表

序号	问题	选项	
72	你能克制自己不对人无礼吗?	A.是	B.否
73	遇到一次难堪的经历后，你是否在一段很长的时间内还感到难受?	A.是	B.否
74	你患有“神经过敏”吗?	A.是	B.否
75	你曾经故意说些什么来伤害别人的感情吗?	A.是	B.否
76	你与别人的友谊是否容易破裂，虽然不是你的过错?	A.是	B.否
77	你常常感到孤单吗?	A.是	B.否
78	当人家寻你的差错，找你工作中的缺点时，你是否容易在精神上受挫伤?	A.是	B.否
79	你赴约会或上班曾迟到过吗?	A.是	B.否
80	你喜欢忙忙碌碌地过日子吗?	A.是	B.否
81	你愿意别人怕你吗?	A.是	B.否
82	你是否觉得有时浑身是劲，而有时又是懒洋洋的吗?	A.是	B.否
83	你有时把今天应做的事拖到明天去做吗?	A.是	B.否
84	别人认为你是朝气蓬勃吗?	A.是	B.否
85	别人是否对你说了许多谎话?	A.是	B.否
86	你是否容易对某些事物容易冒火?	A.是	B.否
87	当你犯了错误时，你是否常常愿意承认它?	A.是	B.否
88	你会为一动物落入圈套被捉拿而感到很难过吗?	A.是	B.否

（八）艾森克人格问卷（EPQ）计分方法

E量表：外向－内向。第1、5、9、13、16、22、29、32、35、40、43、46、49、53、56、61、72、76、85题答“是”和第26、37题，答“否”的每题各得1分。

N量表：神经质（又称情绪性）。第3、6、11、14、18、20、24、28、30、34、36、42、47、51、54、59、63、66、67、70、74、78、82、84题，答“是”每题各得1分。

P量表：精神质（又称倔强）。第19、23、27、38、41、44、57、58、65、69、73、77题答“是”和第2、8、10、17、33、50、62、80题，答“否”的每题各得1分。

L量表：测定被试的掩饰、假托或自身隐蔽，或者测定其朴实、幼稚水平。第12、31、48、68、79、81题答“是”和第4、7、15、21、25、39、45、52、55、60、64、71、75、83题，答“否”的每题各得1分。

（九）艾森克人格问卷（EPQ）结果解释

E量表分：分数高于15，表示人格外向，可能是好交际，渴望刺激和冒险，情感易于冲动。分数低于8，表示人格内向，如好静，富于内省，不喜欢刺激，喜欢有秩序的生活方式，情绪比较稳定。

N量表分：分数高于14表示焦虑、忧心忡忡、常郁郁不乐，有强烈情绪反应，甚至出现不够理智的行为。低于9表示情绪稳定。

P量表分：分数高于8表示可能是孤独、不关心他人，难以适应外部环境，不近人情，与别人不友好，喜欢寻衅搅扰，喜欢干奇特的事情，并且不顾危险。

L量表分：L量表分如高于18，显示被试者有掩饰倾向，测验结果可能失真。

▶知识拓展

人格评定对我们的意义

人格评定的结果对于个人成长和发展具有重要意义。它可以帮助个体更全面地认识自己，了解自己的优势和不足，从而制订针对性的成长计划。同时，人格评定在心理咨询和治疗中也发挥着重要作用，它有助于检查者准确判断个体的心理问题，并为其制订个性化的治疗方案。然而，人格评定并非一成不变的过程。随着个体经历的变化和成长，其人格特点也会发生相应的调整。因此，在进行人格评定时，我们需要保持开放和动态的态度，不断调整和更新评估结果。人格评定是一个深入而细致的过程，它需要我们综合运用多种方法和理论，以全面、准确地了解个体的性格特点和心理倾向。通过人格评定，我们可以更好地认识自己，促进个人成长和发展。

—• 考试知识点总结 •—

—• 本章小结 •—

—• 协和云课堂…… 拓展练习及参考答案 •—

（邵　康）

第十四章　环境评定

教学课件

学习目标

素质目标

（1）具备正确的职业态度和职业道德。

（2）具备持续创新的精神、专业责任感、关心患者。

（3）具备团队合作精神。

知识目标

（1）掌握：环境评定的依据和原则。

（2）熟悉：不同类型的环境评定内容及其改造流程。

（3）了解：环境及无障碍环境的定义、内容和作用。

能力目标

（1）能与患者进行有效沟通。

（2）能运用环境评定的基本方法。

（3）具备分析和解决问题的能力。

案例导入

【案例】

患者，男性，76岁，右利手，小学文凭，平时喜好看电视，已婚，目前定居于广州番禺7楼电梯房。患者主诉2020年11月在家用力排便时突发右侧肢体乏力，临床诊断为左侧脑干出血。患者于2020年11月发病后，到医院做了紧急处理，康复后功能状况良好；后在家康复时久坐看电视，导致双膝关节活动受限，屈曲范围为10°～135°，影响站立。查体：患者右侧上肢运动功能稍差，肩、肘肌力达5级，腕、拇指及其余四指肌力为4级，且耐力不足；双下肢膝关节活动受限，站立平衡1级。患者使用辅具，包括轮椅、助行架、沐浴椅。患者现居住在小女儿家，家属希望通过接下来十天的治疗，能够尽可能最大化地完成自理活动，减少照顾者的负担。

【问题】

1．环境评定的临床意义？

2．患者的环境评定有哪些内容？

微课：环境评定

· 核心知识拆解 ·

人类的所有活动都在其生存的环境中展开，人类与环境之间有着密切的相互作用。人类能适应并改造环境，环境因素也会对人的各种活动产生重要的影响。根据国际功能残疾和健康分类（International classification of functioning，disability and health，ICF）观点，残疾人所遇到的活动受限和参与限制是由于残疾人自身（功能、结构）的损伤和环境障碍交互作用的结果。虽然治疗和康复可以帮助改善残疾人的某些功能障碍，但仍有部分障碍是无法逆转的。因此，只有通过改变环境从而帮助残疾人适应其身体损伤并发挥残余功能，才能从根本上解决残疾人活动和参与方面的困难，使他们能够融入社会并发挥其能力。无论是研究、分析，还是评定和处理残疾及其相关问题，都应当将环境因素考虑在内。缺失环境评定，便无法准确描述残疾问题；对环境关注与对环境调整的缺失，也难以用其他手段与措施去弥补。

第一节　概　　述

进行环境评定前，需先掌握环境和障碍的基本概念，了解环境的特性、分类、作用，以及无障碍环境的基础知识。

一、环境及无障碍环境的定义

1．环境（environment） 是指环绕四周的外部条件，包括外界情况和周围事物，这些构成个体生活背景，并对个人功能产生影响。环境可以分为物质环境、社会环境和态度环境。物质环境又包括自然和制造环境两大类。

2．物质环境（physical environment） 指所有客观存在的事物，如有形物质和无形但客观存在的元素，如超声波、红外线和紫外线等。

3．社会环境（social environment） 包括人类社会、经济等非物质的外在环境，主要由社会制度、法律法规等构成。

4．态度环境（attitudinal environment） 是指人们的相互关系和对事物的看法，包括对待亲戚朋友、上下级的态度等。

5．障碍（barriers） 包括物质环境的障碍、辅助技术的缺乏、社会对残疾的消极态度，以及

阻碍残疾人全面参与生活各领域的服务等。

6. 无障碍环境（accessibility） 是指使残疾人在任何环境里进行任何活动都没有障碍。为了实现残疾人平等参与社会活动并构建和谐社会，必须确保他们在任何环境中都能无障碍地进行各项活动，这样的环境才能被称为无障碍环境。实际上，完全无障碍环境只是理想环境，许多社会障碍对任何人均是无法避免的。

7. 辅助器具（assistive device） 指能预防、代偿、监护、减轻或降低损伤、活动受限和参与限制的任何产品（包括器具、设备、工具、技术和软件），可以是特别生产的或通用产品。

二、环境特性

（一）物质环境是一切生命的基础

物质环境的最大特征是客观存在。物质环境是社会环境和态度环境的形成条件。根据形成方式不同，物质环境又可分为自然环境和制造环境两大类。

1. 自然环境 自然环境（natural environment）指的是未经过人类改造的自然界物质，包括阳光、空气、高山、河流等。尽管这些环境因素会因地震、火山爆发、海啸等自然现象的影响而发生改变，但它们依然保持着其自然形成的本质属性。

2. 制造环境 指动物为了生存而制造的物质环境，如鼠造环境（鼠洞）、蜂造环境（蜂窝）、鸟造环境（鸟巢）等。当然，最大的制造环境是人造环境（human-made environment），也就是人类制造的产品和技术，如高楼大厦、电灯电话、道路桥梁等构成的环境。

（二）社会环境和态度环境是群体动物繁衍和发展的需要

动物都拥有各自的社会环境和态度环境。如蜜蜂群体内部存在着明确且精细的社会分工体系，包括蜂王、雄蜂、工蜂以及幼蜂，它们彼此间和谐共处，共同编织出一个既完善又复杂的社会环境。

（三）人造环境的特性

1. 特异性 人造环境体现了人类适应自然、改造自然和利用自然的能力。动物的物质世界主要构筑于自然环境之上，遵循着自然界“适者生存”的铁律。然而，人类的登场催生了工具的创造与运用，这不仅使人类得以适应自然，更赋予了他们重塑自然的威力。

2. 发展性 人类的历史其实就是人造环境的发展史。回顾历史，尤其是人造环境的创新性发展，使人类从原始的野蛮生活中脱离出来，并且逐步建立了物质文明和精神文明，直至今日，我们生活在一个科学技术和文化高度发达的现代社会。

三、人造环境的分类和作用

（一）人造环境的分类

在国际功能、残疾和健康分类（ICF）一级分类“环境因素”下的二级分类“产品和技术”中，包括了九种人造环境，这九种人造环境并非处于同一层级。从它们的属性可以划分为三个不同的层

次。第一层次涉及人类的基本活动环境，包括生活环境、移动环境和交流环境，这些都是满足人类生存需求的产品和技术。第二层次指的是人类技能活动的环境，具体包括教育环境和就业环境，这两者均是满足人类发展需求的重要产物和技术支撑。第三层次则涉及人类社会活动的环境，涵盖了文体环境、宗教环境、居家环境及公共环境，它们对于提升人类生活质量起着不可或缺的作用。

（二）人造环境的作用

人造环境具有积极影响。人造环境的持续创新与进步，不仅推动了社会从原始状态向物质与精神文明的转变，而且在环境保护和促进社会进步方面发挥了重要作用，从而发展成为今天这样一个科学技术和文化高度发达的现代社会。近代科学技术的进步使得许多残疾人能够通过现代康复治疗克服障碍，甚至重新融入家庭和社会，享受生活。

人造环境也存在消极影响。环境污染和温室效应改变了自然环境，对人类生存构成了威胁。人类对环境的开发利用强度越来越大，导致了严重的环境污染和生态破坏。而在现代化进程中，交通事故与工伤事故频发，更使得残疾人群体日益庞大，残疾与人造环境间的紧密联系凸显了人造环境的负面影响。人类作为脆弱的存在，一生中随时可能因环境的负面影响而遭遇残疾。

人造环境的影响具有两面性。在现代医疗条件下，一些出生时窒息的婴儿，即便窒息时间长达7分钟，有时也能被成功救治。然而，随后人们发现，由于大脑长时间缺氧，这些孩子可能会遭受脑瘫的困扰，这将伴随他们一生，给个人、家庭乃至社会带来深远的痛苦。

（三）无障碍环境的必要性

无障碍环境为残疾人提供了平等参与社会的机会。对于截肢或瘫痪患者，辅助工具如拐杖、轮椅、假肢和矫形器等，能够帮助肢体残疾者重新适应环境。此外，无障碍设施的建设有助于减少肢体残疾者与环境之间的障碍。无障碍的物质和社会环境，能在功能、活动及参与层面为残疾人提供有力支持，并助力其能力提升，进而提升生活质量。

1. 功能障碍者（包括残疾人）融入社会的需要 在以健全人为中心的社会中，大多数活动和公共场所的环境设计主要考虑健全人的需求，这使得残疾人在参与社会活动时面临诸多限制。因此，我们必须创造条件，对现有环境进行改造或建设新的无障碍设施，以保障残疾人的平等参与权和共享社会资源的权利，并使他们能够发挥自己的能力。如为听障人士提供助听设备以帮助他们克服听力障碍；为肢体残疾者提供拐杖、轮椅、假肢和矫形器等辅助工具，协助他们重新融入家庭生活和社会。

2. 功能障碍者就学、就业及提高生活质量的需要 正如2010年世界卫生组织（WHO）发布的《社区康复指南》（健康部分）所强调："对于许多残疾人而言，获取辅助器具是至关重要的，它构成了发展战略的关键部分。缺乏辅助器具，残疾人难以接受教育或参与工作，这将导致贫困的恶性循环。"教育的获取依赖于无障碍教育环境的建立，而就业的实现则需要构建一个无障碍的就业环境。

3. 功能障碍者发挥其潜能、为社会作贡献的需要 尽管功能障碍者在身体功能和结构上存在障碍，但他们依然拥有巨大的潜能。通过无障碍环境的改造，许多残疾人和老年人不仅提升了尊严和自信，还激发了他们的潜能，增强了他们参与社会活动的能力。

4. 健全人生活的需要 无障碍环境的建设不仅惠及残疾人，同时也为健全人士的生活带来了便利。如天桥增设的坡道或扶梯、电视屏幕上的字幕显示等设施，不仅为残疾人提供了必要的支持，

也使健全人士的出行和沟通更加顺畅高效。因此，打造无障碍环境是全社会共同的责任，更是衡量一个社会文明进步的重要标志。

四、残疾与环境

残疾的出现与环境紧密相关，它是人类与环境不协调的直接结果。从出生到死亡，人类的一生都可能因环境的变迁而遭受残疾。如畸形儿的产生往往与孕妇在妊娠期间所服用的药物密切相关。以“海豹肢畸形”为例，这是由于孕妇在妊娠早期服用了一种名为沙利度胺（thalidomide）的药物，以缓解呕吐症状，却因此改变了胎儿的生长环境，导致了先天性残疾。老年人器官老化，听力、视力、言语、肢体及智力均会退化，即便在正常环境中也可能遭遇障碍，如摔倒导致的骨折乃至偏瘫，进而成为残疾人。

此外，有些残疾是人类无法避免的，因为只要人与环境不协调，残疾就可能发生。在某些特定的环境中，即使是正常人也可能面临“功能障碍”。如当一个人进入一个与本国环境截然不同的外国环境时，语言、文字、风俗、习惯的差异会造成交流上的障碍，无论是正常人还是听觉言语障碍者。所以，我们不能脱离环境来单独看待健全、残疾和障碍。

五、两种残疾观与无障碍环境

人们对无障碍环境的认识和理论研究也就是近百年的历史，涉及两种残疾观，即传统残疾观和现代残疾观。

（一）传统残疾观与无障碍环境

因为我们生活在一个主要由健全人构成的社会中，因此长期以来，人们倾向从健全人的视角来看待残疾人。人们往往认为，残疾人活动和参与的困难仅仅源于他们自身的疾病，而忽视了环境因素的影响。这是以前的残疾观，即传统的残疾医疗模式，这种对残疾的认识主要体现在1980年世界卫生组织（WHO）提出的ICIDH疾病后果分类，并对“残疾”定义为：“按所认为的人类正常活动的方式或范围进行活动的能力因损伤受到的任何限制或缺失。”即认为残疾是疾病的后果之一，“疾病－残损－残疾－残障”（图14-1）。这体现了传统的、较为消极的残疾观念，即所谓的残疾医学－社会模式。

举例如下。①由于各种原因造成半月板损伤，是器官水平的残损；导致不能行走，是个体水平的肢体残疾；最终造成患者不能参加工作和社会活动，是社会水平的残障，这均是半月板损伤的后果。②由于脑卒中或脑外伤造成肢体偏瘫，是器官水平的残损；导致生活不能自理，是个体水平的肢体残疾；最终造成患者不能参加工作和社会活动，是社会水平的残障，这均是脑部疾病的后果。③由于药物中毒或中耳炎等造成耳部损伤，是器官水平的残损；耳部损伤后导致听力损失

disease　impairment　disability　handicap

疾病 ⟶ 残损 ⟶ 残疾 ⟶ 残障

（器官水平）（个体水平）（社会水平）

图14-1　残疾发生及发展的医学－社会模式

41～60dB，是个体水平的听力残疾；结果难以工作和参加社会活动，是社会水平的残障，这均是耳部疾病的后果。说明残疾是个人疾病的后果之一，与周围的环境无关。

随着时代的发展，人们对残疾的认知提高，对ICIDH的医学模式产生了几点质疑：①残疾的出现不完全是由于疾病的原因，也与环境有关。如老年残疾不完全是疾病，战争、车祸、工伤、事故造成残疾更不是疾病。②残疾无法治愈。如我国的六类四级残疾人均属于永久损伤（permanent impairment）。功能障碍无法通过康复治疗恢复正常，可选用辅助器具以及环境改造来适应残疾，从而提高生活质量。③残疾人难以充分发挥其个人作用，这既与自身因素有关，也与环境因素密切相关。

（二）现代残疾观与无障碍环境

2001年，世界卫生组织（WHO）发布ICF后，人们对残疾的认识有了明显的提升。因此，ICF将“残疾”重新定义为一种概括性术语，涵盖了损伤、活动受限和参与限制，它反映了在个体（处于特定健康条件下）与其所处环境（包括环境因素和个人因素）之间交互作用产生的消极影响。因此国际上将残疾人（disabled person）改为人有功能障碍或功能障碍者（person with disability）。即他们的第一特征是“人”，第二特征才是“功能障碍”。尽管部分残疾人的损伤通过医疗康复可以得到改善，但有些损伤是无法改变的。为了从根本上解决残疾人的困难，除医疗康复外，还需通过改变环境来适应他们的特殊需求。ICF各构成成分之间的相互作用（图14-2）。

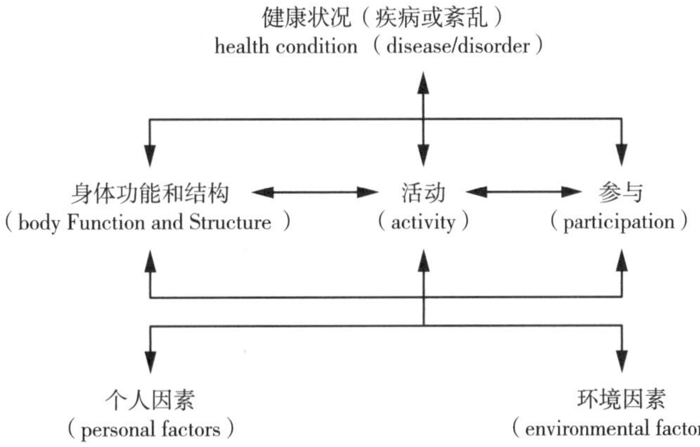

图14-2　ICF各成分间的相互作用

生活中，我们周围的很多残疾人都有为社会做贡献的愿望，自身也有实现愿望的潜能，但却不知道用什么辅助器具能帮助他们，最终埋没一生。无障碍环境普及后，残疾人能走出家门、追逐理想、发挥潜能为社会贡献一份力，实现人生价值。由此可见，创建无障碍环境是现代社会对残疾人应尽的责任和义务。这是目前国际上对残疾人与无障碍环境的最新认识，是现代的、积极的残疾观，即残疾的“生物－心理－社会”的综合模式。特别反映在2006年联合国的《残疾人权利公约》，其中第9条特别强调了无障碍环境对残疾人的重要性，确保残疾人能够享有和健全人相同的权利，包括无障碍获取公共信息和服务等。

举例如下。①肢体偏瘫者面临ICF分类中的d3交流障碍、d4行动不便和d5自理困难，这源于其神经系统（s1）的结构损伤，以及感觉、疼痛（b2）、发声和言语（b3）、神经肌肉骨骼和运动（b7）等功能损伤，然而，通过改造环境并提供人造辅助器具（如沟通板、轮椅、自助设备等），他们便

能参与社会活动。②视力残疾者有ICF活动的d3交流困难、d4行走困难、d5自理困难，是由于自身的结构损伤（s220眼球结构）和功能损伤（b210视功能）造成，但如果改造环境因素，给他们增加人造环境的辅助器具（助视器、读屏软件、导盲装置、防溢报警器）后，就能克服活动困难，并能参加工作和社会活动；③听力残疾者有ICF活动的d3交流困难，是由自身的结构损伤（S240-260外耳、内耳、中耳结构）和功能损伤（b230听功能）造成的，但如果改造环境，给他们增加人造环境的辅助器具（助听器、闪光门铃）后，能克服活动困难，并能参加工作和社会活动。由此可见，残疾是个人与环境相互作用的结果，与周遭事物紧密相连，通过改变环境能改变残疾人的一生。

六、辅助器具与无障碍环境

辅助器具的使用历史悠久，目的是通过辅助器具来帮助残疾人克服活动和参与的困难。残疾人活动和参与的困难源自两方面：一是其自身损伤，二是环境障碍。因此，要实现残疾人的活动和参与无障碍，就必须从个人和环境两方面入手。具体来说，就是采用辅助器具并创建无障碍环境。显然，无障碍环境和辅助器具的目的相同，都是协助残疾人克服障碍，只不过前者侧重环境改善，后者则关注个人辅助。而且，创建无障碍环境的实质在于利用辅助器具来改造人造环境中的障碍。

▶知识拓展

辅助产品的配置

在具体选择时，可以依据辅助产品评估报告，并参考以下B、A、D方式：

“B”即购买（buy），当存在批量生产的辅助工具时，优先考虑购买，这是最经济、最快捷的途径。

“A”即改制（adapt），若无法购买到合适的辅助工具，可选择功能相似的工具进行改造，以满足需求，尽管这种方式耗时较多。

“D”即设计（design），在完全没有适用或类似产品的情况下，必须进行全新设计，虽然这种方法周期长、成本高，但能确保最佳的适配性。

第二节 环境评定

环境评定（environment evaluation）是指对功能障碍者活动和参与受限的环境进行评定。目的是在找出存在的环境障碍后，通过增加人造环境的各种辅助器具来创建无障碍环境，以提高功能障碍患者的生活质量并发挥积极作用。在环境评定的内容方面，只需进行人造环境的评定，评定环境因素对个体水平的影响，不对器官水平的影响进行评定。

一、环境评定依据

为了打造一个无障碍的环境，首要任务是对环境进行评估。这一过程实质上是从残疾人的视角出发，审视环境是否对他们的活动和参与构成了障碍及这些障碍的严重程度。评定之后，我们才能利用辅助工具来消除环境中的障碍，从而激发残疾人的潜能。环境评估的标准基于国际功能、残疾和健康分类（ICF）量表，通过“障碍”和“辅助”两个维度进行判断。每个环境因素都采用五级评分制，即0～4的评分标准。如果根据环境障碍程度进行评估，评分从无障碍的0分到完全障碍的4分；若根据需要辅助的程度进行评估，则在分数前加上“＋”号，从无须辅助的0分到完全依赖辅助的＋4分。具体评估标准见表14-1。

表14-1　环境评定分级

级别	障碍		辅助		百分比
	障碍状况	障碍分值	辅助状况	辅助分值	
0级	无障碍（没有，可忽略）	0	无须辅助	0	0～4%
1级	轻度障碍（一点点，低）	1	轻度辅助	＋1	5%～24%
2级	中度障碍（中度，一般）	2	中度辅助	＋2	25%～49%
3级	重度障碍（高，很高）	3	重度辅助	＋3	50%～95%
4级	完全障碍（全部）	4	完全辅助	＋4	96%～100%

二、环境评定原则

环境是人身体以外并对个人功能发生影响的一切事物。要评定的大环境包括9个人造环境，而对功能发生影响的活动和参与在ICF的d110～d999中有几百个，难以实现全面的环境评定，因此对评定环境进行简化，制订环境评定的原则如下。

（一）在“标准环境”下评定功能障碍患者的活动和参与

ICF指出：为评定个人的全部能力，要有一个“标准化”的环境，以避免不同的环境对个人能力产生的各种影响。标准化环境指的是：①在评估能力时通常采用的，试验设置的实际环境。②在实际环境无法实现的情况下，假定存在一个具有统一影响的环境。这种环境可以被称作“统一”或“标准”环境。因此，标准环境（standard environment）通常指的是在没有任何障碍和辅助的情况下，普通人进行活动和参与的环境。

（二）评定功能障碍患者的真实环境

每个人都是在自己的人-环境大系统中生活。以残疾人为例，由于他们的身体损伤是永久性的，他们生活在具有功能障碍的人体环境大系统中，真实环境与常人有所不同。如盲人生活在黑暗的环境中（无光世界），聋人生活在寂静的环境中（无声世界），语言障碍者生活在交流受阻的环境中（无语世界），肢体残疾者则生活在行动受限的环境中（无动世界）。这就是他们的真实环境，因此他们面临活动和参与的困难。相反，盲人没有听力和言语障碍，聋人没有视力障碍，他们相关的活动和参与并未受限。再比如，偏瘫患者上肢活动的限制，ICF并未明确指出是左手或右手、单手或双手，只要患者无须辅助就能完成动作，就说明他们未受到环境的限制，即便患者一侧上肢运动功能存在障碍。因此，我们必须从残疾人的角度出发，去认识和评估他们的环境。总之，环境评定的目的是评定残疾人在标准环境下的真实环境，即盲人的黑暗世界、聋人的无声世界、语言障碍者的无语世界、肢体残疾者的无动世界。

（三）评定功能障碍患者活动和参与时需要的外界环境辅助

从健全人的视角对残疾人的生活环境进行评定，往往无法准确达到评定的目的。在这种情况下得出的结论，通常关注身体损伤，这些损伤如何导致残疾人活动和参与社会的限制，以及损伤的严重程度，这正是ICIDH所倡导的“医学-社会”模式。然而，从残疾人的视角出发，评定的重点在于外界所提供的支持（无论是人力辅助还是使用辅助器具），以及他们需要帮助的程度，这反映了环境障碍的严重性，正是ICF（国际功能、残疾和健康分类）所提出的“生物-心理-社会”综合模式的核心。鉴于此，目前推荐使用“辅助”这一概念来评估环境，以帮助治疗师进行视角的转换。所谓“辅助”，指的是外界环境提供的帮助，即评定是否需要外界环境中的他人辅助或使用辅助器具来改善残疾人的实际生活环境，以便他们能够进行活动和参与社会。障碍越多，所需的辅助就越多，这表明环境障碍的严重程度越重。

（四）评定必要的且能使用辅助器具的环境

鉴于活动参与的具体环境多达数百个，进行全面评定既不切实际也不可能。因此，我们仅对那些必要且能够借助辅助器具的环境进行评估。如对于d4102跪下和d4152保持跪姿这类活动，当受限时通常需要他人协助，但这类活动在日常生活中很少进行，故无须进行跪姿评估。再如d435使用下肢移动物体，若遇到困难则无法提供辅助，但可以改用手来移动，因此无须进行评估。对于d455到处移动，包括爬行、攀登、奔跑、跳跃、游泳等活动，若遇到困难则无法使用辅助器具，且这些活动并非残疾人必须面对的环境，故可以不予评定。此外，对于可以合并的环境，我们应予以合并评估，如d5203护理手指甲和d5204护理脚指甲，两者均涉及使用剪刀或指甲剪等工具，因此可以合并为同一评估环境。

根据上述4个环境评定原则，我们就可以制订环境评定报告的具体内容，见附录B～附录G。

三、环境评定步骤

（一）根据评定者的残疾类别来选择评定环境

不同类型的残障人士在活动参与方面面临的挑战各异，因此他们所需的辅助环境也各不相同，这导致了环境评定的差异性。具体来说，视障人士需要评定的是交流和行动环境，听障和言语障碍人士仅需关注交流环境的评定，而肢体障碍者则需评定生活和行动环境。值得注意的是，盲人在声音交流方面和聋人在视觉交流方面的环境并不需要进行评估。

（二）根据评定者活动和参与的困难来评定具体环境

在实际评估过程中，我们首先需要了解残疾人在活动和参与方面是否存在困难，以及他们是否能够独立完成任务。如果他们无须外界帮助即可独立完成，这表明外部环境不存在障碍。相反，如果他们需要一定程度的辅助才能完成活动和参与，这说明在现实环境中存在障碍，需要对环境进行改造，即在现实环境中增加人造辅助设施。而需要增加多少人造辅助设施才能使活动得以执行，这将反映出环境障碍的程度，这就是所谓的环境评估。鉴于不同评估者对表14-1中百分比的理解可能存在差异，因此在对个案的每项活动进行具体评分时，为了减少误差，最佳做法是团队协作评分，取其平均值。如果没有团队协作的条件，则由单一个人对某个环境的所有项目进行评分。

四、环境评定内容

环境评定的内容为物质环境中的9个人造环境。在9个人造环境中，残疾人家庭最主要的是居家环境障碍。居家活动与人类基本活动密切相关，进行居家环境评定时，必然要与三个基本活动的环境一起评定。所以在环节评定的实操上，主要对生活环境、行动环境、交流环境、居家环境和公共环境5个方面进行评定。评定的内容为残疾人在此环境中进行活动时出现的环境障碍，需要用辅助器具进行改造，以创建无障碍环境，实现全面康复。

（一）生活环境评定

生活环境构成了人类日常活动的基础。而饮食、个人卫生、睡眠及穿衣等基本生活活动，通常被称为日常生活活动（ADL）。根据国际功能、残疾和健康分类（ICF）中“活动和参与”部分的自理能力，生活环境中的自理活动主要分为七大类，共计18项，如下。①身体清洁，部分身体或全身的清洗和擦干。②身体护理，皮肤、牙齿、毛发、手指甲和脚指甲的护理。③如厕，小便和大便的控制。④穿脱衣物，衣裤和鞋袜。⑤进食，用餐和使用餐具。⑥饮水，使用杯子或吸管。⑦个人健康管理，确保身体舒适、饮食控制、维护个人健康。

生活活动的困难主要是由各种原因导致的运动障碍（如平衡、协调、精细动作）、感官障碍（如视障）、智力障碍等引起的，主要见于肢体、智力、精神和视力残疾人。如上肢截肢者，特别是双上肢截肢者，由于躯体结构损伤而导致所有自理的困难；视觉障碍者通常是由于感官功能损伤而导致自理有不同程度的困难；智力障碍者和精神障碍者会由于认知功能受限而影响自理。

生活环境评定报告见附录B，包括7类共15个项目。对每个项目的环境评定都列出了5个选择，

即无辅助、轻辅助、中辅助、重辅助和完全辅助。“无辅助”是指能自主地、迅速地完成该项生活活动，即完全自理；而“完全辅助”是指完全不能自主地完成该项生活活动，即完全不能自理；若只能自主完成不到一半的该项生活活动，即“重辅助”。则根据全部辅助情况可以计算出个案的生活环境辅助平均值。

（二）行动环境评定

行动是人类生存的关键活动功能，涵盖了卧、坐、站三种基本姿势及其转换，以及身体的移动。根据ICF的“活动和参与”分类，从d410到d475，行动活动主要分为12类，共计47项。①维持和改变身体姿势，包括卧姿、蹲姿、跪姿、坐姿、站姿、体位变换。②移动自身，如坐姿移动、卧姿移动。③举起和搬运物体，包括举起、用手搬运、用手臂搬运、用肩和背搬运、放下物体。④用下肢移动物体，如用下肢推动、踢。⑤精巧手的使用，包括拾起、抓握、操纵、释放。⑥手和手臂的使用，如拉、推、伸、转动或扭动手或手臂、投掷、接住。⑦行走，短距离、长距离、不同表面、绕障碍物。⑧到处移动，如爬行、攀登、奔跑、跳跃、游泳。⑨不同场所移动，住所内、建筑物内、住所和建筑物外。⑩使用器具移动，如助行器具、各种轮椅等。此外，还包括乘坐交通工具（各种汽车、火车、飞机、轮船等）和驾驶车辆（如骑自行车、三轮车、摩托车，开汽车等）。基于上述环境评定原则，可以将行动活动简化为6类共17项，以评估是否需要环境辅助。

行动困难是由于躯体损伤（结构和功能）及环境障碍导致的，行动困难的主要群体是肢体障碍者和视觉障碍者。常见肢体障碍的临床疾病有脑瘫、截瘫、偏瘫、截肢、小儿麻痹后遗症，俗称“三瘫一截儿麻”都有不同程度的行动困难。脑瘫的主要临床表现有四肢痉挛、角弓反张、姿势异常等。常见的继发障碍为脊柱侧弯、髋关节的脱位或内收、膝关节过伸、跟腱挛缩导致的尖足、足外翻、扁平足。这些异常导致了患儿抬头、翻身、坐、爬、站、行走的行动困难。截瘫的主要表现为受伤平面以下出现瘫痪，运动、感觉、反射功能等损伤而导致行动困难；下肢截肢者由于肢体缺损而导致无法站立和行走的行动困难；偏瘫是由脑血管病、脑外伤及脑部肿瘤等原因引起一侧上下肢的运动功能障碍，如肩关节半脱位，肘、腕关节屈肌张力高，髋关节的外展，足内翻、足下垂等。这些障碍导致了行走、手抓放物品、转移等的行动困难；小儿麻痹后遗症由于受累肌肉出现萎缩，神经功能不能恢复，造成下肢畸形，常见的有足部的马蹄足、外翻足、高弓足、仰趾、爪形趾，膝内、外翻及反屈，髋部的屈曲、外展、外旋等功能受损，也必然导致行动困难。而视觉障碍者通常是由于感官功能损伤而导致行动困难。

行动环境评定报告见附录C，包括6类共16个项目，评定标准同生活环境评定。

（三）交流环境评定

互相交流是人类生活的重要活动功能，无交流能力的人会失去与社会的联系，从而可能导致情绪障碍。参照ICF“活动和参与”交流的d310～d360，主要有3类共17项交流活动。①交流-接收：听懂口语，非口语交流包括理解肢体语言、理解信号和符号、理解图画和图表及相片、理解正式手语、书面信息。②交流-生成：讲话；生成非语言信息包括肢体语言、信号和符号、绘画和照相、正式手语、书面信息。③交谈和使用交流设备及技术：交谈、讨论，使用通信器具如电话或手机或传真机、书写器具如打字机或电脑或盲文书写器等，使用交流技术如盲文软件和因特网等。

交流困难是由躯体受损（结构和功能）及环境障碍导致的。如视觉障碍者、听觉障碍者和言语

障碍者由于感官功能和结构的损伤而导致交流困难；智力、精神障碍者由于认知受限、心理障碍难以沟通产生交流困难；还有肢体障碍者，如偏瘫和脑瘫因中枢神经损伤影响到构音器官协调动作或语言发育障碍造成交流困难。

交流环境评定报告见附录D，包括3类共13个项目，评定标准同生活环境评定。

（四）居家环境评定

居家环境涵盖了从事家务活动的场所，它包括居家活动环境和居家建筑环境两个主要方面。居家活动环境特指家庭成员日常生活的环境。根据国际功能、残疾和健康分类（ICF）中的“活动和参与”部分，居家活动可以细分为获取必需品、家庭日常任务、照顾居住环境，以及帮助他人等6个主要类别，共计26项具体活动。为了便于评估，这些活动可以进一步简化为以下11个核心项目：准备食物、洗涤和晾干衣物、清洁餐厅和餐具、打扫生活区域、操作家用电器、储存日用品、处理垃圾、缝补衣物、修理家用器具、照料室内外植物及宠物养护。另外，居家建筑环境则参考ICF中的“环境因素”，特别是与私人建筑物的设计、施工和建造相关的产品和技术，具体包括3项内容。①私人建筑物的出入口设施。②建筑物内的设施。③为指示道路、行进路线和目的地而设置的标识。依据2012年发布的《无障碍设计规范》（GB 50763—2012）及2001年发布的《城市道路和建筑物无障碍设计规范》（以下简称《行标》），在实际操作中，建筑环境的评估可以归纳为6个主要方面：住宅入口、客厅和走廊、浴室和厕所、厨房和餐厅、卧室和书房、阳台和窗户。

居家活动的挑战往往源于身体损伤（包括结构和功能方面）及环境中的障碍，这些因素对不同类型的残障人士构成了不同程度的限制。对于肢体残障人士而言，下肢移动不便、上肢操作困难或手眼协调问题均可能妨碍他们完成家务；视力残障人士因视觉受限，智力残障人士因认知能力受限，同样会面临家务活动的障碍；而听力残障人士和言语残障人士则可能因为沟通上的障碍，在某些家务活动中遇到困难。

居家环境评定报告见附录E，包括居家活动环境的11项和居家建筑环境的6项总共17个项目，评定标准同生活环境评定。在进行居家环境评定时，除应熟悉居家活动的环境评定外，还需要详细了解居家建筑环境的评定规范，以便实操。

1. 住宅门口

（1）门前：必须设置超过1.50m×1.50m的轮椅活动空间；当存在台阶时，应加设坡道。坡道的《行标》规范详见表14-2。若坡道和扶手（双层扶手，高度分别为0.85m和0.65m）均符合《行标》，则视为无须辅助；若无坡道，则需完全辅助；若坡道符合《行标》但缺少扶手，则为轻度辅助；若坡道存在但不符合《行标》，则介于两者之间。若坡道坡度高于《行标》，但借助他人推动轮椅可以上坡，则为中度辅助；若连借助他人也无法上坡，则为重度辅助。

表14-2　坡道的坡度与高度的最大容许值

坡度（高/长）	1/20	1/16	1/12	1/10	1/8
最大高度（m）	1.20	0.90	0.75	0.60	0.30
水平长度（m）	24.00	14.40	9.00	6.00	2.40

（2）门开启：若为自动门则无辅助，若为其他类型门则有一些辅助。如水平门把手时，虽有困难也能开门，则为轻辅助或中辅助，取决于残疾状况；若门把手为旋钮，或需要钥匙开门锁，则对某些肢残人很困难，需带辅具来开门，则为重辅助；若只能他人帮助开门则为完全辅助。

（3）门槛：若无门槛，则无须辅助；尤其对于使用手动轮椅的四肢瘫痪者而言，门槛的存在意味着完全依赖辅助。对于其他轮椅用户，门槛高度应控制在1.50cm以内；《行标》明确指出，当门槛超过4.00cm时，应设置坡度为1/2的坡道（表14-2），否则将视为完全依赖辅助。因此，当门槛高度介于1.50～4.00cm时，根据残疾程度的不同，辅助需求可从轻微辅助到重度辅助不等。

（4）门宽度：根据《行标》，自动门为1.00m，其他门不小于0.80m，符合标准为无辅助；不符合标准时，要实测轮椅和门宽，可能是轻、中、重辅助；只要轮椅不能进门就是完全辅助。

（5）楼房住宅：通常都是平开门，《行标》规定在门把手一侧的墙面应留有不小于0.50m的墙面宽度，否则开门有障碍，需辅助。此外，楼房若无电梯则对下肢残疾人为完全辅助；若有电梯但不符合《行标》规范，则有不同程度的辅助。

综合考虑以上情况可以评定住宅门口的环境障碍。

2. 客厅和走廊

（1）宽度：客厅和走廊的宽度应≥1.50m。

（2）扶手：高度为0.85m，扶手末端应向内拐到墙面或向下延伸0.10m。

（3）墙角：应设计成圆弧形。

（4）墙面：应安装自地面起0.35m高的护墙板，以防止轮椅脚踏板撞击墙面。

（5）地面：应保持平整，并选用防滑材料，同时确保轮椅有足够的移动空间。

（6）门槛：走廊至各室的门槛高度应与宅门口一致。

综合考虑以上因素，可以评估客厅和走廊的无障碍环境。

3. 浴室和厕所

（1）门宽度：不小于0.80m，以方便轮椅进出，并在门扇内侧设置关门拉手。

（2）地面：应保持平整，并选用防滑材料，确保轮椅有足够的移动空间。

（3）坐便器：高度应与标准轮椅坐高一致（0.45m），坐便器两侧需设置0.70m的水平抓杆，里侧还需设高1.40m的垂直安全抓杆；并方便取用卫生纸。

（4）洗浴器：浴盆高度为0.45m，便于轮椅转移；浴盆上可安装活动坐板或在浴盆一端设置0.40m的洗浴坐台，浴盆内侧墙面应安装两层水平抓杆或一层水平一层垂直抓杆；若采用淋浴，则淋浴椅高度应与轮椅一致；并方便开启水龙头。

（5）洗面器：最大高度为0.85m，应采用单杠杆水龙头或感应水龙头；洗面器下部距地面不小于0.60m，以便轮椅靠近使用；电源插座应设置在方便使用的位置。洗面器上方的镜子底边距地面为1.10m，并向前倾斜0.15m，以便站立者和坐轮椅者均可使用。

（6）应急：应设置紧急呼叫按钮；门扇应向外开启，并在其上设置观察窗口；应能方便地开关电灯。

综合考虑以上因素，可以评估浴室和厕所的无障碍环境。

4. 厨房和餐厅

（1）门：厨房和餐厅若为敞开式设计，则更方便残疾人使用；若设门，则推拉门较为方便实用。

（2）案台：台面高度应为0.75～0.80m，适合乘轮椅者和可立姿的残疾人使用；案台下方空间

最小宽度为0.70m，高度为0.60m，深度为0.25m，以方便乘轮椅者使用；案台最好是高度可调的，并可配备抽屉式落地柜。饭桌桌面高度和桌下空间要求同于案台。

（3）吊柜：案台上方的吊柜底面距案台0.30m，吊柜自身高度为0.60～0.80m，深度为0.25～0.30m，便于取用餐具、调料、食物和开关柜门。高度可调的吊柜更为理想。

（4）炉灶：应采用案台上安放的炉灶，控制开关应设置在案台前面方便操作。

（5）洗涤池：洗涤池应采用单杠杆水龙头或感应水龙头；洗涤池上口与地面距离不应大于0.80m，深度为0.10～0.15m；洗涤池下方空间同于案台。

（6）设备：冰箱和冰柜的取物应方便；微波炉、电水壶、电开关等设备的使用应方便。

综合考虑以上情况可以评定厨房和饭厅的环境障碍。

5. 卧室与书房 卧室与书房的设计需确保轮椅使用者有足够的活动空间。床和椅子的高度应与标准轮椅坐高（0.45m）相匹配，以便于轮椅使用者的转移。床边应配备助站扶手，并在床位一侧预留直径超过1.50m的轮椅回转空间。照明、电话和电视的控制应易于操作；床头柜、衣柜及书柜的物品取用应方便；书桌的桌面高度和桌下空间应与案台一致。综合这些因素来评估卧室和书房的无障碍环境。

6. 阳台和窗户 阳台和窗户的设计应考虑轮椅使用者的便利性。阳台的深度应大于1.50m，以便轮椅使用者休闲。轮椅使用者的视线水平高度通常为1.10m，因此阳台围栏或外窗窗台的高度应低于0.80m，以满足轮椅使用者的视野需求。窗户的开启方式和把手的高度应适合轮椅使用者，确保他们能够轻松地自行开关窗户和窗帘。

根据上述6项辅助情况，可以计算出个案的居家建筑环境所需辅助的评定值。

（五）公共环境评定

公共环境是从事公共活动的环境，包括参加公共活动的环境和公共建筑环境两方面。参加公共活动可以参照ICF“活动和参与”社区、社会和公民生活中的d910社区生活，具体如下。①非正式社团活动。②正式社团活动。③典礼。而能否参加这3项活动，虽然主要取决于个人的行动环境和交流环境是否有障碍，但是也与公共环境是否存在障碍密切相关。有无无障碍步行通道、无障碍巴士等可造成到达目的地的行动障碍，而目的地的公共建筑障碍，可以参照ICF“环境因素”的e150公共建筑物的设计、施工及建造的产品和技术进行评定。其内容有3类：①公共建筑物的出入口设施。②建筑物内的设施。③公共建筑物为指示道路、行进路线和目的地而建造的标识。因此公共环境评定的内容共计4类11项。

公共环境评定报告见附录F，包括4类共11个项目，评定标准同生活环境评定。考虑到当治疗师对“活动线”所涉及的途径和公共建筑进行环境评定不熟悉，为此需要参考《行标》内容来详细介绍这4项公共活动及公共建筑环境的评定规范，以便实操。

1. 到达公共建筑物的途径

（1）人行道：在通行过程中是否提供了无障碍设施，如为视障人士设置的盲道，以及为轮椅使用者设计的坡道。

（2）交通：沿途的交通设施是否实现了无障碍化，包括为轮椅使用者提供的无障碍巴士和出租车服务。

2. 公共建筑物出入口设施

（1）门前：同居家环境评定。

（2）门开启：同居家环境评定，门宽度1.50m，应采用自动门。

3. 公共建筑物内设施

（1）大厅和走廊：可参考居家评定，但宽度不应小于1.80m，以便两台轮椅可并排通过。

（2）楼梯和台阶：应采用有休息平台的直线形梯段和台阶，宽度不应小于1.50m，两侧应设高0.85m的扶手，直径为0.035～0.045m。

（3）公共厕所：男性和女性公共厕所应各自设置至少一个无障碍隔间厕位，其面积不得小于1.80m×1.40m。坐便器和扶手的尺寸应与居家环境中的评定标准一致；洗手盆的两侧及前缘应安装安全抓杆，并且盆前应预留1.10m×0.80m的空间供轮椅使用者使用；男性厕所的小便器两侧及上方也应安装安全抓杆。

（4）电梯：轿厢门的宽度不得小于0.80m，深度不得小于1.40m，轿厢的宽度不得小于1.10m。轿厢的正面和侧面应安装高度为0.80～0.85m的扶手，正面应有一面高度为0.90m直至顶部的镜子，侧面应安装高度为0.90～1.10m并带有盲文的选层按钮（候梯厅等公共区域同此标准）。电梯应具备上下运行指示、数字显示和报层音响功能。

（5）设备：要考虑乘轮椅者使用方便，包括服务台、收款窗口、售票口、挂号口、取药口、饮水器、公用电话、电灯开关等。

4. 公共建筑物标识

（1）盲道：在楼门口、服务台、门厅、楼梯口及楼梯平台、电梯、电话、洗手间等应设提示盲道。

（2）指示牌：如紧急出口、洗手间、电梯口、服务台、公用电话等要有指示牌；建筑物外要有无障碍通道、停车场、残疾人停车位等标识。

根据上述11项辅助情况，可以计算出个案某个活动线的公共环境需辅助的评定值。

（六）环境评定汇总

根据上述常用的5个环境评定报告可以汇总，并取平均值得出个案残疾人环境的总体辅助分值，再对照表14-2的分级，可看出其环境的总体障碍属于5级中的哪一级。汇总表见附录G。

▶知识拓展

选择辅助器具为什么要进行评估适配？应怎样进行评估适配？

对于功能障碍者来说，每个人的身体状况，功能缺失、潜在的能力、生活环境等都存在个体差异，而每个人对辅助器具的需求也各不相同，所以选择辅助器具要适合自身需求，要有益于残余功能利用和改善，要有益于功能的锻炼和恢复，因此选择适合的辅助器具要经过专业人员进行评估适配。

辅助器具的评估适配应按照以下步骤进行。

（1）观察：个案的残障程度。

（2）询问：了解个案的病史、生活环境和经济情况。

（3）了解：个案的需求和期望值。

（4）评估：个案的障碍程度、潜在功能。

（5）处方：确定适合个案的辅助器具。

（6）适配：为个案配置适合的辅助器具。

（7）训练：让个案进行适用并教会正确的使用方法。

（8）评价：对个案配置辅助器具进行最后的效果评价。

（9）跟踪：对个案的使用效果和新的需求进行跟踪服务。

第三节　环境评定解决方案

环境评定后如何解决评定中遇到的问题，而且在环境评定时必然要考虑解决方案，即环境改造。环境改造（environmental modification），是针对环境评定中发现的影响残疾人活动和参与的环境（主要是指物质环境）障碍，通过改造环境或创建新的物质环境，最大限度地减少或消除对残疾者活动和参与构成的环境障碍。环境改造是康复治疗尤其是作业治疗的重要工作之一，也是患者能否真正回归家庭和社会的重要条件。对于部分重度伤残患者，环境改造可以是改善其自理与回归家庭和社会的难以替代的重要手段。

一、生活环境改造

针对7类生活活动的困难，基本上以辅具应用为主，ICF的自理活动代码与对应辅具的分类代码及名称见表14-3。

表14-3　生活环境改造的辅具

序号	ICF代码	生活活动项目	ISO代码	生活辅具举例
1	d510	自己清洗和擦干身体（部分身体、全身）	09 33	淋浴椅、浴缸、浴盆、擦洗身体刷子、擦干器
2	d520	护理身体各部		
2.1	d5200	护理皮肤	09 45	电动剃须刀、易夹镊、镜子
2.2	d5201	护理牙齿	09 42	粗柄牙刷、电动牙刷
2.3	d5202	护理毛发	09 39	长柄梳、电吹风、充气洗头盆
2.4	d5203 d5204	护理手指甲 护理脚指甲	09 36	指甲刷、带吸盘指甲剪、带放大镜指甲剪、带底座指甲剪
3	d530	如厕	09 12	坐便椅（带轮或不带轮）、坐便凳、坐便器、坐便器垫、增高坐便器座、手纸夹

续 表

序号	ICF代码	生活活动项目	ISO代码	生活辅具举例
3.1	d5300	控制小便	09 24 09 27 09 30 09 31	导尿管、男用尿套、女用导尿器 集尿器、尿壶 尿垫、尿裤 尿塞（阴茎夹、阴道塞）
3.2	d5301	控制大便	09 30 09 31	尿垫、尿裤 大便塞
4	d540	穿脱		
4.1	d5400 d5401	穿衣裤 脱衣裤	09 03 09 09	带尼龙搭扣的衣裤、连裤服 穿衣杆、穿衣夹、纽扣钩、拉链器
4.2	d5402 d5403	穿鞋袜 脱鞋袜	09 03 09 09	病患鞋、护理短袜、卷曲弹性鞋带 穿袜器、脱靴器、加长鞋拔
5	d550	进食	15 09	粗柄餐具、弹簧筷子、防洒碗、防洒盘、易握碗、自动喂食机
6	d560	喝水	15 09	易握杯、带嘴杯、吸管
7	d570	照顾个人健康		
7.1	d5700	确保个人身体舒适	18 09	躺椅、安乐椅、靠背、腿支撑架
7.2	d5701	控制饮食和身体素质	15 09 04 24	半流质喂食杯 人体秤、皮褶测量器
7.3	d5702	维持个人健康	04	供氧器、血压计、配药盒、减痛刺激器

此外，盲人生活辅助器具包括防溢提示器、点字手表、语音体温计、语音血压计等。

二、行动环境改造

针对11类行动活动的困难，ICF的行动活动代码与对应辅具的分类代码及名称如表14-4所示。

表14-4 行动环境改造的辅具

序号	ICF代码	行动活动项目	ISO代码	行动辅具举例
1	d410	改变身体的基本姿势		
1.1	d4100 d4103 d4104	躺下 坐下 站起	12 31 18 18	抓梯、移位带、自立式扶手、立式移动升降架 抓握栏杆和把手、支撑扶手

续 表

序号	ICF代码	行动活动项目	ISO代码	行动辅具举例
2	d415	保持一种身体姿势		
2.1	d4150	保持躺姿	09 07	卷式安全带、体位垫
2.2	d4153	保持坐姿	18 09	坐姿椅、髋关节椅、靠背、椅子扶手
2.3	d4154	保持站姿	04 48 08 18 18	站立架、可倾斜站立支撑台 抓握栏杆和把手、支撑扶手
3	d420	移动自身	12 31	
3.1	d4200	坐姿移动自身	12 31	转移板、转台
3.2	d4201	躺姿移动自身	12 31	滑动垫、翻转床单
4	d430	举起和搬运物体	28 09	滑车、操纵器、升降台
5	d440	精巧手的使用	24 09	按钮
5.1	d4400	拾起	24 21	延伸器
5.2	d4401	抓握	24 18	抓握器具、手动取物钳
5.3	d4402	操纵	24 06	开启器、挤管器、各种开关
5.4	d4403	释放		弹簧筷子、假手
6	d445	手和手臂的使用	24 09	旋转把手和旋钮
6.1	d4450	拉	24 09	固定把手和球形手柄
6.2	d4451	推	24 09	固定把手和球形手柄
6.3	d4452	伸	24 21	手动取物钳、电动取物钳、延伸器
6.4	d4453	转动或旋转手或手臂	24 09	手轮和曲柄把手
7	d450	行走	12 03	手杖、拐杖、助行器
8	d460	不同地点到处移动	12 03	手杖、拐杖、助行器
9	d465	利用设备到处移动	12 22	各种人力轮椅车和动力轮椅车
10	d470	利用交通工具	12 10	各种无障碍汽车

续 表

序号	ICF代码	行动活动项目	ISO代码	行动辅具举例
11	d475	驾驶	12 12 12 16 12 18	汽车改装 各种摩托车和两用车 各种脚踏车

但对下肢障碍者的d435用下肢移动物体，就只能改为用上肢或器具。盲人行动环境的辅助器具包括盲道、过马路的蜂鸣器、盲杖、电子导盲装置、公交车辆语音提示系统等，有助于盲人的出行。

三、交流环境改造

针对3类交流活动的困难，ICF的交流活动代码与对应辅具的分类代码及名称如表14-5所示。

表14-5 交流环境改造的辅具

序号	ICF代码	生活活动项目	ISO代码	交流辅具举例
1	d310～d329	交流-接收		
1.1	d310	交流-接收-口头信息	22 06	各种助听器（如盒式、耳背式、耳内式、眼镜式、骨导式等）
1.2	d315	交流-接收-非言语信息	22 03	各种助视器、望远镜、放大镜、三棱镜、电子助视器
1.3	d320	交流-接收-正式手语信息	05 06 06	手势语训练辅助器具
1.4	d325	交流-接收-书面信息	22 30 24 22 33	触摸阅读材料 计算机和终端设备
2	d330～d349	交流-生成		
2.1	d330	说	22 09	发声辅助器具如人工喉
2.2	d335	生成非言语信息	22 12	绘画和书写辅助器具，如制图和绘画软件
2.3	d345	书面信息	22 12	绘画和书写辅助器具，如文字处理软件
3	d350～d369	交流和使用交流设备与技术		
3.1	d350	交谈	22 21	面对面沟通辅助器具，如文字、图片和语音沟通板
3.2	d360	使用交流设备与技术	22 18	记录、播放和显示视听信息的辅助器具，如录音机、录像机、电视机、感应环路等

四、居家环境改造

针对居家活动的3类11项困难，ICF的居家活动代码与对应辅具的分类代码及名称如表14-6所示。

表14-6 居家活动改造的辅具

序号	ICF代码	居家活动项目	ISO代码	居家辅具举例
1	d630	准备膳食	15 03	语音厨房秤、带易握刀和固定器的切菜板、土豆刷、削皮器、打蛋器、切碎器、烹饪用具
2	d640	做家务		
2.1	d6400	清洗和晾干衣服	15 15	洗衣机、脱水机、晾衣架
2.2	d6401	清洁烹饪区和餐具	15 06	高度可调洗涤槽、带吸盘瓶刷、盘子滤干器、洗碗机
2.3	d6402	清洁生活区	15 12	海绵刷、掸子、地毯清扫器
2.4	d6403	使用家用电器	15 03 15 12	微波炉、冰箱、洗碗机 自动吸尘器、地板上光机
2.5	d6404	贮藏日用品	18 36	搁板、橱、床头柜、药品柜
2.6	d6405	处理垃圾	15 12	电动簸箕、自动开启垃圾桶
3	d650	照管居室物品		
3.1	d6500	缝补衣服	15 15	缝纫机、带放大镜刺绣箍、开口缝纫针、穿针器、易握剪刀
3.2	d6504	维修辅具	24 27	螺旋固定夹、台钳、磁性垫、工具固定器
3.3	d6505	照管室内外植物	30 21	室外园艺用工具、跪凳
3.4	d6506	照管宠物	30 33	宠物喂食槽

居家建筑改造，包括6个项目的建筑要求无障碍环境改造，具体有卫浴设施安全改造、卧室及起居室适老化设计、厨房操作便利化改造、辅助设施与智能化支持、采光与声环境优化。如果不符合要求，则需按《行标》如《无障碍设计规范》《老年人照料设施建筑设计标准》《康复医院建筑设计标准》等要求进行改造。

五、公共环境改造

公共环境的改造是指建筑环境的改造，包括通行设施（无障碍通道、轮椅坡道、垂直交通）、

公共空间功能（卫生间、服务设施、休息区）、信息与标识系统（视觉标识、听觉提示、触觉引导）、安全与应急系统（消防疏散、紧急救助）共4类11项。如果不符合《行标》要求，则需进行相应改造。

▶知识拓展

数字技术赋能无障碍环境建设

数字技术为无障碍环境建设增添智慧动力。集成物联网、大数据、人工智能等前沿科技，适应不同应用场景的智能辅助设备，在扶残助残上潜力巨大。从智能轮椅到语音助手，从环境导航辅助到远程支持服务，数字技术为许多残障人士提供更加便捷、高效的生活辅助手段，帮助他们更好地融入社会、享受生活。

—• 考试知识点总结 •—

—• 本章小结 •—

—• 协和云课堂…… 拓展练习及参考答案 •—

（周 迪）

教学课件

第十五章　言语和吞咽功能评定

学习目标

素质目标

（1）具备坚定的责任心和健康的心理素质、健全的人格。

（2）具备过硬的动手操作能力并在操作中体现人文关怀。

知识目标

（1）掌握：失语症、构音障碍、吞咽障碍和语言发育迟缓的概念；失语症的分类；吞咽过程分期；失语症、构音障碍、吞咽障碍的评定方法。

（2）熟悉：失语症的语言症状；言语的产生；语言发育迟缓的评定方法。

（3）了解：儿童语言发育顺序。

能力目标

（1）能够选择合适的方法对语言－言语功能障碍患者进行功能评定并解释评定结果。

（2）具备良好的与患者沟通的能力。

案例导入

【案例】

患者，男性，60岁。言语不利伴右侧肢体活动不灵20天。患者20天前早上起床后，发现右侧肢体不能活动并且说话不流利，急诊入院，诊断为脑梗死。经神经内科治疗病情稳定后转入康复医学科进行康复治疗。患者目前自发语言少，发音不清楚，言语不流畅，听理解较好，复述不能，命名障碍，但可接受语音提示。

【问题】

1．患者最有可能是哪一种失语症类型？

2．患者可能会伴有构音障碍和吞咽障碍吗？如何评估？

·核心知识拆解·

语言是人类最重要的沟通工具，言语是口语交流的机械过程。我们常见的语言－言语功能障碍有失语症、语言发育迟缓、构音障碍等，而构音有异常的患者往往伴有吞咽障碍。通过系统全面的评定方法评估患者是否存在语言－言语障碍、何种类型、严重程度、治疗效果和预后等，语言评估为患者康复训练计划的制订提供科学依据。

第一节　失语症评定

语言是口语、书面语、手势语和体态语等交流符号的集合系统，包含语音、语法、语义等要素。语言活动包括口语表达、口语理解、阅读理解和书写表达四种形式。

大多数人的语言中枢侧化于大脑左半球，当由各种原因造成大脑语言功能区受损，就会导致已经获得的语言能力丧失或受损，表现为语言理解或表达能力的障碍，称为失语症，失语症是一种获得性的语言障碍，主要表现为听、说、读、写等不同程度的受损。脑血管病、脑外伤、脑肿瘤、感染等疾病都可能使大脑语言功能区受损出现失语。病因不同，病变部位不同，失语症的临床表现不同。

一、失语症的语言症状

（一）听理解障碍

听理解障碍表现为患者对口语的理解能力降低或丧失。患者听力正常，可以听到声音，却听不懂。

1. 语音辨识障碍　患者能听到声音，但不能辨认，给人一种听不见的感觉。纯词聋就是语音辨识障碍，在临床上较少见。

2. 语义理解障碍　语义理解障碍多见，表现为患者能正确辨认语音，但对语义有不同程度的理解困难。根据严重程度分为轻度、中度、重度。轻度患者对较长的句子、内容和结构复杂的句子不能完全理解；中度患者可以理解常用词，不常用的词理解起来有困难；重度患者不能理解常用的物品名称或简单的问候。

（二）口语表达障碍

口语表达障碍表现为口语表达的能力降低或丧失，口语表达障碍的表现多种多样。

1. 流畅度　从患者表达时的说话量、费力程度、句子长度、韵律、信息量五个方面鉴别口语的流畅性和非流畅性。流畅的患者说话量多，不费力，可以说长句子，韵律正常，信息量少；不流畅的患者说话量少，费力，句长变短，韵律异常，信息量多。

2. 发音障碍 咬字不清、说话含糊，但不同于构音障碍，发音障碍患者发音错误不固定，刻意表达反而不如随意说出表达好，多与言语失用有关。

3. 错语 常见有三种错语，将“gao”说成“dao”这种音素之间的置换是语音错语；将“课本”说成“铅笔”这种词与词之间的置换是词义错语；将“手机”说成“倒个”这种说不出的词用无意义的词或新造的词代替是新语。

4. 杂乱语 患者通过大量的错语混有新语来表达，缺乏实质内容的词，说出的话难以理解称为杂乱语。

5. 找词困难 患者在表达时找不到合适的词称为找词困难，可以是名词，也可以是动词或形容词。当找不到合适的名词来表达物品时称为命名障碍。如果找不到恰当的词，患者会通过描述说明来表达，称为迂回现象。

6. 刻板语言 患者任何情况下都以固定的词来表达，有时是无意义的声音。如“嗒”“嗒”，“八”“八”。

7. 言语持续现象 患者在表达中持续重复前面同样的内容。如用足球的图片让患者命名，患者回答足球；再换成毛巾问患者，患者仍然回答足球。

8. 模仿语言 患者机械地重复检查者的话，如检查者问患者“你家住哪里”，患者重复“你家住哪里”。模仿语言的患者还会有补充完整现象，如检查者说“1、2、3、4、5”，患者会接着说“上山打老虎”。

9. 复述障碍 患者不能正确复述别人说出的词或句子。

10. 语法错误 失语法是缺乏语法结构，只是罗列名词和动词，类似电报文体，不能很完整地表达意思；语法错乱指句子的语法结构及关系混乱。

（三）阅读障碍

阅读包括朗读和文字理解，阅读障碍的失语症患者视力没有问题，能看见文字，但阅读能力受损。

1. 形、音、义失读 患者对看到的文字不能朗读，也不理解含义。

2. 形、音失读 患者理解文字的意思，但不能正确朗读文字。

3. 形、义失读 患者能正确朗读文字，却不理解含义。

（四）书写障碍

失语症患者出现的书写能力受损或丧失。

1. 书写不能 完全性书写障碍，可以画一两画，但构不成字。

2. 构字障碍 写出的字有笔画的错误，看着像字但不是字。

3. 象形书写 写不出的字用画图表示。

4. 镜像书写 笔画正确，方向相反，像镜中的字。

5. 惰性书写 不停地重复写前面的字词。

6. 书写过多 书写中混杂一些无关的字词或造字。

7. 语法错误 书写时出现语法错误。

二、失语症的分类

我国学者以 Benson 失语症分类为基础，结合我国具体情况，根据病灶部位及失语症的临床特点，制订了汉语失语症分类。主要介绍以下几种。

1. 外侧裂周失语综合征　病灶位于外侧裂周围，共同的特点是都存在复述困难。

（1）Broca失语（Broca aphasia，BA）：又称运动性失语，病灶在优势半球额下回后部的Broca区。主要表现为口语表达障碍；表达不流畅，词量少，但词能基本达意。听理解相对好，可以理解简单的句子；有命名障碍，可以接受语音提示；复述困难；均有不同程度的阅读障碍和书写障碍。

（2）Wernicke失语（Wernicke aphasia，WA）：又称感觉性失语，病变部位在优势半球颞上回后部的Wernicke区。主要表现为听理解障碍；听不懂别人的讲话，也不理解自己说出的话；表达流畅，语量多，不费力，但答非所问，词不达意；有命名障碍，语音提示往往无效；复述严重障碍；有不同程度的阅读和书写障碍；预后不佳。

（3）传导性失语（conduction aphasia，CA）：病灶位于优势半球缘上回或弓状纤维。主要表现为复述差，虽然能听懂内容，但不能准确复述出来；自发语表达流畅，可达意；听理解相对好；命名、阅读、书写有一定受损；预后一般较好。

2. 分水岭区失语综合征　病灶位于大脑前动脉与大脑中动脉交界区，或大脑中动脉与大脑后动脉交界区，共同特点是复述相对较好。

（1）经皮质运动性失语（transcortical motor aphasia，TMA）：病灶位于优势半球Broca区的前、上部。主要表现为口语表达障碍，不流畅，自发语言少；复述好，较长的句子、绕口令也可以；听理解相对较好；命名障碍，朗读困难，听写和自发性书写严重障碍，抄写好。与BA的最大不同是复述好。该类型预后好。

（2）经皮质感觉性失语（transcortical sensory aphasia，TSA）：病灶位于优势半球颞、顶叶分水岭区。主要表现为理解不好，语言流畅，命名障碍，复述好；虽然可以复述但不理解说的什么；可以朗读但不懂含义；听写差。与WA的最大不同是复述保留。

（3）经皮质混合性失语（mixed transcortical aphasia，MTA）：病灶位于优势半球分水岭区，病灶较大。主要表现为复述相对保留；口语表达障碍和听理解障碍明显；也存在阅读和书写障碍。

3. 完全性失语　完全性失语（global aphasia，GA）病灶位于优势半球外侧裂周围的语言区域。有明显的听理解障碍、口语表达障碍、阅读理解障碍、书写障碍；预后差。

4. 命名性失语　命名性失语（amnestic aphasia，AA）病灶位于优势半球颞中回后部或颞枕交界区。主要表现为命名障碍；会有找词困难和迂回现象，从而说较多的赘语和空话。其他语言障碍不严重，预后较好。

5. 失读症　失读症（alexia）病灶位于优势半球角回。没有视力问题，由于大脑语言功能区受损，出现阅读障碍称为失读症。

6. 失写症　失写症（agraphia）病灶位于优势半球额中回后部。手功能正常，由于大脑与书写相关的语言功能区受损，引起书写功能受损或丧失称为失写症。

7. 其他类型的失语　丘脑性失语和基底节性失语症状不典型；纯词聋主要是语音辨识障碍；纯词哑表现为发音障碍；交叉性失语是右利手患者右侧半球病变后出现的失语；原发性进行性失语发

病隐匿，语言障碍逐渐进展。这些类型的失语症临床较少见。

三、失语症的评定

国际常用的失语症检查法有波士顿诊断性失语症检查（Boston diagnostic aphasia examination，BDAE）、西方失语症成套测验（Western aphasia battery，WAB）、日本标准失语症检查（standard language test of aphasia，SLTA）、Token 测验。国内常用的失语症评定方法有汉语失语成套测验（aphasia battery of Chinese，ABC）和汉语标准失语症检查（Chinese rehabilitation research center standard aphasia examination，CRRCAE），其中CRRCAE又称中国康复研究中心失语症检查法。

（一）西方失语症成套测验

波士顿诊断性失语症检查（BDAE）和西方失语症成套测验（WAB）是国际上常用的评定失语症的方法，WAB较BDAE相对精简，WAB包括自发语言、理解、复述和命名四部分。自发语言分为信息量的检查和流畅度的检查；理解的检查分为回答是非、听词辨认和相继指令；复述的检查让患者复述词和句子等；命名的检查分为物体命名、自发命名、完成句子和反应性命名。

（二）汉语失语成套测验

ABC检查以常见的词句为主，使用统一的指导语、评分标准、图片、文字卡片，检查谈话、理解、复述、命名、阅读、书写等语言能力，也检查结构和视空间等非语言能力。

（三）汉语标准失语症检查

汉语标准失语症检查（CRRCAE）适用于使用汉语的成人失语症患者。CRRCAE包括两部分，第一部分包括姓名、学历、住址、职业、爱好、出生日期、主诉、年龄、语言状况、发病情况、家庭成员、方言共12个小问题，了解患者的一般情况与语言背景。第二部分由听、复述、说、出声读、阅读、抄写、描写、听写和计算共9个大项目进行听、说、读、写、算的评估，这9个项目又分成30个小项。

听理解的检查包括名词、动词、句子的理解和执行口头指令。复述和说体现口语表达能力，其中复述包括名词、动词和句子复述，说包括命名、动作说明、画面说明、漫画说明和水果列举。出声读和阅读检查阅读理解能力，其中出声读分为名词、动词和句子的出声读，阅读分为名词、动词和句子的文字理解与执行文字指令。抄写、描写和听写检查书写能力，抄写分为名词、动词和句子的抄写，描写分为命名描写、动作描写、画面描写和漫画描写，听写分为名词、动词和句子听写。最后是评估加减乘除的计算能力。每个项目根据患者的反应时间和提示情况分为1～6分6个等级评分标准，并且对于项目是否继续有具体的中止标准。

四、失语症严重程度分级

国际上多采用BDAE失语症严重程度分级，见表15-1。

表15-1 BDAE失语症严重程度分级

分级	意义
0级	无有意义的言语或听觉理解能力
1级	言语交流中有不连续的言语表达，但大部分需要听者去推测、询问或猜测；可交流的信息范围有限，听者在言语交流中感到困难
2级	在听者的帮助下，可进行熟悉话题的交谈，但陌生话题常常不能表达出自己的思想，使患者与检查者都感到进行言语交流有困难
3级	仅在少量帮助下或无帮助下，患者可讨论几乎所有的日常问题，但由于言语和/或理解能力的减弱，使某些谈话困难或不大可能
4级	言语流利，但可观察到有理解障碍，但思想和言语表达尚无明显限制
5级	有极少可分辨得出的言语障碍，患者主观上可能有点困难，但听者不一定能明显觉察到

▶**知识拓展**

儿童获得性失语

失语症是成年人常见的语言障碍，儿童也会发生失语症。儿童出生后语言发育正常，由于脑外伤等原因引起已经获得的语言能力下降或丧失称为儿童获得性失语。儿童获得性失语与成人的失语症不同，儿童大脑处在生长发育阶段，语言能力也随之发展，年龄越小，右半球对语言障碍的代偿越大。对成年人适用的失语症的评定方法并不适合儿童获得性失语，通过检索文献发现较多的研究人员应用S-S法（sign-significant relations）评定儿童获得性失语。

第二节 构音障碍评定

言语是口语交流的机械部分，言语的产生需要身体多个系统和部位的协同运作，通过复杂的神经传导及肌肉运动，才能将字、词、句子等清晰地表达出来。

当构音器官由于先天性或后天性结构异常或神经肌肉功能障碍导致发音问题，或者虽不存在结构、神经、肌肉障碍却出现言语障碍我们都称之为构音障碍。患者听理解正常，与表达相关的表述动机、语义切迹、内部语言正常，但在通过外部语言实现时，表现出构音不清楚、音调和音量异常，甚至完全无法说话等。

一、言语的产生

（一）神经系统

言语产生离不开中枢神经系统的精确支配。当人们有说话的意愿时，大脑皮质会产生神经冲动，神经冲动传递到对应的构音器官如呼吸肌、喉、舌等，构音器官在大脑的调控下，在恰当的时间完成恰当的运动，将口语表达清楚。

（二）发声

呼吸系统产生呼气流使声带颤动发出声音。说话时呼气要有一定压力，且能维持一定时间，为了适应说话的过程，呼气肌和吸气肌协调运动维持必要的肺容量和压力。说话时，吸气相在0.5秒左右，呼气相达5秒以上；最大吸气后成年男性持续发声时间平均30秒，女性20秒。在我们平静呼吸时，声带是开放的，空气通过声门不产生声音；发音时，声带向内侧闭合，呼气流受阻形成声门下压力，当压力超过声带闭合的张力，气流使声带向两侧分开并使得声带振动，声音产生。音量是声带振动的幅度即声音的大小，与声门下压力有关。音调是声带振动的频率即声音的高低，女性声带短、薄，振动频率快，音调高；男性声带长、厚且松弛，音调低。

（三）调音

说话时声门以上的各个构音器官协调运动是调音的过程，发声系统发出的声音经过口腔、鼻腔和咽腔共鸣，形成言语声。唇、硬腭、软腭、下颌、舌、咽等都属于调音器官。

（四）听觉系统

说话时，人们可以通过听觉系统实时监控自己的话语是否合适清晰并及时调整。当听力出现障碍时，表达也会受到影响。

二、构音障碍的分类

（一）运动性构音障碍

运动性构音障碍由神经或肌肉病变导致构音器官出现运动性构音障碍，影响构音过程。如脑血管病、脑瘫等出现的痉挛性构音障碍，主要表现为说话费力、音拖长、不自然中断等；周围神经病变或肌肉本身病变出现的弛缓性构音障碍，主要表现为发音不清、音量弱、音调低；小脑系统障碍出现的失调性构音障碍，主要表现为韵律失常；舞蹈症等出现的运动过强型构音障碍，主要表现为不适宜的停顿、歪曲等；帕金森病出现的运动过弱型构音障碍，主要表现为单一音量、单一音调等。

（二）器质性构音障碍

器质性构音障碍由于先天或后天结构异常出现构音障碍，临床上较为常见的是唇腭裂导致的构音障碍，还有舌系带短缩、颌面部损伤等情况。

（三）功能性构音障碍

发音错误呈现固定状态，却找不到明确病因的发音不清现象，学龄前儿童多见。

三、构音障碍评定

构音障碍评定常用Frenchay评定法和中国康复研究中心构音障碍评定法。通过评定了解患者有无构音障碍及相关发生部位、性质、程度等，还可以评估康复治疗的效果等方面。

（一）Frenchay评定法

微课：Frenchay构音器官评定

改良后的Frenchay评定法评定与构音相关的八个方面，每一部分又分为2～6个小项目，共包括28个小项目，每项按损伤严重程度分为a～e五级，a为正常，e为严重损伤。

1. 评估用具　Frenchay评定法评估箱。

2. 评定内容　具体内容如下。

（1）反射：了解患者咳嗽反射、吞咽动作是否有困难和困难程度，有无不能控制的流涎。

（2）呼吸：观察患者静止状态和言语交谈时的呼吸情况。

（3）唇：观察唇在静止状态、唇角外展、闭唇鼓腮、交替发“u”“i”和言语时的状态。

（4）颌：观察静止状态和说话时下颌的情况。

（5）软腭：通过让患者进流质饮食、发“啊”音和说话了解软腭的状态。

（6）喉：评估患者的发音时间、音调、音量和清晰度。

（7）舌：观察舌的静止状态和能否正常运动。

（8）言语：观察患者能否清晰地读字、读句子和会话并计算每分钟所说字的数量。

3. 评定结果　将评定结果记录于表15-2。

表15-2　改良的Frenchay评定表

项目	功能	损伤严重程度				
		a正常←				→严重损伤e
		a	b	c	d	e
反射	咳嗽					
	吞咽					
	流涎					
呼吸	静止状态					
	言语时					

续　表

项目	功能	损伤严重程度				
		a正常←				→严重损伤e
		a	b	c	d	e
唇	静止状态					
	唇角外展					
	闭唇鼓腮					
	交替发音					
	言语时					
颌	静止状态					
	言语时					
软腭	进流质食物					
	软腭抬高					
	言语时					
喉	发音时间					
	音调					
	音量					
	言语时					
舌	静止状态					
	伸舌					
	上下运动					
	两侧运动					
	交替发音					
	言语时					

续　表

项目	功能	损伤严重程度				
		a正常←				→严重损伤e
		a	b	c	d	e
言语	读字					
	读句子					
	会话					
	速度					

注：a项数/总项数体现构音障碍严重程度：（27～28）/28为正常，（18～26）/28为轻度障碍，（14～17）/28为中度障碍，（7～13）/28为重度障碍，（0～6）/28为极重度障碍。

（二）中国康复研究中心构音障碍评定法

中国康复研究中心构音障碍评定法包括构音器官及构音检查两部分。评估用具为中国康复研究中心构音障碍评定箱。

1. 构音器官评定　通过观察构音器官的形态及运动，判断构音器官是否存在器质性或运动障碍。具体方法如下。

（1）呼吸：观察呼吸类型，记录呼吸次数和最长呼气时间，观察患者能否快吸气。

（2）喉：记录最长发音时间，评价音质、音调、音量是否正常。

（3）面部：检查者观察患者面部外观，是否对称，是否口式呼吸，有无麻痹、痉挛、眼睑下垂、口角下垂、流涎、怪相、面具脸等异常情况。

（4）口部肌肉：通过患者噘嘴、咂唇、示齿和唇力度评定口部肌肉情况。

（5）硬腭：观察并触诊评定硬腭的解剖结构。

（6）腭咽机制：观察软腭静止和运动的状态及是否存在鼻漏气和口漏气。

（7）舌：评定舌的解剖结构和运动状态。

（8）下颌：通过开闭口评定下颌的运动能力。

（9）反射：评定角膜反射、下颌反射、眼轮匝肌反射、呕吐反射、缩舌反射和口轮匝肌反射。

2. 构音检查　构音检查部分以普通话语音为标准音，结合构音类似运动，评定患者各个言语水平及其异常情况。

（1）环境设施：房间需保持安静，应避免会分散患者注意力的物品或人员（包括亲属与陪护）。

（2）检查内容和方法

1）会话：通过询问患者姓名、年龄、职业等，来观察患者能否说话，说话是否清晰，音量、音调变化情况等。要求录音，时间5分钟。

2）单词检查：共50个单词对应50张图片，患者根据图片含义进行命名，对于患者无法命名的图片，则跟随检查者复述。记录检查结果，按错误类型进行标记。记录方法见表15-3。

表15-3　构音障碍的记录方法

表达方式	判断类型	标记
自述，无构音错误	正确	“○”画在正确单词之上
自述，无歪曲但由其他音替代	置换	“—”画在错误音标之下
自述，省略，漏掉音	省略	“/”画在省略音标之上
自述与目的音相似	歪曲	“△”画在歪曲音标上
歪曲严重，很难判定是哪些音歪曲	无法判断	“×”画在无法分辨的音标下
复述引出	—	“( )”画在患者复述出的词上

3）音节复述检查：共140个按照普通话发音方法设计的常用音节，让患者复述，观察患者的异常构音并标记，方法同单词检查。

4）文章水平检查：观察患者在限定的、连续的言语活动中的构音异常特点，患者自己朗读，不能朗读者复述，记录方法同前。

5）构音类似运动：依据普通话的特点选用代表性15个音的构音类似运动：[f](f)、[p](b)、[p′](p)、[m](m)、[s](s)、[x](x)、[s](sh)、[r](r)、[t](d)、[t′](t)、[n](n)、[l](l)、[k](g)、[k′](k)、[x](h)。检查者示范，观察患者是否可以模仿出，该检查可发现患者构音异常的运动基础。

6）结果分析：通过上述检查，发现错音、错音条件、错误方式、一贯性、被刺激性、构音类似运动能否完成、错误类型。

将患者的构音器官评定结果与构音检查结果进行归纳分析，确定有无构音障碍、障碍原因和严重程度，制订康复训练目标，出具康复训练计划。

（三）仪器评定

还可以通过发声空气力学检测、鼻流量检测、多维嗓音发声分析系统、肌电图等对构音障碍进行相关的仪器评定。

▶知识拓展

功能性构音障碍

无构音器官的形态异常，无构音器官的运动功能异常，无听力障碍，语言发育能力在4岁以上，有固定化的构音错误可以认为是功能性构音障碍，多见于学龄前儿童。原因不清，认为是在儿童言语发育过程中学习了错误的构音方式并且这种错误方式没有纠正反而形成了习惯。

我们要正确分析构音障碍患者的原因和错误形式，才能制订个性化的康复治疗方案。功能性构音障碍患者的康复治疗要改变固定了的构音习惯并进行恰当的构音训练。

第三节 吞咽障碍评定

吞咽是指将食物和水通过口腔、咽部和食管送入胃中的过程。正常的吞咽过程应该是协调流畅的。吞咽器官包括下颌、唇、舌、软腭、咽、食管等，吞咽过程是一种复杂的活动，当吞咽器官出现结构或功能的异常，不能安全有效地把食物和水送到胃内时便出现了吞咽障碍（dysphagia）。有的患者可能感觉吞咽不畅，有的则表现为滴水难进。

一、吞咽过程

（一）吞咽分期

吞咽过程分为5期：口腔前期、口腔准备期、口腔期、咽期和食管期。

1. 口腔前期 这一时期主要是认知阶段，人通过视觉、嗅觉和触觉等感知食物，包括食物的气味、硬度、温度、一口量等，用餐具或手将食物送至口中。如看到饼干闻到饼干的香甜，用手拿起饼干同时感受到饼干的硬度，这些信息帮助我们更好地为后续的咀嚼和吞咽做准备。

2. 口腔准备期 摄入食物到完成咀嚼的过程，在这一时期，充分张口，摄入食物，口腔感知食物的存在，品尝食物的味道，咀嚼食物使其适合吞咽，唇、下颌、舌都参与其中，同时软腭阻止食物和水进入咽部。此期是可随意控制的。

3. 口腔期 将准备好的食团送至咽部的过程。此期唇颊收缩，舌上抬后推食团或水到舌根部。该过程仅约1秒，是可随意控制的。

4. 咽期 食物或液体到达咽部触发吞咽反射，软腭上抬，防止食物反流入鼻腔；气道关闭，避免食物误入气管；食管入口开放，咽蠕动挤压食团和水进入食管。此过程仅需约1秒。

5. 食管期 食物通过食管进入胃的过程。食物通过环咽肌，食管顺序蠕动，推动食团或水经过食管下括约肌，食管下括约肌放松，食团进入胃，重力也有助于食物的下移，此过程6～10秒。

6. 对脑神经参与吞咽过程 三叉神经主要支配咬肌、颞肌、翼内肌、翼外肌参与下颌的运动，如咀嚼和张口，口腔内的触觉、本体感觉与三叉神经有关；面神经主要支配口轮匝肌、颊肌、笑肌参与唇的运动,舌前2/3味觉与面神经有关；软腭和咽部肌肉的运动主要由舌咽神经和迷走神经支配，舌后1/3味觉和咽后壁的感觉与舌咽神经有关，食管由迷走神经和交感神经支配；副神经参与咽蠕动和头颈稳定性；舌下神经支配舌肌和舌。

（二）吞咽障碍的分类

吞咽障碍可分为器质性吞咽障碍、神经性吞咽障碍和功能性吞咽障碍。

1. 器质性吞咽障碍 指吞咽器官解剖结构异常导致的吞咽障碍，如吞咽器官的恶性肿瘤、恶性肿瘤术后、甲状腺肿物压迫等。

2. 神经性吞咽障碍 指吞咽器官解剖结构正常，由于中枢神经或周围神经系统病变引起吞咽相关肌肉运动异常导致吞咽障碍，如脑血管疾病，吞咽障碍程度与病变部位和面积密切相关。

3. 功能性吞咽障碍 指未发现解剖结构和神经系统的异常，但患者害怕吞咽或拒绝进食，多由心理原因引起。

（三）吞咽障碍表现

1. 口咽部吞咽障碍 多在吞咽前和吞咽时发生，会出现咀嚼困难、食团形成困难、吞咽启动困难、咳嗽、鼻腔反流等表现，症状长期持续存在，液体导致的异常多于固体，往往伴有声音的变化，或者反复吞咽清嗓、流涎等。脑卒中患者往往出现口咽部吞咽障碍。

2. 食管吞咽障碍 多发生于吞咽后数秒内，常表现为胸骨后堵塞感，逐渐起病，进展缓慢如肿物，固体导致的异常多于液体，溃疡性狭窄的患者可伴有胸痛、胃灼热和反流。

二、吞咽障碍评定

视频：吞咽障碍评定——口面部评定

视频：吞咽障碍评定——吞咽功能检查

我们将吞咽障碍的评定分为筛查、临床评定和实验室评定三部分。

（一）筛查

通过筛查，了解患者是否有吞咽障碍，以及吞咽障碍的表现，是否需要进一步诊断性检查。

筛查问卷 常用的是Belafsky 等为识别吞咽障碍高危人群研发的进食评估问卷调查（Eating Assessment Tool，EAT-10），适用于已有饮水和进食经历的患者，问卷由10个问题组成，10个问题涉及吞咽障碍表现、心理感受、社交影响等方面，每个问题0～4分，依次对应没有、轻度、中度、重度、严重；总分≥3分为异常。

（二）临床评定

1. 病史收集 通过询问患者本人、照顾者及提供的病历资料获得，包括主诉、进食途径、餐具、进食时长、是否帮助、呛咳情况、反流情况，与吞咽相关的既往史、个人史、家族史。

2. 吞咽器官

（1）基础情况：患者处于何体位、意识是否清晰。

（2）呼吸与喉：咀嚼食物时用鼻呼吸，在吞咽时需要呼吸暂停0.3～0.5秒让食物通过咽部，呼吸与吞咽要协调进行，如果没有完好的喉保护机制，容易发生误吸。因此要检查患者的呼吸和喉的功能，包括呼吸频率1分钟多少次、呼吸模式是胸式呼吸还是腹式呼吸、最长呼气时间多少；最长发音时间、音质、咳嗽和清嗓。

（3）口腔器官：①唇。解剖结构是否正常，静止状态唇的位置，是否流涎，发“u”和“i”观察唇的运动功能是否正常，咂唇、闭唇鼓腮评估唇的肌力。②下颌。解剖结构是否正常，静止状态下颌的位置，言语和咀嚼时下颌的运动是否正常，能否抗阻。③舌。张口，观察舌的解剖结构是否正常，静止状态下舌的位置，伸舌运动、评估舌向上、下、左、右各方向运动功能，是否能抗阻运

动；舌的味觉评估。④软腭。张口，观察软腭的解剖结构是否正常，静止状态下软腭的位置，发“a”音评估软腭的上抬、鼓腮观察是否有鼻漏气，刺激腭弓是否有呕吐反射。

（4）相关试验

1）反复唾液吞咽测试：主要是评定被检者随意启动吞咽反射的能力。患者坐位，检查者将示指放于被检者甲状软骨上缘，嘱其尽量快速反复吞咽唾液，口腔干燥者可滴少许水于舌上，观察30秒内喉结随吞咽越过手指再复位的次数。30秒内≥3次为正常，＜3次或运动不充分为异常。

2）洼田饮水试验：准备30ml温水，被检者取坐位，嘱其像平常一样喝下，观察被检者饮水情况，有无呛咳，并记录饮水时间。

a.分级：如下。

Ⅰ级：一饮而尽，无呛咳。

Ⅱ级：2次以上喝完，无呛咳。

Ⅲ级：一饮而尽，有呛咳。

Ⅳ级：2次以上喝完，有呛咳。

Ⅴ级：呛咳多次，不能将水喝完。

b.评判结果：如下。

可疑：Ⅰ级，5秒以上完成；Ⅱ级。

异常：Ⅲ级，Ⅳ级，Ⅴ级。

3）改良的饮水试验：主要用于评估病情较重患者的吞咽能力，评估患者咽期吞咽功能，但不能评估误吸情况。患者坐位或半卧位，检查者用注射器将3ml冷水注入患者的口腔底部不要注入舌背，让患者将水咽下，记录患者吞咽的状况，共分为5级。

Ⅰ级：不能下咽，伴有呛咳或喉头湿音及呼吸的变化。

Ⅱ级：能下咽，无呛咳，但有呼吸的变化。

Ⅲ级：有2种情况，能下咽无呛咳但伴有喉头湿音及能下咽伴有呛咳。

Ⅳ级：能下咽，无呛咳，无喉头湿音，无呼吸的变化。

Ⅴ级：在4级的基础上30秒内能完成2次及以上的空咽。

其中，Ⅰ、Ⅱ、Ⅲ属于异常。

4）简易吞咽诱发测试：该试验不需要被检查者的主动配合。患者卧位，将导管从鼻腔插入至中咽部，注入温水，如果在注水后3秒内能够诱发出吞咽反射，则为吞咽反射正常。

5）吞咽染色测试：该试验用来检测是否存在误吸。让患者进食一定量染色食物，若患者有咳出或对于气管切开患者从气管套吸出有染色食物，证明有误吸。

3. 摄食评定　对于可以进食的患者还应该进行直接摄食评定，向患者展示食物，或将食物碰触患者口唇，观察患者是否有进食意图，评估患者对食物是否有认识障碍；是否因张口困难存在入口障碍，是否因唇闭合困难而食物外流，是否鼻腔反流；记录进食所需时间及吞咽时间评定是否有吞咽时间延长；是否因舌运动不足无法将食物运送至咽部；是否存在哽噎、呛咳、吞咽启动延迟等；还需要评估患者进食的姿势，是否存在吞咽失用等。评定时首选糊状食物，开始约2.5ml，逐步增至约5ml、约10ml，最后至15ml，逐步使用流质、半流质，然后过渡到半固体、固体。半固体和固体需要一定的咀嚼能力。液体评估时顺序先使用匙、杯到吸管。整个评估时间20～30分钟。

视频：吞咽功能评定——摄食功能评定

（三）实验室评定

吞咽障碍的实验室检查包括视频吞钡造影检查、电视内镜吞咽功能检查、测压检查、超声检查、放射性核素扫描检查、表面肌电图检查、脉冲血氧定量法等。下面主要介绍两种。

1. 电视荧光吞咽造影检查（video fluoroscopic swallow study，VFSS） 该方法被认为是吞咽障碍检查的理想方法和诊断的金标准，是让患者吞咽由对比剂调制的食物，同时进行影像学检查并录像，对整个吞咽过程进行动态评估。

（1）适应证与禁忌证

1）适应证：神志清楚并能配合检查的吞咽障碍或疑似吞咽障碍患者。

2）禁忌证：意识不清，不能配合检查的患者；严重的咽部期障碍，无吞咽反射或极弱的患者；极度虚弱不能咳痰的患者；严重的心肺功能障碍患者；对对比剂过敏患者。

（2）操作方法

1）食物制备：浓度20%～60%不等的可吸收的水溶性硫酸钡混悬液，其中加入果汁、蜂蜜，加上增稠剂调制成各种不同性状、美味的造影食物。

2）检查：清洁患者口腔，条件允许时可拔出患者鼻饲管，患者在具备录像功能的X线机床上取侧坐位和前后坐位，或半坐卧位，保证患者安全。食物由少到多，逐渐加量，原则上先糊状再液体和固体，分别从正位像和侧位像观察并录像。

3）异常表现：食物积聚在会厌谷或梨状隐窝称滞留。吞咽完成后食物仍留在会厌谷或梨状隐窝称残留。食物溢出会厌谷或梨状隐窝称溢出。如果溢入喉前庭，称渗漏。食物通过喉前庭进入气道称误吸。吞咽过程中口腔、咽腔、食管互相之间动作不协调会影响时序性协调性。环咽肌功能障碍可分为松弛/开放缺乏、松弛/开放不完全、松弛/开放时间不当；上述三种状态均会影响进食过程，如表现为食物反流、不能下咽、剧烈呛咳、多次吞咽等情况。

2. 吞咽纤维内镜功能检查（fiberoptic endoscopic evaluation of swallowing，FEES） 使用软性内镜，经口腔或鼻腔，直观观察咽及喉的解剖结构和功能状况等，如有无器质性病变、食管入口状态、声门闭锁功能等。相较于VFSS，FEES可在床边进行，且不接触放射线；FEES对局部结构和功能观察直观清晰，但无法连续记录吞咽全过程。

（四）吞咽障碍程度分级

吞咽障碍程度根据患者能否经口进食及进食多少分为正常、轻度、中度、重度，见表15-4。

表15-4　摄食-吞咽功能等级评定

程度	内容
Ⅰ.重度　无法经口腔进食，完全辅助进食	1.吞咽困难或无法进行，不适合吞咽训练
	2.误吸严重，吞咽困难或无法进行，只适合基础性吞咽训练
	3.条件具备时，误吸减少，可进行摄食训练

续　表

程度	内容
Ⅱ.中度　经口腔和辅助混合进食	4.可以少量，乐趣性进食
	5.一部分（1～2餐）营养摄取可经口腔进行
	6.三餐均可经口腔摄取营养
Ⅲ.轻度　完全口腔进食，需辅以代偿和适应等方法	7.三餐均可经口腔摄取吞咽食品
	8.除特别难吞咽的食物外，三餐均可经口腔摄取
	9.可以吞咽普通食物，但需要临床观察和指导
Ⅳ.正常　完全口腔进食，无须代偿和适应等方法	10.摄食-吞咽能力正常

▶知识拓展

延髓性麻痹与假性延髓性麻痹的吞咽障碍

延髓性麻痹又称真性球麻痹，是下运动神经元损害，咽期障碍明显，吞咽反射消失，发音困难，鼻音严重，不影响精神状态。

假性延髓性麻痹又称假性球麻痹，是双侧上运动神经元损害，口腔准备期和口腔期障碍明显，吞咽反射存在，无鼻音障碍，可能有精神错乱、痴呆等精神状态异常。

第四节　语言发育迟缓评定

一、儿童语言的发育

人的语言是从什么时候开始的呢？是从会说话的那天开始的吗？不是的，儿童自呱呱坠地起便有了语言。

从婴儿出生到说出第一个具有真正意义的词之前，称为儿童的前言语阶段或语言准备期。新生儿伴随着第一声啼哭来到这个多彩的世界，哭便是婴儿最初的发音，他们用不同的哭声表达自己的需求和感受。开始儿童的发音大多以类似于“a”“o”“e”的元音。6个月左右发出类似于“爸爸”“妈妈”的音，不过这些是无意义的喃语。他们能区分爸爸妈妈开心的和不开心的语调，逐渐学会使用不同的语调来表达自己的情感。10个月左右，婴儿会说出第一个有意义的单词，他们懂得比说得多，与儿童说再见时，他们会摆摆手，问灯在哪里，他们会用手指指，用手指示是表示儿童声音、语言、理解、发育的最典型动作，说明他们已经掌握了事物的声音符号，而质的变化发生时间

大约在1岁。

1岁后儿童进入言语发生阶段，先是单词句、双词句、电报句，到简单句和复合句。先掌握“滴、滴”（代表小汽车）、“喂、喂”（代表电话）、“球球”这些简单的幼儿语，从“爸爸”“气球”具体的人和事物到如“跑”“拿”等表示事物动作的动词，再到相对抽象的描述事物特征的形容词如“大大的”“红色的”。从“爷爷开车”“宝宝吃饭”到“妈妈教我画画”再到“我想去公园玩，但是今天下雨了”。儿童六七岁，获得与成人同等的口语理解和表达的能力。儿童语言水平的不断发育也代表了他们记忆与认知水平的提高。语言发育是一个连续发展的从量变到质变的过程。

只有掌握了儿童正常的语言发育顺序和特点，我们才能知道就诊的儿童是否正常，以及按照语言发育的顺序对语言发育迟缓的儿童进行康复训练。临床工作中，我们发现很多家长把关注的重点放在了表达上，经常会描述“我家孩子还不会说话”“我家孩子不如其他小朋友说得好”。我们知道，儿童在会说单词句前已经能够听懂简单的词、执行大人的指令如“把球球给妈妈”，这说明口语的理解能力比表达能力先发育，口语理解的发育是前提，只有建立在理解基础上的表达才是有意义的，我们在评定和训练儿童的语言能力时，应该更多关注口语的理解。

二、语言发育迟缓的定义与表现

（一）定义

语言发育迟缓是指在儿童发育过程中语言水平落后于该年龄段儿童应达到的语言水平。可表现为语言水平的总体落后，或某些方面的落后，如仅有表达能力的明显落后。常见于精神发育迟缓、脑瘫等儿童。

精神发育迟缓患儿智力水平较低影响其语言发育过程，像21-三体综合征的患儿语言理解能力差，表达也有明显的困难，有的甚至完全没有语言的能力。由于脑组织受损，影响脑瘫患儿的运动和语言，部分脑瘫患儿既有语言发育迟缓又存在构音障碍，同时运动障碍一定程度上限制了他们的外出交流，进一步影响了脑瘫患儿的语言发育。语言发育迟缓往往是家长带领孤独症谱系障碍儿童就诊的主要原因，主要是语言习得慢，人称代词混乱；有的则理解和表达基本正常，交流障碍是这部分儿童语言的主要问题。听不清就说不好，在儿童语言发育过程中，听觉能力影响对声音的辨识和对自己声音的反馈调整，因此对于有听力障碍的儿童，会因为听力损失而影响语言的发育。缺乏语言环境的刺激会影响语言的发育，完全脱离语言环境的是少数，但是我们应该注意到家庭中电子产品的过度应用对儿童语言的影响。

（二）语言发育迟缓的表现

1. 理解困难 表现为听理解困难和认知障碍，由于理解困难，在回答问题时反应差，不能很好地执行指令。

2. 表达障碍 语言发育迟缓的患儿可表现为开始说话的年龄比正常儿童晚；也可能是开始说话的年龄不晚，但是语言能力进展缓慢，甚至相对停滞或倒退。

3. 交流技能障碍 语言发育迟缓的患儿掌握的词汇量少，或者具备一定的词汇量但是应用困难，在与他人交流时，会伴有较多的肢体语言，或者只能进行简单的对话，交流技能低。

三、语言发育迟缓的评估

（一）病史采集

通过问诊，获得儿童的现病史、既往史、家族史。现病史包括患儿的发病情况和进展情况，尤其是患儿与语言相关的检查、来本院前是否采取相关康复治疗，治疗内容与治疗效果等方面。既往史主要是患儿出生情况，生长发育情况。家族史主要需要获得家庭成员是否有类似情况，并了解儿童成长的语言环境。

（二）汉语版S-S评价法

S-S法适用于语言年龄在1岁半至6岁半的语言发育迟缓儿童，也可应用于获得性失语症的学龄前儿童，但不适合听力障碍儿童的语言问题。将儿童的检查结果与该儿童所处年龄段的正常儿童应具有的水平进行比较，评估出语言发育迟缓儿童。评估用具为S-S法评定箱。S-S法分别从符号形式与指示内容的关系、促进学习有关的基础性过程和交流态度三方面进行评定。

1. 符号形式与指示内容的关系　共包括5个阶段。

（1）阶段1：对事物、事态理解困难。儿童尚未形成对事物的概念，会进行反复的自我刺激行为，儿童的动作是无目的性的，给他一个玩具不知道怎么玩还会往嘴里放。

（2）阶段2：事物的基本概念。对事物开始概念化，对常用的物品能够进行操作。又从初级到高级细分为2-1、2-2、2-3。每个分阶段都进行事物、配对事物、镶嵌板三部分内容检查。

2-1：事物机能性操作。儿童能够对事物进行机能性操作。如事物操作中知道戴帽子、穿鞋子；配对事物操作中知道用鼓槌敲鼓；镶嵌板操作中知道剪刀的子板放于母版上。

2-2：匹配。儿童能分辨事物之间的联系和区别，知道将物品放在合适的位置。如事物操作中知道帽子戴在娃娃的头上而不是娃娃的脚上；配对事物操作中知道用鼓槌敲鼓而不是敲茶杯或敲电话；镶嵌板操作中知道剪刀的子板放于剪刀的母版上而不是鞋子或者牙刷的母版上。

2-3：选择。儿童能在多个选项中将与示范项有关的事物选择出来，如事物操作中知道从帽子、牙刷、鞋子中选择鞋子穿在娃娃的脚上；配对事物操作中知道从鼓槌、茶壶、听筒中选择茶壶往茶杯中倒茶；镶嵌板操作中知道从剪刀、鞋子、牙刷的子板中选择牙刷的子板放于牙刷的母版上。

（3）阶段3：事物的符号。儿童学会运用符号来理解和表达事物或事物的特征。分为3-1手势符号和3-2言语符号。手势符号如双手模仿方向盘转动，一手伸出拇指和小指放在耳朵上表示打电话；幼儿语“di-di”、“wu-wu”代表小汽车，“喂－喂”代表电话。

3-1：手势符号。手势符号是视觉—运动回路。儿童能够理解他人不同的手势和用手势来表达自己的想法。如事物操作中能看懂检查者表示刷牙的手势动作；配对事物操作中看懂检查者敲鼓的手势动作；镶嵌板操作中看懂检查者比画剪刀剪东西的动作。

3-2：言语符号。言语符号是听力—言语回路。儿童能够理解事物的言语符号和用言语符号表达事物的名称和特征。如事物操作中检查者说“哪个是帽子”，儿童会指出来；配对事物操作中检查者问“哪个是鼓槌”，儿童能拿起来；镶嵌板操作中检查者问“剪刀在哪里”，儿童能选出来。在3-2阶段，会涉及不同的图片，名词涵盖食物、动物、交通工具和生活用品共16个词；身体部位包括

手、脚、鼻、眼、耳、嘴共6个词；动词包括哭、吃、切、洗、睡共5个；形容词有大小、颜色。分别检查儿童这些单词的理解和表达情况。如名词的理解检查者说“指一指面包”，儿童会指出面包的图片；名词的表达检查者指着车的图片问“这是什么”，儿童回答“车”或“di-di”。

（4）阶段4：词句，主要句子成分（非可逆态）。分为两词句和三词句两个阶段。

4-1：两词句。儿童能够理解两词句和将两个词组合起来表现事物和事态。S-S法中涉及了四种形式：“大小＋事物”、“颜色＋事物”、主谓短语、动宾短语。分别检查儿童的理解和表达情况。如：对大小＋事物两词句的理解检查者问“哪个是大帽子”，儿童指出大帽子的图片；对动宾的两词句的表达检查者指着弟弟洗苹果的图片问“这是在干什么”，儿童回答“洗苹果”。

4-2：三词句。S-S法中涉及两种形式：“大小＋颜色＋事物”，主谓宾短语。分别检查儿童的理解和表达情况。如对“大小＋颜色＋事物”三词句的理解，检查者问“指一指大红帽子”，儿童指出对应图片；主谓宾的表达，检查者指着妈妈洗苹果问“谁在干什么”，儿童回答“妈妈洗苹果”。

（5）阶段5：词句，语法规则（可逆）。分为5-1主动语态和5-2被动语态。阶段4和阶段5的三词句是不同的，阶段4中“弟弟洗香蕉”但不能“香蕉洗弟弟”，是不可逆的；阶段五中“小猫追小鸡”也可以“小鸡追小猫”是可逆的。

5-1：语序。儿童能够理解和使用具有可逆性的句子，知道“小鸡追小猫”和“小猫追小鸡”具有不一样的含义。

5-2：被动语态。儿童能够掌握“被”字句型。如知道“乌龟被小猫追”。

符号形式—指示内容的关系与年龄对照见表15-5。

表15-5　符号形式—指示内容的关系与年龄对照

阶段	年龄（岁）
3-2言语符号	＞1.5
4-1两词句	＞2
4-2三词句	＞2.5
5-1语序规则	＞3.5
5-2被动语态	5.0～6.5

2. 基础性过程　具体内容包括投入小球、延迟反应、镶嵌图形、积木和描画等项目。如检查者示范将玻璃球逐个放入容器中，并对儿童说“请你像老师一样将玻璃球放进容器中”，儿童将小球放入容器内。操作性课题与年龄对照见表15-6。

表15-6　操作性课题与年龄对照

年龄	投入小球和延续性	描画	积木	镶嵌图形
5岁以上		◇		
3岁6个月至4岁11个月		△+		
3岁至3岁5个月		○+		10种图形10/10+*
2岁至2岁5个月			隧道	10种图形7/10+*
1岁9个月至1岁11个月		|—	排列	6种图形3/6-4/6*
1岁6个月至1岁11个月	+*		堆积	3种图形3/3+*
1岁至1岁5个月	部分儿童+*			

注：空白部分表示检查项目不作为判断该年龄段通过的指标，+表示“完成”或“通过”。

3. 交流态度　具体内容包括对他人行动的注视；视线交流；对他人的指示、问候、招呼的反应；向他人表达意愿；感情起伏的表现；提问回答关系；特征性的语言，自言自语、反响语言、韵律等。

（三）其他相关检查

1. 听力检查　当儿童不能对他人的话语产生反应时我们需要鉴别是儿童的听力问题造成的还是儿童的理解能力有问题，因此对于语言发育迟缓的儿童要进行听力检查。

2. 构音检查　儿童表达不清时有可能是因为没有掌握相应的词汇水平，也有可能是构音器官异常造成的言语不清，因此我们需要进行构音障碍的检查，评估儿童是否存在构音问题。

3. 其他检查　临床上也可以通过其他量表来了解儿童的语言能力，皮博迪图片词汇测验对2.5～18.0岁的儿童的词汇理解水平进行评估；伊力诺斯心理语言能力测验主要评估3～8岁11个月儿童的理解、表达、记忆等能力；韦氏学龄儿童智力检查修订版和韦氏学龄前儿童智力量表分别是围绕不同年龄段儿童智力情况的评估，这些检查缺乏针对性，不能对儿童语言发育的水平作出系统完整的评价。

▶知识拓展

孤独症谱系障碍的语言特征

孤独症谱系障碍是一种神经发育障碍性疾病，主要表现为社会交往和语言交流障碍，以及刻板的行为和兴趣。

孤独症谱系障碍儿童语言习得慢，即使有一定的语言能力也较少开口说话，具有模仿语言；存在语言理解障碍，难以理解抽象的词汇和复杂的句子；分不出你、我、他；除口语理解和表达障碍以外，非语言交流行为也存在缺陷，如不能进行眼神交流，不与他人打招呼，不能用手指物表示需求等。

需要注意的是语言发育迟缓只是孤独症谱系障碍儿童的功能障碍之一，因此，对于孤独症谱系障碍儿童，我们需要进行全面细致的康复评估与个体化的综合康复治疗。

—• 考试知识点总结 •—

—• 本章小结 •—

—• 协和云课堂…… 拓展练习及参考答案 •—

（金　舟）

第十六章　电　诊　断

教学课件

学习目标

素质目标

（1）具备科学严谨的学习态度。

（2）具备良好医德与职业素养。

（3）具备同理心。

知识目标

（1）掌握：针极肌电图检查的基本原理、操作流程和常见病理表现。

（2）熟悉：周围神经传导检查的基本原理、操作流程和常见病理表现。

（3）了解：诱发电位的基本原理、操作流程和常见病理表现。

能力目标

（1）能结合实际病例选择合适的电诊断评定方法。

（2）能独立完成检查与结果分析。

（3）具备临床综合分析能力。

案例导入

【案例】

患者，男性，45岁，办公室职员。主诉右手无力伴麻木2个月，症状逐渐加重，影响日常生活，如握笔、持物困难甚至掉落物品。既往无外伤史、神经系统疾病史或糖尿病等相关病史。体格检查显示右手小指及无名指内侧感觉减退，右手握力下降，拇指对掌无力，屈肌腱反射轻微减弱，右肘部屈曲试验阳性。初步诊断考虑右侧尺神经卡压综合征，可能病变部位为肘管区域。为进一步明确诊断和评估损伤程度，计划进行电诊断检查。

【问题】

1. 为什么需要结合针极肌电图和周围神经传导检查？
2. 电诊断检查可能提供哪些有助于诊断和治疗决策的信息？
3. 如果发现周围神经传导速度正常，但针极肌电图显示异常，可能的解释是什么？

· 核心知识拆解 ·

本章内容主要包括针极肌电图检查、周围神经传导检查和诱发电位三个关键部分。这些技术在康复医学中具有重要的评估作用，能够为神经肌肉系统的病理改变提供客观的生理学数据支持。针极肌电图检查通过记录肌肉在静息状态、轻微收缩和最大收缩时的电活动，帮助鉴别病变性质是神经源性还是肌源性；周围神经传导检查则通过测量周围神经的传导速度和波幅，判断是否存在脱髓鞘或轴索病变；诱发电位技术则评定中枢神经通路的功能完整性，利用外界刺激引发特定神经系统反应，广泛用于检测视神经、听神经和体感通路的病变。

第一节　针极肌电图检查

一、概述

（一）定义与原理

针极肌电图（electromyography，EMG）是一种通过记录肌肉纤维在静息状态及不同收缩程度下的电活动，评估神经肌肉单元功能状态的电诊断技术。它通过针状电极插入目标肌肉，捕捉肌肉内神经传导产生的电信号，提供有关神经支配、肌肉健康及整体神经肌肉功能的信息。

（二）临床意义

针极肌电图检查可以帮助明确病变的性质和范围，区分神经源性和肌源性病变，评估周围神经损伤的严重程度，分析神经肌肉疾病的进展情况，并对治疗效果进行客观评价。

（三）适用范围

1. 神经源性疾病　如周围神经损伤、运动神经元疾病，如肌萎缩侧索硬化（amyotrophic lateral sclerosis，ALS）、多发性神经病等。

2. 肌源性疾病　如肌营养不良、炎性肌病等。

3. 神经肌肉接头病变　如重症肌无力、兰伯特－伊顿综合征（Lambert-Eaton syndrome）等。

（四）检查目的

1. 检测肌肉静息状态下是否存在异常的自发电活动，如纤颤电位、正锐波。
2. 分析运动单位电位的形态、时限及振幅，以评估运动神经元及其支配的肌纤维数量和功能。
3. 通过干扰电位评估神经肌肉单元在最大收缩状态下的整合能力。

（五）优点与局限性

1. 优点 灵敏度高，可直接反映出神经肌肉系统的微观病理变化，适用于多种疾病的鉴别诊断。

2. 局限性 操作对技术要求高，需专门训练；为侵入性检查，可能引起患者不适；无法直接显示中枢神经系统病变。

二、评定方法与操作步骤

（一）仪器与环境准备

1. 仪器设备 针电极、表面电极、肌电图记录仪、显示器。

2. 环境要求 检查室应安静且电磁环境干扰少，患者舒适平躺或坐姿，以便操作。

3. 安全卫生 设备和针电极必须严格消毒，操作人员佩戴无菌手套。

（二）检查前准备

1. 患者准备 告知患者检查目的及过程，缓解焦虑；检查部位皮肤清洁，去除可能影响电极接触的表面油脂。

2. 检查目标 根据临床表现和病史选择目标肌肉和神经，肌肉包括四肢肌肉和躯干肌肉。

（三）检查步骤

1. 针电极插入与静息状态记录 将针电极垂直或斜向插入目标肌肉，避免刺入大血管或重要神经。记录静息状态下的电活动。

微课：正常肌电图

（1）正常表现：静息时无电活动。

（2）异常表现：出现纤颤电位、正锐波，提示神经源性损伤或肌肉活动异常。

2. 轻微收缩记录 指导患者轻微收缩目标肌肉（如缓慢屈曲手指或踝关节）。记录运动单位动作电位（motor unit action potential，MUAP）如下。

（1）正常表现：时限和振幅正常。

（2）异常表现

1）神经源性病变：运动单位电位振幅增加、时限延长。

2）肌源性病变：运动单位电位振幅减小、时限缩短。

3. 最大收缩记录 指导患者进行肌肉最大收缩，如握拳或踝背屈。观察干扰相（interference pattern）。

（1）正常表现：连续、密集的波形，反映运动单位完全激活。

（2）异常表现

1）神经源性病变：干扰相稀疏或减少。

2）肌源性病变：干扰相的波幅和密度降低。

（四）特殊操作与扩展检查

1. 单纤维肌电图 用于评估运动神经单元内的纤维同步性，常用于诊断重症肌无力。

2. 重复神经刺激试验 结合电刺激与肌电记录，分析神经肌肉接头功能。

三、检查中注意事项

在针极肌电图检查中，操作人员需注意以下事项以确保检查结果的准确性与患者的安全。严格遵循无菌操作原则，针电极必须在每次使用前后消毒或更换，以防止感染。插针时需熟悉目标肌肉的解剖位置，避免损伤大血管、重要神经或脏器。操作过程中，应密切观察患者反应，若出现明显疼痛或不适，应立即停止并调整操作。为避免信号干扰，应选择远离电磁干扰源的检查环境，确保设备正常运作。患者配合至关重要，检查前应详细解释流程，缓解其紧张情绪，指导其适当放松或主动配合收缩目标肌肉。记录和分析数据时，需综合考虑患者病史和症状，避免单纯依赖肌电图结果做出诊断，以保证结果的临床应用价值。

四、结果记录与分析

（一）结果记录

针极肌电图检查的结果记录通常分为三个阶段，即静息状态、轻微收缩和最大收缩。记录内容包括电活动波形特征、振幅、时限、频率及干扰相形态。

（二）结果分析

根据记录的电活动特征，结合患者病史和临床表现，对结果进行综合分析（表16-1）。

1. 神经源性病变

（1）特征表现：静息时出现纤颤电位和正锐波；MUAP振幅增大，时限延长，波形多相；干扰图稀疏。

（2）常见病因：周围神经损伤，如尺神经卡压综合征；运动神经元疾病，如ALS。

2. 肌源性病变

（1）特征表现：静息状态无明显异常；MUAP振幅减小，时限缩短；干扰相波形稀疏、振幅减低。

（2）常见病因：肌营养不良、炎性肌病等。

表16-1 针极肌电图检查诊断标准

正常值范围	异常情况	临床意义
安静时：无自发电活动	自发电活动：静息时出现肌肉波动	自发电活动可能提示神经损伤或肌肉病变
收缩时：表现为有规律的动作电位波形	非规律电位：表明神经或肌肉病变	不规则或缺乏动作电位可能提示神经退行性病变

3. 混合病变或特殊情况

（1）特征表现：可能同时存在神经源性和肌源性异常。

（2）常见病因：需结合其他检查明确诊断。

（三）检查报告撰写

检查结束后，需撰写完整的检查报告，包括以下内容。

1. 患者信息 姓名、性别、年龄及病史概要。

2. 检查部位与参数 目标肌肉名称、记录波形特征，以及关键参数如振幅、时限。

3. 异常发现 详细描述静息、收缩状态下的电活动异常特征。

4. 诊断结论 根据分析结果提供临床诊断支持意见。

▶知识拓展

针极肌电图检查作为一项成熟的电诊断技术，其发展与应用仍在不断扩展。在技术层面，随着高分辨率肌电图仪器的引入，检查精度和敏感性显著提升，新型电极（如多通道电极）的使用更能捕捉微弱的电活动，为复杂神经肌肉病变的诊断提供支持。在应用领域，针极肌电图逐渐与其他技术相结合，如动态肌电图（用于运动模式分析）、磁共振成像（magnetic resonance imaging，MRI）引导下的肌电图检查，以及用于微创手术定位的术中肌电图监测。在运动医学和康复工程中，针极肌电图也被广泛用于评估运动员的肌肉功能状态及制订个性化训练方案。在研究领域，该技术正被用于探索肌肉和神经再生、神经肌肉疾病的早期筛查及干预效果评估，为精准医学和康复治疗提供了新的研究方向。这些拓展不仅提高了针极肌电图的临床应用价值，也为康复医学的创新发展开辟了更广阔的空间。

第二节 周围神经传导检查

一、概述

（一）定义与原理

周围神经传导检查（nerve conduction study，NCS）是一种通过电刺激和记录技术来评估周围神经传导功能的诊断方法。该检查通过外部电极刺激特定的外周神经，并在皮肤上记录由该神经传导的电信号，以评定神经的传导速度、传导时间和波幅等指标。这些数据能够帮助医生判断被检者是否存在神经损伤、脱髓鞘或轴索病变等问题。

（二）临床意义

周围神经传导检查是诊断和评定多种周围神经病变的重要工具。通过检测神经的传导速度和波

幅变化，能够了解神经的功能状态，帮助医生判断神经损伤的类型（脱髓鞘性、轴索损伤性等）及其严重程度。此项检查广泛用于神经肌肉、周围神经损伤、肌无力、神经病理性等疾病的诊断、治疗监测及预后评估。

（三）适用范围

1. 周围神经损伤 如腕管综合征、颈椎病、糖尿病性神经病等。

2. 神经肌肉疾病 如吉兰－巴雷综合征（Guillain-Barre syndrome，GBS）、慢性炎症性脱髓鞘性多发性神经病（chronic inflammatory demyelinating polyneuropathy，CIDP）。

3. 肌无力类疾病 如重症肌无力、兰伯特－伊顿综合征等。

4. 神经病理性疾病 如多发性硬化、遗传性神经病等。

（四）检查目的

1. 传导速度 评估神经的传导速度，帮助判断神经是否存在脱髓鞘损伤。

2. 传导波幅 评估传导波幅的大小，反映神经的功能状态，判断是否存在轴索损伤。

3. 反应潜伏期 检测反应的起始时间，帮助评估神经传导的延迟情况。

4. 复合肌肉动作电位与感觉神经动作电位 复合肌肉动作电位（compound muscle action potential，CMAP）与感觉神经动作电位（sensory nerve action potential，SNAP），通过测量这些电位波形，评估神经传导的效率。

（五）优点与局限性

1. 优点 非侵入性，安全、快捷，能够定量评估神经损伤的程度。通过传导速度、波幅和潜伏期等数据，提供神经损伤的客观依据。

2. 局限性 对于部分深部神经或小神经，传导信号较难检测；检查过程中可能产生轻微不适或疼痛感；需要有经验的操作人员进行操作，避免误诊。

二、评定方法与操作步骤

（一）仪器与环境准备

1. 仪器设备 电刺激器、记录电极、参考电极、地线电极、神经传导记录仪。

2. 环境要求 检查室应安静、温暖，避免电磁干扰，患者应舒适地平躺或坐着，以便操作。

3. 安全卫生 所有电极和皮肤接触部位应保持清洁，以确保信号传导和患者安全。

（二）检查前准备

1. 患者准备 向患者说明检查目的和流程，缓解紧张情绪。检查目标肢体应暴露，皮肤表面清洁无油脂。

2. 选择检查目标 根据临床症状确定检查的神经类型，如运动神经、感觉神经或混合神经。常见神经包括上肢，如正中神经、尺神经、桡神经；下肢，如腓总神经、胫神经、腓肠神经。

（三）检查步骤

1. 刺激电极的放置

（1）定位目标神经：基于解剖位置，将刺激电极（通常为表面电极）放置于神经的近端位置。

（2）地线电极放置：通常放置于目标区域的附近以减少信号干扰。

2. 记录电极的放置

（1）运动神经：将记录电极放置于目标肌肉的运动终板区，如正中神经检查时放置在拇短展肌上。

（2）感觉神经：将记录电极放置在神经远端，如正中神经的指侧。

（3）参考电极：放置在目标肌肉或神经远端以提供参考信号。

3. 电刺激和信号记录

（1）逐级刺激：从低电流开始逐步增加刺激强度，直至记录到最佳信号波形，如复合肌肉动作电位CMAP或感觉神经动作电位SNAP。

（2）记录参数：潜伏期，从刺激到波形起始的时间，反映神经传导的延迟；波幅，波形从基线到峰值的高度，反映神经纤维的数量或功能状态；传导速度，通过已知的神经长度和潜伏期差计算得出，反映神经传导效率。

4. 重复测试 在神经的不同位置重复刺激和记录，以排除局部异常干扰，确保检查结果的可靠性和完整性。

（四）特殊技术与扩展检查

1. 反复神经刺激试验 用于诊断神经肌肉接头疾病（如重症肌无力），通过多次刺激观察波幅变化。

2. F波检查 记录刺激远端后从脊髓反射回来的波形，用于评估长神经路径的功能。

3. H反射 通过刺激感觉神经引发的反射波，用于评估脊髓反射弧的功能。

三、检查中注意事项

在进行周围神经传导检查时，确保患者处于放松状态，避免肌肉紧张或不适，尤其在检查下肢时，要求患者保持静止，以减少对结果的干扰。检查前应向患者详细说明检查过程，缓解紧张情绪，特别是对于初次接受此项检查的患者。检查过程中，应确保电极与皮肤之间有良好的接触，避免因接触不良导致信号干扰或误差。刺激电流强度应逐步增加，避免过度刺激引起的不适感或疼痛。对于运动神经检查，要确保记录电极正确放置在目标肌肉部位，避免放置错误导致结果不准确。

操作人员要避免电极位置移动或松动，以确保波形稳定可靠。检查过程中应注意温度控制，过低的温度可能会影响神经传导速度，导致检查结果偏差。因此，维持适宜的环境温度对结果的准确性至关重要。

四、结果记录与分析

（一）结果记录

周围神经传导检查记录主要包括刺激点、记录点、反应波形、潜伏期、波幅、传导速度等参数。检查过程中的每一项数据都需要详细记录，以便后续分析和临床应用。

1. 潜伏期

（1）定义：从电刺激开始到波形出现的时间间隔，单位为毫秒（ms）。

（2）记录：每次刺激后，记录潜伏期，通常需要记录两种波形的潜伏期，即CMAP和SNAP。

（3）分析：潜伏期延长可能表明神经传导存在问题，如脱髓鞘或轴索损伤。

2. 波幅

（1）定义：波形的振幅，反映了神经纤维的数量和功能。

（2）记录：测量每次刺激后的波形峰值，通常记录CMAP和SNAP的波幅。

（3）分析：波幅减小提示神经传导减少或神经损伤，可能与轴索损伤或长时间的神经压迫有关。

3. 传导速度

（1）定义：通过计算两点之间传导时间的差异，得出神经的传导速度，单位为米/秒（m/s）。

（2）记录：根据刺激点与记录点之间的距离及潜伏期的差异来计算传导速度。

（3）分析：传导速度减慢常见于脱髓鞘病变，如多发性神经病、糖尿病性神经病等。

4. F波与H反射

（1）F波：用于评估长神经路径的功能，记录刺激远端后从脊髓反射回来的波形。

（2）H反射：用于评估脊髓反射弧，常用于下肢神经检查。

（3）分析：F波潜伏期延长或缺失可能提示脊髓或远端神经损伤；H反射延迟或缺失可能表明脊髓神经根病变。

（二）结果分析

周围神经传导检查的分析需要结合患者的临床症状、病史及检查数据进行综合分析（表16-2）。

1. 神经传导速度异常

（1）速度减慢：如果神经传导速度低于正常值，通常提示脱髓鞘病变，如吉兰-巴雷综合征、慢性炎性脱髓鞘多发性神经病或压力性神经损伤，如腕管综合征。

（2）速度正常但波幅减小：若传导速度正常，但波幅减小，提示可能存在轴索损伤或神经萎缩，常见于糖尿病性神经病或外伤后。

2. 波幅异常

（1）波幅减小：波幅降低可能提示神经纤维的损伤或丢失，常见于神经压迫、外伤、脱髓鞘病变或神经营养不良等情况。

（2）波幅增大：波幅增加常见于神经病变后的再生过程，如外伤恢复期，或者是神经瘤或炎症引起的神经过度兴奋。

3. F波与H反射异常

（1）F波延长：F波延长通常提示脊髓损伤或远端神经损伤。

（2）H反射消失或延迟：H反射延迟或缺失可能提示脊髓或神经根病变，常见于神经压迫或脊髓损伤。

表16-2　周围神经传导检查诊断标准

	正常值	异常情况	临床意义
传导速度	上肢30～60m/s，下肢35～55m/s	传导速度减慢：低于正常范围	传导速度减慢可能提示脱髓鞘病变（如多发性硬化症、糖尿病神经病）
潜伏期	上肢3～4ms，下肢4～5ms	潜伏期延长：超过正常范围	潜伏期延长常见于神经损伤、压迫或炎症性疾病
波幅	≥2.5μV	波幅减小：小于正常范围	波幅减小通常与神经损伤或纤维退行性病变相关

（三）报告书撰写

检查结果应根据记录的每项数据撰写详细报告，报告应包括以下内容。

1. 患者信息　包括姓名、性别、年龄、病史及临床症状。

2. 检查参数　详细记录每项参数，如潜伏期、波幅、传导速度等并附上波形图。

3. 诊断分析　结合临床表现，分析结果，提出可能的神经病理类型，如脱髓鞘性、轴索损伤性等。

4. 临床建议　根据检查结果，给出进一步检查或治疗建议。

▶知识拓展

周围神经传导检查不仅局限于神经病理的诊断，随着技术的发展，还拓展到了更多的临床和科研领域。在临床应用中，结合神经传导速度、波幅等参数，检查可以帮助评估神经再生情况，尤其在外伤后的神经恢复过程中。当前，随着高分辨率传导设备的引入，神经传导速度的测量精度得到了显著提升，使对早期神经损伤的诊断变得更加精准。在一些神经系统疾病的早期筛查中，周围神经传导检查已逐步成为一个常规诊断工具，如糖尿病性神经病、遗传性神经病等。

第三节 诱发电位

一、概述

（一）定义与原理

诱发电位（evoked potentials，EPs）是通过外部刺激（如视觉、听觉、触觉或电刺激）引发神经系统反应并通过电极记录该反应所得到的电信号。诱发电位检查利用这些电生理反应来评估中枢神经系统（central nervous system，CNS）各部分的功能，尤其是感觉通路和运动通路的传导情况。刺激后记录的电位波形可反映出神经通路的传导速度、神经损伤的程度及大脑皮质的反应能力。

（二）分类

诱发电位根据刺激类型和记录部位的不同，通常可分为以下几类。

1. 视觉诱发电位（visual evoked potentials，VEP） 通过视网膜或视神经的视觉刺激（如闪光或图案）引起的电位反应，主要用于评估视神经、视路（尤其是视皮质）功能。

2. 听觉诱发电位（auditory evoked potentials，AEP） 通过听觉刺激（如点击声或纯音）引起的电位反应，常用于评估听觉通路（耳蜗、听神经及听觉脑干）的功能，特别适用于神经性耳聋的诊断。

3. 躯体感觉诱发电位（somatosensory evoked potentials，SEP） 通过触觉或电刺激皮肤引起的神经反应，通常用于评估脊髓、脑干及皮质的传导功能，是检查神经系统损伤或功能障碍的重要工具。

4. 运动诱发电位（motor evoked potentials，MEP） 通过磁刺激或电刺激引起的运动神经反应，主要用于评估运动皮质、脊髓和外周神经的传导功能，常用于运动系统疾病或术中的监测。

（三）临床应用

1. 神经病理性疾病的诊断 如多发性硬化、脊髓损伤、脑血管事故后的神经损伤等。

2. 评定神经传导功能 如评定大脑、脊髓及外周神经的传导效率，尤其是对病理性损伤进行早期筛查。

3. 术中监测 在神经外科手术（如脊髓、脑肿瘤切除手术）中，诱发电位用于监测神经功能，减少术中损伤的风险。

4. 新生儿筛查 通过听觉诱发电位检测新生儿的听力情况，早期发现听力障碍。

5. 药物疗效评估 用于评估某些药物对神经系统功能的影响，尤其是神经药理学研究中。

（四）优点与局限性

1. 优点 诱发电位技术非侵入性、无痛，能够提供神经功能的客观评估，对于早期诊断神经疾病非常有效。

2. 局限性 需要专业操作人员及高精度仪器设备，某些病理状态下可能影响信号质量，受患者合作度和体位的影响较大。

二、评定方法与操作步骤

（一）仪器与环境准备

1. 仪器设备 诱发电位检查需要使用专门的设备，包括刺激器（如视觉、听觉、体感或运动刺激设备）、电极（记录电极、参考电极、地线电极）、计算机记录系统，以及显示系统。

2. 环境要求 检查应在安静、温暖的环境中进行，以减少外部干扰。避免任何电磁噪声，确保设备正常工作。

3. 患者准备 患者需要保持放松，避免因肌肉收缩或紧张影响检查结果。根据不同的诱发电位类型，患者可以保持不同的体位（如坐位、卧位）。

（二）检查前准备

1. 皮肤清洁 清洁电极放置区域，确保皮肤干净无油脂，以便电极能良好地接触皮肤，确保信号传导质量。

2. 电极放置 根据不同的诱发电位类型，确定电极的放置位置。常见电极放置位置如下。

（1）视觉诱发电位：记录电极放置在枕部（视觉皮质），参考电极放置在前额区域。

（2）听觉诱发电位：记录电极放置在头皮的中央部位，参考电极放置在耳后或前额。

（3）躯体感觉诱发电位：记录电极通常放置在大脑皮质的感官区，刺激电极可放置在皮肤的远端（如手部或足部）。

（4）运动诱发电位：记录电极放置在目标肌肉（如大腿前侧肌肉），刺激电极放置在头皮的运动皮质区。

（三）检查步骤

1. 刺激电极的放置与设置

根据所需的诱发电位类型（视觉、听觉、体感或运动），包括刺激强度、频率和持续时间，以确保产生清晰的诱发电位反应。

（1）视觉诱发电位（VEP）：使用闪光灯或图案刺激。

（2）听觉诱发电位（AEP）：使用点击声或纯音刺激。

（3）躯体感觉诱发电位（SEP）：通过电刺激皮肤上特定神经（如手部或足部）的感受器。

（4）运动诱发电位（MEP）：使用磁刺激或电刺激头皮上的运动皮质。

2. 记录电极的放置与信号监测

（1）记录与参考电极：记录电极放置在脑区、皮肤或肌肉上，参考电极放置在对侧的皮肤或耳部，地线电极一般放置在耳垂或颈部，以减少干扰。

（2）信号检测：使用计算机系统实时监测信号，并确保记录波形的清晰度。信号可能需要通过放大器进行放大和滤波处理，以去除噪声。

3. 刺激与反应采集

根据选定的诱发电位类型，开始对患者进行适当的刺激。每次刺激后，计算机系统会记录神经反应并绘制出波形图。通常每个刺激会采集多次反应，以确保信号的准确性。

（1）视觉诱发电位：通常使用一组反复闪烁的图案刺激来获得稳定的波形。

（2）听觉诱发电位：采用一组点击声或纯音刺激来生成脑干和皮质的反应。

（3）躯体感觉诱发电位：使用适当的电流强度刺激皮肤，通过感知神经反射获得反应。

（4）运动诱发电位：通过头皮磁刺激或电刺激诱发运动神经反应，监测肌肉反应。

4. 多次刺激与平均信号采集

为了提高信号的准确性，通常会进行多次刺激并对反应进行平均，以减少噪声干扰。每次刺激后的反应信号会叠加在一起，计算机系统会自动去除噪声部分，仅保留有效的神经反应信号。

（四）特殊技术与扩展检查

1. 频率选择 针对不同的诱发电位类型，可能需要调整频率来优化结果。如视觉诱发电位的闪烁频率和刺激时间要调节到合适范围以保证最清晰的波形。

2. 中枢神经监测 通过对不同区域（如皮质、脑干等）的记录和分析，可以进一步评估神经系统的传导功能，帮助诊断中枢神经系统疾病。

三、检查中注意事项

在整个过程中，患者应尽量保持静止，避免干扰检查结果。尤其是视觉和听觉诱发电位检查，患者需要对刺激保持专注，以获得准确的波形反应。电极应紧密接触皮肤，确保电信号能够传导良好。对于皮肤电极，应注意清洁与干燥，避免因接触不良导致数据不稳定。在刺激过程中，应避免过强的刺激引起不适或疼痛，确保患者舒适的前提下获取足够的神经反应。

四、结果记录与分析

（一）结果记录

诱发电位检查的结果主要通过刺激后记录的电位波形、潜伏期、波幅和传导速度等数据进行详细记录。每一项记录都需要精确、全面，以便进行后续的分析和临床决策。

1. 潜伏期 同周围神经传导检查。

2. 波形（waveform）

（1）定义：诱发电位波形是刺激后神经系统反应的电信号表现。波形的特征、形态及其变化是诊断的重要依据。

（2）记录：每次刺激后，仪器会显示出一组波形图，记录下刺激后大脑皮质、脑干或脊髓等部位的电位反应。通常包括多个波峰和波谷，依次命名为P1、N1、P2、N2等（取决于刺激类型）。

（3）分析：波形的形态、清晰度、时间关系等特征直接反映出神经传导的正常或异常状态。波形的不规则性、缺失或反向波峰可能提示神经传导的异常。

3. 波幅 同周围神经传导检查。

4. 传导速度 同周围神经传导检查。

（二）结果分析

诊断标准见表16-3。

1. 波形异常

（1）缺失或减弱的波形：如果诱发电位的波形出现缺失或减弱，通常提示神经传导功能受损，可能与神经纤维丧失、脱髓鞘或轴突损伤有关。

（2）不规则的波形：波形的不规则性或波峰波谷的改变可能提示神经系统出现病理性改变，如脑部疾病、外伤性损伤或其他神经系统疾病。

2. 潜伏期异常

（1）潜伏期延长：潜伏期的延长常见于神经传导受损的情况，特别是脱髓鞘病变。如在多发性硬化症（multiple sclerosis，MS）患者中，视觉诱发电位（VEP）和躯体感觉诱发电位（SEP）的潜伏期可能会延长，这表明神经的传导速度降低。

（2）潜伏期短暂或缺失：如果刺激后潜伏期短暂或完全缺失，可能意味着刺激未能有效引发神经反应，这在临床上可能指示严重的神经损伤或损失。

3. 波幅减小

（1）波幅减小：波幅减小通常表示神经的传导能力降低。比如，糖尿病性神经病、遗传性神经病等患者常常表现为波幅减小，反映出神经纤维的丧失或退行性变化。

（2）波幅完全消失：如果某一波形的波幅完全消失，可能提示严重的神经损伤或功能丧失，常见于神经传导障碍较严重的病理状态。

4. 传导速度减慢

传导速度减慢是神经传导障碍的重要指征。脱髓鞘疾病（如多发性硬化、吉兰-巴雷综合征）和糖尿病性神经病等都常常表现为神经传导速度的减慢。传导速度的减慢反映了神经的传导效率下降，常见于中枢神经或外周神经的病变。

5. 神经修复或恢复过程

（1）恢复的迹象：对于神经损伤后的患者，诱发电位的定期检查可以用来观察神经修复的进展。如果在初期检查中，波幅增大、潜伏期缩短，可能意味着神经的修复或再生。

（2）治疗效果评定：诱发电位不仅用于诊断，还可以用于评定治疗的效果。如在治疗多发性硬化等疾病时，治疗后诱发电位的改善（如潜伏期缩短、波幅增大）可以作为疗效评估的依据。

表16-3 诱发电位诊断标准

诱发电位类型	正常值范围	异常情况	临床意义
视觉诱发电位（VEP）	潜伏期：P100波100～120ms（成人）	潜伏期延长：＞120ms	延长的潜伏期通常与脱髓鞘疾病（如多发性硬化症）或视神经病变相关
	波幅：＞3μV	波幅减小：＜3μV	波幅减小通常与视神经萎缩或视神经炎相关
	波形：P100明显，清晰可见	波形丢失或不规则：缺失P100波或出现异常波形	缺失或不规则波形可能提示视神经损伤或视觉通路病变

续 表

诱发电位类型	正常值范围	异常情况	临床意义
听觉诱发电位（AEP）	潜伏期：波形P1 1.5～2.0ms，N1 4～6ms（脑干AEP）	潜伏期延长：P1＞2.0ms	延长潜伏期可见于听神经病变或脑干病变（如脑卒中、听神经瘤）
	波幅：正常波幅＞0.5μV	波幅减小：＜0.5μV	波幅减小可能与听神经病变或脑干损伤有关
	波形：清晰且对称的P1-N1波形	波形异常：缺失或不对称波形	不对称波形提示单侧耳聋或听神经损伤
躯体感觉诱发电位（SEP）	潜伏期：P40约40ms，N50约50ms（颅内）	潜伏期延长：＞50ms	延长的潜伏期可能提示脊髓或外周神经损伤，常见于多发性硬化症、脊髓病变等
	波幅：P40-N50波幅＞0.5μV	波幅减小：＜0.5μV	波幅减小可能与脊髓损伤、外周神经病变（如糖尿病性神经病）相关
	波形：P40、N50明显且对称	波形缺失或不对称	缺失或不对称波形提示脊髓损伤、神经传导异常等病变
运动诱发电位（MEP）	潜伏期：上肢10～15ms，下肢20～30ms	潜伏期延长：＞20ms（上肢），＞40ms（下肢）	延长的潜伏期通常反映中枢神经系统损伤，如脊髓损伤、脑损伤等
	波幅：＞0.5μV	波幅减小：＜0.5μV	波幅减小提示运动神经损伤或神经根病变
	波形：清晰的双峰波形	波形缺失或不规则	波形缺失或不规则可能提示脊髓或大脑皮质损伤，影响运动功能

（三）报告撰写

应根据检查结果记录的每项数据撰写详细报告，包括患者基本信息；诱发电位类型，具体包括视觉、听觉、躯体感觉或运动诱发电位类型；刺激和记录参数，具体包括刺激的强度、频率、持续时间，以及记录电极的放置位置；潜伏期、波幅、传导速度等各项数据，并附上波形图及分析与诊断。

▶知识拓展

在临床上，诱发电位不仅限于传统的神经病变检测，如多发性硬化、脑血管病变等。它在功能性神经疾病的诊断中也扮演着重要角色。如在精神分裂症和抑郁症等精神疾病的研究中，诱发电位有助于揭示这些疾病患者在感知、注意力及神经信息处理上的异常。

诱发电位已被用于神经修复领域，通过观察诱发电位的变化，医务人员能够监测神经再生的进展，评定新的治疗方法（如干细胞治疗、神经生长因子）的临床效果。

—• 考试知识点总结 •—

—• 本章小结 •—

—• 协和云课堂…… 拓展练习及参考答案 •—

（李 乐）

参考文献

[1] 白玉龙.康复功能评定学学习指导习题集[M].2版.北京：人民卫生出版社，2019.

[2] 常用康复治疗技术操作规范编写组.常用康复治疗技术操作规范（2012年版）[M].北京：中国妇女出版社，2012.

[3] 陈卓铭.语言治疗学[M].3版.北京：人民卫生出版社，2018：156-180.

[4] 耿姣姣，张绍岚.康复评定技术[M].北京：中国医药科技出版社，2022.

[5] 郭雅柔，杜丽洁，郭玲彤.VFSS咽期异常表现与误吸的相关性分析[J].放射学实践，2023，38（2）：162-166.

[6] 黄晓琳，王宁华.康复医学[M].7版.北京：人民卫生出版社，2024.

[7] 李丽英，李渤.康复医学[M].北京：中国医药科技出版社，2022.

[8] 李雪萍，何成奇.骨骼肌肉康复学评定方法[M].北京：人民卫生出版社，2017.

[9] 林成杰，孙权.康复评定技术[M].北京：中国中医药出版社，2018.

[10] 刘立席.康复评定技术[M].3版.北京：人民卫生出版社，2023.

[11] 全国卫生专业技术资格考试用书编写专家委员会.2024康复医学与治疗技术[M].北京：人民卫生出版社，2024.

[12] 孙小娄，肖娟.康复评定技术[M].3版.上海：上海交通大学出版社，2022.

[13] 王平，任晓晓，孙剑，等.现代临床康复治疗学[M].哈尔滨：黑龙江科学技术出版社，2023.

[14] 王玉龙.康复功能评定学[M].3版.北京：人民卫生出版社，2018.

[15] 王玉龙，周菊芝.康复评定技术[M].3版，北京：人民卫生出版社，2019.

[16] 恽晓平.康复疗法评定学[M].2版.华夏出版社，2014.

[17] 张海峰，黄力平.康复评定学[M].北京：高等教育出版社，2018.

[18] 张庆苏.基于S-S法的儿童语言治疗实践[J].中国听力语言康复科学杂志，2020，18（3）：229-232.

[19] 张绍岚.康复评定技术[M].3版.北京：中国医药科技出版社，2019.

[20] 张通，李胜利，白玉龙，等.卒中后失语临床管理专家共识[J].中国康复理论与实践，2022，28（1）：15-23.

[21] 张文波，瞿畅，周建萍等.基于Azure Kinect骨骼追踪的腕关节活动度测量方法[J].中国康复理论与实践，2022，8：981-988.

[22] 赵丽.康复评定技术[M].长沙：中南大学出版社，2023.

[23] 庄洪波，张润洪，王红新.康复功能评定技术[M].北京：中国协和医科大学出版社，2020.

附 录

附录A Bobath评定法相关表格

表A-1 最初评定

项 目
患者姓名： 年龄： 职业： 住址： 诊断： 检测日期： 发病日期： 1. 患者一般情况 神志清醒、查体合作、表情淡漠、情感低落、抑郁、攻击行为、欣快、情绪不稳定 2. 健康状况（可酌情详略）： a）高血压病、心脏功能不全、呼吸系统疾病、头晕、乏力等 b）患者肢体循环障碍——深部血管栓塞、膝肿胀、手、掌指关节、僵硬肿胀 3. 患者能做什么 是否能用躯干保持平衡？是否用健侧做所有的活动？没有他人照顾是否有不安全感 4. 患侧能做什么 a）患者是否需要三脚手杖、拐杖、手杖、短带、吊带？是否用普通手杖学习行走 b）上肢、手、下肢和足是否有进一步恢复的可能？是否在自然恢复阶段？平衡如何 c）能使用患臂吗？能使用患手吗？有联合反应存在？有否言语功能？有理解障碍吗 d）能阅读和书写吗？左利手还是右利手 5. 感觉状况 上肢、手、下肢、足的触、压、温觉、关节位置觉、运动辨别觉、实体觉等 6. 张力 有否张力过低？有否张力增高、痉挛？何部位有张力改变 7. 治疗的首要目标是什么 8. 在这个阶段患者应为恢复哪些功能做准备 9. 最终哪些功能会受限 10. 在无帮助的情况下患者能做什么 11. 治疗师在治疗中将做哪些工作

注：1. 应在不同的体位下检测。

2. 具有哪种情况在其下方画一横线。

表A-2 上肢运动模式的质量检查表（一）

上肢和肩胛带的运动模式 质 量 检 查	卧位		坐位		站位	
	是	否	是	否	是	否
一级						
1. 在上肢摆放到伸展上举位时，						
患者是否能保持这个姿势						
是否伴有内旋						
是否伴有外旋						
2. 患者是否能把伸展的上肢从上举位降到水平位然后再上举						
从前方向下						
从侧方向下						
是否伴有内旋						
是否伴有外旋						
3. 患者是否能把外展的上肢降到体侧，然后再复原位						
是否伴有内旋						
是否伴有外旋						
二级						
1. 患者能否抬起患臂触摸健肩						
用手掌						
用手背						
2. 患者能否在上举患臂时曲肘触摸头顶						
有否旋前						
是否旋后						
3. 患者能否于双肩关节外展时，双手交叉于枕后						
是否屈腕						
是否伸腕						
三级						
1. 患者前臂和腕是否能旋后						
不伴有患侧躯干侧屈						
同时伴有屈肘和屈指						
同时伴有伸肘和伸指						
2. 患者能否在前臂旋前时肩关节不内收						
3. 患者是否能外旋伸展上肢						
在水平外展位						
在体侧						
在上举位						
4. 患者能否在前臂旋后时屈伸肘关节去摸同侧肩部						
从上肢在体侧开始						
从上肢水平外展位开始						

表A-3　上肢运动模式的质量检查表（二）

腕和指运动模式质量检查	是	否
一级		
患者能否把手放在面前的桌子上		
坐在床上能否侧身将手放上		
伴有五指内收		
伴有五指外展		
二级		
患者能否张开手拿东西		
伴有屈腕		
伴有伸腕		
伴有旋前		
伴有旋后		
伴有五指内收		
伴有五指外展		
三级		
1. 患者能否握拳然后再张开五指		
伴有屈肘		
伴有伸肘		
伴有旋后		
伴有旋前		
2. 患者能否活动单个手指		
拇指		
示指		
中、环指		
小指		
3. 患者能否做对指		
拇指与示指		
拇指与中指		
拇指与小指		

表 A-4　下肢运动模式的质量检查表（一）

下肢的运动模式质量检查	俯卧位检查	
	是	否
一级 患者能否在屈膝时不伴屈髋 伴有足背屈 伴有足跖屈 伴有足内翻 伴有足外翻 **二级** 1. 患者能否在两腿伸展、外旋、足背屈外翻、足跟并拢时俯卧 摆放这种姿势后能否保持 2. 治疗师将患腿摆放于内旋位，患者能否 外旋使双足并拢 患腿能否在没有帮助下内外旋转 **三级** 1. 患者能否在屈双膝至90°过程中保持双足跟并拢、接触 伴有患足内翻 伴有患足外翻 2. 患者能否在保持患膝屈曲90°时做背屈和跖屈 伴有患足内翻 伴有患足外翻 不伴有膝关节运动		

表 A-5　下肢运动模式的质量检查表（二）

下肢的运动模式质量检查	仰卧位检查	
	是	否
一级 1. 患者能否屈曲患腿 伴有健腿屈曲、健足离开床面 伴有健腿伸展 不伴有患侧上肢屈曲 2. 患者能否屈髋屈膝，同时在这个过程中保持足不离开床面 能否逐渐伸展患腿、足不离开床面 **二级** 1. 患者能否双足踏住床面做髋部抬起而不伸展患肢（桥式运动） 能否在健腿不用力时仍保持上述姿势 能否保持患髋不向下倾斜 能否在双膝关节内收和外展时保持髋部上述姿势 **三级** 1. 能否踝背屈 能否趾背屈 伴有屈腿，脚不离开支撑面 伴有伸腿 伴有足内翻 伴有足外翻 2. 患者能否躺在治疗床边缘患腿向床下做屈髋（髋关节伸展）		

表A-6 下肢运动模式的质量检查表（三）

下肢的运动模式质量检查	椅子坐位检查	
一级 1. 脚着地时患腿能否内收、外展 2. 脚离地时患腿能否内收、外展 **二级** 1. 患者能否抬起患腿放在健侧膝上（不用手） 2. 患者能否脚跟着地把患足向后移到椅下 3. 患者把健足放到患足之前能否站起来（不用手扶）	是	否

表A-7 下肢运动模式的质量检查表（四）

下肢的运动模式质量检查	站位检查	
一级 患者能否双足并拢站立 **二级** 1. 患者能否患腿站立，健腿抬起 2. 患者能否患腿站立，健腿抬起然后屈曲患腿 3. 能否患腿前迈，健腿后跟抬起重心前移 4. 能否健腿在前，患腿在后并屈膝，脚尖着地 **三级** 1. 患者能否健腿在前负重，患腿在后屈膝抬腿但不伴有屈髋 伴有足内翻 伴有足外翻 2. 患者能否患腿负重站立，健腿迈步 向前 向后 3. 患腿能否站立时健腿负重，患腿向前迈出不伴提髋 4. 患者能否站立时健腿负重，患腿向后迈出不伴提髋 5. 患者能否于站立时患足趾背屈	是	否

表 A-8　平衡及自发性保护反应检查表（一）

平衡反应	是	否
1. 患者俯卧用前臂支撑 （1）当你推患者的健侧肩部向患侧时，他是否能保持用患侧前臂支撑 （2）患者健侧上肢向前上方抬起如同拿东西一样时，是否能立即将体重转向患侧上肢 （3）患者健手抬起后移、身体转向患侧，用患肢支撑，是否能保持患肢支撑 2. 患者坐在治疗床边，脚底无支撑 （1）把患者推向患侧，他是否保持垂直坐位 是否头向健侧侧屈 是否外展健腿 是否用患侧前臂支撑 是否用患手支撑 （2）向前方推患者 是否屈患侧髋和膝 是否伸展脊柱 是否抬头 （3）治疗师将患者屈膝情况下双腿抬起，患者是否保持垂直坐位 是否患侧上肢前伸 是否用患侧上肢向后支撑 3. 患者手膝四点位 （1）向患侧推患者 是否有健腿外展 是否保持四肢支撑 （2）治疗师抬起并握住健侧上肢，患者是否能保持患侧上肢伸展并支撑 （3）抬起患者健腿，患者是否保持患腿屈曲并承担体重 （4）抬起患者的健侧上肢和患侧下肢，患者能否保持患侧上肢伸展支撑 （5）抬起患者的患侧上肢和健侧下肢，患者能否保持患侧下肢屈曲支撑位 （6）抬起患者健侧上、下肢，患者是否能把体重移到患侧并保持这个姿势 4. 患者膝立位 （1）向患侧推患者 是否外展健腿 是否把头向健侧侧屈 是否用患手撑地 （2）向健侧推患者 是否外展患腿 是否向侧方伸患侧上肢 （3）向后推患者但不让他坐下，是否前伸患侧上肢 （4）向前轻推患者，治疗师将其健侧上肢扶向后方 患者是否用患侧上肢或手在地板上支撑		

续 表

平衡反应	是	否
患者是否从地板上抬起双足		
5. 患者单膝立位（去掉健手支撑，健足在前）		
（1）治疗师抬起患者健足		
患者是否保持竖直位		
是否保持髋关节伸展		
（2）治疗师抬起患者健足向侧方		
患者能否保持直立位		
是否有患侧上肢的平衡反应动作		
（3）患者健足从上述位置放回成双膝立位		
患者是否保持身体的竖直		
是否保持患侧髋关节伸展		
6. 患者双足平行站立		
（1）治疗师向后轻推患者且不让患者健腿向后迈步（治疗师用脚踩住患者健足以防迈步），患者是否用患腿向后迈步		
（2）治疗师向后轻推患者，并不让其双脚移动		
患者是否背屈患侧脚趾		
仅为患侧跗趾背屈		
患侧踝关节和脚趾是否背屈		
患侧上肢是否前伸		
（3）患者被轻轻推向健侧		
是否有患腿外展		
是否有外展并伸直患侧上肢		
是否患腿紧跟着向健侧迈出并与健腿交叉		
（4）将患者轻轻推向患侧		
患者是否外展健腿		
是否头向健侧侧屈		
7. 患者单独患腿站立（不用健手支撑）		
（1）治疗师将患者健足抬起，向前移出使膝关节伸直		
患者是否保持患侧足跟着地		
是否保持患侧膝关节伸直		
是否伸展患髋并将重心前移		
（2）治疗师将患者健足抬起，向后移使呈向后迈步状		
是否保持患髋伸展		
是否将重心自患腿后移		
（3）治疗师将患者健足抬起并扶住，向患侧轻推患者		
患者是否跟着移动并用患足内、外翻以调整平衡		
治疗师用同样手法将患者向患侧轻拉，		
患者是否跟着移动并用上述动作调整平衡		

表A-9　平衡及自发性保护反应检查表（二）

上肢的保护性伸展和支撑的检查	是	否
1. 让患者站在桌前或操作台前，治疗师将患者的健侧上肢向后握住，把患者向前推向桌子方向 患者是否患侧上肢前伸 是否用拳头支撑自己 是否用手支撑 是否拇指内收 是否拇指外展 2. 患者面墙而立，离墙一臂距离，健侧上肢被治疗师在其后方握住，患者被推向前 患者是否抬起患侧上肢，伸向墙作支撑 是否把手放在墙上，手指屈曲，拇指内收 是否手指伸开、拇指外展 3. 患者坐在操作椅上，健侧上肢被治疗师从旁边握住，并被推向患侧 患者是否外展患侧上肢并用前臂支撑 是否用伸展的上肢支撑 是否用拳头支撑 是否用手掌支撑 是否拇指和其他四指内收 是否拇指和其他四指外展 4. 患者侧身站在墙旁，离墙一臂距离，患侧朝墙，治疗师将患者推向患侧 患者是否外展和抬起患侧上肢 是否同时带有屈肘 是否能伸直肘关节摸到墙 是否能用拳头顶住墙支撑 是否手张开顶住墙支撑 是否五指内收 是否五指外展 5. 患者仰卧在地板上，健手放在臂下使之不能使用，治疗师模拟向其头部掷物 患者是否活动患侧上肢，保护面部 是否伴有患侧上肢屈曲肘关节 是否伴有患侧上肢伸直肘关节 同时伴有内旋 同时伴有外旋 手呈握拳状 手张开 患手能否抓住所掷之物		

附录B　生活环境评定报告

1. 姓名：____________　2. 性别：□男 □女　3.出生：_____年__月__日
4. 障碍类别
□视力障碍□听力障碍□智力障碍□言语障碍□精神障碍
□肢体障碍：○上肢（手）　○下肢（脚）　○ 躯干　○ 四肢
5. 障碍级别：□无残疾证□一级□二级□三级□四级
6. 身体功能和身体结构的损伤及功能评定

项目	无辅助（0分）	轻辅助（+1分）	中辅助（+2分）	重辅助（+3分）	完全辅助（+4分）	分值 总/平均
一、自己清洗和擦干身体						
1. 部分身体						
2. 全身						
二、护理身体各部						
3. 护理皮肤						
4. 护理牙齿						
5. 护理毛发						
6. 护理手指甲或脚指甲						
三、如厕						
7. 控制小便						
8. 控制大便						
四、穿脱						
9. 穿脱衣裤						
10. 穿脱鞋袜						
五、进食						
六、喝水						
七、照顾个人健康						
11. 确保身体舒适						
12. 控制饮食						
13. 维持个人健康						
小结						

结论：
评估人员：____________专业职称：__________评估日期：_____年__月__日

附录C　行动环境评定报告

1. 姓名：____________　2. 性别：□男 □女　3. 出生：_____年__月__日
4. 障碍类别
□视力障碍□听力障碍□智力障碍□言语障碍□精神障碍
□肢体障碍：○上肢（手）○下肢（脚）○ 躯干　○ 四肢
5. 障碍级别：□无残疾证□一级□二级□三级□四级
6. 身体功能和身体结构的损伤及功能评定

项目	无辅助（0分）	轻辅助（+1分）	中辅助（+2分）	重辅助（+3分）	完全辅助（+4分）	分值 总/平均
一、保持和改变身体姿势						
1. 卧姿						
2. 坐姿						
3. 站姿						
4. 体位变换						
二、移动自身						
5. 坐姿移动自身						
6. 卧姿移动自身						
三、搬运物体						
四、精巧手的使用						
7. 拾起						
8. 抓握						
9. 释放						
五、手和手臂的使用						
10. 拉						
11. 伸						
12. 转动或旋转手或手臂						
六、行走						
13. 短距离						
14. 长距离						
15. 表面						
16. 住所内						
小结						

结论：
评估人员：____________ 专业职称：__________ 评估日期：_____年__月__日

附录D 交流环境评定报告

1. 姓名：____________ 2. 性别：□男 □女 3. 出生：_____年__月__日

4. 障碍类别

□视力障碍□听力障碍□智力障碍□言语障碍□精神障碍

□肢体障碍：○上肢（手） ○下肢（脚） ○ 躯干 ○ 四肢

5. 障碍级别：□无残疾证□一级□二级□三级□四级

6. 身体功能和身体结构的损伤及功能评定

项目	无辅助（0分）	轻辅助（+1分）	中辅助（+2分）	重辅助（+3分）	完全辅助（+4分）	分值 总/平均
一、交流——接收						
1. 听懂口语						
2. 理解身体姿势						
3. 理解信号和符号						
4. 理解绘画和相片						
5. 理解手语						
6. 书面信息交流						
二、交流——生成						
7. 讲话						
8. 生成非语言信息						
9. 生成手语						
三、交谈和使用交流设备						
10. 交谈和讨论						
11. 使用通信设备						
12. 使用书写工具						
13. 使用交流技术						
小结						

结论：

评估人员：____________专业职称：__________ 评估日期：_____年__月__日

附录E　居家环境评定报告

1. 姓名：__________　2. 性别：□男 □女　3. 出生：_____年__月__日

4. 障碍类别

□视力障碍□听力障碍□智力障碍□言语障碍□精神障碍

□肢体障碍：○上肢（手）○下肢（脚）○ 躯干　○ 四肢

5. 障碍级别：□无残疾证□一级□二级□三级□四级

6. 身体功能和身体结构的损伤及功能评定

项目	无辅助（0分）	轻辅助（+1分）	中辅助（+2分）	重辅助（+3分）	完全辅助（+4分）	分值 总/平均
一、居家活动环境						
1. 准备膳食						
2. 清洗和晾干衣服						
3. 清洁餐厅和餐具						
4. 清洁生活区						
5. 使用家用电器						
6. 贮藏日用品						
7. 处理垃圾						
8. 缝补衣服						
9. 维修器具						
10. 照管室内外植物						
11. 照管宠物						
二、居家建筑环境						
1. 住宅门口						
2. 客厅和走廊						
3. 浴室和厕所						
4. 厨房和饭厅						
5. 卧室和书房						
6. 阳台和窗户						
小结						

结论：

评估人员：__________ 专业职称：_________ 评估日期：_____年__月__日

附录F 公共环境评定报告

1. 姓名：____________ 2. 性别：□男 □女 3. 出生：_____年__月__日
4. 障碍类别
□视力障碍□听力障碍□智力障碍□言语障碍□精神障碍
□肢体障碍：○上肢（手） ○下肢（脚） ○ 躯干 ○ 四肢
5. 障碍级别：□无残疾证□一级□二级□三级□四级
6. 身体功能和身体结构的损伤及功能评定

项目	无辅助（0分）	轻辅助（+1分）	中辅助（+2分）	重辅助（+3分）	完全辅助（+4分）	分值 总/平均
一、到达目的地的途径						
1. 步行						
2. 交通						
二、建筑物出入口设施						
3. 门前						
4. 门开启						
三、建筑物内设施						
5. 大厅和走廊						
6. 楼梯和台阶						
7. 公厕						
8. 电梯						
9. 设备						
四、建筑物标识						
10. 盲道						
11. 指示牌						
小结						

结论：
评估人员：____________ 专业职称：__________ 评估日期：_____年__月__日

附录G　环境评定汇总报告

1. 姓名：____________　2. 性别：□男 □女　3. 出生：_____年__月__日

4. 障碍类别

□视力障碍□听力障碍□智力障碍□言语障碍□精神障碍

□肢体障碍：○上肢（手）○下肢（脚）○ 躯干　○ 四肢

5. 障碍级别：□无残疾证□一级□二级□三级□四级

6. 身体功能和身体结构的损伤及功能评定

环境类型	初评 年　月　日	终评 年　月　日	随访1 年　月　日	随访2 年　月　日
生活环境				
行动环境				
交流环境				
居家环境				
公共环境				
总计平均				
结论				
评估组组长 签名				

内容提要

本教材是“全国高等职业教育康复治疗技术专业新形态规划教材”之一，系根据本套教材的编写指导思想和原则要求，结合专业培养目标和本课程要求的教学目标编写而成，内容涵盖了中医基础理论、经络与腧穴、常用中医康复技术等。此外，本教材还增加了丰富的数字资源，包括教学视频、微课、课件、思维导图、岗位对标考试等知识点总结、能力测试等，丰富了教材内容，增强了线上和线下教学的联动性，以提升学生学习的主动性和积极性。

本教材主要供康复治疗技术及中医康复技术等专业使用，还可作为相关专业从业人员的参考书。

图书在版编目（CIP）数据

中医康复技术 / 刘婷婷主编. -- 北京 : 中国协和医科大学出版社, 2025. 7. -- (全国高等职业教育康复治疗技术专业新形态规划教材). -- ISBN 978-7-5679-2646-2

Ⅰ. R247.9

中国国家版本馆CIP数据核字第20258MM199号

主　　编　刘婷婷
策划编辑　魏亚萌
责任编辑　魏亚萌　赵艺萌
封面设计　邱晓俐
责任校对　张　麓
责任印制　黄艳霞
出版发行　**中国协和医科大学出版社**
（北京市东城区东单三条9号　邮编100730　电话010-65260431）
网　　址　www.pumcp.com
印　　刷　三河市龙大印装有限公司
开　　本　889mm×1194mm　1/16
印　　张　19.5
字　　数　510千字
版　　次　2025年7月第1版
印　　次　2025年7月第1次印刷
定　　价　65.00元

— 全国高等职业教育康复治疗技术专业新形态规划教材 —

中医康复技术

（供康复治疗技术、中医康复技术等专业使用）

主　编　刘婷婷

中国协和医科大学出版社
北　京